全科医学与疾病诊疗

闫 冰 王静静 卢 晨
胡学芹 张 敏 孙立春　主编

天津出版传媒集团
天津科学技术出版社

图书在版编目(CIP)数据

全科医学与疾病诊疗 / 闫冰等主编. -- 天津：天津科学技术出版社，2024. 8. -- ISBN 978-7-5742-2459-9

Ⅰ. R499

中国国家版本馆 CIP 数据核字第 2024Z9X384 号

全科医学与疾病诊疗

QUANKE YIXUE YU JIBING ZHENLIAO

责任编辑：张　跃

| 出　　版： | 天津出版传媒集团 |
| | 天津科学技术出版社 |

地　　址：天津市西康路 35 号

邮　　编：300051

电　　话：(022)23332399

网　　址：www.tjkjcbs.com.cn

发　　行：新华书店经销

印　　刷：廊坊市海涛印刷有限公司

开本 787×1092　1/16　印张 27.75　字数 600 000

2024 年 8 月第 1 版　2025 年 1 月第 1 次印刷

定价：180.00 元

编委会名单

主 编

闫　冰（北京京煤集团总医院）
王静静（潍坊市妇幼保健院）
卢　晨（安徽医科大学第一附属医院）
胡学芹（海南医学院第二附属医院）
张　敏（长治市第二人民医院）
孙立春（锦州市中心医院）

副主编

黄艺雅（福建省泉州市惠安县疗养院）
李素娟（无锡市素氏柔医美）
白　雪（荆州市第一人民医院）
王红霞（海口市人民医院）
李学美（普洱市人民医院）
付士辉（中国人民解放军总医院海南医院）
李雅青（河北医科大学第一医院）
陆　倩（商丘市第一人民医院）

前 言

随着社会经济的飞速发展和物质文化生活的不断提高，人类对珍惜生命、追求健康也不断提出新的要求。全科医学其范围广泛，涵盖了各种年龄、性别、各个器官系统以及各类疾病。从事临床医学的工作者，无疑也必须随着现代科学技术的进步和医学科学的发展不断丰富和更新自己的知识，熟练掌握各种临床技能，提高自己的能力。为此，编者在广泛参考国内外最新文献资料的基础上，结合多年的临床经验和业务专长编写了此书。

全书共分六篇，主要分为急诊医学、内科学、外科学、妇产科与儿科学、精神科学、手术室护理等内容，主要包括常见肾脏疾病、神经系统疾病、胸外科常见疾病、妇产疾病与新生儿疾病、精神科护理与手术室护理等。本书力求内容全面精练、通俗易懂、实用性强，可供广大医学工作者在获得理论知识的同时，有更丰富的临床实践经验可供参考。

由于时间紧迫，本书涉及内容较广、篇幅较长，加之编者的学识和能力有限，书中难免存在不足之处。恳请各位专家和同行予以批评指正。

目 录

第一篇　急诊医学

第一章　急诊管理制度 ... 1
第一节　急诊管理制度 ... 1
第二节　护理人员工作职责 ... 9

第二章　急诊分诊技巧 ... 14
第一节　急诊分诊程序 ... 14
第二节　常见症状鉴别分诊 ... 17

第三章　常规急救技术 ... 28
第一节　心肺脑复苏 ... 28
第二节　电除颤术 ... 32
第三节　气管切开术 ... 33
第四节　气管插管术 ... 34
第五节　洗胃术 ... 36

第四章　急诊手术室 ... 38
第一节　急诊手术室概述 ... 38
第二节　急诊手术室工作制度 ... 41
第三节　急诊手术室工作人员职责 ... 45
第四节　急诊手术室自体输血技术 ... 47
第五节　急诊手术室感染控制 ... 49

第五章　急性中毒 ... 52
第一节　急性药物中毒 ... 52
第二节　急性农药中毒 ... 66
第三节　窒息性毒物中毒 ... 79
第四节　强酸强碱类中毒 ... 83

第二篇　肾病与神经内科

第一章　肾脏病常用检查 ... 86
第一节　尿液检查 ... 86
第二节　肾功能检查 ... 96

第二章　常见肾脏疾病 ... 102
第一节　急性肾小球肾炎 ... 102
第二节　慢性肾小球肾炎 ... 105
第三节　隐匿性肾小球疾病 ... 107
第四节　肾癌 ... 108
第五节　肾损伤 ... 113

第三章　肾病综合征及肾衰 ... 115
第一节　肾病综合征 ... 115

    第二节　急性肾功能衰竭………………………………………………………………………118
    第三节　慢性肾功能衰竭………………………………………………………………………121
    第四节　糖尿病肾病……………………………………………………………………………127
第四章　肾血管疾病…………………………………………………………………………………129
    第一节　肾动脉狭窄……………………………………………………………………………129
    第二节　肾静脉血栓……………………………………………………………………………132
第五章　中医内科病因病机…………………………………………………………………………137
    第一节　病　因…………………………………………………………………………………137
    第二节　发病机制………………………………………………………………………………143
第六章　神经内科护理………………………………………………………………………………152
    第一节　脑梗死的护理…………………………………………………………………………152
    第二节　脑出血的护理…………………………………………………………………………157
    第三节　癫痫的护理……………………………………………………………………………161

第三篇　胸外科

第一章　胸部的解剖与生理…………………………………………………………………………168
    第一节　气管、支气管及肺……………………………………………………………………168
    第二节　食管……………………………………………………………………………………170
    第三节　纵隔……………………………………………………………………………………172
第二章　胸壁和胸膜疾病……………………………………………………………………………174
    第一节　胸壁畸形………………………………………………………………………………174
    第二节　肋软骨炎………………………………………………………………………………179
    第三节　胸壁结核………………………………………………………………………………182
    第四节　胸壁肿瘤………………………………………………………………………………185
第三章　肺部疾病……………………………………………………………………………………188
    第一节　肺曲霉菌病……………………………………………………………………………188
    第二节　肺动静脉瘘……………………………………………………………………………189
    第三节　肺棘球蚴病……………………………………………………………………………190
第四章　膈肌疾病……………………………………………………………………………………193
    第一节　先天性膈疝……………………………………………………………………………193
    第二节　膈肌膨出………………………………………………………………………………195
    第三节　食管裂孔疝……………………………………………………………………………197
    第四节　膈肌肿瘤………………………………………………………………………………201
第五章　胸部恶性肿瘤………………………………………………………………………………203
    第一节　食管癌…………………………………………………………………………………203
    第二节　肺癌……………………………………………………………………………………211
第六章　胸外科诊治技术……………………………………………………………………………215
    第一节　支气管镜………………………………………………………………………………215
    第二节　液基细胞学检查………………………………………………………………………218

第四篇　妇产科与新生儿科

第一章　妇科常见症状………………………………………………………………………………222
    第一节　异常白带………………………………………………………………………………222

第二节　急性下腹疼痛 222
　　第三节　慢性下腹疼痛 223
　　第四节　阴道出血 224
第二章　生殖系统炎症 228
　　第一节　外阴及阴道炎症 228
　　第二节　盆腔炎性疾病 236
　　第三节　生殖器官结核 243
　　第四节　盆腔瘀血综合征 251
第三章　生殖系统肿瘤 261
　　第一节　外阴恶性肿瘤 261
　　第二节　阴道恶性肿瘤 272
　　第三节　子宫肌瘤 276
　　第四节　宫颈癌 280
　　第五节　子宫内膜癌 287
第四章　新生儿疾病 290
　　第一节　围生期窒息与新生儿复苏 290
　　第二节　新生儿高胆红素血症 303
　　第三节　新生儿感染性疾病 308

第五篇　精神科护理

第一章　精神科护理概述 315
　　第一节　精神科护理的基本概念 315
　　第二节　精神科护理发展简史 317
第二章　精神障碍的病因及症状学 320
　　第一节　精神障碍的病因 320
　　第二节　精神疾病症状学 321
第三章　精神科护理基本技能 328
　　第一节　护患关系与护患沟通 328
　　第二节　精神科基础护理 329
　　第三节　精神科一般护理 330
　　第四节　精神疾病的观察与记录 332
　　第五节　精神科患者的管理 333
第四章　精神疾病治疗过程的护理 334
　　第一节　精神药物的应用及护理 334
　　第二节　电抽搐治疗的应用及护理 338
　　第三节　心理治疗与护理 340

第六篇　手术室护理与医疗质量控制

第一章　手术室护理概述 343
　　第一节　护理配合原则 343
　　第二节　常用设备 348
　　第三节　常用器械 353
第二章　常见手术体位安置 354

  第一节 常见手术体位安置原则 ……………………………………………………………… 354
  第二节 常见手术体位安置方法 ……………………………………………………………… 357
第三章 胸外科手术护理配合 ………………………………………………………………………… 375
  第一节 胸外科疾病概述 …………………………………………………………………… 375
  第二节 胸外科常用专科器械 ………………………………………………………………… 376
  第三节 肺部手术护理配合 …………………………………………………………………… 377
  第四节 食管手术护理配合 …………………………………………………………………… 378
  第五节 纵隔手术护理配合 …………………………………………………………………… 379
  第六节 胸外科手术巡回护士配合规范 ……………………………………………………… 380
第四章 妇产科手术护理配合 ………………………………………………………………………… 383
  第一节 妇产科疾病概述 ……………………………………………………………………… 383
  第二节 妇产科常用专科器械 ………………………………………………………………… 384
  第三节 子宫手术护理配合 …………………………………………………………………… 384
  第四节 卵巢囊肿手术护理配合 ……………………………………………………………… 386
  第五节 阴道壁肿瘤手术护理配合 …………………………………………………………… 387
  第六节 外阴肿物切除手术护理配合 ………………………………………………………… 388
  第七节 剖宫产手术护理配合 ………………………………………………………………… 389
第五章 医疗质量控制与管理 ………………………………………………………………………… 392
  第一节 医疗质量管理制度 …………………………………………………………………… 392
  第二节 医疗质量与安全管理 ………………………………………………………………… 396
  第三节 病案质量控制与管理 ………………………………………………………………… 415
  第四节 药品质量管理 ………………………………………………………………………… 421
参考文献 ………………………………………………………………………………………………… 432

第一篇 急诊医学

第一章 急诊管理制度

第一节 急诊管理制度

一、急诊范围

（1）呼吸、心搏骤停。
（2）各种危象。
（3）突发高热，体温超过 38.5 ℃（腋温）。
（4）急性外伤，如头、胸、腹、脊柱、四肢等部位的创伤、烧伤、骨折等，在 24 小时内未经治疗者。
（5）急性大出血，如咯血、呕血、便血、鼻出血、妇科出血、外伤性出血及可疑内出血等。
（6）急性心力衰竭、心律失常、心动过速、心动过缓、心肌梗死、高血压超过 180/110 mmHg（24）0/14.7 kPa。
（7）昏迷、昏厥、抽搐、休克、急性肢体运动障碍及瘫痪等。
（8）呼吸困难、窒息、中暑、溺水、触电。
（9）急性腹痛。
（10）急性感染。
（11）耳道、鼻道、咽部、眼内、气管、支气管及食管异物。
（12）急性过敏性疾病、严重哮喘、急性喉炎等。
（13）各种急性中毒。
（14）急性尿潴留、肉眼观或镜检血尿者。
（15）急性眼部疼痛、红肿，突然视力障碍，急性青光眼，电光性眼炎及眼外伤等。
（16）可疑烈性传染病者。
（17）其他经预检医护人员认为符合急诊条件者。

二、预检分诊制度

（1）急诊预检分诊必须由熟悉业务知识、责任心强、临床经验丰富、服务态度好的护士担任。
（2）预检护士必须坚守工作岗位，不得擅自离岗，如有事离开时必须由相应的护士代替。
（3）预检护士应主动热情接待每一位前来就诊的伤病员，扼要了解病情，重点检查体征，并进行必要的检查（包括测体温、脉搏、呼吸及血压等），根据病情需要填写血、尿、便等检验申请单。

（4）遇有危、急、重伤病员应立即通知有关科室值班医师作紧急处理，尔后补办挂号手续，各有关科室要主动配合。

（5）注意传染病的预检，对患传染病的病人或疑似传染病者均应到隔离室就诊，以防交叉感染与传染病扩散，并做好传染病登记工作。

（6）对于短时间内反复急诊或辗转几个医院都未收治的急诊伤病员，即使其临床表现可能不符合急诊条件，也应适当放宽，予以恰当处理，避免贻误病情。

（7）遇有严重工伤事故、交通事故及其他突发事件、大批伤病员来院、高干病人、外宾及港澳同胞来诊时，应立即通知科领导及医务科，以便组织抢救。对涉及刑事、民事纠纷的伤病员除向医务科汇报外，还应向有关公安部门报告。

在预检分诊过程中遇有困难时，应向护士长汇报，或与有关医师共同分诊解决，以提高预检分诊质量。

三、首诊负责制度

（1）凡第一个接待急诊病人的科室和医师称为首诊科室和首诊医师。

（2）首诊医师发现涉及他科的或确系他科的病人时，应询问病史、进行体检，写好病历，并进行必要的紧急处置后，才能请有关科室会诊或转科，不得私自涂改科别，或让病人去预检处改科别。

（3）凡遇有多发伤或诊断未明的病人，首诊科室和首诊医师应承担主要诊治责任；并负责及时邀请有关科室会诊，在未明确收治科室时，首诊科室和首诊医师应负责到底。

（4）如病人确需转科，且病情允许搬动时，由首诊科室和首诊医师负责联系安排。如需转院，且病情允许搬动时，由首诊医师向医务科汇报，落实好接收医院后方可转院。

（5）涉及两科以上疾病的病人收治，由急诊科组织会诊，协调解决，有关科室均应服从。

四、抢救制度

（1）急诊抢救工作须组织健全，分工周密；参加抢救的医护人员必须做到严肃认真，分秒必争。

（2）抢救工作事先要有充分准备，做好各种抢救的预案，抢救时应快速、准确，争取时机，千方百计，尽最大努力进行抢救。

（3）抢救危重病人应按照病情严重程度和复杂情况决定抢救组织工作：①一般抢救由有关科室急诊医师和当班护士负责。②危重病人抢救应由该科急诊组长和急诊护士长组织抢救。③遇有大批伤病员、严重复合伤等情况时，由急诊科主任具体组织有关医师共同抢救，并上报院总值班。

（4）急诊室护士应提高警惕，做好抢救准备工作。遇有危重病人应立即通知护士长，同时立即通知值班医师，并及时给予必要的处理，如吸氧、吸痰、测体温、血压、脉搏、呼吸等。

（5）参加抢救的医护人员要严肃认真，积极主动，听从指挥，既有明确分工，又要密切协作，避免忙乱，不得互相指责、埋怨。应做到一科抢救，多科支援，一科主持，多科参加。

（6）抢救工作中遇到有诊断、治疗、技术操作等方面的困难时，及时请示上级医师；上级医师要随叫随到，招之即来，迅速参加抢救工作。

（7）一切抢救工作均要做好记录，要求及时、准确、清楚、扼要、完整，并必须注明执行时间。

（8）口头医嘱要准确、清楚，尤其是药名、剂量、给药途径与时间等，护士要复述一遍，避免有误，并及时记录于病历上，并补开处方。

（9）各种急救药物的安瓿、输液空瓶、输血空袋等用完后暂行保留，以便统计与查对，避免医疗差错。

（10）一切急救用品实行"五固定"制度（定数量、定地点、定人保管、定时核对、定期消毒），各类仪器要保证性能良好。急诊室抢救物品一律不外借，值班护士要班班交接，并作记录。用后归放原处，清理补充。

（11）对于经抢救病情稳定或需转入病房或手术室治疗的病人，急诊室应派人护送；病情不允许搬动者，需专人看护或经常巡视；对已住院的急症病人定期追踪随访，以利提高救治水平。

（12）检查总结：应由急诊主管医师或护士长于抢救后组织总结。内容如下：①病人到院后处理是否及时、正确。②组织是否得力，医护配合如何。③抢救中有何经验教训。

（13）凡发生下列情况者，应严肃处理：①抢救中不积极主动，不负责任，强调客观而延误抢救时机者。②抢救中互相推诿，借故拒绝救治，造成不良影响者。③听到抢救召唤，而借故不到抢救现场，或召唤后久不到场，因而延误抢救时机者。

五、多发伤的抢救制度

1. 多发伤的抢救程序

（1）伤员到达急诊室后，应先抢救后挂号，由预检护士立即通知急诊科主管急诊的领导和医务科。

（2）首诊医师应在迅速检查伤情后，立即通知急诊护士请有关科会诊，在会诊医师未到前，首诊科医师应抓紧进行抗休克等应急处理，护士在伤病员到达后应立即测量血压，并建立静脉通道。

（3）病区接到急诊室传呼抢救的电话后，接电话人应迅速通知有关人员，不得以"人不在""不知道"回答，延误抢救时机。

（4）有关科室接到抢救多发伤员的通知后，应立即由主治医师以上人员 10 min 内迅速赶至急诊室。为争分夺秒地做好早期救治，轮转医师或进修医师一般不负责多发伤会诊。

（5）会诊的组织：①急诊科主管急诊的领导或医务科领导主持会诊。②如上述领导不在场，由首诊科主治医师以上人员主持。③会诊医师切忌只看局部情况，忽视病人整体的情况，在诊断未明的情况下，应积极进行补液、吸氧等抗休克应急措施。④会诊医师在共同会诊、明确收治后才能离开，不得只写会诊意见，不参加抢救。⑤会诊医师提出的会诊意见，除专科性较强的特殊检查或操作外，均应坚持谁提出谁执行的原则。⑥决定手术时，由护士提前告知手术室。

（6）多发伤伤员收治原则：以哪科伤情为主收入哪科；对于伤情复杂一时难以明确者，主持会诊的医师有权决定收治，任何科任何人不得拒收拒治；贻误病情者，要追究责任。

（7）在病情允许搬动时，应由医务人员护送到手术室或病房。

（8）收入病房后，有关科参加急诊会诊的医师应继续参加抢救，定时查看伤员，会参由伤员所在科的经治主治医师以上人员负责。

（9）抢救结束时，参加抢救人员进行总结。内容如下：①抢救是否及时有效。②有何经验教训、建议。

2. 多发伤抢救要求

（1）所有参加抢救人员必须有高度的责任心和爱心，全力以赴争分夺秒地抢救。

（2）参加抢救的医护人员必须以主人翁的态度进行工作，不得推诿、拒收拒治，以免延误抢救时机。

（3）各科之间、医护之间要一切从伤员利益出发，提倡顾全大局，互相配合，互相支持，反对互相埋怨。

（4）医技科室和其他有关科室都必须为抢救伤员提供方便，必要时昼夜值班，保证各种辅助检查随到随查。

六、留观制度

（1）急诊伤病员，病情危重、诊断不明或有生命危险、必须医护监护者，可由值班医师酌情决定留院观察。留观的伤病员，应留一名陪客照顾。

（2）留观对象包括：①诊断一时难以明确，离院后病情可能突然变化趋于严重者。②病情需要住院，但无床位且一时不能转出者。③高热、腹痛、高血压、哮喘等经治疗后需暂时观察疗效者。④其他特殊情况需要留观者。

（3）决定留观的伤病员，值班医师通知观察室护士，对于危重疑难病人接诊医师应当面向观察室医师交待病情。

（4）可疑传染病、肺结核（无大出血）、精神病病人，不予留观。

（5）病人到观察室后，护士应立即报告观察室值班医师，及时查看病人；观察室医师开出医嘱，护士按医嘱进行治疗、护理和观察。

（6）观察室医师和护士应经常巡视病人，发现病情变化及时处理，并做好病程记录和护理记录。

（7）留观时间视病情而定，一般 24 h，最多 5 d，特殊情况例外。急诊护士有权督促各科急诊医师及住院总医师及时处理留观伤病员。

（8）各科住院总医师应每早、晚到急诊观察室，协同本科值班医师处理留观病人。各科分管急诊的科主任应每周到急诊查房 1 次，解决处理疑难病人。

（9）对于危重伤病员，值班医师应及时向病人家属交待病情，取得家属的理解，必要时需家属签字。

（10）加强基础护理。急诊病人多系危重，极易发生各种并发症，如肺炎、褥疮等，护士必须认真地进行各项护理操作，随时注意检查各种导管，如氧气管、导尿管、胃肠减压管等有无堵塞，发现异常，及时处理，并严格床旁交接。

（11）观察室医师和护士下班前应巡视一遍病人，对重危病人要做好床边交班，并写好交班记录。

（12）留观病人离室时，由值班医师下达医嘱，护士向病人交代出室手续，办理好出室手续和交还借用的物品后，方可离室。

七、观察室规则

（1）凡住室留观伤病员，必须有值班医师医嘱，并与观察室值班人员联系后，方可入室，伤病员应听从值班人员安排。

（2）留观伤病员住室后，观察室值班护士应向住室留观伤病员或陪伴者点交被褥等，并交待住室应注意的事项。

（3）留观伤病员须留陪客一人照顾，坐陪，不得携带躺椅及帆布床，不得随便离开观察室。

（4）留观伤病员的治疗，须经值班医师开好处方，凭处方取药，口服药遵照说明自行服用。注射及静脉用药取药后，将药品交给值班护士，以便按时治疗。

(5) 保持观察室内清洁和肃静，室内一切设备不得随意搬动，室内禁止吸烟、打闹、喧哗，以保证伤病员的治疗和休息。

(6) 伤病员留观时间，一般不超过 5 d，经值班医师决定出室时，应立即办理出室手续，交还借用物品。

八、急诊监护室规则

(1) 急诊监护室工作人员在工作中应以热忱、负责的精神完全彻底地做好医护工作，坚守工作岗位，不得擅离职守。

(2) 不符合住院条件，但根据病情需急诊监护室监测和抢救治疗的病人，可收入监护室进行监护治疗。

(3) 本室值班医师和护士，根据病情严密注意监测、治疗和抢救。凡收入监护室的病人，必须开好医嘱，按格式规定及时书写病历，随时记录病情及处理经过。

(4) 各值班医师早晚各查房 1 次，重病随时查，主治医师每日查房 1 次，及时修订诊疗计划，指出重点工作。主任和教授每周查房 2 次，检查各级医师医疗工作情况，组织重大抢救的会诊、讨论，修订诊疗计划。

(5) 监护室值班医护人员对监护的病人，要按时详细认真地进行交接班工作，每班要有详细书面记录。

(6) 未经医护人员允许的无关人员不得随意进入病室，病室内不能闲聊，以免影响监护，室内应做到四轻（说话轻、操作轻、走路轻、关门轻）。

(7) 病室内一切急救药品、仪器不得外借，以免影响抢救工作，特殊情况需外借时，应经科领导同意，用毕立即归还，并由病室组长检查有无损坏。

(8) 熟悉各种药品器材，正确使用妥善保管。加强急救观念，做好随时抢救的准备。

九、急诊手术室（清创室）工作制度

(1) 凡进入手术室的工作人员必须穿工作服，必要时更换手术室专用的衣、帽、鞋、口罩等。

(2) 手术室应严格执行无菌技术，除参加手术及有关人员外，其他人员一概不准入内。

(3) 手术室内应保持肃静，不可大声谈笑，禁止吸烟。

(4) 值班人员应坚守岗位，随时准备接受急诊手术，不得擅离。

(5) 手术室工作人员应熟悉手术室内各种物件的固定位置、地点及使用方法，用后放回原处，急救药材定期检查补充。

(6) 手术前要了解病人的一般情况，给予精神安慰，消除紧张情绪。对意外创伤的病人尤其需要全面观察生命体征的变化，以便及时发现休克等危症。室内一切器械物品未经值班人员许可，不得擅自外借。

(7) 手术完毕，用过的器械应及时清洗、消毒并放回原处。

(8) 严重污染或特殊感染手术用过的器材，应特殊处理。

(9) 手术室每日紫外线消毒 2 次，每周大消毒 1 次。

十、急诊室查对制度

(1) 医师开医嘱、处方、申请单、书写病历、进行技术操作或手术时，均要查对病人姓名、性别、年龄、病变部位、手术部位以及药品名称、剂量、用法等。

（2）护理人员要严格"三查七对"制度。"三查"：服药、注射与各种治疗处置前、中、后查。"七对"：核对床号、姓名、药名、剂量、浓度、用法、时间。

（3）凡注射青霉素、链霉素、破伤风抗毒素时，必须认真查对皮试结果，避免发生意外。

（4）抢救病人时，医师下达口头医嘱要准确、清楚，尤其是药名、剂量、给药时间与途径等，护士要复述一遍，各种急救药品的安瓿、输液瓶用完后暂时保留，以便统计与查对。

（5）清点和使用药品前，要检查质量、标签、失效期和批号，如不符合要求，不得使用。使用毒、麻、限剧药时要经过反复核对。静脉给多种药物时，应注意配伍禁忌。

（6）取血时，应与血库工作人员共同查对姓名、住院号、血型、编号。输血前，需经两人查对无误后，方可输入。输血完毕，瓶内余血保留24 h后方可处理，以便发生输血反应时查验。

十一、消毒隔离制度

（1）医护人员上班时间应着工作服，戴工作帽，并保持整洁，诊疗工作前后均应洗手，必要时用消毒液浸泡。

（2）注射、换药、导尿、穿刺等，要严格遵守无菌操作规程。

（3）无菌容器、器械、器械盘、敷料缸、持物钳等要定期消毒，消毒液定期更换，体温表用后，要用消毒液泡。

（4）预检护士应认真仔细地对急诊病人进行预检。对疑似传染病者应及时请传染科会诊，确诊为传染病后由传染科联系转院，转出前应就地做好消毒隔离工作。

（5）抢救室、观察室、注射室每日用紫外线消毒2次，走廊每日应定期做重点喷雾消毒。

十二、请示汇报制度

（1）遇有下列情况时，预检护士应向医务科汇报①遇有大批外伤、中毒、特殊意外伤害、重型多发伤等病人来诊。②高干病人、英雄模范、社会知名人士及港澳同胞等。③涉及法律问题的伤病员。④急诊病人转院需向医务科报告，由医务科联系好收治医院后方可转出。

（2）急诊医师遇到危重疑难病症或处理有困难时，应向急诊组长或住院总医师汇报。

（3）发生医疗差错或医疗事故时，在班医护人员应立即向上级医师报告，积极采取补救措施，并向医务科和护理部汇报。

（4）遇有医疗纠纷时，应向院总值班汇报，协助处理。

（5）院总值班应视情况向上级有关部门汇报请示。

十三、交接班制度

（1）急诊交接班必须严肃认真。医师、护士应提前10 min到位交接班。

（2）每天清晨由护士长主持，顺序站立交接班。交班护士应声音清晰，口齿清楚，按要求熟练地报告交班内容，要求背诵交班。晨会中可适当安排小讲课、提问及示教，布置当日工作或应注意的问题等，一般不超过15 min。

（3）交班前要做好准备工作（写好交班记录，整理好诊察桌上物品，放置整齐），处理完本班应做的工作，不得将本班应完成的工作遗留给下一班。

（4）急诊病人必须坚持床头交接班，医护人员要交接病情和治疗情况，护士同时要交接特殊护理（如褥疮护理、口腔清洁、各种导管通畅情况等）及详细阅读有关护理记录。

（5）值班医师或观察室医师在交接班时应仔细查对全部留观病人和临时输液病人，不得遗留病人，诊察室交班医师应将去做检查、尚未处理完的病人向接班医师交待清楚。

（6）接班人员要认真听取交班报告，对交接班中不清楚的问题，应当当时交接清楚，必要时应记录在病历中。

十四、死亡伤病员处理制度

（1）伤病员死亡须经值班医师按死亡指征确定后，记录在病案内，并须记录抢救经过，注明死亡时间，具体到时、分。

（2）值班人员应按《常规》规定，认真做好尸体料理①确定证明呼吸与心跳停止，才能料理尸体（用棉花塞好死者口、鼻、耳、肛门、阴道外口等，有伤口者应予缝合，更换敷料）。②尸体标签要填写完整、准确、清楚。③传染病病人的死亡料理，应按消毒隔离要求处理。

（3）伤病员死亡后，由医师填写"死亡证"1份，"尸体识别卡"3张，1张卡片固定于死者胸前殓衣扣上，1张系于右手腕上，1张固定于包裹尸体被单上，由太平间工人核对卡片后将尸体接走。

（4）检查死者遗物，需要有两人在场。交给家属或单位时，应有第三者在场，必要时交护士长保存，遗物不能带入太平间。

（5）查看尸体必须经家属或单位同意、医务科批准。

（6）为提高急诊诊疗水平，应尽量动员死者亲属争取尸检。尸检必须在家属同意签字、并经院领导批准后才能进行。有医疗纠纷者，按《医疗事故处理条例》有关规定执行。

十五、药品器材保管制度

（1）各类抢救物品，应分类存放，位置固定，账物相符，定期检查，用后及时登记，并开处方补齐。

（2）外用药、剧毒药、麻醉药应与其他药物分开放置，严格保管，逐班交待，用后及时补充并做好登记。

（3）药瓶标签应明显，注明药名、浓度、剂量，标签不清或无标签的药物不得使用。

（4）护士长应定期清点药品，注意失效期，检查时如发现有变色、混浊、沉淀等现象不得便用。

（5）各种抢救器材要定点放置，有专人保管，定期消毒、保养、维修和补充。做到无丢失、无损坏、无锈蚀。

（6）熟悉各种抢救器材性能，严格遵守操作规程和防护措施。

十六、急诊登记制度

（1）急诊室应建立严格的登记制度，认真填写急诊登记簿。

（2）急诊伤病员登记，由预检护士负责，按登记项目认真逐项进行登记，不得遗漏。

（3）预检护士下班时，进行小结与总结（日班负责小结、夜班负责总结），并填写好日报表，签名，写明值班时间。

（4）急诊室除认真做好急诊伤病员登记外，同时应认真做好危重抢救登记、留观登记、小手术登记等登记工作，护士长应逐日检查各种登记情况。

十七、急诊值班制度

（1）急诊医师由各科派出或急诊科医师担任，受本科主任及急诊科主任双重领导。

（2）参加急诊工作的医师应具备以下条件责任心强，具备1年以上临床工作经验（进修生必须来院工作3个月以上)、能独立处理本科常见病、多发病,并经本科主任审查合格者。

(3) 坚守工作岗位,不得擅离职守,值班期间不得参加集合、听课,不得看电影、电视,不得会客。因事需暂时离开时,应向值班护士告知去向和时间。

(4) 值班期间不得强行换班或请人代班,有特殊情况需换班或请人代班时,必须经住院总医师批准(护士须经护士长批准),在落实好代班人员后才可离开。

(5) 8 h值班制医师和护士夜间不得睡觉,12 h值班制医师在处理完病人后可到指定地点休息。有急诊病人时,必须随叫随到。

(6) 兼病房值班的急诊值班医师,上班时必须到急诊签到,并将值班地点写在去向牌上。凡未按时到者,急诊值班护士应督促其来室签到,无故不签到或签到后不在指定地点者,值班护士有权提出警告或报告上级领导。

(7) 值班护士认真执行各项护理制度和技术操作规程,正确执行医嘱,各班护理工作达到质量标准。

(8) 放射科、临床实验科、药材科等医技科室应指派急诊值班人员,值班人员应认真工作,坚守岗位;临床科室需要配合时,接到通知应立即赶至现场,参加抢救和检查;医技科室接到急诊送检单,应优先予以检查,迅速报告结果。

十八、病情证明及病假制度

(1) 急诊值班医师必须在询问病史、进行必要的体检及辅助检查后,根据病情开具病情证明或病假单,并在病历中注明。

(2) 非急诊值班医师,不得开具急诊病情证明及病假单。实习医师开具病情证明或病假单必须经带教医师复核签名并盖章后方可有效。

(3) 急诊病假视病情决定,一般1～3 d,不超过1周,脑血管疾患、脑外伤、骨科病人根据病情可适当延长。

(4) 病情证明或病假单必须在预检处盖章后才能生效。预检护士应凭急诊病历加盖公章。

(5) 急诊病情证明中不得写建议调换工种或工作,不得开照顾营养等内容。

十九、涉及法律问题伤病员处理办法

(1) 对于自杀、他杀、交通事故、殴斗致伤及其他涉及法律问题的伤病员,医护人员应本着人道主义精神,积极救治,同时应增强法纪观念,提高警惕。

(2) 预检护士应立即通知急诊科、医务科,并报告公安或交通部门。

(3) 病历书写应实事求是,准确、清楚,检查应全面仔细。病历要注意保管,切勿遗失或被涂改。

(4) 开具验伤单及诊断证明时,要实事求是,并经上级医师核准。对医疗工作以外的其他问题不随便发表自己的看法。

(5) 对服毒病人,须将病人呕吐物、排泄物留下送毒物鉴定。

(6) 对昏迷病人,需与陪送者共同清点病人的财物。有家属在场时应交给家属,若无家属,可由值班护士代为保管,但应同时有两人共同签写财物清单。

(7) 涉及法律问题的伤病员在留观期间,应与公安部门联系,派人看护。

二十、发热诊室的工作制度

(1) 隔离病房通风良好,独立设区,与其他病区相隔开,设两个出入口,做到工作人员与

病人进出口分开。

（2）隔离病区严格划分清洁区、半污染区和污染区，各交界处必须设擦脚垫，并用消毒液浇湿，不定期加消毒剂，保持脚垫湿润。这3个区必须每天用消毒液喷或洗擦消毒2次。

（3）进入病区应戴16层棉纱口罩、帽子、鞋套、手套，穿隔离衣。

（4）当班医务人员应坚守岗位，不得随意离岗，如有隔离病人，未转诊前负责所有治疗工作，严禁无关人员入内。

（5）隔离病人均须戴口罩，严格隔离，严格管理，不得离开隔离病房。

（6）严格探视制度，不得陪护，不得探视，严格做好个人防护。

第二节 护理人员工作职责

一、各级急诊护理人员的工作职责

（一）急诊护士长工作职责

（1）在护理部主任、急诊科主任领导下进行工作，负责组织急诊室的护士、卫生员工作并负责管理急诊室全部物资。

（2）组织安排、督促、检查护理人员配合医师做好急诊抢救工作，经常巡视观察室病人，按医嘱进行治疗护理，做好各种记录和交接班，改善服务态度，严防差错和事故。

（3）督促护理人员认真执行各项规章制度和技术操作规程，复杂的技术要亲自操作或指导护士操作。

（4）加强对护理人员的业务训练，提高急诊抢救的基本知识和技术水平。

（5）组织护士准备各种急救药品的器材定量、定点、定位放置，并经常检查补充、消毒更换。

（6）负责护理人员排班，制定工作计划，检查护理质量，并负责实习、进修人员的教学工作。每月主持月例会，定期向科领导和护理部汇报工作，做好月末和年终总结。

（7）督促护士、卫生员做好消毒隔离，保持室内外清洁整齐，防止交叉感染。

（8）教育急诊室护士和卫生员加强工作责任心，改善服务态度，遵守劳动纪律。

（二）总务护士工作职责

（1）在护士长领导下，负责急诊室的管理及各项物资保管工作。护士长不在时，代行护士长职责。

（2）协助护士长做好每日各班物品的发放工作。

（3）负责体温表、各种物品的请领、报损、补充工作。

（4）负责护士晚夜班费的发放工作。

（5）负责各种处方、表格检查单请领、准备、补充工作。

（6）负责医疗护理及办公用品补充、维修、保养、请领工作。

（7）负责护士更衣室、休息室被单、工作服清洁、更换工作以及病人被服清点工作。

（8）负责群众生活管理和各项后勤保管工作。

（9）负责抢救器械、器材物品的检查补充工作，保证机器性能，使抢救物品处于良好的备用状态。

（10）负责消毒器材、空气培养登记及月底工作量统计工作。

（三）预检护士工作职责

（1）预检是接待病人的第一站，必须做到：①用语文明，礼貌待人，态度和蔼，热情接待。②在任何情况下，都不能与病人及其家属争吵，要耐心解释，满足病人的合理要求，一时做不到的要耐心说明情况。

（2）分类：分类是保证伤病员及时准确就诊、治疗的重要环节。要求：①按对预检有关规定做到：一问、二看、三检查、四分诊、五请示、六登记，按要求进行预检分诊。②分诊时要询问耐心，观察仔细。③分类准确、迅速。

（3）加强工作责任心，主动服务，既要照顾到先后次序，又要分清轻重缓急，合理安排就诊秩序。要求：①对急、危、重病人先抢救、后挂号。②对直接送到各诊察室、抢救室的急、危及老年病人要主动到诊察室、抢救室查对、分类、挂号。

（4）保证预检处物品供应工作：①负责保管、消毒体温表及体温的测量工作。②负责擦手毛巾保管，压舌板及消毒液的配制、更换工作。③负责麻醉处方的保管及发放工作。④负责各种图章的保管及使用工作。⑤负责每日急诊就诊人数的统计报表工作，统计各科急诊医师签到及打卡时间。⑥负责第二天病历准备工作及其他准备工作。⑦负责预检台内、外的清洁、消毒工作。⑧负责预检登记、死亡登记、传染病登记及救护车登记工作。

（5）遇有下列情况时及时报告科主任、护士长、医务科，并通知有关科室协助抢救：①遇到大批伤员、中毒病人时；②高干、离休老干部、英雄模范、知名人士来诊时；③涉及法律问题时；④遇有外籍、中国港澳台病人时；⑤遇有复合伤、无名氏等。

（四）抢救护士工作职责

（1）对救护车来诊的病人应做到以下几点：①"一迎"。听到救护车警笛声，立即出门迎接，并向随车医生和家属了解病人的病史和症状。②"二送"。根据病人的病情直接护送病人到抢救室。③"三落实"。落实好病人的就诊医生，无坐班医生科室，要迅速通知有关人员赶赴诊治现场。④"四措施"。在医生未到之前，立即实施抢救流程常规，如监测生命体征、建立静脉通路、备血、包扎等。

（2）负责内、外科及专科病人的抢救、治疗、护理工作，并负责抢救室临时留观病人的病情观察、治疗及护理工作。

（3）负责各种消毒液的更换配制工作及各种皮试液配制和擦手毛巾的更换消毒工作。

（4）负责抢救室抢救仪器、抢救药品、各种抢救包的检查、清点、整理、清洁、消毒、补充等工作。

（5）负责抢救室及各科诊察室的就诊秩序工作，保持室内安静，及时抢救病人，保证医生诊治。

（6）病人需要急诊手术者，应提前通知手术室并做好手术前准备。

（7）做好抢救文书记录，并妥善保管。

（五）观察室护士工作职责

（1）负责急诊留观病人入观手续的办理，向病人或家属做好入观介绍（如病室环境介绍、规章制度介绍等。除常规介绍外，讲明病人不可随意回家）。

（2）认真执行无菌操作及"三查七对"制度，执行医嘱时要做好三准确：抄写医嘱、执行医嘱、执行时间要准确。

（3）负责各种消毒液的更换配制工作及擦手毛巾的更换消毒工作。

（4）经常检查各种导管，如氧气管、导尿管、输液管、胃肠减压管是否通畅，发现异常及时处理。每日更换氧气管、湿化瓶、水。

（5）经常巡视病房，密切观察病情变化，要做到病情"六知"（姓名、诊断、饮食、主要病情、治疗、护理措施）、"三及时"（及时发现病情变化、及时报告、及时处理）。

（6）认真执行各项治疗工作，各班次要严肃认真地执行本班次的工作，负责填写收费通知单及统计工作。

（7）留观病人死亡或为传染病者离室后所用物品应按消毒隔离常规处理。

（8）加强危重病人的基础护理工作。口腔护理、会阴护理每日2次，对病情允许翻身的病人要协助家属翻身，对有褥疮的患者要每日换药，并严格进行交接班。

（六）清创室护士工作职责

清创室系无菌区，要保持整齐、卫生清洁。清创室护士主要职责如下。

（1）负责室内定期消毒。紫外线消毒每日2次，每次30 min；每周1次大消毒，用甲醛封闭熏6 h；每月1次空气培养，并做好登记。

（2）负责每日每班各种消毒包及敷料的检查、清点、保管、登记、统计、更换、补充工作。

（3）负责每日清点检查有无过期包，做好耳鼻喉科、眼科、口腔科、妇产科器械的消毒工作。

（4）做好各科清创缝合的配合工作。各种器械包应及时予以消毒、清洗、擦干、打包及高压灭菌。

（5）负责清创室、抢救室抢救物品、器材请领、保养工作，保证完好无损，处于良好备用状态。

（6）负责检查冰箱是否清洁、有无过期药品等。

（7）严格执行无菌操作及操作规程。

（8）负责每日结账、登记工作，及时收回手术单。

（9）清创室内不准吃饭、会客及存放个人物品。

（10）对于医生用完的物品器械及时清点追回，以免丢失。

（七）发热急诊护士的工作职责

（1）负责发热诊室环境、物体表面、各种排泄物等的消毒工作。

（2）负责各种消毒液的更换配制工作及擦手毛巾、抹布等布类物品的更换消毒工作。

（3）详细登记病人姓名、性别、年龄、住址及联系方式等基本信息。

（4）做好诊室的通风和空气消毒工作。紫外线消毒每日4次，每次不少于1 h，且做好登记。

（5）做好病人血常规、痰液、鼻咽拭子等标本的采集工作，并及时送检。

（6）严格遵守各种操作流程，做好自身防护，严防交叉感染。

（7）负责发热诊室各种抢救器材及物品的检查、清点、消毒、补充工作。

（8）协助医师联系院内、院外的专家，并严格执行零报告制度，无论有无均需报告。

（9）指导卫生员做好诊室的清洁、消毒、标本送检等工作。

（10）适时健康宣教，耐心疏导病人，使病人配合治疗护理。

二、护士抢救配合程序

（一）护士一人抢救程序

（1）测生命体征，如：血压、脉搏、呼吸、体温，同时通知医生。

（2）有活动性出血伤口，用无菌纱布覆盖、包扎。

（3）给氧，保持呼吸道通畅。

（4）建立静脉通道，休克、出血、复合伤者必须建立俩路静脉通道，需大量输液（血），使用套管针穿刺。内科病人（除糖尿病昏迷）首选5％葡萄糖液500 mL，外科病人首选5％葡萄糖液500 mL、平衡液或林格液，以后遵医嘱。

（5）备好心电图机、吸引器、呼吸机、除颤机、抢救车。

（6）遇中毒病人立即洗胃，如需急诊手术，应即备血、备皮、皮试、导尿、术前用药。

（7）配合医生行气管插管、心脏按压及伤口缝合。

（8）通知会诊医生，指挥卫生员取血、借物，通知家属及单位，维持秩序。

（9）及时观察生命体征，负责记录治疗、护理、用药、病情和时间。

（10）负责抢救登记，收费、归还、补充物品。

（11）负责病情交班或入院的交班工作。

（二）护士二人配合抢救程序　抢救护士为主，协助护士为辅。

抢救护士：

（1）给氧，保持呼吸道通畅，测生命体征。

（2）协助医生气管插管、心脏按压及伤口缝合。

（3）遇中毒者立即给予洗胃。

（4）指挥卫生员取血、借物，通知家属及单位，维持秩序。

（5）需紧急手术时作术前准备，如备血、备皮、皮试、导尿、术前用药。

（6）记录抢救、治疗、护理、用药时间和内容。

（7）及时测生命体征，并作记录。

（8）登记抢救记录。

（9）负责病情交班及转院、入院的交班工作。

协助护士：

（1）通知医生。

（2）建立静脉通道。对休克、出血、复合伤者须建立两路静脉通道；对需大量输血者，使用套管针穿刺。

（3）遇有活动性出血或伤口，用无菌纱布覆盖、包扎。

（4）准备心电图机、呼吸机、吸引器、除颤机、抢救车等。

（5）负责外勤，如备骨科手术包、治疗用品、用药、借取用物等。

（6）通知会诊科。

（7）收费、补充、归还物品。

（三）护士三人配合抢救程序

抢救护士：

（1）负责现场各种操作和指挥工作，不离开现场，包括①测体温、脉搏、呼吸、血压。②给氧，保持呼吸道通畅。③协助气管插管、心脏按压及伤口缝合。④急诊手术前准备。⑤根据医嘱用药。

（2）负责抢救登记。

（3）负责病情交班。

协助护士1：

（1）负责外勤。

(2) 通知值班医生和会诊科室,建立静脉通道。对休克、出血、复合伤者,须建立两路静脉通道;对于需大量输血者,使用套管针穿刺。

(3) 准备心电图机、呼吸机、除颤机、抢救用药等。

(4) 准备各种治疗、护理所需用物。

协助护士2:

(1) 负责病情观察,测生命体征,并作记录。

(2) 协助抢救护士进行各种操作。

(3) 负责记录抢救、治疗、护理、用药时间和内容。

(4) 负责收费,补充归还物品。

(闫 冰)

第二章　急诊分诊技巧

第一节　急诊分诊程序

急诊分诊室是接待急诊来院病人的第一窗口，分诊护士要主动热情接待。分诊护士的责任是根据病人的主诉及主要症状和体征，进行初步考虑，分清疾病的轻重缓急及所属科室，安排救治程序，分配专科就诊，使病人得到迅速有效的诊治，同时通过分诊疏导、管理，使有限的急诊门厅空间得到充分的利用，使诊疗通道畅通无阻，急诊诊疗环境有序，给急诊病人享有充分的安全感，增加对医院的信任度。因此一名合格的分诊护士不仅应拥有多科疾病的医疗护理知识、病情发展的预见能力，还应具有丰富的医学、心理学、社会学、管理学等综合知识。

急诊分诊程序可分为接诊、护理评估、分诊处理三个步骤。

一、接诊

1. 保持急诊绿色通道畅通无阻

病人由于某种疾病的急性发作，或由于慢性疾病的急剧变化，或突然遭受意外创伤、中毒等，身心感受到急性病痛，甚至感到生命受到威胁，处于危急状态而来医院急诊科就诊。医院急诊大厅应安排专职人员迎接救护车、出租车，以帮助接应、搬运病人。目前，医疗救护中心已与很多医院建立联系网络，当医疗救护中心铃声响起时，分诊护士应尽快在两次铃声内接听电话，并初步了解病人的有关信息，如病人的情况是急性创伤、中毒、出血还是其他疾病，病人生命体征是否稳定，意识状态如何等。若是意外伤害，还要了解是单发还是群体发生、大约能够到达的时间，以便可以做好充分的准备工作。分诊护士接到电话后应在数分钟内立即通知有关医生、急诊护士，准备抢救室空间、推车及其他急救医疗器械药品等，并通知有关辅助人员，疏通急救通道，迎接救护病人。

分诊护士听到救护车报警声，应与辅助人员或医生主动在医院急诊门口等候，以分秒必争处理病人。急诊病人来院就诊方式各不相同，除了坐救护车外，乘坐出租车来急诊科的也不少，而居住在医院附近的居民，虽然有时病情很急，但由于病人对疾病的知识缺乏，也可能步行前往医院急诊。因此，分诊护士在接诊时要坚持做到对每一位到急诊室就诊的病人谨慎、仔细，认真负责，防止因病人就诊方式不同而干扰自己的思维和判断。急诊病人到达后，分诊护士应该快速对其情况进行分析评估与判断，急危重病人先安排入抢救室进行急救，其他病人可根据所属科室安排进入相应专科诊室等候诊治。在等待诊疗过程中，分诊护士还可以根据病情需要给予生命体征的测量，选送血、尿、粪等常规检查，以供给医生为诊疗依据，并可缩短病人诊疗时间。

2. 急诊病人信息登记

所有的急诊病人都要进行急诊信息登记，其内容包括就诊日期、时间（精确到分），病人姓名、性别、年龄、家庭地址，初诊/复诊，初步诊断，若是发热病人应记录就诊时测量的体温，病人的转归（急诊留观、入院、转院、急诊手术、死亡）。每日应小结一次就诊人次，每月总结一次工作量。若为病人出具急诊病假单证明的也应该留有存根，以备查阅。

二、护理评估

分诊护士必须在第一时间内运用熟练的分诊技巧和专业知识，利用 5-10 min 甚至更短的时间为急诊病人完成资料收集、评估工作，经综合思维做出判断，迅速区分病情严重程度及隶属科室，将危重的急诊病人移至抢救室进行急救处理，并决定请哪一科室医生诊治、急救，以及请谁来协助处理等。

（一）常用的分诊技巧

1. CarryWeed 的 SOAP 公式。

S（subjective，主诉）：病人或家属提供的最主要资料。

O（objective，观察）：看到的病人实际情况。

A（assess，估计）：综合上述情况对病情进行分析。

P（plan，计划）：组织抢救程序和进行专科分诊。

2. PQRST 法可用于疼痛分析。

P（provokes，诱因）：疼痛的诱因是什么，怎样可以使之缓解或加重。

Q（quality，性质）：疼痛是什么样感觉，病人是否可以描述。

R（radiates，放射）：疼痛位于什么地方，是否向其他地方放射。

S（severity，程度）：疼痛的程度如何，将无疼痛至不能忍受的疼痛比喻为 1-10 的数字，询问病人的疼痛相当于哪个数字。

T（time，时间）：疼痛的时间有多长，何时开始的，何时终止，持续多长时间。

（二）护理评估中分诊技巧的应用

1. 收集资料

分诊护士可运用看、听、问、查方法获得病人可靠的第一手资料。

（1）快速目测

是一种简便快捷的观察方法。在最短时间内用眼睛"扫描"一下病人的一般情况，并根据主诉的线索，重点观察 1-2 个项目，则可对病人病情的严重程度有个初步掌握，紧急情况下可立即处理。快速目测可以从以下几个方面进行观察：①病人的外表。如病人衣冠不整、污迹、血迹、破损、头部四肢有创伤，则可能是急性事件。病人可能受到外来作用力的损伤或病人的病情有突发状态，如跌倒、晕厥、意识丧失等过程。②病人的意识。是清醒、模糊还是昏迷，有无大小便失禁状态，若是昏迷则需检查一下瞳孔是否正常，分诊护士必须进一步考虑引起昏迷的原因，并判断严重程度。③病人的皮肤。面色潮红可能有发热或高血压病症，皮肤湿冷、面色苍白，病人可能为循环容量不足、毛细血管收缩应急反应所致；口唇、指甲发绀，提示为缺氧症状。④病人的体位。病人若不能自由站立、行走、坐卧，则提示有急性疼痛、活动障碍；如弯腰屈膝按压局部，则局部有疼痛；肢体不能自由活动，则肢体有伤痛；病人不能平卧、有气促，则有心肺疾病急性发作的可能。

（2）倾听主诉

一般由急诊病人或家属诉说病人的主观感觉、发病情况。分诊护士必须将繁杂的主诉症状进行分析，了解病人来院急诊的主要原因。如：病人起床时突然跌倒，神志不清伴呕吐；病人近两天来发高热，有咳嗽咳痰；病人两小时前突然感到阵发性腹痛；病人半小时前有胸痛、胸闷等。

（3）引导问诊

分诊护士根据初步了解的信息，进一步对病人、家属提出有目的的提问，以便完善所需要的资料。诱导问诊的内容可以有发病的原因、诱发的因素、过去的病史、本次疾病发作时伴随的症状、院前用药及治疗效果。例如，一位急性胸痛病人来院急诊，分诊护士考虑病人是否有心绞痛时，可询问胸痛发作的时间，以往有无冠心病史，有无类似发作史，病人感受胸痛的部位，发作时有无胸闷、心悸，发病时是否服过药，用药后胸痛有无改善等问题。若病人胸痛为突然发生，伴有呼吸困难、咳嗽，疼痛持续向肩、手臂放射，考虑可能发生自发性气胸时，护士可询问病人发病前有无用力提物、剧烈咳嗽，有无慢性支气管炎、肺大疱、肺结核病史及既往发作史。

（4）分诊体检

分诊护士对急诊病人作护理体检也是分诊的一个重要的步骤，特别值得一提的是在收集资料过程中，诱导问诊和分诊体检难分先后次序，可边问边查，也可视病情决定先后次序。但限于时间，分诊体检仅限于与病情有关的部位作重点检查，如监测生命体征，一般高热病人只测量体温，同时伴有休克症状的病人可以监测脉搏、血压；危重病人必须测体温、脉搏、呼吸、血压；昏迷病人应判断昏迷的严重程度，并观察瞳孔、四肢活动状态；腹痛病人可检查腹部体征，有无压痛、反跳痛、肌紧张。

（5）辅助检查

根据需要选留标本及时送检，安排急需检查项目。送检标本对急诊病人的诊治很重要。有时标本少，收集困难，丢失机会则会延误诊断。所以分诊护士应有预见能力，及时告之病人或家属将必要的标本留下来送检。如毒物不明中毒病人的呕吐物、胃管内抽吸物，腹痛时怀疑肾绞痛病人的小便，疑似消化道出血病人的排泄物，腹泻病人的大便等。

2. 安排就诊次序

估计病情分诊护士根据病人的资料，估计病情的轻重缓急。安排就诊次序，使病人得到及时有效的救治。一般在分诊时可根据病情分为Ⅳ级。

Ⅰ级：有生命危险，必须立即紧急救治。如心跳、呼吸骤停，剧烈胸痛，持续严重心律失常，严重呼吸困难，重度创伤，大出血，急性中毒，严重复合伤等。

Ⅱ级：有潜在性威胁生命的可能。如心、脑血管意外，严重骨折，腹痛持续 36 h 以上，突发剧烈的头痛，开放性创伤，儿童高热等。

Ⅲ级：急性症状持续不缓解的病人。如高热、寒战、呕吐、闭合性骨折等。

Ⅳ级：慢性病症急性发作病人。如哮喘、创面感染、轻度变态反应等。

急诊病人病情变化多，有时只在一瞬间。因此，分诊护士必须时刻警惕，即使病人刚来院时病情并不很严重，也必须尽早安排病人得到有效诊治。

三、鉴别分诊处理

分诊护士对急诊病人经过资料收集与病情估计的综合分析后可进行鉴别分诊与处理。

（1）将有生命危险的病人即刻安排到抢救室，由抢救室医生、护士进行急救处理，并呼叫有关人员协助救治，如麻醉科、眼耳鼻喉科等。

（2）根据病人疾病分类，将有潜在性危险病情征象者告知相关科室的医务人员，进一步加强严密观察和及时处理以迅速缓解病人症状。

（3）若病情复杂难以立即确定科室的，可根据病情最严重的科室先诊治，并呼叫需要的专科医生会诊。

（4）为需要进一步检查、留院观察、住院、转院的病人进行联系与安抚。

四、分诊工作原则

（1）预检分诊护士应当具有高度的责任心和丰富的专业知识及技能。接待病人和家属要做到文明用语，热情细心，充分理解病人和家属的心理状态，急而不躁，从容分诊处理，协调好多方面工作，安排好病人就诊秩序。

（2）急危重病人需要抢救者，应采取先救治后办理手续的原则。分诊护士应立即通知有关医生进行急救处理，并在医生来到之前，协同抢救室护士先给予适当的急救措施。如人工呼吸、胸外按压、吸氧、吸痰、建立静脉通路等。

（3）分诊时若病情复杂，涉及多专科，难以确定科别的，可按首诊负责制原则，请最初就诊科室处理。若为复合伤、多发伤，病情危重者可根据涉及病情最严重的科室首先负责诊治，有困难时也可请上级值班人员协调。

（4）对于一般急诊，可在办理手续时同时通知专科医生前来诊治或引导病人到专科诊室等候诊治。

（5）维护有序的就诊环境。安排病人就诊时，既要考虑到先后次序，又要注意观察轻重缓急，合理安排，避免急诊病人因等候而延误救治。

（6）对交通事故、突发事件、吸毒、自杀或疑似他杀等涉及法律纠纷事件，应及时通知保卫部门、交通警或公安司法部门进行处理。

（7）遇到重要情况，应及时报告医教科、行政值班或相关领导，必要时组织调配人员协助抢救。例如成批伤员、中毒病人、高干、知名人士、外籍病人等均应及时汇报。

（8）急诊病人需进一步检查或需要收治入院、急诊手术、留院观察或转院时，应协助与对方科室、医院联系，做好准备。危重急诊病人需等病情稳定后方可转送，并安排工作人员陪送，做好有关病情处理的口头及书面交接工作。

（9）做好急诊病人信息登记及资料收集、保管工作。

（10）掌握急诊就诊范围，做好分诊工作，对老年、婴幼儿、残疾者可酌情照顾。

第二节 常见症状鉴别分诊

一、意识障碍

意识障碍是指病人对自我的感知和客观环境的识别活动发生不同程度的丧失，是大脑功能紊乱所产生的严重症状之一。可以因颅脑损伤、病变引起，也可以因全身性疾病引起脑细胞缺血、缺氧或中毒，从而引起脑代谢障碍。病人来院急诊均由他人护送，主要表现可有：病人认知缺陷、思维错乱、幻觉、兴奋躁动或痴呆状，也可意识丧失，对周围环境刺激无反应。

（一）资料收集

1. 快速目测

病人对周围环境的反应是动还是静，四肢活动状态，有无呼吸异常、打鼾、呼吸困难，有无发绀、缺氧状态。

2. 倾听主诉

常有他人代诉，分诊护士特别注意：意识障碍的症状是认知缺陷还是意识丧失，起病情况是突然发生还是渐进性，一过性还是持续性，发病前有无受到刺激。

3. 引导问诊

（1）询问伴随症状：有无大小便失禁，有无呕吐腹泻，有无跌倒，有无发热、抽搐。

（2）询问病因：以往慢性疾病史，如高血压、糖尿病、慢性肝病、肾病、肺心病、癫痫、精神病，有无类似发作史。近期有无突发情况，如遭受创伤、情绪改变、服药、服毒或与有毒物质接触、特殊环境作业操作等。

（3）询问院前处理：是否经治疗用药及效果。

4. 分诊体检

要求重点突出，掌握情况准确，仅限于检查与意识有关的体征。

（1）生命体征与瞳孔的改变。

（2）呼吸、排泄物有无特殊气味。

（3）意识障碍严重程度，可根据格拉斯哥评分（GCS）标准，以睁眼动作、言语反应、运动反应进行检查评估。

（4）检查躯体有无损伤，四肢活动情况。

5. 辅助检查

对疑有中毒的病人留检尿液或呕吐物送检，疑有颅脑疾病者送 CT 检查，其他生化检查有血糖、电解质等。

（二）估计病情

1. 意识状态

嗜睡：可以被唤醒，能正确回答问题。意识模糊：能保持简单的精神活动，但定向能力障碍。昏睡：不易被唤醒，唤醒后答非所问。昏迷：轻度昏迷者呼之不应，对强烈疼痛刺激有反应，角膜及瞳孔反射存在。中度昏迷者对各种刺激无反应，对剧烈疼痛有防御反射，角膜反射微弱，瞳孔对光反射迟钝。重度昏迷者对各种强刺激均无反应。谵妄：意识模糊，定向障碍，感觉错乱，躁动乱语。

2. 危急征象

如病人意识丧失，瞳孔散大，颈动脉搏动消失，可认为是心跳停止，应立即进行初级生命急救。昏迷伴生命体征不稳定：如高血压、低血压、高热、低体温、病理性呼吸、瞳孔改变等；脑出血、颅内高压、脑疝形成可能；震颤性谵妄：意识不清，发热，心动过速，瞳孔扩大，出汗；昏迷伴脏器功能衰竭：如肝、肾功能衰竭；中毒昏迷、严重创伤昏迷。

（三）鉴别分诊处理

1. 生命体征改变的分析

体温升高：先发热后有体温升高，见于严重感染性疾病；先有意识障碍后发热，见于脑出血、蛛网膜下腔出血或其他继发感染。心率改变：心动过缓可见于颅内压增高、房室传导阻滞、吗啡类中毒、毒蕈中毒；心动过速见于感染、震颤性谵妄。血压改变：血压升高见于高血压脑病、脑血管意外、肾病等；血压降低见于各种原因休克。呼吸改变：呼吸困难见于心肺功能不全、脑水肿、脑缺氧；呼吸变慢伴鼾声、缓脉，可能为脑出血。

2. 瞳孔鉴别

双侧瞳孔缩小为有机磷农药、巴比妥类、阿片类中毒，脑桥出血；双侧瞳孔散大见于颠茄类、酒精、氰化物中毒，癫痫、低血糖状态；双侧瞳孔不等大或忽大忽小可能为脑疝；双侧瞳孔对光反射不敏感提示昏迷；双侧瞳孔散大固定为脑不可逆损伤。

3. 气味鉴别

呼吸有氨味，且有慢性肝病史的病人可能为肝昏迷；呼吸有烂苹果味且有糖尿病史的可能为酮症酸中毒；呼吸有尿味、有慢性肾功能不全病史的可能是尿毒症昏迷；呕吐物有大蒜味、有接触农药或服用有机磷药物迹象者可能为有机磷中毒；呕吐物有酒味的可能为酒精中毒。

4. 皮肤颜色

皮肤为樱桃红色，考虑为一氧化碳中毒；全身皮肤发绀，可能为组织缺氧、亚硝酸盐类中毒；口唇、指甲发绀者为末梢循环障碍缺氧，可能为心、肺疾病或休克。皮肤瘀点、瘀瘢，可能为出血性疾病或严重感染等。

5. 头颈部、四肢情况

有颈项强直者可能有中枢病变；见外耳道出血者，提示颅底骨折；头颅骨折、血肿者可能有脑震荡、硬膜下血肿；一侧偏瘫常见于脑血管意外；四肢无肌张力提示昏迷。

根据上述鉴别给予分诊，属神经科的有急性颅脑损伤引起的意识障碍；属急诊科的有各类中毒引起的意识障碍；属内科的有慢性疾病引起的意识障碍。

二、发热

发热是病人前往急诊室常见的原因之一，正常人的体温受下丘脑体温调节中枢控制，并通过神经体液因素进行调节达到产热与散热的动态平衡。当机体受到致热源的影响或其他各种原因引起体温调节障碍，体温高于正常范围可引起发热。

（一）资料收集

1. 快速目测

精神状态良好还是萎靡不振，有无畏寒、寒颤，有无出汗，意识是否清醒；面色潮红还是苍白，结膜有无充血。口唇有无单纯疱疹；有无慢性病容、恶病质。

2. 倾听主诉

发热开始时间、持续时间、体温的变化规律，发热时伴有的症状，如头痛、关节疼痛、咳嗽、咳痰、疲乏无力。

3. 引导问诊

（1）发热伴随症状：一般症状：有无寒战、高热、头痛、头晕。呼吸道症状：有无咳嗽、咳痰、痰的性质；有无胸痛，胸痛与呼吸的关系。消化道症状：有无呕吐、腹泻；有无腹痛，腹痛部位与性质。泌尿道症状：有无尿频、尿急、尿痛；排尿的色、质、量。有无关节疼痛肿胀、活动受限。有无出疹，皮疹的大小、部位、性质，出现时与发热的关系。

（2）发热的原因：有无感受风寒，有无传染病接触史；近期有无手术、分娩，服药情况；生活工作环境的温湿度；有无急慢性疾病；有无出血征象，有无各种创伤。

（3）近期主要检查治疗、用药情况：如X线摄片、抗生素应用等。

4. 分诊体检

（1）测量生命体征：测量体温，意识不清者可测腋下或测肛温。根据需要测量脉搏、呼吸、血压。高热病人注意脉率与体温升高是否成比例。

（2）皮肤黏膜：有无皮疹、出血点，皮肤弹性是否良好，淋巴结有无肿大。

（3）颈项是否有强直。

(4) 疼痛部位触诊：如腹痛病人，检查腹部有无压痛、反跳痛，腹肌有无紧张。关节痛病人其关节局部有无红、肿、热、痛、活动受限。

5. 辅助检查

选择性检查如血白细胞计数，尿、粪常规，胸片，腹部B超等。

（二）估计病情

1. 发热程度

低热 37.5~37.9 ℃，中等热 38~38.9 ℃，高热 39~40.9 ℃；超高热 ≥41 ℃。

2. 危急征象

发热伴意识障碍、昏迷（中毒性脑病、脑炎、脑膜炎、脑出血）；发热伴休克（高热脱水、感染性休克）；高热惊厥；严重的药物热等。

（三）鉴别分诊处理

1. 感染性发热

大多数急性发热，短程发热在 2 周以内。

(1) 疑似传染病：注意发病地区、季节、传染病接触史，如冬季好发流行性脑膜炎，夏季好发乙型脑炎。若病人 2 周前有不洁饮食史，近日有发热、胃纳减退、恶心饱胀、乏力伴黄疸，可能为病毒性肝炎。

(2) 系统性症状和体征：如鼻塞流涕、咳嗽咽喉痛者大多是上呼吸道感染；若发热伴有胸痛、铁锈色痰可能为肺炎；发热伴有呕吐、腹痛、腹泻者可能为急性胃肠炎；高热、上腹痛伴呕吐、黄疸者可能是急性胆道感染；发热伴尿频、尿急、尿痛可能是尿路感染；发热伴意识障碍可能为全身性或中枢性感染。

(3) 淋巴结肿大：常见于局灶性化脓性感染、结核病等。

2. 出疹性疾病

可根据出疹的日期、皮疹的特点予以判断。如水痘、麻疹、猩红热、伤寒、风疹、药物热等。

3. 非感染性疾病

有关节肿痛者见于风湿热、结缔组织疾病、痛风；高温环境下可能发生中暑、日射病；肿瘤病人发热见于急性白血病、淋巴瘤；脑出血病人可以有中枢性发热。

根据上述鉴别给予分诊处理。属内科的大多数为感染性发热、肿瘤发热、免疫性疾病，属外科的有胆道感染、淋巴系统感染，属神经科的有中枢性感染，属皮肤科的有皮肤表面化脓性感染、药物热，属感染科的有传染性疾病。

三、呼吸困难

呼吸困难是指病人主观呼吸时感觉空气不足、呼吸费力，客观上表现为辅助呼吸肌参与呼吸运动，以增加通气量，病人可发生呼吸频率、节律、深浅度异常改变，严重者可出现鼻翼煽动、发绀、张口、抬肩、端坐呼吸甚至意识障碍。

（一）资料收集

1. 快速目测

一般状况：是青少年还是中老年，胸廓脊柱有无畸形，有无营养不良、贫血貌。意识是否清醒，能否清楚顺利回答问题。呼吸运动是否有异常，有无呼吸困难、发绀缺氧、动则气促症状，吸气时有无三凹症状等。病人能否安静坐、卧或者需要半坐卧位。

2. 倾听主诉

注意病人对气急或呼吸费力的自我感觉，起病的时间及症状。

3. 引导问诊

（1）起病状态及发病因素：呼吸困难是突然发生还是逐渐加重，有无诱发因素，如发病前有无用力动作、剧烈咳嗽等，有无接触过敏源，有无异物吸入气管。询问以往病史，有无急、慢性呼吸道疾病，如慢性支气管炎、哮喘，有无高血压病史、心脏疾患、肾病等。特殊因素：有无药物、毒物、过敏物质接触及异物误入气道。

（2）伴随症状：有无咳嗽、咳痰，痰的色、质、量。有无发热，有无胸痛、咯血。

（3）院外采取急救措施及效果。

4. 分诊体检

测量生命体征 T、P、R、BP，意识不清者查瞳孔，注意呼吸频率、节律、深度，有无动用辅助肌呼吸，检查胸廓有无异常，两肺呼吸音是否对称，有无哮鸣音、啰音，心率、心律有无改变，有无颈静脉怒张、肝肿大，下肢有无浮肿。

5. 辅助检查

选查血气分析、血常规、血糖、胸片、心电图、B超等。

（二）估计病情

1. 呼吸困难严重程度

轻度：中、重度体力活动可引起呼吸困难。中度：轻度体力活动可引起呼吸困难。重度：休息时也出现呼吸困难。

2. 危急征象

①严重缺氧状态。②吸气性呼吸困难，如过敏反应时引起咽喉水肿、喉痉挛，呼吸道吸入异物引起气道性阻塞。③哮喘发作持续状态。④重要脏器功能不全引起的呼吸困难，如急性左心衰引起肺淤血，颅脑疾患、颅内压增高刺激呼吸中枢引起呼吸改变，重症肌无力引起呼吸肌麻痹。⑤中毒引起的呼吸困难，如有机磷农药中毒、吗啡类中毒、代谢性酸中毒。⑥叹息样呼吸、下颌呼吸提示病人处于临终状态。

（三）鉴别分诊处理

（1）呼吸困难伴哮鸣音常见于支气管哮喘、心源性哮喘。

（2）突发性呼吸困难，吸气性呼吸困难可见于急性喉水肿、气管异物。混合性呼吸困难可见于自发性气胸、大片肺栓塞。

（3）呼吸困难伴有咳嗽、咳痰、发热，可见于慢性支气管炎、阻塞性肺气肿、肺部感染、肺脓肿等。

（4）呼吸困难伴一侧胸痛见于急性胸膜炎、大叶性肺炎、气胸、急性心肌梗死。

（5）大量浆液性泡沫痰见于有机磷中毒、急性左心衰竭（粉红色泡沫痰）。

（6）呼吸困难伴昏迷见于急性中毒、肺性脑病、颅脑病变（呼吸深而慢，有节律异常）、代谢性酸中毒。

呼吸困难大多属于内科，原发性气胸可分诊为呼吸科，气管异物吸入可分诊为眼耳鼻喉科，颅脑疾患引起的呼吸困难可分诊为神经内、外科。对于呼吸困难者，分诊护士应首先给予吸氧，对有危及生命征象者立即送抢救室急救处理。

四、休克

休克是指由于各种原因引起的有效血容量锐减，导致全身微循环功能障碍，脏器灌注不足，组织缺血、缺氧，代谢紊乱，重要脏器受损等综合征。

（一）资料收集

1. 快速目测

可见病人面色苍白、口唇肢端轻度发绀，主诉头晕、乏力、出冷汗、不能支撑，意识可清醒可不清醒，神情亦可淡漠或烦躁。

2. 倾听主诉

可由本人或家属代诉，病人来院就诊时，常常不知道自己有血压偏低或下降，仅感觉不适，以某一疾病伴随面色苍白、头晕、心悸、出冷汗、不胜站立或坐，只能躺倒，甚至神志不清而来院急诊。因此分诊护士要重视病人主要不适感觉及症状，观察其全身反应，分析有无休克发生。比如病人半小时前解出黑便，感到头昏眼花、乏力、心悸、出冷汗来院急诊；又如病人骑车过程中感到胸闷、心前区疼痛、差点晕倒，被过路人送到医院；病人因持续高热、寒战、呕吐、腹泻多次，或突然受到严重创伤等来院急诊。护士根据这些主诉，应想到有发生休克的可能。

3. 引导问诊

（1）询问病因：若对病家主诉进行分析时，仍不能确定其休克原因，可再作诱导问诊。如以往病史，有无心血管疾病、糖尿病、消化性溃疡，有无肝炎病史，近期有无感染病灶、有无受到突然刺激（包括病理、生理性的），有无药物过敏史，女性月经史等。

（2）伴随症状：如高热、腹痛、腹泻、出血、昏厥、心悸、胸闷、胸痛、大小便是否正常。

（3）近期治疗用药情况：如激素。

4. 分诊体检

测量生命体征 T、P、R、BP，对意识不清者检查瞳孔。检查皮肤温度与湿度，皮肤弹性，皮肤、黏膜有无花斑，四肢末端循环是否良好。检查引起休克病因的主要体征，如腹痛病人的腹部体征，高热病人疑有中枢感染时的颈部体征。

5. 辅助检查

根据需要可选查血、尿、粪、常规或培养，血气分析、血凝、纤溶试验，眼底检查，胸片、EKG、CT 等。

（二）估计病情

1. 休克是否存在

（1）有引起休克的病因：如严重感染，创伤，急性心肌梗死，大量失液、失血，急性过敏。

（2）有休克的临床表现：神情淡漠，烦躁不安或昏迷，皮肤苍白、发绀、花斑，脉搏细速、微弱甚至测不到，四肢湿冷，少尿或无尿。

（3）有血压改变：收缩压<12 kPa（90 mmHg），脉压差<2.66 kPa（20 mmHg），原有高血压者较原来血压降低 3.99 kPa（30 mmHg）或降低 20% 以上。有以上情况要考虑休克存在。

2. 休克的严重程度

（1）休克早期：神志清楚，可有烦躁不安；面色苍白，口唇指甲有轻度发绀；心率、呼吸加快，脉细速，血压尚正常但不稳定，可稍高、稍低，脉压小；肢体冷，出汗；部分病人也可表现为轻度休克、眼底动脉痉挛、尿量少。

（2）休克中期：意识可尚清、烦躁或不清；心率快，心音低钝，脉微弱甚至无脉，血压下降<10.64 kPa（80 mmHg），脉压差<2.66 kPa（20 mmHg）；皮肤灰白、青紫、花斑、湿冷、出汗多，温度低，血氧分压下降伴酸中毒。

（3）休克晚期：有 DIC 及脏器功能衰竭症状，皮肤发绀，广泛出血，呼吸急促，呼吸困难，严重时可导致 ARDS；心率快，心音低，心律不齐或心力衰竭；少尿、无尿，急性肾功能衰竭；意识障碍，脑水肿等表现。

（三）鉴别分诊处理

1. 休克分类

（1）心源性休克：系由心脏排血功能急剧降低引起，急性心肌梗死、严重的心律失常等均可引起心源性休克。如病人有心血管疾病史，突然发生心前区疼痛、胸闷、呼吸困难，病人感觉头晕、心悸、乏力、出冷汗可能为心源性休克。

（2）低血容量性休克：大量出血、失液失水，引起血容量降低、循环衰竭。常见有消化道大出血、严重创伤、内脏破裂引起的出血，严重烧伤、挤压伤均可引起低血容量性休克。

（3）感染性休克：由于严重感染、细菌内毒素等影响，引起细胞受损、微循环障碍。常见于严重的肺部感染、急性化脓性胆管炎、急性弥漫性腹膜炎、败血症、急性肾盂肾炎等。如病人有高热、腹痛、腹泻，血性黏液样大便，有里急后重感，血压偏低，可能为中毒性菌痢。

（4）过敏性休克：是人体对某一生物、化学物质引起的过敏反应所致，常见有青霉素过敏性休克，异型血输入、注射抗毒血清等引起的过敏性休克。如病人注射青霉素后，突然发生胸闷、气促、呼吸困难、面色苍白、出冷汗、脉搏细弱、意识丧失、大小便失禁、荨麻疹等应考虑为急性过敏性休克。

（5）神经源性休克：是由于突然受到外伤，剧烈的疼痛、脊椎损伤、骨折等引起。

2. 分诊处理

属外科诊治的有急性创伤、烧伤引起的创伤性休克、低血容量性休克，急性胆囊炎、急性腹膜炎引起的中毒性休克；属神经外科、骨科诊治的有急性腰、颈椎、脊柱损伤引起神经源性休克；属感染科诊治的有重症传染性疾病引起的休克，如季节性传染病流行性脑炎。分诊护士一旦发现病人有休克征象，即使是休克早期也应将其列入危重抢救对象，送入抢救室吸氧，建立静脉通路，立即通知医生纠正休克，解除引起休克的因素，以免休克继续发展引起不可逆脏器损害和衰竭。

五、胸痛

胸痛是由于颈部、胸壁组织、肺、纵隔、食管、横膈甚至腹部脏器病变引起炎症、缺氧、肌张力改变、组织坏死等产生各种物理、化学因子，刺激胸部感觉神经纤维，传入大脑皮质痛觉中枢引起胸痛。非胸部的内脏病变可由于神经牵拉引起胸痛。

（一）资料收集

1. 快速目测

病人的神情、意识，病人对胸痛的耐受状态，有无咳嗽，有无面色苍白、发绀缺氧，有无呼吸困难、大汗淋漓、休克征象，有无强迫体位以减轻胸痛。

2. 倾听主诉

胸痛发生的时间、持续时间，诱发胸痛的原因及缓解胸痛的方法。

3. 引导问诊

不要疏漏 PQRST 五个要点。

（1）胸痛的病因及诱发因素：对于突发性胸痛要询问在什么情况下发生胸痛，比如：有无外伤史，有无剧烈咳嗽，有无用力屏的动作，有无过度疲劳，有无吞服异物。了解过去史：以往胸痛的发作情况，有无冠心病、肺、纵隔疾病史；有无消化道疾病，如食管炎、食道裂孔疝、溃疡病；有无肿瘤病史。

（2）胸痛的性质及部位：有无放射性、持续性、阵发性，持续时间的长短；疼痛的性质是闷痛、钝痛，还是压榨性疼痛。

（3）胸痛时伴随的症状：有无发热、呕吐、胸闷、咯血、濒死感；胸痛与呼吸运动有无关系，咳嗽、深呼吸时胸痛是否加剧；胸痛与吞咽有否关系，进食吞咽时胸痛是否加重；胸痛与体位的关系，向一侧躺能否减轻疼痛。

（4）院前用药及改善胸痛的效果。

4. 分诊体检

测量生命体征以观察严重胸痛时对生命体征的影响。检查胸部局部组织有无压痛，有无红肿热痛及隆起，有无带状疱疹，呼吸运动是否对称正常，呼吸音有何异常，心律、心音是否正常。

5. 辅助检查

白细胞计数及分类、心电图、胸片、胸部 B 超检查，必要时作食管摄片、血液生化及心肌酶谱检查。

（二）估计病情

危急征象：突发胸痛伴咯血，胸痛伴低氧血症，胸痛伴严重心律失常、心源性休克，剧烈胸痛有放射性疼痛，病人有窒息濒死恐惧感，胸痛伴出冷汗、呼吸困难、血压下降。呼吸循环障碍者均为危急状态，应给予及时抢救。

（三）鉴别分诊处理

1. 属外科诊治

（1）胸痛局限于胸壁上，有红肿疼痛可能为局部炎症。肋骨有隆起、压痛，深呼吸、咳嗽加重可能是肋软骨炎。

（2）急性创伤后引起胸痛，变动体位时疼痛加剧，有反常呼吸运动，可能是肋骨骨折。病人气促、呼吸困难、发绀、烦躁、血压下降可能为血气胸。

（3）胸骨后疼痛，进食吞咽加重，可能为食管纵隔病变；活动后突发剧烈胸背部痛，向腹部、下腹、下肢放射伴面色苍白、四肢厥冷、出汗，可能为夹层动脉瘤引起的痉挛。

2. 属内科诊治

（1）有心血管疾病、长期卧床史或近期手术者突然发生胸痛、咯血、呼吸困难，可能为肺栓塞。

（2）有冠心病史，反复发作心前区或胸骨后疼痛向左侧肩背部、左臂内侧或左颈部、面颊部放射，可能为心绞痛、心肌梗死。

（3）发热、咳嗽、一侧胸痛可能为肺部炎症或胸膜炎。

（4）胸骨下剧烈疼痛向背、颈、下颌放射，咳嗽呼吸活动时疼痛加剧，心率加快，脉压差小，呼吸困难，可能为急性心包炎。

3. 属呼吸科诊治

如青壮年劳累后突然胸痛、呼吸困难，可能为自发性气胸。

4. 属皮肤科诊治

如病人剧烈胸部灼痛、沿一侧肋间神经分布，表面皮肤有水疱，可能为带状疱疹。

5. 其他分诊

如恶性肿瘤肺癌、纵隔肿瘤也可引起不同程度的胸痛，并伴有相应症状。可分诊到原诊治科室，如呼吸科、胸外科或肿瘤科。

对突发胸痛的危急状态，分诊护士应立即将病人置于安静环境，卧床休息，给予吸氧。建立静脉通道。给予心电监护，并立即通知医生进行急救。

六、腹痛

腹痛大多是由于腹部脏器疾病引起的，腹部脏器炎症、穿孔、梗阻、出血、淤血、功能障碍等均可引起一系列病理改变而导致腹痛。但腹痛病因复杂，也可以由腹腔外疾病、全身性疾病引起，因此分诊护士必须谨慎、仔细，才能正确分诊，不延误病人救治。

（一）资料收集

1. 快速目测

病人年龄、性别、神情、面色、体位、腹痛的反应（有无烦躁不安、呻吟、按腹辗转）以及有无早期休克征象。

2. 倾听主诉

腹痛起始时间、部位、疼痛性质和伴随症状。

3. 引导问诊

不要疏漏 PQRST 五个要点。

（1）腹痛发生的时间和部位与饮食有无关系，胃纳情况。

（2）腹痛伴随症状有无呕吐、腹泻，有无出血，大小便的色、质、量，有无发热。

（3）腹痛性质是剧痛、刀割样锐痛还是钝痛，持续性或阵发性，有无放射性疼痛。

（4）既往病史及腹痛史，有无消化性溃疡病、胆囊炎、胆石症、胰腺炎，有无糖尿病、心血管疾病，手术创伤史，药物食物过敏史，是否用过甾体类药物，女性病人月经史。

4. 分诊体检

测量生命体征，以观察有无发热，血压是否稳定。观察皮肤有无过敏性皮疹或紫癜。检查腹部外形是否对称，有无隆起，有无陈旧手术切口瘢痕，注意有无肠型、肠蠕动波，腹部有无压痛、反跳痛，腹肌是否紧张，有无肿块，麦氏点有否压痛，墨菲征（Murphy's sign）是否阳性。

5. 辅助检查

选查血、尿、粪常规，尿酮体，血、尿淀粉酶，血糖，心肌酶谱，腹部平片，B 超，EKG 等。

（二）估计病情

危急征象：剧烈疼痛，有腹膜刺激症状、胃肠梗阻症状者；腹痛伴腹胀，移动性浊音并有急性出血症状，疑有腹腔内出血者。腹痛伴休克，可能是感染性或低血容量性休克者疑有脏器破裂、脏器扭转或嵌顿者。急性化脓性胆管炎、肠系动脉栓塞者均可在短时隧内引起严重后果，必须立即救治。

（三）鉴别分诊处理

常见急腹痛分诊

（1）属外科诊治：①胃、十二指肠穿孔可能。有溃疡病史，餐后上腹部突然发生剧烈疼痛，呼吸活动后加剧。体检：腹部有压痛、肌紧张、反跳痛、肠鸣音消失，甚至可伴休克症状。②急性胆囊炎、胆石症可能。可有胆道病史，中年女性饱餐油腻食物后突发右上腹持续性疼痛，阵发性加剧，并向右肩部放射，伴恶心呕吐，可有发热。体检右上腹压痛，肌紧张，墨菲征阳性。③急性坏死性胰腺炎可能。饱餐、酗酒后发生中上腹部持续性疼痛，阵发性加剧，向左腰背部放射，伴恶心呕吐、发热，甚至休克。体检：上腹部压痛，肌紧张，血、尿淀粉酶升高。④胆道肠虫症可能。上腹部剑突下阵发性钻顶样剧烈疼痛，病人辗转不安难以忍受，可有恶心呕吐，甚至吐出蛔虫，缓解后无异常。体检：剑突下压痛，无肌紧张，体征与临床症状不符。⑤急性阑尾炎穿孔可能。中青年上腹部或脐周阵发性疼痛，向右下腹转移，伴恶心呕吐、发热，白细胞计数升高。体检：右腹部麦氏点压痛，甚至有肌紧张、反跳痛。⑥绞窄性肠梗阻可能。上腹部或脐唇阵发性绞痛、腹胀，伴呕吐，无排便排气。体检腹部胃型或肠型，肠鸣音亢进，可能是急性胃、肠梗阻。若进展可为持续性腹痛，有腹膜刺激征，并有休克症状。⑦肝脾破裂可能。突然受外力作用，腹部疼痛于肝脾区域。体检有腹肌紧张，伴休克。⑧泌尿系统结石可能。一侧腰部阵发性绞痛，并向下放射至腹股沟、大腿内侧，病人剧烈疼痛伴恶心呕吐，面色苍白，出冷汗，排尿异常，见血尿。

（2）属内科诊治：①急性心肌梗死可能。老年人有高血压、冠心病史，突然上腹胀痛、呕吐，伴胸闷、气急、烦躁。体检：上腹部无明显体征，有心率、心律改变，血压可降低，EKG异常。②可能为代谢障碍、酸中毒引起的腹痛。有糖尿病史，病人突发痉挛性腹痛，但腹部无明显体征，却伴有其他全身症状，如乏力、厌食、严重呕吐、腹泻、发热，甚至意识障碍、呼吸异常，追问病史近期有感染、手术等应激状态。③过敏性紫癜可能。儿童或青少年，发病前有上呼吸道感染史，发热、乏力、全身不适，出现阵发性腹痛或持续性钝痛，伴呕吐腹泻，甚至便血，下肢皮肤可见对称性反复出现的瘀点瘀斑，有轻度瘙痒，严重者可发生肠套叠、肠梗阻及肠坏死。

（3）属妇科诊治：疑有宫外孕破裂。育龄期女性，有停经史，突然下腹部持续性腹痛，阵发性加剧。体检：面色苍白，下腹可有压痛，肌紧张，立即请妇产科医生检查，作后穹隆穿刺，见鲜血可证实。

（4）属感染科诊治：急性胃肠道感染可能：上腹部有持续性疼痛，阵发性加剧，伴恶心呕吐、腹泻，大便常规异常，有不洁饮食或暴饮暴食史。

对腹痛病人在诊断未明确之前禁用镇痛剂。

七、重危多发性创伤

可由突然意外事故引起，如车祸、坠落、挤压、爆破或机械性暴力引起，机体多发性严重创伤。伤员常由他人送入医院，对多发性创伤者，分诊护士接应救护车后将伤员直接引导入抢救室急救处理。

（一）收集资料

1. 快速目测

注意生命是否存在，有无呼吸，意识是否清醒，面色有无发绀缺氧，观察伤员有无明显外伤出血，注意颌面部有无大出血，是否影响呼吸道功能；瞳孔大小是否正常，双侧瞳孔缩小为脑出血，一大一小可能是脑疝；头部有无裂伤，颅骨有无凹陷骨折，伤口有无流出脑脊液；胸腹部有无伤口，若血流如注有搏动性出血，可能为心脏、大血管创伤。

2. 倾听主诉

常由旁人诉说，事故发生场合、事由、时间，第一见证人现场目击情况。

3. 引导问诊

（1）需及时询问伤员近期生活、工作、精神状态，有何异常表现，以往健康状况。

（2）询问致伤的原因、作用部位、体势及伤员受伤后的症状，初步处理的方法及时间。

（3）将伤员一方有关亲属或单位联系方式留下来，如姓名、地址、电话等。询问执事方的单位、姓名，并将相关有效证件、通讯联系方法留下来。

4. 分诊体检

（1）测量脉搏、呼吸、血压，计算脉压差，评估有无创伤或失血性休克。

（2）检查意识清醒还是昏迷，有无头痛呕吐；对昏迷者检查瞳孔有无异常，以评估是否有颅脑损伤、颅内出血。

（3）看胸廓呼吸运动是否正常，若有反常呼吸，提示多发性肋骨骨折；若伤员烦躁不安、大汗淋漓、呼吸异常、呼吸缓慢或暂停、发绀、心动过缓、一侧呼吸运动减弱、低血压，提示可能为张力性气胸。

（4）有无腹痛及内出血征象，若伤员面色苍白、脉搏细弱、血压下降，则可能有内出血。有腹痛者作腹部检查，如有压痛、反跳痛、肌紧张等，提示腹腔脏器有损伤。

（5）四肢、躯干有无创面与出血，四肢骨关节有无骨折受损、疼痛畸形、运动障碍。

5. 辅助检查

病情允许下作 X 线、CT、B 超等检查，需要时作胸、腹部穿刺，以确定有无血气胸，有无内脏破裂、出血。其他可检查血液生化、血气分析等。

（二）估计病情

多发性创伤作危重病例抢救，凡发现伤员有心跳骤停、大出血、开放性气胸、窒息、休克、腹腔内脏脱出，应立即先抢救后检查。

（三）分诊处理

（1）多发性创伤以外科医生诊治为主，常采用多专科协同处理，如胸外科、神经外科、普外科、骨科，必要时请内科会诊。

（2）急救中先行呼吸、循环支持，维护生命，及时进行创面止血、镇痛处理后尽快做好术前准备，送手术室进行手术治疗。运送途中要防止被固定的肢体移位。

（3）对外观创伤不明显的伤员也要严密观察数日，以免耽搁救治。

（闫 冰）

第三章 常规急救技术

第一节 心肺脑复苏

一、基础生命支持

即现场抢救。目的在于尽快地恢复氧和血供应脑。它包括 A（Airway）气道保持，B（Breathing）口对口（或口对鼻）人工呼吸和 C（Circulation）胸外心脏按压。力争呼吸在心跳骤停后 5 分钟内开始。心跳骤停对心跳骤停的诊断必须迅速、果断，万不可等待血压测定甚或心电图监测。其中最重要的症状是没有颈动脉搏动。瞳孔散大是重要的征候，但它是在循环停止后出现，所以不应等它发生后才确定。

对继发性心跳骤停（如窒息）采用 ABC 步骤。其他确诊的原发性心跳骤停，似应采用 CAB 步骤，胸外按压先于人工呼吸。其理由：①脑在正常时含有足够的氧，呼吸停止后能防止严重血氧不饱和达 30 秒左右；②脑对缺氧的耐受性比缺血为大；③在整个复苏过程中呼吸均有可能保持满意状态。

（一）气道保持

①意识丧失病人气道阻塞最常见的部位在咽下部，舌根和会厌不能抬离咽后壁。1/3 昏迷病人软腭呈活瓣样作用，呼气时有鼻道阻塞。

②头后仰、托下颌和张口称"气道三步手法"口腔内成形异物可用手挖除。

③清除呼吸道内异物采用膈肌下腹部压举法和叩打背法，可重复 6~10 次。

④无论是淡水或海水淹溺者，大多肺内未吸入大量水分。淹溺者可咽进大量水至胃扩张。可迅速将淹溺者转为俯卧位，救治者用手托起胃部，使头低腰高将水压迫排出。

⑤一个基本原则，只要不影响呼吸道通畅，不要因清理呼吸道而影响基础生命支持开始。

（二）口对口（或口对鼻）人工呼吸

①救治者位于被复苏者一侧，一手闭合被复苏者双鼻孔（或用颊部压住双鼻孔），一手托起下颌，深吸气后，救护者的嘴紧贴被复苏者的嘴，缓慢吹气，一次吹气 1~1.5 秒，吹气时暂停胸外按压，可见胸部抬起。呼气期间，张口松开鼻孔。

②口对鼻吹气适用于张口受限、牙关紧闭者。

（三）胸外心脏按压

①救治者双膝处于被救治者卧位（头低足略高）体表水平，其左手掌根置于被救治者胸骨中下 1/3 交界处，右手掌根置于左手掌根背部，双手指背屈不接触胸壁。按压时以救治者髋关节为支点，以背为力臂，借两肩关节及上肢协调运动，垂直下压。所施压力为救治者体重 40%，能使被复苏者胸骨及相连之肋软骨下陷 3~4 cm。动作应自然有节奏连续不断，间断不应超过 7 秒。每次按压时间力争为整个按压周期一半。按压次数 80~100 次/分。

②现场抢救，如发现心跳骤停者，可先口对口（或鼻）连续吹气 4 次。如一人救治，可胸

外心脏按压 15 次，口对口（或鼻）吹气二次。如为 2 人救治，可 1 人口对口（或鼻）吹气，1 人胸外按压，其比例为 1∶5。

③只要有效，均应坚持。即或效果不佳或无效，除改进、纠正不当操作外，也不宜轻易放弃抢救。

二、进一步生命支持

目的在于促进心脏复跳，恢复自主循环和正常血压，力争 8 分钟内开始。

进一步生命支持包括：①继续基础生命支持；②应用辅助设备及特殊技术，如各种通气管道或气管内置管；吸氧、机械通气、开胸心脏按压等，以建立和维持有效通气和循环；③建立静脉输液给药通路，肘前静脉插管是首选；④药物治疗促进复跳，包括纠正心律失常、低血压、高血钾症及酸中毒等，以保持复苏后内稳态；⑤心电图监测，以发现心律失常并及时控制；⑥电击除颤、复律或应用起搏器；⑦对明显的原发伤、病进行治疗；⑧头部低温。

主要步骤是 D（Drugs）药物促进复跳、E（ECG）心电图监测及 F（Fibrillation）电除颤。

（一）电除颤

不可盲目除颤。推荐除颤时机：①发现室颤或心跳骤停 2 分钟内可立即除颤。②心跳骤停未及时发现者，必须在基础生命支持 2 分钟后进行除颤。

除颤电极板的位置：一电极板放于胸骨右侧上部锁骨下方，另一电极板放在乳头左下方，电极板中心在腋前线上，以约 10 kgf，压电极板于胸壁上。

成人首次除颤 200 焦尔。首次失败，再次除颤 2 次，300 焦尔。同时估计氧合是否充分，并给予肾上腺素。低于 400 焦尔除颤，即能保证有效，又可防止心肌损伤。儿童均以 2 焦尔/公斤除颤。

（二）药物治疗，促进复跳

给药途径

首选肘前静脉插管，最好不用金属针。次为气管内给药（肾上腺素、利多卡因、阿托品、纳络酮等）。心内注射肾上腺素为最后一着。腕、手或下肢远端隐静脉是最不利的给药途径。提倡动脉内注射。

促进心脏复跳首选药物肾上腺素，每次静脉用量 0.5~1.0 mg，5 分钟可重复。利多卡因是第二位用药，可治疗各种室性心律失常，可提高室颤阈值、降低电除颤阈值。首次 1 mg/kg 静注，随即用 0.4 % 利多卡因 1~4 mg/min（20~50 u g/kg/min）静滴；必要时间隔 10 分钟追加 0.5~1.0 mg/kg 静注，总量为 3 mg/kg。碳酸氢钠的应用为第三位用药。

心肺复苏期间存在以呼吸性酸中毒为主复合性酸中毒。因此，在没有建立有效人工通气时，不能有效地排除体内 CO_2，不能单纯依靠补充碳酸氢钠来纠正此时酸中毒。早期可凭控制性过度通气予以解除，使 $PaCO_2$ 在 3.5~4.5 kPa（25~35 mmHg），同时改善脑肾等器官血流灌注和氧供。

补充碳酸氢钠的适应征：循环骤停超过 10 分，pH<7.2；循环骤停前即存在代谢性酸中毒或高血钾症；孕妇循环骤停后 pH<7.30；大约 95 % 淹溺者有明显代谢性酸中毒。

其用量当前趋向于"不宜过碱，宁稍偏酸"，碳酸氢钠首剂不超过 1 mmol/L/kg，以后在血监测下应用，一般每 10 分钟追加首剂 1/2 为宜。

三、持续生命支持

持续生命支持是心肺复苏后加强治疗，对原发病、继发病及并发症进行救治，防治多器官衰竭，重点和关键在脑复苏。

（一）对动脉压进行主动控制，维持改善循环功能

增进脑及全身血流灌流防止心脏再停跳是心肺复苏后各项治疗最基本的目的，同时查明再停跳的原因。

使用肾上腺素促进复跳之后，首选多巴胺作为升压药。此药不能与碳酸氢钠合用一个输液系统，因碱性使其灭活。

心律失常是造成再次停跳的主要原因。利多卡因是处理和预防室性心动过速和室颤首选药物。普鲁卡因酰胺适用于利多卡因不能控制的室性心律失常。剂量同利多卡因，最大剂量为1.0 g。溴苄胺适用于利多卡因与除颤无效反复发作的室颤，也适用于利多卡因、普鲁卡因酰胺未能抑制的有脉搏的室颤。异搏定是治疗阵发性室上性心动过速而QRS波不增宽的首选药物。

阿托品用于窦缓、高度房室传导阻滞及室性停搏。阿托品治疗无效时，可用异丙肾上腺素。

心源性休克是心肺复苏后严重并发症。有条件应监测前、后负荷、心缩力、心律，通过Swan-Ganz导管、ECG等心功能监测来实现，防止心衰。

复苏过程中，血压不易稳定，原因较复杂，除中枢调节受累外，还与血容量、心肌损害、心律失常、酸中毒等关，要进行针对性治疗。要尽力减少为维持血压而滴注升压药的药量。可联合应用强心药、正性肌力药和减轻后负荷药物。

（二）肺功能监测，防治肺部并发症

心脏复跳后，无论自主呼吸是否出现，都应进行呼吸支持，应保持满意的$PaCO_2$，以保证脑组织的氧供，并适度降低$PaCO_2$。控制pH在7.3~7.6，PaO_2 13 kPa（100 mmHg）以上，$PaCO_2$ 3.5~4.5 kPa（25~35 mmHg）。控制性过度通气，也是迅速降低颅内压首要而简便的方法。必须待动脉血气分析和胸部X线检查满意后再拔管。

呼吸系统最常见的并发症是肺炎、肺水肿和急性呼吸衰竭，多为ARDS。加强监测，及早发现，针对性治疗。一般应常规应用广谱抗生素，后根据细菌培养结果调整抗生素。

（三）肾功能监测及肾衰治疗

留置导尿，观察尿比重、pH，记录24小时出入量，血和尿的尿素氮、肌酐浓度、血电解质浓度、血清蛋白总量和白蛋白等。从而对肾前性、肾后性肾性肾衰作出鉴别诊断和处理。

复苏早期的尿少，多为低血容量或肾血管痉挛引起。视循环情况，可使用血管扩张药，还可给予利尿合剂。

急性肾小管坏死引起尿少是常见的心跳骤停并发症。当尿量增加到每小时50 mL以上，尿比重大于1.015时，提示肾功能恢复满意。

及早使用利尿剂可预防脑水肿和急性肾衰发生。甘露醇0.5 g/kg静注，总量1~3 g/kg，如尿量不能增加，按急性肾衰处理。速尿0.5 mg/kg，通常首次20~40 mg静注，一次最大量400~800 mg，24 h最大量4 g。应用利尿剂应注意功能性细胞外液减少，血液在末梢淤滞、尿少、低血钾等合并症。

（四）肝、胃肠功能监测及防治肝、胃黏膜衰竭

肠鸣音未恢复病人宜置入胃管，行胃肠减压，有条件应监测胃液pH值，保持胃液pH值高于4.5。可经胃管灌入抗酸药物或氢氧化铝胶，亦可每6小时甲氰咪呱300 mg静注。

如发生应激性溃疡出血，可通过胃管排空胃内容物，再用冷盐水洗胃，灌入抗酸止血药物。必要时有条件可在纤维胃镜下激光止血。

（五）血液系统监测，防治 DIC

监测：①出血症状，②多发性血栓造成的症状，如脑血栓致昏睡，末梢血栓致局部坏死，③血液凝固方面改变，应测定血小板计数、3P 试验、纤维蛋白原定量、凝血酶原时间及出凝血时间等。应纠正贫血、血小板减少，排除 DIC。

（六）脑复苏

以最有效的方法使鼻咽温降至 30 ℃（2~6 小时内降下来为最好），维持在 32~34 ℃，待四肢协调动作和听觉恢复，再复温。鼻咽温在 32 ℃以上时，并不影响神志恢复，没有必要中途升温观察神志。

在控制血压、控制性过度通气、控制性降温治疗同时，予以脱水利尿，利尿剂应用据颅内压、尿量、血渗量的结果决定。复苏第一个 24 h 尿量可超出入量 500~1000 mL。

大剂量皮质激素，理论上可以抑制血管内凝血，减低毛细管通透性，维持血脑屏障的完整性，使脑脊液形成减少，从而有减轻脑水肿的作用，可稳定溶酶体膜。国外报导用量较大，甲基强的松龙 15~30 mg/kg，或氟美松 3~6 mg/kg。国内只略高于常规用量。

如有颅内压监测，颅内压异常升高，可静注硫贲妥钠 3 mg/kg，降低颅内压。

四、复苏的结局和停止抢救

5 分钟开始现场救治，8 分钟内进行进一步生命支持，心跳停止未超过 15 分钟，未发生再次心脏停跳，昏迷不超过 48 小时，即使不十分明显的好转，预后也良好。

一般认为现场抢救失败，是指复苏过程不能产生或维持满意的人工循环；如有明确的不可救治的致死原因可停止抢救外，均应进行一步生命支持。

所有能抢救患者在自主循环恢复之前或出现心脏死亡征象之前都应作心肺复苏。如果给予满意的心肺复苏和药物治疗，在 30 分钟以上（有作者认为在 1 小时以上），仍无法恢复的心脏停搏（ECG 示一直线），则可以肯定心脏死亡。只要心电活动存在，即使是室颤或濒死 QRS 波，也应该认为有还有机会恢复自主循环。

首先复苏的是延髓，出现自主呼吸。文献记载，完全复苏病人，自主呼吸多在心跳恢复后 1 小时内出现。继之瞳孔对光反射恢复，即中脑开始有功能。接着是咽气管反射、角膜反射、痛觉反射恢复。随之出现四肢屈伸活动。听觉出现是大脑皮层机能恢复的信号。呼应反应的出现提示病人即将清醒。最后才是共济功能和视觉的恢复。自然，临床实际也许并不知此顺序清晰，会突然清醒。但似乎是心搏恢复很快，昏迷时间越短的病例，突然清醒越多。而长时间昏迷的病人，复苏时上述过程列为明显。

大脑死亡（皮质死亡）是大脑，特别是新皮质及其幕上结构的不可逆性损害，即去大脑皮质状态（或去大脑皮质综合征），仅少数人可能有好转，多数人停留在"植物性状态"（"植物人"），现称为"社会死亡"。可不采用特殊救治措施，任其死亡。

脑死亡（全脑死亡）是大脑死亡加整个脑坏死，包括小脑、中脑与脑干坏死。脑死亡处理上有争论。面临主要问题来自情感、伦理和法律等方面。脑死亡的标准十分严格而且有分歧。大多数医学与法律以脑死亡为死亡，应停止抢救。在我国采取领导、专家、亲属三意见一致为依据判定救治与否。

第二节 电除颤术

一、直流电非同步电除颤术

（一）适应证

适用于心脏骤停、心室颤动的抢救治疗。

（二）操作步骤

（1）患者平卧位。

（2）迅速开放气道，放置口咽管或气管插管，人工呼吸。

（3）在准备除颤仪的同时，给予持续胸外心脏按压。

（4）将两个电极板涂以导电膏，并分别放置于患者右锁骨中线第 2 肋下方及心尖部，紧贴皮肤。

（5）将除颤仪设置为非同步状态。

（6）首次充电能量 200 J。

（7）充电完毕时，检查术者及他人确无与患者身体接触后开始放电。

（8）首次除颤后观察并记录即刻心电图。如室颤持续存在，可连续电击，能量递增（200 J、200~300 J、360 J），直至转复成功或停止抢救。

（9）如心电监测显示为心电静止，立即给予肾上腺素静脉注射。

（10）转复过程中与转复成功后，均须严密监测并记录心律、心率、呼吸、血压、神志等生命体征变化。

二、同步直流电转复

（一）适应证

适用于心房颤动伴快速心室率、阵发性室上性心动过速、阵发性室性心动过速者，尤其适用于伴心绞痛、心力衰竭、血压下降等血流动力学改变及药物治疗无效者。

（二）禁忌证

洋地黄中毒、病态窦房结综合征、严重房室传导阻滞、低钾血症者禁用此法。

（三）操作步骤

（1）患者平卧于绝缘床上或地上。

（2）吸氧。

（3）持续心电监护。

（4）建立静脉通道。

（5）做好气管插管等复苏抢救准备。

（6）地西泮（安定）20 mg 缓慢静脉注射。同时，嘱患者数"1、2、3、4……"直至神志朦胧，数数停止或睫毛反射消失，立即停止注射。

（7）将电极板涂以导电膏，并分别放置于患者右锁骨中线第 2 肋下方及心尖部，紧贴皮肤。

（8）检查除颤器同步性能，使之处于同步状态。

（9）充电能量 50~100 J。

（10）充电完毕，周围人员离开床边，放电。

(11) 同时，观察并记录心电图，如无效，可重复电转复，每次能量可增加 50 J。

(12) 转复过程中与转复成功后，均须严密监测心律、心率、呼吸、血压、神志等生命体征变化。

第三节 气管切开术

一、适应证

喉阻塞、下呼吸道分泌物潴留、预防性气管切开。气管异物经内镜下钳取未成功，估计再取有窒息危险，或无施行气管镜检查设备和技术者，可经气管切开途径取出异物。颈部外伤伴有咽喉或气管、颈段食管损伤者，对于损伤后立即出现呼吸困难者，应及时施行气管切开；无明显呼吸困难者，应严密观察，仔细检查，作好气管切开手术的一切准备。一旦需要即行气管切开。

二、手术方法

术前应作好充分准备，除准备手术器械外，还应备好氧气、吸引器、气管插管或气管镜，以及各种抢救药品。对于小儿，特别是婴幼儿，术前先行插管或置入气管镜，待呼吸困难缓解后，再作气管切开，更为安全。

(1) 体位

一般取仰卧位，肩下垫一小枕，头后仰，使气管接近皮肤，暴露明显，以利于手术，助手坐于头侧，以固定头部，保持正中位。常规消毒，铺无菌巾。

(2) 麻醉

采用局麻。沿颈前正中线上自甲状软骨下缘下至胸骨上窝，以 1% 普鲁卡因浸润麻醉，对于昏迷、危重或窒息病人，若病人已无知觉也可不予麻醉。

(3) 切口

多采用直切口，自甲状软骨下缘至接近胸骨上窝处，沿颈前正中线切开皮肤和皮下组织。

(4) 分离气管前组织

用血管钳沿中线分离胸骨舌骨肌及胸骨甲状肌，暴露甲状腺峡部，若峡部过宽，可在其下缘稍加分离，用小钩将峡部向上牵引，必要时也可将峡部夹持切断缝扎，以便暴露气管。分离过程中，两个拉钩用力应均匀，使手术野始终保持在中线，并经常以手指探查环状软骨及气管是否保持在正中位置。

(5) 切开气管

确定气管后，一般于第 2~4 气管环处，用尖刀片自下向上挑开 2 个气管环（切开第 4~5 气管环者为低位气管切开术），刀尖勿插入过深，以免刺伤气管后壁和食管前壁，引起气管-食管瘘。有人主张在气管前壁上切除部分软骨环，以防切口过小，放管时将气管壁压进气管内，造成气管狭窄。

(6) 插入气管套管

以弯钳或气管切口扩张器，撑开气管切口，插入大小适合，带有管芯的气管套管，插入外管后，立即取出管芯，放入内管，吸净分泌物，并检查有无出血。

(7) 创口处理

气管套管上的带子系于颈部，打成死结以牢固固定。切口一般不予缝合，以免引起支下气肿。最后用一块开口纱布垫于伤口与套管之间。

第四节　气管插管术

气管插管是指将一特制的气管内导管经声门置入气管的技术称为气管插管,这一技术能为气道通畅、通气供氧、呼吸道吸引和防止误吸等提供最佳条件。

一、定义

气管插管：将一特制的气管内导管经声门置入气管的技术称为气管插管,这一技术能为气道通畅、通气供氧、呼吸道吸引和防止误吸等提供最佳条件。

二、意义

紧急气管插管技术已成为心肺复苏及伴有呼吸功能障碍的急危重症患者抢救过程中的重要措施。

气管插管术是急救工作中常用的重要抢救技术,是呼吸道管理中应用最广泛、最有效最快捷的手段之一,是医务人员必须熟练掌握的基本技能。

对抢救患者生命、降低病死率起到至关重要的作用。

且能够及时吸出气管内分泌物或异物,防止异物进入呼吸道,保持呼吸道通畅,进行有效的人工或机械通气,防止患者缺氧和二氧化碳潴留气管插管是否及时直接关系着抢救的成功成否、患者能否安全转运及患者的预后情况。

三、插管指征

紧急气管插管的指征：①患者自主呼吸突然停止；②不能满足机体的通气和氧供的需要而需机械通气者；③不能自主清除上呼吸道分泌物、胃内容物返流或出血随时有误吸者；④存在有上呼吸道损伤、狭窄、阻塞、气管食管瘘等影响正常通气者；⑤急性呼吸衰竭；⑥中枢性或周围性呼吸衰竭。气管插管的禁忌征。

无绝对禁忌征,但有喉头急性炎症,由于插管可以使炎症扩散,故应谨慎。

喉头严重水肿者,不宜行经喉人工气道术,严重凝血功能障碍,宜待凝血功能纠正后进行。巨大动脉瘤,尤其位于主动脉弓部位的主动脉瘤,插管有可能是动脉瘤破裂,宜慎重,如需插管,则操作要轻柔、熟练,患者要安静,避免咳嗽和躁动。

如果有鼻息肉、鼻烟部血管瘤,不宜行经鼻气管插管。

注意事项：

1. 动作轻柔,以免损伤牙齿。

待声门开启时再插入导管,避免导管与声门相顶,以保护声门、后部黏膜、减少喉头水肿的发生。

2. 防止牙齿脱落误吸

术前应检查患者有无义齿和已松动的牙齿,将其去除或摘掉,以免在插管时损伤或不小心致其脱落、滑入气道,引起窒息而危及生命。

3. 防止气囊滑脱。

如果气囊固定在导管上,一般不会滑脱。

但如果导管与气囊分开,应选择与导管相匹配的气囊,并用丝线捆扎在导管上,防止其滑脱落入气道,造成严重的后果。

4. 检查导管的位置。

一般气管插管后或机械通气后应常规行床边 X 线检查,以确定导管位置。

5. 防止插管意外

气管插管时,尤其是在挑起会厌时,由于迷走神经反射,有可能造成患者的呼吸、心跳骤停,特别是生命垂危或原有严重缺氧、心功能不全的患者更容易发生。

因此插管前应向患者的家属交代清楚,取得理解和配合。

插管时应充分吸氧,并进行监测,备好急救药和器械。

四、气道的选择

经口气管插管的使用快速而方便,在呼吸、心跳骤停抢救时较常使用,但经口气管插管固定困难,大多数病人意识恢复初期,可因烦躁不安或难以耐受,导致过早拔管撤机。对这类病人予以适当的镇静或改变插管方式,可保证适时撤机。经鼻气管插管有效方便,对于清醒病人也能耐受,且易固定,不影响口腔护理和进食,不致因较长时间使用引起营养不良和电解质紊乱,为无创伤的方法。但经鼻气管插管气道死腔大,容易导致痰液引流不畅、痰栓形成,甚至阻塞管腔。相比之下,气管切开死腔小,固定良好,病人能耐受,痰液易吸出,不影响进食和口腔护理,并发症少,是理想的通气方式。需要较长时间机械通气或昏迷者,及痰液较多排痰不畅者,以气管切开为宜。

五、插管方法

(一) 经口腔明视气管内

借助喉镜在直视下暴露声门后,将导管经口腔插入气管内。

(1) 将病人头后仰,双手将下颌向前、向上托起以使口张开,或以右手拇指对着下齿列、示指对着上齿列,借旋转力量使口腔张开。

(2) 左手持喉镜柄将喉镜片由右口角放入口腔,将舌体推向侧后缓慢推进,可见到悬雍垂。将镜片垂直提起前进,直到会厌显露。挑起会厌以显露声门。

(3) 如采用弯镜片插管则将镜片置于会厌与舌根交界处(会厌谷),用力向前上方提起,使舌骨会厌韧带紧张,会厌翘起紧贴喉镜片,即显露声门。如用直镜片插管,应直接挑起会厌,声门即可显露。

(4) 以右手拇指、食指及中指如持笔式持住导管的中、上段,由右口角进入口腔,直到导管接近喉头时再将管端移至喉镜片处,同时双目经过镜片与管壁间的狭窄间隙监视导管前进方向,准确轻巧地将导管尖端插入声门。借助管芯插管时,当导管尖端入声门后,应拔出管芯后再将导管插入气管内。导管插入气管内的深度成人为 4~5 cm,导管尖端至门齿的距离约 18~22 cm。

插管完成后,要确认导管已进入气管内再固定。确认方法有:

①压胸部时,导管口有气流。

②人工呼吸时,可见双侧胸廓对称起伏,并可听到清晰的肺泡呼吸音。

③如用透明导管时,吸气时管壁清亮,呼气时可见明显的"白雾"样变化。

④病人如有自主呼吸,接麻醉机后可见呼吸囊随呼吸而张缩。

⑤如能监测呼气末 $ETCO_2$ 则更易判断,$ETCO_2$ 图形有显示则可确认无误。

（二）经鼻腔盲探气管内插管方法

将气管导管经鼻腔在非明视条件下，插入气管内。

（1）插管时必须保留自主呼吸，可根据呼出气流的强弱来判断导管前进的方向。

（2）以1%丁卡因作鼻腔内表面麻醉，并滴入3%麻黄素使鼻腔黏膜的血管收缩，以增加鼻腔容积，并可减少出血。

（3）选用合适管径的气管导管，以右手持管插入鼻腔。在插管过程中边前进边侧耳听呼出气流的强弱，同时左手调整病人头部位置，以寻找呼出气流最强的位置。

（4）在声门张开时将导管迅速推进。导管进入声门感到推进阻力减小，呼出气流明显，有时病人有咳嗽反射，接麻醉机可见呼吸囊随患者呼吸而伸缩，表明导管插入气管内。

（5）如导管推进后呼出气流消失，为插入食道的表现。应将导管退至鼻咽部，将头部稍仰使导管尖端向上翘起，可对准声门利于插入。

第五节　洗胃术

一、适应证

（1）口服毒物中毒，为了清除胃内未被吸收的毒物，减少毒物的继续吸收。

（2）为某些手术或检查做准备。

二、禁忌证

（1）强酸、强碱中毒者禁插胃管。

（2）肝硬化引起的食管静脉曲张，食管阻塞，消化道溃疡和胃癌等应慎行胃管插入。

三、术前准备

常规备有电动洗胃机、洗胃管、水桶、热水瓶、压舌板、开口器、纱布、润滑油等。为了处理不同的毒物中毒，还应备有洗胃用的高锰酸钾溶液、碳酸氢钠溶液、硫酸镁溶液、淡盐水等。

四、操作方法

根据患者情况及急救场所与设备条件采用不同的洗胃方法。

（一）口服催吐法

口服催吐法常选用坐位。适用于服毒量少的清醒合作者。方法是嘱病人自饮大量洗胃液，一次饮液量约500 mL，然后吐出，必要时用压舌板压其舌根催吐。如此反复进行，当病人吐出的液体澄清无味时，表示毒物基本清洗干净方可停止洗胃。

（二）胃管洗胃法

适用于不合作病人，由鼻腔或口腔插入，昏迷病人按昏迷病人胃插管术进行。中毒较重者，取左侧卧位，因左侧卧位可减慢胃排空，延缓毒物进入十二指肠的速度；昏迷者取平卧位，头偏向一侧并用压舌板、开口器撑开口腔，置牙垫于上下磨牙之间，如有舌后坠，可用舌钳将舌拉出。具体操作如下述。

（1）石蜡油滑润胃管前端，一般滑润插入长度的1/3，插入长度为前发际至剑突的距离，由口腔插入约55~60 cm，证实胃管在胃内，胶布固定。

（2）置漏斗低于胃部水平位置，挤压橡胶球，利用挤压球所形成的负压原理，抽尽胃内容物，必要时，留取胃内容物送检。

（3）举漏斗高过头部30~50 cm，将洗胃液缓缓倒入漏斗内约300~500 mL，当漏斗内尚余少量溶液时，速将漏斗降低至胃部位置以下，并倒向污水桶内。如引流不畅可挤压橡胶球加压吸引。

（4）如此反复灌洗直至吸出液澄清无味为止。

（三）电动吸引器洗胃法

电动吸引器洗胃术是利用负压吸引作用，吸出胃内容物。其特点为能迅速有效地清除毒物，节省人力，并能准确计算洗胃的液体量，具体操作如下述。

（1）接通电源，打开开关，检查吸引器性能是否良好，管道是否通畅。

（2）安装灌洗装置。输液管与Y形管主管相连，洗胃管末端及吸引器贮液瓶的引流管分别与Y形管两分支相连，夹紧输液管，检查各连接处是否漏气，并将灌洗液倒入输液瓶内，挂输液架上。

（3）操作方法同胃管洗胃法。

（4）开动吸引器，吸出胃内容物。必要时送检。

（5）关闭吸引器，夹紧贮液瓶上的引流管，开放输液管，使溶液流入胃内300~500 mL。

（6）夹紧输液管，开放贮液瓶上的引流管，开动吸引器，吸出灌入的液体。

（7）如此反复灌洗直至吸出液澄清无味为止。

（四）全自动洗胃机洗胃法

具体操作如下所述。

（1）接通电源，检查全自动洗胃机。

（2）滑润胃管前端，插管，证实胃管在胃内后固定。

（3）将配好的洗胃液倒入水桶内，将3根橡胶管分别与机器的药管（进液管）、胃管、污水管（出液管）相连，药管的另一端始终放入洗胃液桶内洗胃液的液面下，污水桶的另一端放入空水桶内，胃管的另一端与插好的胃管相连，调节药量流速。

（4）按"手吸"键吸出胃内容物，必要时将吸出物送检；再按"自动"键，机器即开始对胃进行自动冲洗。冲洗时"冲"灯亮，吸引时"吸"灯亮。

（5）若发现有食物堵塞管道，水流减慢，不流或发生故障时，可交替按"手冲"和"手吸"键重复冲洗数次，直到管路通畅，再按"手吸"键将胃内残留液体吸出后，按"自动"键，恢复自动洗胃，直至流出的洗出液澄清无味为止。管路通畅后，必须先吸出胃内残留液，再按"自动"键，否则，会使灌入量过多，造成胃潴留。

（闫　冰）

第四章 急诊手术室

第一节 急诊手术室概述

一、位置要求

急诊手术室应设置在急诊大楼安静、清洁、便于与相关科室联系的部位，与急诊抢救室有最短的距离，方便对病人实施抢救手术。国外通常设在急诊楼的裙房或主楼的中部，为相对独立的环境。必须靠近血库、影像诊断室、实验室、病理室、急诊监护室，急诊手术室必须与中心供应室、急诊监护室、血库有直接通道。手术室应以朝北为宜，避免光线直射，有利于人工照明。

二、急诊手术室的结构

急诊手术室是以手术间为中心，再配以其他附属房间组成，包括以下几个部分。
(1) 卫生通过用房包括换鞋间、更衣间、淋浴间、风淋间等。
(2) 手术用房包括普通手术间、无菌手术间、层流净化手术间等。
(3) 手术辅助用房包括洗手间、麻醉间、复苏间、清创间、石膏间等。
(4) 消毒供应用房包括消毒间、供应间、器械间、敷料间等。
(5) 办公用房包括医护办公间、医护值班间等。

三、急诊手术室的布局

急诊手术室应严格区分清洁与污染的原则，分为限制区、半限制区和非限制区。出入路线的布局设计需符合功能流程与洁污分区要求，应设三条出入路线，一为工作人员出入路线，二为伤病员出入路线，三为器械敷料等循环供应路线，尽量做到隔离，避免交叉感染。我国传统的手术室采用单通道，手术室在一侧，附属室在另一侧。这样工作人员、手术病人及器械、敷料等都在同一走廊流动，无法避免交叉感染。近几年来，我国许多大医院采用了生物洁净手术室这种形式。这种洁净手术室的布局是洁污分开的，手术室、洗手室及无菌附属室都布置在内走廊的周围，手术室内走廊供工作人员及无菌器械和敷料进出，手术室外围设清洁走廊，供病人及污染器械及敷料进出，避免了交叉感染。

四、急诊手术室的建筑要求

(1) 墙面
墙面和天花板采用可隔音、坚实、光滑、无空隙、防火、防湿、易清洁少图案的材料。颜色以采用淡蓝、淡绿、乳白为宜，给人明亮清洁的感觉。墙角呈圆形，防止积灰。观片灯、传呼系统、写字台及药品柜等应设在夹墙内。
(2) 门窗
门应宽大、无门槛，便于平车进出，避免使用易摆动的弹簧门，以防气流使尘土及细菌飞扬。宜安装高密闭性足踏式电动推拉门,门上设有观察窗。窗应双层,最好用铝合金窗框,有利防尘保温,窗玻璃以茶色为宜,净化手术室应为无窗封闭式。

(3) 手术室面积及走廊宽度

手术室面积应大于一般手术室,以 50 m^2 为宜,室内保证现代手术仪器的摆放,以保证几个手术组同时开展抢救。走廊宽度应不少于 2.5 m,便于平车运转及避免来往人员的碰撞。

(4) 地面

地面应采用坚硬、光滑、无缝易刷洗的材料建造。地面稍倾斜向一角,低处设地漏,利于排出污水;排水孔加盖,以免污染空气进入室内或被异物堵塞。

(5) 电源

应有双相供电设施,以保证安全运转。各手术室应有足够的电插座,便于各种仪器设备的供电。插座应有防火花装置,地面有导电设备,以防火花引起爆炸。电插座应加盖密封,防止进水,避免电路发生故障影响手术。总电源线集中设在墙内。

(6) 照明设施

普通照明灯应安装在墙壁或房顶。手术照明灯应安装子母无影灯,并备用升降照明灯,照明灯的灯头至少距离地面 2m。所有固定在顶棚上的设施均应合理安置,保证在功能上互不妨碍。顶棚应足够牢固,以便灯头转动。照明灯的灯头应便于快速更换,易于清洁。照明灯的灯光应设防热装置,减少辐射热对手术组织的影响,照明灯所接触金属体表面温度不得超过 60 ℃,所接触非金属体的表面温度不得超过 70 ℃,金属手柄的最大允许温度是 55 ℃。各种照明灯的控制开关应单独设置,以便根据使用要求单独控制。

(7) 水源和防火设施

各工作室应安装自来水龙头,便于冲洗,并设置具有防腐作用的下水道,以防消毒剂的腐蚀。洗手室要安装非手动洗手装置,如电子感应装置。走廊及辅助间应安装灭火器,确保安全。冷热水及高压蒸汽应有充分保证。

(8) 通风过滤除菌装置

现代手术室应建立完善的通风过滤除菌装置,使空气净化。其通风方式有湍流式、层流式、垂直式,可酌情选用。

(9) 温度及湿度

手术间的温度调节非常重要,应有冷暖气调节设备。空调机应设在上层屋顶内,中央空调可输入清洁空气,输入各手术室的管道必须分组。防止交叉感染,风管需定期清洁消毒,室温保持在 24-26 ℃,相对湿度以 50 % 左右为宜。

(10) 设有先进通讯联络及报警装置。

(11) 有单独使用的电梯,以便于及时接送病人。

(12) 中央气体管道系统

将氧气、氧化亚氮(笑气)、压缩空气、负压吸引装置、废气排放等专用管道集中管理。每个管道用途均有明显标记以便识别,各管道的接头只能接单一专用管道,以免接错造成事故。负压吸引装置必须有两个以上管道,以保证麻醉手术同时进行。

(13) 电教系统

过闭路电视系统了解术中情况,随时提供术中所需的一切帮助,同时可通过电视显示,以便教学。

五、急诊手术室基本设备

急诊手术室应备有万能手术床、手术无影灯、多功能外科电钻、高频电刀、器械台、输液架、麻醉机、监护仪、升降转凳、麻醉柜、移动式 X 线机、手术显微镜、固定紫外线灯、深部照明灯、监视器、气体末端装置、器械桌、托盘、办公桌、操作台、方凳、敷料桶、电钟、温度计、湿度计、抢救车、电凝止血器、呼吸机、除颤器、电动吸引器、氧气、气囊止血带、超声乳化器、超声外科吸引器、深低温冷凝器等。

六、急诊手术室人员配备及要求

（1）急诊手术室人员应根据医院的级别、性质、手术间的数量等实际情况配备人员数量，做好新老搭配，合理排班。

（2）每班至少配备 2 名手术护士，1 名麻醉医生，但这只能完成一例抢救手术。考虑到急诊的突发性，有可能同时进行几台手术，一般以配备 4 名手术护士，2 名麻醉医生为宜，急诊抢救护士也应具有配合抢救的能力，并有一名年资高、经验丰富的护士负责手术室的全面管理、物品准备及手术时组织安排与对外协调。此外，应另备有 24 h 值班人员及备班，配备拷机随时候命，以应付重大抢救，这样既保证了急诊手术及时顺利进行，又不浪费人力资源。此种配备只适用于第三种模式的手术室，第一、二种模式一般只配备 1 名清创护士，如遇特殊情况需从大手术室抽调人员。

（3）急诊手术室的工作人员应由兼有急诊工作经验 2 年以上及手术室工作经验 2 年以上，思维敏捷，反应灵敏，观察仔细，具有熟练的急救技能和各专科手术配合技能的护士担任，以保证急诊手术的顺利进行。

七、急诊手术室器械准备特点

（1）由于急诊手术突发性强，而且多发伤的可能性较大，因此，器械的准备要有全局观，不能像普通手术那样单一准备。

（2）根据急诊手术的特点准备开腹探查器械包、开胸探查器械包及开颅器械包，包内物品均为最基本器械，其他小器械化整为零，组合为胃肠器械包、胆囊器械包、动骨器械包、扩创器械包等，根据伤情灵活应用。

（3）器械的量准备充足，以备进行成批伤员手术。手术后，器械应及时清洗，打包消毒。据报道，国外在急诊室备有快速消毒锅，以备急用。

（4）对急诊手术病人而言，时间就是生命，不能等到所有器械都准备完毕才进行手术，可边抢救边准备，以赢得时间。

（5）定期清点器械基数，发现损坏及时更换。

八、急诊手术室敷料准备特点

（1）急诊手术的病人可能有多处伤口，且伤口大小不一，因此敷料包的内容不可像常规手术包那样分得过细，可用大单、中单、治疗巾组合以取代孔巾，以充分暴露手术部位。

（2）由于急诊手术多为感染性手术，为防交叉感染，应鼓励使用一次性敷料，用后焚毁，防止交叉感染。

（3）急诊手术时，敷料需求量大，因此必须备足各种敷料，每天检查补充库存，以保证手术的顺利进行。

（4）手术时严格管理器械、敷料的物品的数量，按照无菌要求放置，切忌到处乱扔。

第二节　急诊手术室工作制度

一、急诊手术室的一般规则

（1）急诊手术室应 24 h 开放，有专人检查与准备手术器械、敷料等物品，确保仪器性能良好。

（2）凡进入手术室人员，必须按规定更换手术室所备衣、裤、口罩、帽、鞋。外出时，应更换外出衣和鞋。

（3）手术室内应保持肃静，禁止吸烟和高声谈笑。门要轻开轻关；手术进行时，尽量减少不必要的走动。

（4）严格执行无菌管理，除参加手术及有关人员外，其他人员一概不准入内。施行感染手术的医务人员，术毕不得到其他手术间参观或手术。

（5）急诊手术室工作人员应熟悉手术室内各种物品的固定位置和使用方法，用后放回原处。有关急救药品、器材，必须随时备用，定期检查，及时补充及维修。不得擅自外借一切器械、物品。

（6）手术完毕，对用过的器械、物品及时清洁或消毒处理，整理备用。严重感染或特殊感染时手术用过的器械、物品，均须作特殊处理，手术间亦应按要求消毒处理。

（7）值班人员应坚守岗位，随时准备接受急诊手术，不得擅离。

（8）凡需施行急诊手术或紧急手术可先行电话通知手术室，并尽快补送手术通知单。需特殊器械或有特殊要求的，应在手术通知单上注明。因故暂停或更改手术，应预先通知联系。

（9）无菌手术间与有菌手术间应相对固定。无条件固定者，应先施无菌手术，后施污染或感染手术。严禁在一个手术间内同时施行无菌及污染手术。

（10）病人应在急诊室做好术前准备，由经管医师陪送进入手术间，协助手术室人员处理。参加手术人员应按时洗手，准时手术。

二、急诊手术室参观制度

（1）凡本院医师、进修医师、实习医师或外来参观者，必须由医务科批准，并征得主刀医师、科主任及护士长同意方可进手术室参观。科主任及手术指导医师除外。

（2）参观者需遵守手术室的各项规章制度。

（3）参观者须更换手术室备有的衣、口罩、帽子及鞋方可进入，外出时更换外出鞋、穿外出衣。

（4）参观者只得参观指定的手术，不得任意出入其他手术间。

（5）参观者应遵守无菌原则，距离手术无菌区域 30 cm 以外。

（6）保持室内清洁、安静，不准吸烟。

（7）参观后离开手术间前应将参观用物放回。

（8）凡医务人员系直系亲属手术，其家属与其他病人手术同样一律不准参观。

（9）对于感染手术，各班谢绝参观。值班人员有权管理。

（10）除本院及进修人员能上台手术外，其余（包括国内外专家需上台手术者）人员一律需医务科批文，方可进入手术室。

三、手术过程中应遵守的制度

（1）凡需要急诊手术治疗的病人，应做好术前各项准备，明确诊断，严格手术指征，并征得病人家属或单位签字同意。

（2）凡遇较大、复杂手术均需请示报告，按有关规定执行，并由科主任或主任医师担任手术者或指导者。

（3）参加手术人员应按时进入急诊手术室。按规定步骤洗手，严格执行无菌操作。器械护士术前术后应严格执行器械、敷料清点核查制度。

（4）对于急诊手术需提早通知手术室，通知单上要求写好病室、床号、姓名、性别年龄、病历卡号、诊断、手术名称、麻醉方式、特殊要求，并由病室主治医师签字，开好术前医嘱，检查术前护理工作实施情况，做好查对制度。当病人进入手术室时，立即开放1-2条静脉通路，严密观察病情变化，以最快的速度配合医生手术。

（5）手术过程中，术者和助手应密切配合，如遇病人情况突发变化或意外，全体医务人员应积极抢救，并立即报请上级医师协助指导。在病人清醒的状态下，做好病人的心理护理，消除病人及家属的心理负担，积极配合完成手术。

（6）严密监护和严密观察病情，及时准确地配合医生为病人输液、输血及用急救药。手术过程中根据情况及时补充特殊器械及用物，并做好登记。

（7）手术结束缝合时，器械护士应配合术者仔细检查有关器官有无出血和有无异物存留，严格查对，杜绝差错事故。

（8）手术后开好医嘱，及时书写手术记录，对有研究价值的病例，应组织讨论，总结经验，吸取教训。

四、接送病人制度

（1）根据病人手术单核对手术间号、病室、病历卡号、床位、病人姓名及性别后，提前30 min将病人接到指定手术间。紧急急诊手术病人必须立即送至手术室。

（2）检查术前准备是否完善，如：术前用药、禁食、配血、备皮、出凝血时间、HBsAg、记账单、灌肠、插胃管、导尿管、照片、更换衣服、家属签字等，并禁止贵重物品入室。无导尿管病人应嘱病人排尿。如抢救手术来不及准备者，可将部分步骤如导尿、插胃管、备皮等操作交予手术室护士完成，但必须做好交班并记录。

（3）检查手术所需用物是否准备齐全，如：病历、配血单、记账单、输液筒、开关夹、胸腹带、特殊用药、X线摄片等，并带入手术室。紧急时可边手术边准备，但必须做好交接班并记录。

（4）手术结束后，将病人随同带来的一切用物送回，将输液、输血等各种导管是否通畅与接班护士当面交清。病人须由术者、麻醉医师、手术室护士、工人一起安全护送至病房。尤其是特殊病人，如左房黏液瘤、神志不清、脑危象、严重外伤、休克等随时有病情变化的病人更应由医护人员陪同接送。

五、术中输血制度

（1）凡术中需输血者，主管医师应于术前备好血标本，填好输血申请单，注明手术输血日期和备血量送血库。如需血量大或有特殊要求（如成分输血等），主管医师均应提前与血库直接联系妥当。

(2) 配血时由两位护士（或一名医生）核对床号、姓名后做静脉穿刺，采取标本后置试管内并由两人签字，与输血申请单一起送往血库，做血型鉴定及交配试验（此步骤应在术前完成）。

(3) 术中需输血时，应由手术配合人员携带病历及时联系取血。取血人员每次只能取1名病人所需的血液，以免发生差错。凭输血通知单与血库人员共同认真做好"三查十对"。"三查"：血的有效期、质量、输血装置是否完好。"十对"：核对受血者的姓名、床号、病历卡号、血型交配试验结果，供血者姓名、编号、血型、交配试验结果、采血日期、有效期。

(4) 血液取回后由麻醉医师与巡回护士按"三查十对"标准查对一遍，输血或加血时须由两人再次查对一遍。并两人签全名。

(5) 根据手术进行需要调整好输血速度，密切观察输血反应。有特殊反应者，应保留余血备检。凡输两个以上供血者的血液时，在髓者之间输入少量9％氯化钠溶液（生理盐水），不可直接混合输入，以免溶血。

(6) 急诊大量输血时应准备好中间间隔的温盐水。

(7) 输血毕，保留血袋，以备查对。

(8) 输血起始、完毕时间及输血量，由麻醉医师记录于麻醉记录单上。

六、术中医嘱执行制度

(1) 术中，由主管医师及麻醉医师所作的口头医嘱，由巡回护士执行并应复述一遍，认真做好"三查七对"，并与第二人核对后使用。

(2) 用药后，应保留空瓶，以备核对，待手术结束后方可弃去。

(3) 执行医嘱完毕后，应在病历医嘱栏内做好记录，同时告知麻醉医师记录于麻醉记录单上。

七、术中会诊制度

(1) 术中因病情剧变或发生紧急意外需会诊者，由巡回护士或麻醉医师设法尽快传呼有关会诊人员。情况紧急者，应同时报告有关领导。

(2) 术中会诊由在场有关领导或职位高的医师负责组织，指定有关人员做好记录或术后补记。

八、术中辅诊检查制度

(1) 凡术中需进行有关辅诊检查如摄片、造影、穿刺活检、冰冻切片、超声与内镜检查等，应由主治医生提出口头申请（随后补写申请），再由巡回护士及麻醉医师设法尽快传呼有关科室人员。

(2) 术中进行辅诊检查时，巡回护士应协助做好联系和准备工作，并注意无菌管理。辅诊人员进入手术间前，应按规定更衣换鞋，严格遵守无菌操作要求。

(3) 检查操作完毕后，及早作出报告，以缩短手术等待时间。

(4) 器械护士须注意台上无菌管理，各种病理标本应有专人清点、登记，认真做到四查四对制度。四查：查标本、标本固定液、瓶盖、标签。四对：对姓名、床号、病历卡号、标本名称。

九、术中防止器械敷料遗留的制度

（1）凡随病人带入急诊手术间的创口敷料、绷带等，以及麻醉、消毒所用纱布、纱球等，均应在手术开始前全部收集并送出手术间。

（2）手术开始前，由器械护士会同巡回护士认真清点器械、纱布、纱垫、缝针、线卷等的数量，至少两遍，并由巡回护士准确登记备查。手术中，对于所增减的器械及敷料，巡回护士应及时补充登记好。

（3）台上手术人员应始终保持手术器械及敷料放置有序。手术医师不得随意取用器械。凡需用器械或敷料必须经器械护士传递，用毕及时交还器械护士，不宜堆放于手术区。

（4）术中需增加清点范围内的物品必须由巡回护士增加，并由两名护士清点。

（5）凡胸、腹腔及深部手术所用纱布垫，必须留有长带，带尾夹止血钳放在创口外，以防遗留体内。凡创口内置放的纱布、引流物种类及数目，均应详细记录在麻醉记录单上，以便存档。

（6）凡手术台上掉落的敷料、器械、缝针、线卷等，均应捡起，未经巡回护士许可，不得带出室外。

（7）缝合胸、腹腔及深部创口前，除手术医师应认真清查外，巡回护士及器械护士必须清点器械、敷料、缝针、线卷等数目，准确无误后方可缝合。缝合完毕，再清点一遍（即手术开始时，关闭体腔前及关闭体腔后共清点3遍）。

（8）需连续接台的房间，必须将前一例手术所有用物（尤其是清点数字的物品）全部推送至手术房间外，然后按手术需要和规范操作开始第二例手术。

（9）清点数字与登记数字不相符时，不得关闭创口，确实找不到，必须向护士长报告，决定处理方法。

十、急诊手术室安全管理制度

（1）严格执行各种规章制度，加强职业道德，保证手术安全。

（2）加强查对制度，严防差错事故发生。术前做到"六查""十二对""四到位"制度。"六查"：接病人查（姓名、性别、病历卡号、诊断、术前准备、术前用药及过敏情况、病人入手术室查、麻醉前查、消毒皮肤前查、执刀时查、关闭体腔前后查。"十二对"：对病室、病房卡号、姓名、性别、年龄、手术间号、手术名称、手术部位、所需药品、物品、药物过敏情况、灭菌器械，检查敷料是否合格，用物是否齐全。"四到位"：急救药品、吸引器、氧气、电凝止血器到位。

（3）严格执行无菌技术操作和消毒灭菌程序，防止医源性感染。

（4）坚守工作岗位，各种急救药品及抢救器材必须处于备用状态。

（5）掌握消防安全知识，爱护消防设施，不准移动或挪作他用。消防器材专人负责，定期更换，定期检查。

（6）熟悉手术室的各种电器设备，遵守操作规程，手术结束后，应关闭所有电源。电器设备由专人负责，定期检查，发现问题，及时处理。

（7）剧毒药品应有专柜贮藏，专锁专人保管，详细登记。

（8）对于易燃物品，要求远离火源，安置在通风阴暗处，专人管理，氧气远离其他易燃物品。

（9）值班人员应巡视手术室每个房间，负责氧气、吸引器、水、电、门窗的安全检查及大门的安全，坚守工作岗位。非值班人员勿随意进入手术室。

（10）接连手术时必须将上一例手术后丢弃的物品全部清理出手术室，清洁消毒后才能接受第二例手术。

（11）定期检查和维修推车。接送病人应动作轻巧，注意安全，防止碰伤、摔伤。

（12）对于急诊手术标本，要认真登记，按时送检，严防标本搞错或丢失。

（13）如发现意外情况，应立即汇报有关部门，并向院部报告。

（14）按手术要求正确安置体位，固定肢体时防止损伤。

十一、急诊手术室清洁卫生制度

（1）保持手术室物品清洁整齐，每天术前及术后用消毒湿布擦拭门窗、低墙、器具等，拖净地面，通风消毒。每周大扫除1次，并进行空气消毒。

（2）每日术前进行空气消毒，可用紫外线灯或电子灭菌灯照射1 h，连续手术之间应消毒。

（3）术毕器械物品应严格遵循消毒—清洗—消毒的原则。污染手术后，按感染的类别，对器械、物品、空气等分别用有效的方法进行清洁和消毒。

（4）手术室与附属工作室使用的清洁用具要分开，且每日消毒1次。

（5）每月对无菌物品、手指、空气等做细菌培养，以便及时发现问题并制订出相应的措施。

十二、药品管理制度

（1）急诊手术室的药品应指定专人管理。

（2）内服药及外用药必须分开放置，统一标签。并注明药品名称、浓度、剂量。易燃、易爆及对人体有害药品应安全保管。

（3）麻醉药、剧毒药、贵重药必须上锁，建立严格的领取登记制度，由护士长和护士共同管理。每日注销及清点基数，发现不符及时查明原因。

（4）生物制品及血制品等需储藏在冰箱内，每周定期清理冰箱1次，保持冰箱内整洁。

（5）药品基数不宜过多，以免过期。麻醉药、贵重药根据每日用量领取。

（6）定期整理药品柜内的存药，发现过期、变色、混浊或标签模糊不清坚决弃去，不得使用。

第三节　急诊手术室工作人员职责

一、急诊手术室护士长的职责

（1）在护理部主任和科主任的领导下，负责本科室的行政、业务管理及思想工作。

（2）负责本室工作计划（含护理、教学、科研等）并组织实施。合理安排人员，进行科学分工。经常督促检查，及时总结经验，不断提高护理质量。对难度较大或新开展的手术和抢救工作，必要时亲自参加或指导操作。

（3）负责组织本室各级护理人员的业务学习。根据专科业务、技术需要，有计划地采取多种方式学习新业务知识、新技术操作和新仪器的使用等，并组织理论考试和技术考核。

（4）督促所属人员认真执行无菌技术操作规程，定期及不定期地对工作人员手、灭菌物品、手术间空气进行采样培养（结果存档备查），使其符合卫生学要求；督促和检查卫生员做好清洁消毒工作。

（5）经常督促检查各项规章制度和护理常规贯彻执行情况，发现问题及时纠正，严防差错、事故。对发生的差错、事故要认真组织讨论，吸取经验，定出防范措施。

（6）负责本室的财产预算、管理和报损等。对各类物品、仪器、设备要指定专人负责，建立账目，定期组织清点、维修。贵重、精密器械建立使用登记卡。

（7）负责本室的毒、麻、限制性剧毒药和注射药品的保管。

二、急诊手术室护士职责

（1）在护士长的领导下进行工作，按不同的分工担任器械或巡回护士等工作，负责手术前的准备、术中的配合和术后的清洁整理工作。

（2）认真执行各项技术操作常规和规章制度，参与本室护理技术管理和安全管理工作，防止差错、事故的发生，不断提高手术护理质量。

（3）参加急诊护理临床实践，熟悉专科护理理论，掌握操作技术，圆满完成担负的各项工作任务。

（4）参加护理人员在职业务学习，掌握新的业务知识和技术操作，不断提高业务、技术水平，参与科研工作，写出护理论文或经验总结。

（5）参加手术室值班、物品保管和统计工作。

（6）指导卫生员做好清洁卫生、消毒灭菌工作。

三、器械护士（洗手护士）职责

（1）术前了解病情，以便与手术者密切配合完成手术。

（2）术前 15 min 刷手，穿衣，戴手套，铺无菌台，与巡回护士查对术中所需器械敷料等物品，确保器械运转自如、品种齐全。

（3）术中严格遵守无菌操作原则。传递器械思想集中，反应敏捷、准确。保持器械台、手术室整洁。

（4）负责妥善保管病理标本，防止搞错或遗失，并及时交予巡回护士。

（5）关闭切口及缝合皮肤前再次与巡回护士核对术中所需的器械、敷料和物品数，正确无误后，告知主刀医生，才能缝合伤口。

（6）术后负责清洗器械及手术用品。

四、巡回护士职责

（1）术前了解病情，以便与手术者密切配合完成手术。

（2）术前检查手术所需的器械、物品设备是否俱全、完好。

（3）迎接病人，按手术通知单核对姓名、性别、床号、年龄、病历卡号、手术名称、手术部位、血型、皮试、皮肤准备情况，带来的各种药物、物品等。

（4）安慰病人，解除顾虑，对患儿和神志不清的病人，应适当约束保护，专人看管，确保安全。

（5）根据不同手术和医生要求放置体位，使病人安全舒适、手术也暴露良好。

（6）协助手术人员穿好手术衣，安排各类人员到位；调整灯光、温度、湿度；接好电器插头；使用电灼器时，正确放置电极板，防止灼伤。坚守岗位，随时提供手术中所需的物品，使各种设备处于安全状态。

（7）开启各种无菌手术包。手术开始前及术毕及时督促清点器械、纱布、纱垫、缝针等物品并认真登记（三遍法），术中增添及掉落的器械及时登记，严防物品遗留体腔。

（8）准确执行术中医嘱，做好"三查七对"。输血时两人核对签名。

（9）注意病情变化，观察病人肢体是否受压、输液是否通畅。监督台上及台下人员正确执行无菌技术，管理室内人员及参观人员注意安静，保持手术室清洁整齐。

（10）术后整理室内一切用物，物归原处，与护送人员共同清点带回物品。

五、手术室卫生员职责

（1）在护士长领导下、护士指导下进行工作。

（2）负责做好清洁卫生工作，清扫地面及刷洗手术室、附属房间，做好术后清理处置工作。

（3）负责安全接送手术病人。

（4）负责点送污衣、布类物品。

（5）负责标本送检及其他外勤工作。

（6）参加卫生员业务学习，掌握必要的医学知识和清洁卫生、消毒隔离的基本知识，熟悉工作的操作程序、方法，不断提高工作质量。

第四节　急诊手术室自体输血技术

因急诊创伤性手术较多，自体输血法在急诊手术中经常用到，急诊手术室护士必须熟练掌握其操作方法。

一、自体输血的概念及意义

自体输血是指采集病人自身的血液或经保存，以提供在围手术期输用。自体输血应用于手术已有百余年历史，近年来，自体输血的优点不断被大家重视。采用自体输血，使手术中可以不用或少用库血，节约库血用量，减少输库血的各种反应及输血发生的传染性疾病。输自体血不会发生血型不合或过敏等输血反应。采集自体血后，用晶体液或胶体液维持正常血容量，可降低血液黏滞度，改善微循环灌流，减少弥散性血管内凝血（DIC）发生的机会。

二、自体输血的方法

（一）术前储血式自体输血

术前采集病人自身的血液进行保存，在手术期间输用。由于此方法要求采血间隔期需在1周以上，而且最后的采血要在术前1周进行（欧洲标准），不适用于急诊手术。

（二）急性等容血液稀释（AHD）

一般在麻醉后、手术主要出血步骤前，抽取病人一定量的自体血储存，同时输入胶体、晶体液补充血容量，使血液适度稀释，血红蛋白降低，手术出血时血液的有形成分丢失减少。然后根据术中失血及病人情况将自体血回输给病人。

适应证：心、肺、肝、肾功能正常，年龄 11~60 岁，血红蛋白不少于 100 g/L，血细胞比容不低于 35%，总蛋白质不低于 60 g/L，凝血酶原时间正常，预计手术出血量大于 500 mL 的病人。

具体方法是在麻醉后，手术开始前，开放两条静脉通路。一条静脉采血，采血量取决于病人状况和术中可能的失血量，一般为病人血容量的 20%~30%，以红细胞不低于 25%、白蛋白 30 g/L 以上、血红蛋白 100 g/L 左右为限，采血速度约为 200 mL/5 min。在采血同时，经另一条静脉滴注血浆增量剂，如电解质平衡代血浆、羟乙基淀粉氯化钠代血浆和右旋糖酐氯化钠代血浆。在这个过程中，要保持病人的血容量正常。采集的血液可保存于 4 ℃冰箱内。如果手术时间短也可保存于室温条件下。当手术中失血量超过 300 mL 时，可开始输注自体血。先输最后采取的血，因为最先采取的血液最富于红细胞和凝血因子，宜留在最后输入。

注意事项：①采血过程中如血压降至 10.64 kPa（80 mmHg）应停止采血，待输入胶体液血压恢复正常后继续采血。②维持静脉麻醉药的输注与采血不得在同一肢体，否则所采血中含有较多麻醉药。③术中必须密切监测血压、血细胞比容、脉搏、血氧饱和度、尿量、中心静脉压的变化。④由于要对病人进行多次穿刺，所以各种管道较多，因此一定要固定好每条管道，避免接错。⑤自身血回输最容易发生的并发症是血污染反应，因此要注意各项操作的无菌技术，防止血液污染。⑥采集的血放在手术室的室温内，一般要求 4 h 内输完。⑦在手术顺利、血容量正常的情况下，出现心率加快、血压急剧下降，要注意输血反应的发生。此时应停止输血，将剩余的血作细菌学检查。

（三）血液回收

血液回收自体输血是指用血液回收装置，将病人体腔积血、手术中失血及术后引流血液进行处理，然后回输给病人。血液回收必须采用合格的设备，回收处理的血必须达到一定的质量标准。体外循环后的余血应尽可能回输给病人。血液回收分为非洗涤式与洗涤式。

适应证：适用于组织损伤较轻时的大量出血。常采用自体输血装置，抗凝和过滤后再回输给病人。在下列情况下可采用：①腹腔或胸腔内出血，如脾破裂、异位妊娠破裂。②估计出血量在 100 mL 以上的大手术，如大血管手术、体外循环下心内直视手术、肝叶切除术等。③手术后引流血液回输，是近几年开展的新技术，回输时必须严格无菌操作，一般仅能回输术后 6 h 内的引流血液。自体失血回输的总量最好限制在 3500 mL 内，大量回输时适当补充新鲜冰冻血浆或多血小板血浆。

禁忌证：①血液流出血管外超过 6 h。②怀疑流出的血液被细菌或消毒液污染，怀疑含有癌细胞。③病人患镰状细胞贫血。④大量溶血。

具体操作：①非洗涤式 IAT。将腹腔内血液用吸引管吸出，存入已加抗凝剂的储血瓶，将储血瓶顺时针摇动，然后用专用滤过网滤过再经输血器输给病人。缺点：混入血液的异物可能会被直接输入体内引起并发症，如溶血、肾功能障碍、败血症、DIC 等。②洗涤式 IAT。从手术野流出血液经吸引管吸引与肝素盐水混合，存入回收血袋，过滤，当回收血袋的回收量达到设定水平后自动开启血液回收机处理，经过离心分离，废弃血浆部分，将纯净的红细胞回输体内，能减少或避免非洗涤方式引起的并发症。

注意事项：①在回收自体血的整个过程中都必须严格无菌操作。②打开腹腔回收部分血后，如果积血不从刀口外溢，应先止血，再回收。③由于血液离开循环后，血细胞赖以生存的氧和营养物难以得到，与其他组织接触后，即可发生血细胞及血红蛋白的变化。因此伤后血液流出至回收时间，原则上应限于 4-6 h。④腹腔内存留的自体血，超过 2-3 h 后，因腹腔的去纤维蛋白作用及凝血因子的消耗减少，其本身不易凝集，故回收血时抗凝剂应远比正常静脉内采血时少。⑤一般腹腔内积血存留 2 h 后，除肉眼可见的凝血块外，更多的是肉眼看不见的微团聚物，加之创伤组织也混杂其中，输入人体后可堵塞毛细血管，团聚物裂解释放出来的血管活性物质可使血管收缩和通透性增加。因此回输血必须充分过滤并予以注意。⑥限制吸引力强度，一般为 5.33-8.0 kPa（40-80 mmHg）。⑦注意各项操作的无菌技术，防止血液污染。⑧观察有无出血倾向及肝肾损害，如出现尿色变深，及时处理。

第五节　急诊手术室感染控制

一、感染控制制度

（1）严格区分无菌区、清洁区、半清洁区和污染区。进入无菌区时必须更换衣帽、口罩，与手术无关人员不得进入无菌区。

（2）急诊手术室人员应保持良好的健康状况及身体清洁。有上呼吸道感染、皮肤病灶、手指破损者应及时汇报并避免参加手术。

（3）所有参与手术的人员均应更换清洁衣裤、鞋帽、口罩并刷手，穿无菌手术衣，戴无菌手套。中途离开手术室再次返回参加手术者需重新刷手，穿无菌手术衣，戴无菌手套。

（4）无菌手术衣的无菌范围限于身体前面、肩以下、腰部以上及袖子，其他部位均为有菌区。手术人员穿好手术衣后前臂应保持在腰部以上，肘部内收，不得下垂，手术人员应面对无菌区，交换位置时要背对背。

（5）手术床、体位架、器械托盘等每日用消毒液清洗消毒。

（6）手术室门口设有车道消毒垫，车轮应每次清洁消毒，接送隔离病人或疑似病人按特殊消毒方法处理。

（7）手术室、无菌物品存放室每日紫外线空气消毒2次，每周总消毒1次，接台手术间隔消毒30 min。

（8）每周终末消毒1次。

（9）认真洗手，严格按照洗手的消毒方法与步骤进行。每月对手术医生、洗手护士手指细菌培养1次，并登记备案。

（10）无菌物品制作、使用、存放原则。

①各种物品、器械、消毒灭菌方法均按《上海市医院消毒灭菌实用手册》（上海市护理质控中心）要求处理。

②无菌物品存放时应通风干燥，存放橱必须离地15~25 cm，距天花板50 cm，离墙5~10 cm。

③无菌包必须按消毒日期先后放置于无菌室柜内，以防混淆。

④无菌包标准：包布4层，包外用化学指示胶带、包内用化学指示剂（卡）注明物品名称、有效期，包件大小按灭菌器的种类区别要求（30 cm×30 cm×40 cm）。

⑤灭菌有效期2周，梅雨季节为1周。

⑥无菌持物钳容器内放1把持物钳，持物钳每日更换，也可用干燥无消毒液浸泡的持物钳和容器，每台手术更换一套。使用中容器有罩，使用时绝对保持无菌。

⑦1份无菌用品只能用于1个病人，打开后虽未使用，也不能转给他人。需要重新包装、灭菌后才能使用。

二、感染手术的术后处理

（1）应安排在污染手术室实行，专人供应所需物品。

（2）手术完毕，被服类及参加手术人员脱去污染手术衣裤、鞋才能外出。物品经初步消毒后再分类处理。

（3）使用一次性敷料，术后焚烧，一般敷料消毒浸泡后处理。

（4）器械先消毒后清洗。

(5) 室内空气消毒

①紫外线消毒：一般感染消毒时间为 1 h。感染手术需杀灭细菌的芽孢，照射时间须达 2 h。使用高强度紫外线消毒器，消毒时间大于 30 min。

②过氧乙酸熏蒸：过氧乙酸按 1 mg/m³ 计算，稀释成 3%~5% 的水溶液，在 60%~80% 的相对湿度下加热熏蒸，密闭 6 h。

③甲醛熏蒸：40 mL/m³ 的甲醛熏蒸，密闭 6 h。

(6) 在梭状芽胞杆菌（破伤风、气性坏疽）感染时：①空气以 40 mL/m³ 的甲醛或 1 mg/m³ 过氧乙酸熏蒸消毒，密闭 24 h，培养阴性后再做常规处理后启用。②使用一次性被服，术后焚烧。③器械消毒程序：双倍消毒剂浸泡 60 min—煮沸 20 min—常规处理。

(7) 引流液、冲洗液等污染液体加含氯消毒剂配制成 10000 mg/L 的浓度，搅拌均匀后，消毒 2 h 后弃去。

三、急诊手术室感染监测

(一) 空气采样

(1) 采样时间：消毒处理后于进行医疗活动期间，每月 1 次。

(2) 高度：与地面垂直高度 80~150 cm。

(3) 布点方法：室内面积小于或等于 30 cm²，设一条对角线，取 3 点即中心一点、两端各距墙 1 m 处取一点；室内面积大于 30 cm²，设东、南、西、北、中 5 点，其中东、南、西、北各距墙 1 m，高度：据房顶 1.5 m，距地面 1 m 以上。

(4) 采样方法：用 9 cm 直径普通培养琼脂平板放在采样点暴露 5 min 后送检。

(5) 细菌菌落总数标准：100 极层流手术室：≤10 cfu/m³；普通手术室：≤200 cfu/m³。

(二) 物体表面采样

(1) 采样时间消毒处理后 4 h 内进行采样。

(2) 采样面积被采表面积<100 cm² 取全部表面，被采表面积≥100 cm² 取 100 cm²。

(3) 采样方法用 5×5 cm² 的标准灭菌规格板，放在被检物体表面，用浸有无菌 9% 氯化钠容液采样液的棉拭子 1 支，在规格板内横竖往返各涂抹 5 次，并随之转动棉拭子，连续采样 1~4 个规格面积，剪去手触摸部分，将棉拭子放入装有 10 mL 采样液的试管中送检。

(4) 细菌菌落总数标准（不得检出致病微生物）层流手术室：≤5 cfu/m³；普通手术室：≤5 cfu/m³。

(三) 医务人员手采样

(1) 采样时间在接触、从事医疗活动前进行采样。

(2) 采样面积及方法被检人物五指并拢，将浸有无菌 0.9% 氯化钠采样液的棉拭子 1 支在双手曲面从指根到指端来回涂擦各 2 次（一只手涂擦面积约 30 cm²）并随之转动采样棉拭子，剪去手接触部分，将棉拭子放入装有 10 mL 采样液的试管中送检。

(3) 细菌菌落总数标准（不得检出致病微生物）层流手术室医务人员：≤5 cfu/m³；普通手术室医务人员：≤5 cfu/m³。

四、急诊手术室无菌操作技术

(一) 洗手法

同手术室常规方法。手要高于肘部，反复刷洗 3 次后用 75% 乙醇溶液、安尔碘或氯己定

(洗必泰）泡手 5 min。

(二) 穿脱手术衣

(1) 穿手术衣

穿衣时选择一定的空间，接取手术衣时不触及手术衣以外的任何物品或部位，打开时不要触及自己或物品，手提衣领将手术衣顺势上抛，双手迅速伸入衣袖中，双手前伸，由巡回护士从身后协助提拉手术衣内侧，并系好衣带。

(2) 脱手术衣

由巡回护士解开衣带，由肩部向下拉手术衣，使衣外翻，拉至手部时全部手术衣内面向外，注意保护手臂及内层衣裤不被污染，先脱手术衣后脱手套。

(三) 戴手套

从手套包内取出手套，捏住反折处，右手对准五指插入戴好，并将右手插入另一手套反折处，左手顺势戴好，两手分别把反折部翻至袖口上。用 0.9% 氯化钠溶液洗净手套上的滑石粉。

(四) 无菌器械台铺设法

(1) 铺设者应穿手术衣，戴好口罩和帽子，擦净台面，擦干双手。

(2) 将无菌包置于器械台上，检查包的名称、有效期、包外灭菌指示胶带。无菌包无破损、无潮湿、准确无误后开包。

(3) 持无菌持物钳由里向外展开第二层布单。

(4) 台面标准为 4~6 层，垂台缘 33 cm。桌缘以下为污染区。

(5) 由前向后铺开无菌单，铺后不得随意移动无菌单。

(6) 检查包内灭菌指示卡（剂），准确无误将器械、敷料按顺序放置。

(7) 铺设好的无菌台 4 h 未用应重新更换。

(五) 手术区皮肤消毒法

(1) 检查消毒区皮肤清洁情况，如油垢较多或有胶布痕迹者，应用汽油或乙醚擦净。

(2) 泡手后持无菌持物钳夹 2.5% 碘酒纱球涂擦手术区一遍，待干后再用 75% 乙醇纱球涂擦两遍，脱净碘酒，如对乙醇过敏，可用 1:1000 硫柳汞酊消毒。

(3) 涂擦各种灭菌溶液时，应稍用力，以切口为中心向四周涂擦。消毒感染切口或肛门部位时，应从四周皮肤开始向切口或肛门部涂擦。

(4) 消毒腹部皮肤时，先在脐窝中滴数滴消毒液，待皮肤消毒完毕后再擦净。

(5) 头颈部手术消毒时，应用纱布遮住病人眼睛，防止药液溅入眼内。

(6) 碘酒纱球勿蘸过多，以免流散他处，烧伤皮肤。脱碘必须干净。

(7) 消毒者双手勿与病人皮肤或其他未消毒物品接触，消毒用钳不可放回手术器械桌。

(闫　冰)

第五章 急性中毒

第一节 急性药物中毒

一、急性毒品中毒

毒品是指国家规定管制的能使人成瘾的麻醉（镇痛）药和精神药，该类物质具有成瘾（或依赖）性、危害性和非法性。短时间内滥用、误用或故意使用大量毒品超过个体耐受量产生相应临床表现时称为急性毒品中毒。急性毒品中毒常死于呼吸或循环衰竭，有时发生意外死亡。

通常将毒品分为麻醉（镇痛）药品和精神药品两大类。传统毒品主要是麻醉（镇痛）药品，包括阿片类、可卡因类（包括可卡因、古柯叶和古柯膏等）、大麻类（包括大麻叶、大麻树脂和大麻油等）；而新型毒品主要是兴奋剂、致幻剂等精神药品。兴奋剂是加速和增强中枢神经系统活动，使人处于强烈兴奋状态，具有成瘾性的精神药品，其种类繁多，大多通过人工合成，常见的有苯丙胺（AA）及其苯丙胺类衍生物如甲基苯丙胺（MA，俗称冰毒）、3,4-亚甲二氧基苯丙胺（3,4-met h-ylenedioxyamp heta mine，MDA）、3,4-亚甲二氧基甲基苯丙胺（MDMA，俗称摇头丸）等；致幻剂包括麦角二乙胺、苯环己哌啶、西洛西宾和麦司卡林等。K粉（氯胺酮）是苯环己哌啶衍生物，属于一类精神药品。绝大多数毒品中毒为过量滥用引起，滥用方式包括口服、吸入（如鼻吸、烟吸或烫吸）、注射（如皮下、肌内、静脉或动脉）或黏膜摩擦（如口腔、鼻腔或直肠）。有时误食、误用或故意大量使用也可中毒。毒品中毒也包括治疗用药过量或频繁用药超过人体耐受所致。

（一）阿片类药物中毒

阿片类药为麻醉性镇痛药，常见有吗啡、哌替啶、可待因、二醋吗啡（海洛因）、美沙酮、芬太尼、舒芬太尼及二氢埃托啡等，以及其粗制剂阿片、复方樟脑酊等。一次误服大量或频繁应用可致中毒。吗啡中毒量成人为0.06 g，致死量为0.25 g；干阿片（含10%的吗啡）的致死量为吗啡的10倍，其口服致死量2~5 g；海洛因中毒剂量0.05~0.10 g，致死量0.75~1.2 g。可待因毒性为吗啡的1/4，其中毒剂量为0.2 g，致死量0.8 g。哌替啶致死量1.0 g。

1. 诊断要点

（1）病史：有本类药物应用或吸食史。非法滥用中毒者往往不易询问出病史，但查体可发现用毒品的痕迹，如经口鼻烫吸者，常见鼻黏膜充血、鼻中隔溃疡或穿孔；经皮肤或静脉吸食者可见注射部位皮肤有多处注射痕迹。

（2）临床表现特点：此类药物重度中毒时常发生昏迷、呼吸抑制和瞳孔缩小等改变。吗啡中毒典型表现为昏迷、瞳孔缩小或针尖样瞳孔和高度呼吸抑制（每分钟仅有2~4次呼吸，潮气量无明显变化）"三联征"，并伴有发绀和血压下降；海洛因中毒时除具有吗啡中毒"三联征"外，并伴有严重心律失常、呼吸浅快和非心源性肺水肿；哌替啶中毒时除血压降低、昏迷和呼吸抑制外，与吗啡中毒不同的是心动过速、瞳孔散大、抽搐、惊厥和谵妄等；芬太尼等常引起胸壁肌强直；美沙酮尚可出现失明、下肢瘫痪等。重度急性中毒12小时内多死于呼吸衰竭，超过48

小时存活者，预后良好。轻度急性中毒患者有头痛、头晕、恶心、呕吐、兴奋或抑郁。患者有幻想，失去时间和空间感觉，并可有便秘、尿潴留及血糖增高等。慢性中毒（阿片或吗啡瘾）表现为食欲缺乏、便秘、消瘦、衰老及性功能减退。戒绝药物时有精神萎靡、呵欠、流泪、冷汗、失眠，以致虚脱等表现。

(3) 辅助检查：①毒物检测。尿或胃内容物、血液检测到毒物，有助于确立诊断。②动脉血气分析。严重麻醉药类中毒者表现为低氧血症和呼吸性酸中毒。③血液生化检查。血糖、电解质和肝肾功能检查。

(4) 鉴别诊断：阿片类中毒出现谵妄时，可能为同时使用其他精神药物或合并脑部疾病所致。瞳孔缩小者还应与镇静催眠药、吩噻嗪类、有机磷农药、可乐定中毒或脑桥出血鉴别。海洛因常掺杂其他药如奎宁、咖啡因、地西泮等，以致中毒表现不典型，此时应想到掺杂物的影响。还须鉴别的是重症海洛因戒断综合征：有明确的吸毒史，如患者被发现时已陷入昏迷，而昏迷前是否应用毒品难以明确的情况下，鉴别有一定困难。重度海洛因戒断者一般无瞳孔缩小，以呼吸浅速为主要特征，每分钟可达60次以上，与海洛因中毒成鲜明对比，据此可以鉴别。本综合征用纳洛酮无效，反可使病情加重，使昏迷程度加深；应用吗啡后（一般10~20 mg），呼吸可迅速改善，由50~60次/分降至20~30次/分，各种反射改善并很快清醒。

2. 治疗要点

(1) 清除毒物：发现中毒患者后，首先确定中毒途径，以便尽速排出毒物。口服中毒患者以0.02%~0.05%高锰酸钾溶液反复洗胃，洗胃后由胃管灌入50~100 g活性炭悬浮液，并灌服50%硫酸钠50 mL导泻。

(2) 吗啡拮抗剂：①纳洛酮。阿片类中毒伴呼吸衰竭者立即静注2.0 mg；阿片成瘾中毒者3~10分钟重复，非成瘾中毒者2~3分钟重复应用。若纳洛酮总量已达20 mg仍无效时应注意合并非阿片类毒品（如巴比妥类等）中毒、头部外伤、其他中枢神经系统疾病和严重缺氧性脑损害。长半衰期阿片类（如美沙酮）或强效阿片类（如芬太尼）中毒时需静脉输注纳洛酮（2.0~4.0 mg加入250 mL液体中静滴）。1 mg纳洛酮能对抗静脉注射25 mg海洛因作用。纳洛酮对芬太尼中毒所致的肌肉强直有效，但不能拮抗哌替啶中毒引起的癫痫发作和惊厥，对海洛因、美沙酮中毒引起的非心源性肺水肿无效。②烯丙吗啡（纳洛芬）。5~10 mg/次，静注或肌内注射，必要时10~15分钟后可重复给予，总量不超过40 mg。③左洛啡烷：首次1~2 mg静脉注射，继而5~15分钟注射0.5 mg，连用1~2次。

(3) 对症支持疗法：保持呼吸道通畅，吸氧，适当应用呼吸兴奋剂，如安钠咖（苯甲酸钠咖啡因）0.5 g肌内注射，每2~4小时1次；尼可刹米（可拉明）0.375~0.75 g或洛贝林3~15 mg肌内注射或静注。必要时气管插管人工呼吸，采用PEEP可有效纠正海洛因和美沙酮中毒引起的非心源性肺水肿，同时用血管扩张药和呋塞米，禁用氨茶碱。输液，纠正休克，抗生素应用等。重度中毒患者可同时予以血液净化治疗。

(二) 苯丙胺类兴奋剂中毒

苯丙胺类中枢兴奋剂（ATS）包括苯丙胺、甲基苯丙胺（俗称冰毒）、3,4-亚甲二氧基苯丙胺（MDA）、3,4-亚甲二氧基甲基苯丙胺（俗称摇头丸）等。当前滥用的"摇头丸"其主要成分含甲基苯丙胺、3,4-亚甲二氧基甲基苯丙胺、麻黄碱（麻黄素）和氯胺酮等，实质是甲基苯丙胺类的混合物。其药丸颜色有粉红、黄色、橘红色、黑色等，别名有"舞会药、拥抱药、亚当、蓝精灵、雅皮士"等。ATS是一种非儿茶酚胺的拟交感神经胺低分子量化合物，吸收后易通过血-脑脊液屏障，主要作用机制是促进脑内儿茶酚胺递质（多巴胺和去甲肾上腺素）释放，减少抑制性神经递质5-羟色胺的含量，产生神经兴奋和欣快感。可以吸入、口服、注射等方法进入体内。此类药物急性中毒量个体差异很大,一般静注甲基苯丙胺 10 mg 数分钟可出现急性中毒症状,吸毒者静注 30~50 mg 及耐药者静注 1000 mg 以上才能发生中毒,成人苯丙胺口服致死量为 20~25 mg/kg。

1. 诊断要点

(1) 病史:有明确的吸食此类毒品的病史。精神药品滥用常见于经常出入特殊社交和娱乐场所的青年人。

(2) 临床表现特点:①急性中毒。常为吸食过量或企图自杀所致。临床表现为中枢神经和交感神经过度兴奋的症状。轻度中毒表现为兴奋、躁动、血压升高、脉搏加快、出汗、口渴、呼吸困难、震颤、反射亢进、头痛等症状;中度中毒出现错乱、谵妄、幻听、幻视、被害妄想等精神症状。重度中毒时,可出现胸痛、心律失常、循环衰竭、代谢性酸中毒、DIC、高热、昏迷甚至死亡。另外,ATS 可引起肺动脉高压、心肌梗死、心肌病、高血压、心律失常、颅内出血、猝死等。②慢性中毒。慢性中毒比急性中毒更为常见。通常以重度的神经异常症状为特征,而且还可出现明显的暴力、伤人和杀人等犯罪倾向,为重大的社会问题。冰毒引起的精神异常可分为四类,分裂样精神病、躁狂-抑郁状态、分裂躁狂抑郁混合、病态人格样状态。除上述精神异常外,冰毒还引起性格改变:表现为无为、漫不经心、轻浮、粗暴、威胁言行或孩童样性格等。

根据吸食史及临床表现,一般不难做出 ATS 中毒的临床诊断,必要时可测定血、尿中 ATS 及其代谢产物加以确诊。

2. 治疗要点

(1) 终止毒物吸收,加速毒物排泄:如是口服所致,可行催吐、洗胃、灌服活性炭及导泻等措施,必要时可行血液灌流,以清除血中毒物。

(2) 对症治疗:无特效解毒剂,主要为对症治疗,防治并发症。包括以下措施。①保持呼吸道通畅:应及时清除口、鼻腔的内分泌物及呕吐物,对频发抽搐、呼吸困难者,应及时行气管插管以防窒息;必要时行机械通气。②对昏迷者,可用纳洛酮。③急性中毒患者常出现高热、代谢性酸中毒和肌痉挛症状,应足量补液,维持水、电解质平衡,碱化尿液,利尿,以促进毒物排泄。④恶性高热者除物理降温(冰敷、醇浴)外,应用肌肉松弛剂是控制高体温的有效方法,可静脉缓慢注射硫喷妥钠 0.1~0.2 g 或琥珀酰胆碱,必要时可重复,注意呼吸和肌肉松弛情况。⑤对极度兴奋或烦躁的患者,可用氟哌啶醇 2~5 mg 每 4~6 小时肌内注射 1 次或以 50% 葡萄糖液稀释后在 1~2 分钟内缓慢静注,必要时加量应用,待好转后改口服,每次 1~2 mg,每日 3 次。高血压和中枢神经兴奋症状可用氯丙嗪 1 mg/kg 肌内注射,4~6 小时 1 次。显著高血压可采用酚妥拉明或硝普钠。出现快速心律失常可用普萘洛尔。

(三) 氯胺酮(K 粉)中毒

氯胺酮(俗称 K 粉)是新的非巴比妥类静脉麻醉药,为中枢兴奋性氨基酸递质 N-甲基-D-天门冬氨酸(NMDA)受体特异性拮抗药,选择性阻断痛觉冲动向丘脑新皮质传导,具有镇痛作用;对脑干和边缘系统有兴奋作用,能使意识与感觉分离;对交感神经有兴奋作用,快速大剂量给予时抑制呼吸;尚有拮抗 μ 受体和激动 κ 受体作用。吸食者在 K 粉作用下会疯狂摇头,造成心力衰竭、呼吸衰竭,若过量或长期吸食,对心、肺、神经系统均可造成致命损伤。氯胺酮起效迅速,吸入少量 30 秒后可致人昏迷,清醒后也不记起所发生的事。

1. 诊断要点

(1) 病史:有此类毒品明确的吸食史。

(2) 临床表现特点:①精神、神经系统,表现为鲜明的梦幻觉、错觉、分离状态或分裂症状、尖叫、兴奋、烦躁不安、定向障碍、认知障碍、易激惹行为、呕吐、流涎、谵妄、肌张力增加和颤抖等。部分人可出现复视、暂时失明持续可达15~30分钟。②心血管系统，氯胺酮可增加主动脉压、提升心率和心排血指数，还可增加脑血流和颅内压及眼压。因此，心功能不全、有心血管疾病、严重高血压或伴脑出血、青光眼患者服用氯胺酮非常危险。③消化系统，恶心呕吐、腹胀、胃出血、急性胃扩张等。④呼吸系统，主要表现为呼吸抑制、呼吸暂停、喉痉挛、支气管痉挛、哮喘等。⑤变态反应，主要表现为急性荨麻疹、眼结膜水肿、喉水肿、休克等，故有药物过敏史者易发生过敏性休克。

2. 治疗要点

与苯丙胺类兴奋剂中毒的治疗基本相同。

（四）可卡因中毒

可卡因为古柯叶中提取的古柯碱，是一种脂溶性物质，为很强的中枢兴奋剂和古老的局部麻醉药。有中枢兴奋和拟交感神经作用，通过使脑内5-羟色胺和多巴胺转运体失去活性产生作用。

中毒剂量为20 mg，致死量为1200 mg，有时纯可卡因70 mg能使70 kg的成年人即刻死亡。静脉注射中毒可使心脏停搏。急性重症中毒时，表现奇痒难忍、肢体震颤、肌肉抽搐、癫痫大发作、体温和血压升高、瞳孔扩大、心率增快、呼吸急促和反射亢进等。无特异性治疗，主要是对症支持治疗。

（五）大麻中毒

滥用最多的是印度大麻，含有主要的精神活性物质是四氢大麻酚、大麻二酚、大麻酚及其相应的酸。作用机制不详，急性中毒时与乙醇作用相似，产生精神、呼吸和循环系统损害。长期应用产生精神依赖性，而非生理依赖性。一次大量吸食会引起急性中毒，表现精神和行为异常，如高热性谵妄、惊恐、躁动不安、意识障碍或昏迷。有的出现短暂抑郁状态，悲观绝望，有自杀念头。检查可见球结膜充血、心率增快和血压升高等。主要是对症支持治疗。

二、苯二氮䓬类药物中毒

苯二氮䓬类（BZD）药物已成为应用最广泛的镇静催眠药，还常被用于抗癫痫、抗惊厥和全身麻醉等，因而本类药引起的急性过量中毒也最为常见，也是城市人群急性中毒最常见的原因。

本类药物也称弱安定药，包括超短作用时（<6小时）的三唑仑（海乐神）；短作用时（6~20小时）的阿普唑仑（佳静安定）、劳拉西泮（氯羟安定，罗拉）、替马西泮；中作用时（≥20小时）的地西泮（安定）；长作用时（≥40小时）的氟西泮（氟安定）、普拉西泮等。一次误服大量或长期内服较大剂量，可引起毒性反应；同时摄入乙醇、中枢抑制剂及环类抑制剂等可使其毒性增强。因本类药物的中毒剂量与治疗剂量比值非常高，由本类药物中毒直接致死罕见，以利眠宁为例，成人的治疗口服量5~50 mg，最小致死量约2 g。

（一）诊断要点

1. 病史

有误用或自服大剂量本类药物史。

2. 临床表现特点

服用本类药物过量者，有嗜睡、眩晕、乏力、运动失调，偶有中枢兴奋、锥体外系障碍及一时性精神错乱。老年体弱者易有晕厥。口服中毒剂量后，除上述症状外尚有昏迷、血压下降及呼吸抑制。同服其他中枢抑制剂或乙醇者，存在基础心肺疾病者或老年人可发生长时间深昏迷、致死性呼吸抑制或循环衰竭。静注速度过快、剂量过大，也可引起呼吸抑制。

（二）治疗要点

1. 其他

口服中毒者洗胃、导泻。

2. 对症支持治疗

（1）重症患者应监测生命体征，保持呼吸道通畅，高流量吸氧。
（2）维持血液循环稳定。
（3）昏迷患者应注意保暖，维持水、电解质平衡，防治肺部及泌尿系感染。

3. 特异性解毒剂

氟马西尼（安易醒）是 BZD 受体特异性拮抗剂，能与 BZD 类药物竞争受体结合部位，从而逆转或减轻其中枢抑制作用。昏迷患者可于静注后 1 分钟清醒，因而本品适用于可疑 BZD 类药物中毒的诊断和重症 BZD 类中毒者的急救。对乙醇和阿片类药物中毒无效。用药方法：先用 0.2~0.3 mg 静注，继之以 0.2 mg/min 静注直至有反应或达 2 mg。因本品半衰期短（0.7~1.3 小时），故对有效者每小时应重复给药 0.1~0.4 mg，以防症状复发。曾经长期使用 BZD 类药物的患者，如快速注射本品，会出现戒断症状，如焦虑、心悸、恐惧等，故应缓慢注射；戒断症状较重者，可缓慢注射地西泮 5 mg。

4. 纳洛酮治疗

用法为依病情 0.4~1.2 mg 静注，必要时 30 分钟重复 1 次，或用 2~4 mg 加入 5%~10% 葡萄糖液 100~250 mL 中静滴。

5. 中药醒脑静注射液

常用 5~20 mL 加入 5%~10% 葡萄糖液 250~500 mL 中静滴。

6. 胞磷胆碱

用法：0.25~0.5 g/d 加入 5%~10% 葡萄糖液 250~500 mL 中静滴。

7. 血液净化疗法

对重症患者上述治疗措施无效时，可考虑血液灌流治疗。

三、巴比妥类药物中毒

巴比妥类药物是巴比妥酸的衍生物。根据其起效时间和作用持续时间可分为 4 类。①长效类：包括巴比妥和苯巴比妥（鲁米那），开始作用时间 30~60 分钟，作用持续时间 6~8 小时；其催眠剂量分别为每次 0.3~0.6 g 和每次 0.03~0.1 g。②中效类：包括异戊巴比妥（阿米妥）和戊巴比妥，开始作用时间 15~30 分钟，作用持续时间 4~6 小时，其催眠剂量为每次 0.2~0.4 g。③短效类：包括司可巴比妥（速可眠），开始作用时间 15~20 分钟，作用持续时间 2~3 小时，其催眠剂量为每次 0.1~0.2 g。④超短效类：主要为硫喷妥钠，开始作用时间 30 秒内，作用持续时间 30~45 分钟，其催眠剂量每次 0.5~1.0 g。一般由于误服过量或因其他原因应用过多而引起中毒，临床上以中枢神经系统的抑制为主要表现。苯巴比妥的口服致死量为 6~10 g，而司可巴比妥、异戊巴比妥约为 3 g。由于苯二氮䓬类已成为临床最常用的镇静催眠药物，故巴比妥类药物中毒已逐渐少见。

（一）诊断要点

1. 毒物接触史

有服用大量巴比妥类药物史，或现场查出有残留的巴比妥类药物。

2. 临床表现特点

（1）轻度中毒：发生于 2~5 倍催眠剂量。患者入睡，推动可以叫醒，反应迟钝，言语不清，有判断及定向力障碍。

（2）中度中毒：发生于 5~10 倍催眠剂量。患者沉睡或进入昏迷状态，强刺激虽能唤醒，但并非全醒，不能言语，旋即又沉睡。呼吸略慢，眼球有震颤。

（3）重度中毒：发生于误服 10~20 倍催眠剂量。患者深度昏迷，呼吸浅而慢，有时呈陈-施呼吸。短效类药物中毒偶有肺水肿。吸入性肺炎很常见。脉搏细速，血压下降，严重者发生休克。昏迷早期有四肢强直，腱反射亢进，锥体束征阳性；后期全身弛缓，各种反射消失，瞳孔缩小，对光无反应。常伴有肝、肾功能损害的表现。

对本类药物有超敏反应者，可出现各种形态的皮疹，如猩红热样疹、麻疹样疹、荨麻疹、疱疹等，偶有剥脱性皮炎。

3. 辅助检查

血液、呕吐物及尿液巴比妥类药物测定，有助于确立诊断。

4. 鉴别诊断

昏迷者须与其他药物（如吗啡类、水合氯醛）中毒和其他原因的昏迷相鉴别。

（二）治疗要点

治疗重点在于维持呼吸、循环和肾脏功能。

1. 清除毒物

口服中毒者洗胃。洗胃后由胃管灌入硫酸钠 30 g 及 50~100 g 活性炭混悬液于胃内。

2. 促进巴比妥类药物的排泄

（1）静脉滴注 5%~10% 葡萄糖液及生理盐水，每日 3000~4000 mL。

（2）利尿剂：可快速滴注渗透性利尿剂甘露醇（0.5 g/kg），每日 1~2 次；亦可用呋塞米（速尿）40~80 mg 静注，要求每小时尿量达 250 mL 以上。

（3）碱性尿液：有利于巴比妥类由周围组织释出并经肾脏排泄。静脉滴注 5% 碳酸氢钠液 150~200 mL。

3. 促进苏醒药物

（1）纳洛酮：用法：轻度 0.4~0.8 mg，中度 0.8~1.2 mg，重度中毒 1.2~2 mg 静注。必要时 30 分钟重复 1 次，或 2~4 mg 加入 5%~10% 葡萄糖液 100~250 mL 中静滴。

（2）中药醒脑静注射液也有一定的催醒作用。

4. 维持呼吸与循环功能

保证气道通畅和充分的换气，持续给氧；必要时气管插管或气管切开，人工呼吸机呼吸。尽速纠正低氧血症和酸中毒，有利于心血管功能的恢复。如有休克应及时抗休克治疗，巴比妥类药物中毒引起的休克为中枢抑制所致，缩血管药物如去甲肾上腺素、间羟胺等常有较好抗休克效果。

5. 血液净化疗法

对严重中效药物中毒或肾功能不全者,可考虑(血液或腹膜)透析疗法。对短效类药物中毒,利尿和透析的效果不理想,病情危重或有肝功能不全时可试用活性炭树脂血液灌流。当患者服用苯巴比妥量>5 g 或血苯巴妥浓度>80 mg/L 时,应尽早予以血液净化治疗,首选血液灌流。

6. 对症支持疗法

如中枢兴奋剂、抗感染、维持水电解质平衡、防治心力衰竭、脑水肿等。

四、抗精神病药物中毒

抗精神病药物是指能治疗各类精神病及各种精神症状的药物,又称强安定剂或精神阻断剂。抗精神病药物种类包括:

吩噻嗪类:按侧链结构不同分为三类。①二甲胺类:包括氯丙嗪、三氟丙嗪、乙酰丙嗪等,其急性中毒时中枢抑制、低血压、心脏毒性和锥体外系反应均较显著。②哌嗪类,包括奋乃静、氟奋乃静、三氟拉嗪、丙氯拉嗪等,其急性中毒时锥体外系反应重,低血压与心脏毒性较轻。③哌啶类,包括硫利达嗪、美索达嗪、哌泊噻嗪和哌西他嗪等,其急性中毒时中枢抑制与心脏毒性严重,而锥体外系反应轻。

丁酰苯类:包括氟哌啶醇、氟哌利多、三氟哌多、替米哌隆、溴哌利多和匹莫齐特等,其急性中毒时锥体外系反应重,中枢抑制、低血压、抗胆碱作用及心脏毒性轻。

硫杂蒽类:其代表药物为氯普噻吨(泰尔登)。此外还有珠氯噻醇、氯哌噻吨、氟哌噻吨和替沃噻吨等。其急性中毒时中枢抑制、低血压、心脏毒性和锥体外系反应较轻,但易致心律失常、惊厥。

其他抗精神病药:舒必利、硫必利、奈莫必利、瑞莫必利、曲美托嗪、莫沙帕明、利培酮、氯氮平、奥氮平、佐替平、洛沙平、舒托必利、氯噻平和奥昔哌汀等。本类药物急性中毒时病情一般较氯丙嗪中毒轻。

在抗精神病药物中,以吩噻嗪类及丁酰苯类最常发生急性中毒,引起心脏、神经毒性、锥体外系反应和抗胆碱症状,但其性质远不及三环类抗抑郁药严重,较少致死。其中,氯丙嗪临床应用最广泛,是典型代表药。以下主要介绍氯丙嗪中毒,其他药物中毒可参考氯丙嗪中毒,解救方法主要是对症支持治疗。

(一)诊断要点

1. 药物接触史

接触史要可靠,尤其注意精神病有自杀妄想者,并注意同时吞服多种药物。

2. 临床表现特点

误服后于 0.5~2 小时出现症状。轻者仅有轻度头晕、困倦、注意力不集中、表情淡漠、共济失调;重者出现神经、心脏及抗胆碱毒性症状。

(1)神经系统症状:①锥体外系反应,有三种表现,即帕金森病综合征,静坐不能(舞蹈症)和急性张力障碍反应(如斜颈、吞咽困难、牙关紧闭等),可在急性过量中毒后 24~72 小时发生。②意识障碍、嗜睡、浅昏迷或深昏迷、大小便失禁,重者伴瞳孔缩小,呼吸抑制,可出现发作性躁动或肌肉震颤、痉挛。③体温调节紊乱,导致过低温,偶见高热。④癫痫发作,多出现于原有癫痫或器质性脑病者。

(2)心血管系统症状:可有四肢发冷、心悸、血压下降、直立性低血压(由卧位骤然起立时突然晕倒,血压下降),严重者可发生持续性低血压和休克。由于药物具有奎尼丁样膜稳定及心肌抑制作用，中毒者出现心律失常（窦性心动过速、房室和室内传导阻滞、室性期前收缩及室性心动过速等）、P-R及Q-T间期延长、ST-T改变。低血压和心律失常是本品中毒的三要心血管系统表现。

（3）抗胆碱毒性症状：口干、视物模糊、瞳孔扩大、皮肤潮红干燥、肌张力增加、心动过速、便秘及尿潴留等。

（4）其他症状：消化道症状（恶心、呕吐、腹痛、肝脏损害）。对本品过敏者，即使治疗剂量也可引起剥脱性皮炎、粒细胞缺乏症及胆汁淤积性肝炎而死亡。慢性精神病用本药治疗的患者可能发展到抗精神病药恶性综合征：高热、强直、昏迷，伴大量出汗、乳酸酸中毒及横纹肌溶解。

3. 毒物检测

患者呕吐物、洗胃液和尿的毒物分析及血药浓度测定，均有助于诊断与预后判断。

（二）治疗要点

本类药物中毒无特效解毒剂，以对症支持治疗为主。重点是识别并及时处理心血管系统并发症。

1. 清除毒物

口服中毒者洗胃、导泻、灌服活性炭。

2. 对症支持治疗

（1）一般处理：监测并稳定生命体征，保暖，供氧，保持呼吸道通畅，对呼吸抑制者行气管插管，人工通气。维持水、电解质和酸碱平衡。

（2）中枢神经系统抑制较重时，可用安钠咖、甲氯芬酯等。

（3）防治低血压和休克：应积极补充血容量，纠正缺氧、酸中毒和心律失常。如血压仍低则应加用升压药，主张用去甲肾上腺素、去氧肾上腺素、间羟胺等α受体激动剂。具有β受体激动作用者如肾上腺素、多巴胺、异丙肾上腺素等，应避免使用，否则可加重低血压（因氯丙嗪中毒已将α受体阻断，使β受体兴奋占优势，外周血管扩张而使低血压加重）。

（4）防治心律失常：治疗奎尼丁样心脏毒性作用（Q-T间期延长、QRS波增宽）可用5%碳酸氢钠250 mL静脉输注；室性心律失常者以利多卡因为首选。

（5）控制癫痫发作：以地西泮为首选。也可选用苯妥英钠、异戊巴比妥等治疗。

（6）锥体外系反应的治疗：急性张力障碍反应可用苯海拉明25~50 mg口服或20~40 mg肌内注射或10~20 mg缓慢静注；帕金森病综合征时可用东莨菪碱0.3~0.6 mg肌内注射或苯海索（安坦）2 mg口服，每日2次，共2~3天。若症状较轻则无须处理。

3. 血液净化疗法

对重症患者可行血液净化治疗。

五、抗抑郁症药中毒

抗抑郁症药用于治疗抑郁症或抑郁状态。临床常用的有：①三环类抗抑郁药（TCA），丙米嗪、地昔帕明、氯米帕明、曲米帕明、阿米替林、去甲替林、普罗替林、多塞平、奥匹哌醇和度硫平等。②四环类抗抑郁药，马普替林、米安色林和米塔扎平等。③单胺氧化酶抑制剂（MAOI），吗氯贝胺、异卡波肼和托洛沙酮等。④5-羟色胺再摄取抑制剂（SSRIs），氟伏沙明、氟西汀（百忧解）、帕罗西汀（赛乐特）、舍曲林（左乐复）等。临床上因故意或意外摄入所致急性中毒常有发生，引起神经与心血管系统毒性，可导致致命后果，其病死率在因药物中毒所致死亡中居前位。其中以老三环类药毒性较大，按其急性中毒病死率依次为阿米替林、度硫平、也昔帕明、多塞平和曲米帕明。SSRIs 因其选择性强、不良反应少，在许多国家已成抗抑郁症药的首选药物；并且临床上产生急性中毒者罕见。以下主要介绍阿米替林中毒，其他药物中毒可参照阿米替林中毒，解救方法主要是用特效解毒药碳酸氢钠和对症支持治疗。

（一）诊断要点

1. 病史

有过量摄入本品史。临床上急性中毒发生于一次吞服大量药物企图自杀者，1.5~3.0 g 剂量可致严重中毒而死亡，与单胺氧化酶抑制剂、吩噻嗪类抗精神病药、拟交感药及巴比妥类药物合用，可使其心血管、神经系统毒性及呼吸抑制作用增强。

2. 临床表现特点

以中枢神经系统和心血管系统症状为主，兼有抗胆碱症状。症状于吞服后 4 小时内出现，24 小时达高峰，持续 1 周左右。典型表现为 TCA 超量中毒特征性的昏迷、惊厥发作和心律失常三联征。早期死亡多因呼吸抑制、心律失常和反复癫痫发作；晚期死因有循环衰竭及 MOF。①中枢神经系统症状：可有躁狂状态、锥体外系反应及自主神经失调症状。由于本品的抗胆碱作用，故在中毒陷入昏迷前常见兴奋激动、谵妄、体温升高、肌肉抽搐、肌阵挛或癫痫样发作。昏迷可持续 24~48 小时，甚至数日。②心血管系统症状：血压先升高后降低、心肌损害、心律失常（期前收缩、心动过速、房室传导阻滞等）、突然虚脱，甚至猝死。心电图检查常示 P-R 及 Q-T 间期延长，QRS 波增宽。其中 QRS 波增宽是本品中毒的特征性表现。缓慢的心律失常常提示严重的心脏毒作用。严重低血压常源于心肌抑制，部分患者可发生进行性不可逆性心源性休克而死亡。③抗胆碱症状：口干、瞳孔扩大、视物模糊、皮肤黏膜干燥、发热、心动过速、肠鸣音减少或消失、尿潴留等。

（二）治疗要点

本品中毒特效解毒剂是碳酸氢钠。治疗重点是纠正低血压、心律失常及控制癫痫发作。

1. 一般措施

（1）口服中毒者洗胃、导泻、灌服活性炭 50~100 g。

（2）持续心电监护。

（3）保持呼吸道通畅，高流量供氧，对昏迷、呼吸抑制者可行气管插管，人工通气。

（4）维持水、电解质和酸碱平衡，保持充足尿量。

（5）高热者行物理降温，禁用氯丙嗪、异丙嗪。

（6）急性肌张力障碍者可肌内注射东莨菪碱 0.3~0.6 mg 或苯海拉明 20~40 mg。

2. 碳酸氢钠治疗

碱化血液能减轻本品的神经和心脏毒性，对癫痫发作及各类心律失常起到有效的防治作用，属基础治疗和特异性治疗，其机制不明。可用 5% 碳酸氢钠 125~250 mL 静滴，根据血气分析调整用药，维持动脉血 pH7.45~7.55 之间。

3. 纠正低血压及休克

首先应积极补充血容量，纠正缺氧、酸中毒及心律失常，对血压仍低者应加用间羟胺、去肾上腺素、去氧肾上腺素（新福林）等 α 受体激动剂，对具有 β 受体激动作用的异丙肾上腺素、肾上腺素和多巴胺等药物不宜用。

4. 纠正心律失常

（1）缓慢性心律失常：严重心动过缓伴血压下降者应行紧急临时心脏起搏，准备期间可用异丙肾上腺素 1 mg 加入 5% 葡萄糖液 500 mL 中静滴。

（2）室上性心动过速：可选用胺碘酮、普罗帕酮等药物静脉注射；对血流动力学不稳定者可行同步电复律，或行食管调搏超速抑制。

（3）室性心律失常：可选用利多卡因、胺碘酮等，但不宜用普鲁卡因胺，因可能加重心脏毒性。对伴有血流动力学不稳定的室速，首选同步电复律治疗。扭转型室速者，首选硫酸镁治疗，并及时纠正电解质紊乱如低钾血症等。

5. 控制癫痫发作

癫痫发作时可用苯妥英钠治疗，避免应用地西泮及巴比妥类药物，后二者具有中枢神经和呼吸抑制作用。

6. 血液净化疗法

对重症患者可行血液灌流治疗。

六、阿托品类药物中毒

阿托品类药物是从茄科植物颠茄和曼陀罗中提取的生物碱。包括阿托品和东莨菪碱，含有阿托品类生物碱的植物性生药如颠茄、曼陀罗、白曼陀罗（洋金花）、莨菪子（天仙子）、山莨菪等，阿托品的合成代替品如后马托品、贝那替嗪（胃复康）、丙胺太林（普鲁本辛）、山莨菪碱（654-2）、溴甲阿托品（胃疡平）、苯海索（安坦）等。阿托品的最小致死量 80~130 mg，个别病例为 50 mg。东莨菪碱口服极量为 5 mg/次，致死量为 8 mg 左右。

（一）诊断要点

阿托品或颠茄中毒时，可出现多语、躁动、谵妄、哭笑无常、意识障碍、定向力丧失、幻觉、双手摸空等中枢神经系统兴奋症状；阵发性、强直性抽搐为毒物刺激脊髓所致。此外，还有极度口渴、咽喉干燥、吞咽困难、声音嘶哑、皮肤干燥而潮红、瞳孔散大、小便潴留（老年人常见）及心率增快。由于无汗及体温调节中枢的麻痹可引起高热；严重病例可因周围血管明显扩张及血管运动中枢麻痹而致血压下降乃至休克，最终出现呼吸衰竭而死亡。

曼陀罗（其根、茎叶、花及果实均含有阿托品、莨菪碱、东莨菪碱等）中毒多在吞食浆果后 0.5~3 小时出现症状，大多与阿托品相似，但有不发热、皮肤不红等特点，是由于其中所含东莨菪碱的拮抗作用所致。东莨菪碱对呼吸中枢有兴奋作用，对中枢神经系统有镇静作用，故其中毒时中枢神经系统兴奋症状不显著，而表现为反应迟钝、昏睡等抑制症状；其散瞳及抑制腺体分泌的作用比阿托品强，其中毒引起的瞳孔散大可持续多日。洗胃液中寻找曼陀罗及其果实等食物残渣有助诊断。

（二）治疗要点

1. 停用阿托品类药物

口服中毒者早期用 1:5000 高锰酸钾溶液洗胃或 3%~5% 鞣酸溶液洗胃，再给予硫酸镁导泻。洗胃困难者，皮下注射阿扑吗啡 5 mg 以催吐。静脉输液以促进毒物从肾脏排出。

2. 特异性解毒剂

（1）毛果芸香碱：每次 5~10 mg，皮下注射，严重中毒 5~15 分钟 1 次，中度中毒可每隔 6 小时 1 次，直至瞳孔缩小、口腔黏膜湿润及症状减轻为止。

(2) 毒扁豆碱（依色林）：0.5~2 mg 缓慢静注，每分钟不宜超过 1 mg；必要时可重复应用，成人总量可用至 5 mg。

(3) 新斯的明：在抗胆碱酯酶时可导致 N 受体和 M 受体同时兴奋。口服，每次 10~20 mg，每日 3 次，或每次 0.5~1.0 mg，皮下注射，每 3~4 小时 1 次，直至口干消失为止。应注意：主治疗有机磷农药中毒时引起的阿托品中毒则不能用毒扁豆碱、新斯的明等抗胆碱酯酶药，只能用毛果芸香碱。

3. 对症处理

(1) 对狂躁不安或惊厥者，可采用快速短效镇静剂，如 10% 水合氯醛 10~20 mL 保留灌肠，或地西泮 10~20 mg 肌内注射，或氯丙嗪 25~50 mg 肌内注射，或副醛 5~10 mL 肌内注射等，但禁用吗啡及长效巴比妥类药物，以免与阿托品类中毒后期的抑制相加而增加呼吸中枢的抑制。

(2) 出现中枢抑制症状时，可用中枢兴奋剂如氨钠咖。

(3) 高热时行物理降温，采用冰袋冷敷、乙醇擦浴、冷盐水灌肠等，必要时用解热剂。重症者可用皮质激素。

(4) 尿潴留时应导尿，以防尿中之生物碱在膀胱内重新吸收。

(5) 防治休克和呼吸衰竭等。

七、水杨酸类药物中毒

临床上常用水杨酸类药物有水杨酸钠、阿司匹林（乙酰水杨酸）和复方阿司匹林（由阿司匹林、非那西汀及咖啡因共同制成）等，此外，还有外用的水杨酸酯（冬绿油）和水杨酸酊，均具有解热、镇痛作用。常因一次吞服大量或在治疗过程中剂量过大及频繁投用而致中毒。阿司匹林最小致死量 0.3~0.4 g/kg，成人经口最小致死量 5~10 g；水杨酸钠的最小致死量 0.15 g/kg。小儿内服水杨酸酯致死量约为 4 mL。

(一) 诊断要点

1. 毒物接触史

有服用大量水杨酸类药物史。

2. 临床表现

(1) 轻度中毒：咽喉、腹上区灼热感、恶心、呕吐、腹泻、头痛、头晕、耳鸣。

(2) 重度中毒：大量出汗、面色潮红、频繁呕吐、消化道出血、皮肤花白、发绀、呼吸深快、烦躁不安、精神错乱、惊厥，并可出现昏迷、休克、呼吸衰竭。

(3) 过敏患者可出现荨麻疹、血管神经性水肿、水肿和休克。易感者可迅速发生哮喘，重症可致死，称为"阿司匹林哮喘"。

3. 实验室检查

(1) 血液 CO_2 CP 降低，凝血酶原时间延长，尿中可有蛋白、红细胞、管型、酮体等。

(2) 三氯化铁定性试验：在患者尿液中滴加几滴 10% 三氯化铁溶液，若尿中有水杨酸类则呈紫色到紫红色。

(3) 血清水杨酸盐测定：一般血清水杨酸盐含量超过 0.4 g/L（40 mg%），即可出现呼吸增强、酸中毒及意识障碍等。

（二）治疗要点

1. 立即停药

用清水或 2%~5% 碳酸氢钠溶液洗胃，硫酸钠导泻，同时灌服活性炭 50~100 g。

2. 碱化尿液、加速排泄

水杨酸类自尿中排出的速度取决于尿 pH，pH 为 7.5 的排出量是 pH 为 6 时的 20~30 倍，故可用碳酸氢钠碱化尿液。应监测尿液 pH，因代谢性酸中毒时尿液呈明显酸性，其中的水杨酸盐可被再吸收。应用碳酸氢钠使尿液 pH 提高到 7~7.5 有助于清除体内水杨酸盐，同时应补钾，因组织缺钾时尿液难以碱化。避免使用乙酰唑胺碱化尿液。

3. 对症处理

及时纠正水电解质与酸碱平衡失调，防治休克和脑水肿。对抽搐，可用小剂量镇静、抗惊厥药物，禁用巴比妥类、副醛、吗啡等中枢抑制剂。有出血倾向时给予大剂量维生素 K1 静注，也可用维生素 K1 肌内注射。

4. 血液净化疗法

病情危重者，应尽早行透析疗法。其指征为：血清水杨酸盐含量>0.9 g/L、心血管不稳定性、难治性代谢性酸中毒、严重低钾血症或者肾衰竭。

八、其他药物急性中毒

（一）水合氯醛中毒

水合氯醛在胃内吸收迅速，血浆蛋白结合率约 40%，在肝脏经乙醇脱氢酶的作用降解为三氯乙醇（活性成分）、三氯乙酸及数种葡糖苷酸。三氯乙酸的 $t_{1/2}$ 为 34~35 小时，三氯乙醇的 $t_{1/2}$ 为 10~13 天。水合氯醛中毒常见原因为误服、自杀吞服过量和用药过量引起。水合氯醛成人中毒量为 4~5 g，儿童中毒量为 1.5 g，成人最小致死量为 5~10 g。中毒血药浓度值为 100 μg/mL，致死血药浓度值为 250 μg/mL。水合氯醛中毒临床表现特点：①治疗量下可出现消化道刺激症状，如恶心、呕吐、腹泻等。②过量服用后 2~3 小时出现明显的中毒症状，呼出气体有梨样气味，初期瞳孔缩小，后期可扩大；并出现低血压、心律异常、肺水肿、呼吸困难、组织缺氧、言语表达异常、抽搐、昏迷等表现。③肝肾功能损害表现。急诊处理要点：①口服中毒者立即洗胃，并用硫酸钠导泻。由直肠给药引起的中毒者应即时洗肠。水合氯醛中毒时洗胃要注意防止食管、胃穿孔。②静脉输液以促进排泄。③对出现室性心律不齐的患者可应用 β 受体阻滞剂，如普萘洛尔，也可用利多卡因。氟马西尼对改善呼吸衰竭和昏迷有一定疗效。④重症患者应尽早行血液净化治疗（血液透析或血液灌流）。⑤对症与支持治疗。

（二）对乙酰氨基酚中毒

对乙酰氨基酚（paracetamol，对乙酰氨基酚，市售药名有泰诺、百服宁、必理通等）的治疗量为 10~15 mg/kg，儿童中毒量约为 150 mg/kg，成人经口中毒量约为 7.5 g，致死量为 5~20 g。造成肝坏死的剂量阈值约为 250 mg/kg。成人一次服用 15 g 以上者，约 80% 可发生严重肝损害乃至死亡。

对乙酰氨基酚的中毒量并非固定值，与饮酒史、营养状况及合并用药情况有关。造成中毒的原因有：误服大量本品；长期或大量服用本药；长期饮酒或巴比妥类药物者，长期服用本药可增加肝毒性；长期与阿司匹林或其他非甾体抗炎药合用，可增加毒性；变态反应。应避免长期或大量服用本品，因镇痛用药，成人连续服用不超过 10 天，小儿不超过 5 天；用于发热不超过 3 天；

急性中毒主要表现在肝脏损害（中毒性肝炎或急性肝功能衰竭），可分为3期：①服药后24小时内，患者可有轻度食欲缺乏、恶心、呕吐和出汗。②服药后24~48小时，患者自感稍好，但有右上腹肝区疼痛，并可发现肝功能异常。③2~4天后发生肝坏死、肝性脑病、心肌损害及肾衰竭、黄疸明显、凝血酶原时间显著延长。

肾脏损害可有蛋白尿、血尿、少尿，甚至肾衰竭。变态反应可有皮疹、荨麻疹、皮炎、支气管哮喘等。

治疗要点：①大剂量服用后，立即催吐、洗胃、硫酸钠导泻。②应用解毒剂—乙酰半胱氨酸（痰易净），用药越早越好（24小时内）。用法，5%乙酰半胱氨酸水溶液加果汁内服，如服后1小时呕吐，可再补服1次，如连续呕吐可下胃管将药液直接导入十二指肠。用量，140 mg/kg 为起始量，70 mg/kg 为后续量，每4小时1次，17次可达解毒的负荷量。静脉滴注，成人，第1阶段，150 mg/kg 加入5%葡萄糖液200 mL 中静滴15~120分钟。第2阶段，50 mg/kg 加入5%葡萄糖液500 mL 中静滴4小时。第3阶段，100 mg/kg 加入5%葡萄糖液1000 mL 中静滴16小时。儿童，根据患儿的年龄和体重调整用量。③尽早行血液净化疗法。④对症支持治疗，应用皮质激素等。

（三）异烟肼中毒

异烟肼（雷米封）成人1次内服1.5 g 可致轻度中毒，6~10 g 可致严重中毒。主要毒理作用是对中枢神经系统的影响：异烟肼进入体内后，结合并转移脑细胞中的磷酸吡哆醛，形成异烟肼吡哆醛，妨碍维生素B6的利用，使脑细胞中维生素B缺乏，中枢性抑制递质GABA浓度降低，导致中枢神经系统兴奋性增加，造成惊厥。大剂量异烟肼本身可对肝细胞产生毒害作用。大量内服后0.5~4小时出现中毒症状，表现有头晕、乏力、呕吐、流涎、多汗、嗜睡、动作迟钝、烦躁不安、痛觉过敏、肌纤维震颤、平衡障碍、排尿困难、发绀、精神异常等。严重者可发生强直性痉挛或惊厥、抽搐、昏迷、高热、肺水肿、代谢性酸中毒及中毒性肝病、氮质血症等，最终死于呼吸、循环衰竭。

治疗要点：①口服中毒洗胃，活性炭50~100 g 灌服，硫酸钠导泻。②及早足量应用异烟肼拮抗剂维生素B5：用1 g 维生素B6对抗1 g 异烟肼。首剂按摄入异烟肼总量的1/2或1/3给予维生素B6静脉注射或静滴，随后分次重复使用，直至神志清楚或抽搐停止。③控制抽搐发作：首选地西泮静脉应用。④对严重中毒或有肾衰竭者用血液净化疗法。⑤对症处理。

（四）苯妥英钠中毒

苯妥英钠为抗癫痫药物。如开始剂量过大，剂量增加太快，或儿童每日总量>8 mg/kg，成人每日维持总量达0.6 g，即可出现中毒症状。成人1次最小致死量约为2.0 g。急性中毒后，可有眩晕、头痛、呕吐、共济失调、复视、眼球震颤，严重者可出现烦躁不安、呼吸急促、精神错乱、体温升高、角弓反张、大小便失禁、昏迷、血压下降等。最终患者可死于呼吸循环衰竭。治疗要点：①口服中毒者，洗胃、导泻。②静脉补液，同时用利尿剂，以加速毒物排泄。③对症处理。④对严重中毒者用血液净化疗法。

（五）钙通道阻滞剂中毒

钙通道阻滞剂（维拉帕米、硝苯地平、尼莫地平等）误服大剂量易致中毒，与β受体阻滞剂联合应用不当时亦易发生中毒。急性中毒主要表现有恶心、呕吐、头痛、眩晕、心动过缓，不同程度的心脏传导阻滞或窦性停搏、心衰、低血压、休克等。治疗要点：①口服中毒者洗胃、活性炭50~100 g 灌服，硫酸钠导泻。②给予钙剂可使血压上升、心肌收缩力增强、心率加快、房室传导阻滞减轻或消失。常用10%氯化钙10 mL 加入葡萄糖溶液20 mL 内缓慢静注，随后每小时以 20~50 mg/kg 静滴。在用药后 30 分钟及以后每 2 小时测 1 次血钙，使血钙浓度维持在 2 mmol/L。钙剂用量多在 1~7 g。足量钙剂无效时，应选用儿茶酚胺类药物。③低血压者应用升压药（多巴胺、间羟胺、去甲肾上腺素等）。④对有心动过缓、房室传导阻滞者，应用阿托品、异丙肾上腺素，无效时可安置临时起搏器。

（六）β 受体阻滞剂中毒

β 受体阻滞剂（普萘洛尔、美托洛尔、氧烯洛尔，阿替洛尔等）误服、误用或短期内重复多次用药、一次用量过大或注射速度过快导致中毒。急性中毒最常见的症状是心血管系统（心动过缓、低血压、房室传导阻滞，甚至心源性休克），尚可有恶心、呕吐、腹泻、腹胀、乏力、嗜睡、视力障碍、气急、发绀等。治疗要点：①口服急性中毒者，应及早催吐、洗胃、导泻。②对症支持处理：如心动过缓或房室传导阻滞可静注阿托品，静滴异丙肾上腺素等。出现严重低血压和心动过缓者可立即予胰高血糖素 5~10 mg 静注，继之以 1~5 mg/h 静滴；或者予以肾上腺素 1~4 μg/min 静滴，直至有效。

（七）氨茶碱中毒

氨茶碱是茶碱与乙二胺的复合物。急性中毒常因误用、用量过大或注射速度过快等所致（少数是对本药敏感）。氨茶碱的有效浓度范围是 10~20 μg/mL，>30 μg/mL 大多会出现中毒症状。急性中毒通常表现有恶心、呕吐、颤抖、无力、心动过速、低血钾及代谢性酸中毒。①心血管系统：心动过速为中毒常见症状。血药浓度>35 μg/mL，半数患者发生危险的室性心律失常。静注速度过快可致严重心律失常、阿-斯综合征甚至猝死。正常氨茶碱静注时亦可致呼吸骤停。②神经系统有焦虑、激动、颤抖、失眠、癫痫发作、谵妄、抽搐、惊厥、精神错乱等。③超敏反应因乙二胺所致，有皮疹、血管神经性水肿、胃肠道过敏（腹痛、呕吐、腹胀）等，甚至发生过敏性休克。④另外，氨茶碱注射中，或注射后 15 分钟内有可能发生严重不良反应如呼吸困难、面色青紫或苍白、大汗、心悸、大小便失禁、惊厥，甚至死亡。⑤重症中毒惊厥、低血压、室性心律失常等服药后 12~16 小时或更长时间发生，部分是因服用缓释剂所致。治疗要点：①口服急性中毒者，应及早催吐、洗胃、服用活性炭。②抗惊厥治疗，用苯巴比妥钠，其脂溶性高，可透过血-脑脊液屏障，抑制中枢神经系统；尚可诱导肝微粒体酶加速氨茶碱的灭活。③低血压、心动过速、室性心律失常，是因 β 受体兴奋。此时用小剂量 β 受体阻滞剂静注，如普萘洛尔 0.01~0.03 mg/kg，或艾司洛尔 25~50 μg/（kg·min）。④重症中毒及早行血液灌流治疗。

（八）克伦特罗（瘦肉精）中毒

瘦肉精为饲料添加剂，其正式药名为克伦特罗，为强效选择性 β2 受体激动剂。饲料添加剂用量约为治疗剂量的 5~10 倍，通过食用含瘦肉精残留的动物内脏（肝脏、肺、眼球）或肉类而致中毒。病情的轻重与进食量有关，进食后潜伏期 15 分钟~6 小时。以心血管与神经系统表现为主，心悸、心动过速、多汗、肌肉震颤、头痛、眩晕、恶心、口干、失眠、呼吸困难、神经紧张、皮肤瘙痒等，重症可发生惊厥、高血压危象。症状持续时间 90 分钟~6 天。治疗要点：①早期可予以洗胃、导泻；对已经进入血中的药物采取输液和强化利尿的方法加速药物清除。②对症处理：惊厥者可用地西泮静注，血压过高时适当降压，快速心律失常时用 β 受体阻滞剂等。③应监测血钾水平和及时补钾。

第二节 急性农药中毒

一、急性有机磷农药中毒

急性有机磷农药中毒（AOPP）主要是有机磷农药通过抑制体内胆碱酯酶（ChE）活性，失去分解乙酰胆碱（ACh）能力，引起体内生理效应部位 ACh 大量蓄积，使胆碱能神经持续过度兴奋，导致先兴奋后衰竭的一系列毒蕈碱样、烟碱样和中枢神经系统等中毒症状和体征。严重者，常死于呼吸衰竭。

（一）诊断要点

1. 有机磷农药接触史

有机磷农药接触史是确诊 AOPP 的主要依据，尤其是对无典型中毒症状或体征者更为重要。在日常生活中的急性中毒主要是由于误服、自服或饮用被农药污染的水源或食入污染的食品；也有因滥用农药治疗皮肤病或驱虫而发生中毒的。常见的有机磷农药有以下几种。①剧毒类：LD50<10 mg/kg，如对硫磷（1605）、内吸磷（1059）、甲拌磷（3911）、速灭磷和特普等。②高毒类：LD50 10~100 mg/kg，如甲基对硫磷、甲胺磷、氧乐果、敌敌畏、磷胺、久效磷等。③中度毒类：LD50 100~1000 mg/kg，如乐果、倍硫磷、除线磷、敌百虫等。④低毒类：LD50 1000~5000 mg/kg，如马拉硫磷（4049）、肟硫磷（辛硫磷）、碘硫磷等。我国为保护粮食、蔬菜和水果等农产品的质量安全，从 2007 年起停止使用对硫磷、甲基对硫磷、甲胺磷、磷胺和久效磷五种高毒有机磷农药。

2. 临床表现特点

经皮肤吸收中毒，一般在接触 2~6 小时后发病，口服中毒在 10 分钟至 2 小时内出现症状。一旦中毒症状（急性胆碱能危象）出现后，病情迅速发展。其典型症状和体征主要有：流涎、大汗、瞳孔缩小和肌颤（肉跳）。一般当出现上述症状或体征和有农药接触史，可诊断为 AOPP；如 4 个症状或体征中仅出现 3 个，也应考虑为 AOPP。

（1）急性胆碱能危象：表现为，①毒蕈碱样症状，又称 M 样症状，主要是副交感神经末梢过度兴奋，产生类似毒蕈碱样作用，表现为平滑肌痉挛和腺体分泌增加。先有恶心、呕吐、腹痛、多汗，尚有流泪、流涕、流涎、腹泻、尿频、大小便失禁、心跳减慢和瞳孔缩小；支气管痉挛和分泌物增加、咳嗽、气促，严重者出现肺水肿。②烟碱样症状，又称 N 样症状，ACh 在横纹肌神经肌肉接头处过多蓄积和刺激，使面、眼睑、舌、四肢和全身横纹肌发生肌纤维颤动，甚至全身肌肉强直性痉挛、全身紧缩和压迫感，而后发生肌力减退和瘫痪。呼吸肌麻痹引起周围性呼吸衰竭。交感神经节受 ACh 刺激，其节后交感神经纤维末梢释放儿茶酚胺，表现为血压升高和心律失常。③中枢神经系统症状，过多 ACh 刺激所致。表现为头晕、头痛、疲乏、共济失调、烦躁不安、谵妄、抽搐和昏迷。有的发生呼吸、循环衰竭死亡。

（2）中间型综合征：多发生于重度 AOPP（甲胺磷、乐果、敌敌畏、久效磷等）中毒后 24~96 小时，在胆碱能危象和迟发性多发性神经病之间，故称中间型综合征，但并非每个中毒者均发生。发病时胆碱能危象多已控制，表现以肌无力最为突出。涉及颈肌、肢体近端肌、脑神经 III~IV 和 X 所支配的肌肉，重者累及呼吸肌。表现为：抬头困难、肩外展受限；眼外展及眼球活动受限，眼睑下垂，睁眼困难，复视；颜面肌、咀嚼肌无力、声音嘶哑和吞咽困难；呼吸肌麻痹则有呼吸困难、频率减慢、胸廓运动幅度逐渐变浅，进行性缺氧致意识障碍、昏迷以至死亡。

ChE 活性明显低于正常。一般维持 2~20 天，个别可长达 1 个月。其发病机制与 ChE 长期受抑制，影响神经肌肉接头处突触后功能有关。

（3）迟发性多发性神经病：AOPP 患者症状消失后 2~3 周出现迟发性神经损害，表现为感觉、运动型多发性神经病变，主要累及肢体末端，发生下肢瘫痪、四肢肌肉萎缩等。全血 ChE 活性正常，神经肌电图检查提示神经源性损害。目前认为此种病变不是 ChE 受抑制引起。可能是由于有机磷农药抑制神经靶酯酶（NTE）使其老化所致。多发生于甲胺磷、敌敌畏、乐果和敌百虫等有机磷农药重、中度中毒的患者。

3. 实验室检查

（1）全血胆碱酯酶活力测定：ChE 活性测定不仅是诊断 AOPP 的一项可靠检查，而且是判断中毒程度、指导用药、观察疗效和判断预后的重要参考指标。

（2）有机磷农药的鉴定：当中毒者使用或服用的农药或毒物种类不清时，可对其剩余物进行鉴定。

（3）尿中有机磷农药分解产物测定：如对硫磷中毒尿中测到对硝基酚，敌百虫中毒尿中三氯乙醇增。

4. 急性中毒程度分级

（1）轻度中毒：仅有 M 样症状，全血 ChE 活力 70%~50%。

（2）中度中毒：M 样症状加重，出现 N 样症状，ChE 活力 30%~50%。

（3）重度中毒：除 M、N 样症状外，合并肺水肿、抽搐、意识障碍、呼吸肌麻痹和脑水肿，ChE 活力<30%。

（二）治疗要点

1. 迅速清除毒物

将中毒者移离染毒环境，脱去污染衣物，用清水彻底清洗染毒的皮肤、指甲下和毛发。经口中毒者尽早洗胃，原则是宜用粗胃管反复洗胃，持续引流，即首次洗胃后保留胃管，间隔 3~4 小时重复洗胃，洗至引出液清澈、无味为止，洗胃液总量一般需要 10L 左右。洗胃液可用清水、2% 碳酸氢钠溶液（敌百虫忌用）或 1:5000 高锰酸钾溶液（对硫磷忌用）。应待病情好转、ChE 活力基本恢复正常方可拔掉胃管。洗胃后注入 20% 甘露醇 250 mL 或 50% 硫酸钠 60~100 mL 导泻。如因喉头水肿或痉挛，不能插入胃管，或饱食后胃管阻塞，可胃造瘘洗胃。

2. 特效解毒剂的应用

在清除毒物过程中，应同时使用胆碱酯酶重活化剂和抗胆碱药治疗。用药原则是：根据病情早期、足量、联合和重复应用解毒药，并且选用合理用药途径及择期停药。

（1）ChE 复能药：国内常用的有氯解磷定（氯磷定）和碘解磷定（解磷定），前者为首选。氯磷定的首次用量为：轻度中毒 0.5~1.0 g，中度中毒 1.0~2.0 g，重度中毒 2.0~3.0 g，肌内注射或静脉注射。解磷定的剂量按氯磷定剂量折算，1 g 氯磷定相当于 1.5 g 解磷定，本品只能静脉应用。碘解磷定的首次用量为：轻度中毒 0.4~0.8 g，中度中毒 0.8~1.2 g，重度中毒 1.2~1.6 g。首次给药要足量，旨在使解毒剂短时间内尽快达到有效血药浓度。应用 ChE 复能药后，N 样症状如肌颤等消失和全血 ChE 活性恢复至 50%~60% 以上时，显示 ChE 复能药用药剂量足，可暂停给药。如未出现上述指标，应尽快补充用药，再给首次半量。如洗胃彻底，轻度中毒无须重复用药；中度中毒首次足量给药后一般重复 1~2 次即可；重度中毒首次给药后 30~60 分钟未出现药物足量指征时应重复用药。

对 AOPP 中间综合征致呼吸衰竭患者，推荐用突击量氯解磷定静脉或肌内注射；1 g 每小时

1次，连用3次；接着2小时1次，连用3次；以后每4小时1次，直到24小时；24小时后，每4小时1次，用2~3天为一疗程；以后按4~6小时1次，时间视病情而定。胆碱酯酶活力达到50%~60%时停药。

ChE复能药对甲拌磷、对硫磷、内吸磷、甲胺磷、乙硫磷和肟硫磷等中毒疗效好，对敌敌畏、敌百虫中毒疗效差，对乐果和马拉硫磷中毒疗效不明显。对中毒24~48小时后已老化的ChE无复活作用。对ChE复能药疗效不佳者，以抗胆碱药和对症治疗为主。

（2）抗胆碱药：①外周性抗胆碱药，主要作用于外周M受体，能缓解M样症状，对N受体无明显作用。常用阿托品，首次用量为，轻度中毒2.0~4.0 mg，中度中毒5.0~10.0 mg，重度中毒10.0~20.0 mg，依病情每10~30分钟或1~2小时给药1次，直至患者M样症状消失或出现"阿托品化"。阿托品化指征为口干、皮肤干燥、心率稍快（90~100次/分）、瞳孔较前扩大和肺湿啰音消失，显示抗胆碱药用量足，此时，可暂停给药或给予维持量。如未出现上述指标，应尽快补充用药至出现上述指标为止。当中毒晚期ChE已"老化"或其活性低于50%时，应给予适量抗胆碱药维持"阿托品化"，直至全血ChE活性恢复至50%~60%以上为止。如出现瞳孔明显扩大、神志模糊、烦躁不安、抽搐、昏迷和尿潴留等为阿托品中毒，立即停用阿托品。②中枢性抗胆碱药，如东莨菪碱、苯那辛、苯扎托品等，对中枢M和N受体作用强，对外周M受体作用弱。东莨菪碱首次用量为，轻度中毒0.3~0.5 mg，中度中毒0.5~1.0 mg，重度中毒2.0~4.0 mg。盐酸戊乙奎醚（长托宁）对外周M受体和中枢M、N受体均有作用，但选择性作用于M1、M3受体亚型，对M2受体作用极弱，对心率无明显影响；较阿托品作用强，有效剂量小，作用时间（半衰期6~8小时）长，不良反应少。首次用量为，轻度中毒1.0~2.0 mg，中度中毒2.0~4.0 mg，重度中毒4.0~6.0 mg。首次用药需与氯磷定合用。

当中毒患者经急救治疗后，主要的中毒症状基本消失，全血ChE活性恢复至50%~60%以上时，可停药观察；如停药12~24小时以上，其ChE活性仍保持在60%以上时，可出院。但重度中毒患者通常至少观察3~7天再出院。

3. 对症支持治疗

包括：①保持呼吸道通畅：吸除气道分泌物，给氧；对昏迷患者，须气管插管，呼吸衰竭时进行人工通气。②维持循环功能：包括抗休克治疗、纠正心律失常等。③镇静抗惊，早期使用地西泮，能间接抑制中枢乙酰胆碱的释放，并通过阻滞钙通道抑制神经末梢发放异常冲动，保护神经肌肉接头。AOPP使用地西泮可起到镇静、抗焦虑、肌肉松弛、抗惊厥和保护心肌的作用。可用于经解毒治疗后仍有烦躁不安、抽搐的患者，用法为10~20 mg肌内注射或静脉注射，必要时可重复。④防治脑水肿、抗感染、维持水电解质酸碱平衡等。

4. 血液净化疗法

对重度中毒，尤其是就医较迟、洗胃不彻底、吸收毒物较多者，可行血液灌流或血浆置换治疗。

二、拟除虫菊酯类农药中毒

（一）诊断要点

1. 病史

有短期密切接触较大剂量或口服拟除虫菊酯类农药史，如溴氰菊酯（敌杀死）、氰戊菊酯（速灭杀丁）、氯氰菊酯（灭百可）等。

2. 临床表现特点

(1) 生产性中毒：潜伏期短者 1 小时，长者可达 24 小时，平均 6 小时。田间施药中毒多在 4~6 小时起病，主要表现为皮肤黏膜刺激症状，体表污染区感觉异常（颜面、四肢裸露部位及阴囊等处），包括麻木、烧灼感、瘙痒、针刺和蚁行感等，系周围神经兴奋性增高的表现，停止接触数小时或十余小时后即可消失。常有面红、流泪和结膜充血，部分病例局部有红色丘疹样皮损。眼内污染立即引起眼痛、畏光、流泪、眼睑红肿和球结膜充血。呼吸道吸收可刺激鼻黏膜引发喷嚏、流涕，并有咳嗽和咽充血。全身中毒症状相对较轻（最迟 48 小时后出现），多为头晕、头痛、乏力、肌束震颤及恶心、呕吐等一般神经和消化道症状，但严重者也有流涎、肌肉抽动甚至抽搐，伴意识障碍和昏迷。

(2) 口服中毒：多在 10 分钟至 1 小时出现中毒症状，先为腹上区灼痛、恶心、呕吐等消化道症状，可发生糜烂性胃炎。继而食欲缺乏、精神萎靡或肌束震颤，部分患者口腔分泌物增多，尚可有胸闷、肢端发麻、心慌、视物模糊、多汗等。重度中毒者出现阵发性抽搐，类似癫痫大发作，抽搐时上肢屈曲痉挛、下肢挺直、角弓反张，伴意识丧失，持续约 1/2~2 分钟，抽搐频繁者每日发作可多达 10~30 次，各种镇静、止痉剂常不能明显奏效，可持续 10~20 天。也有无抽搐即意识障碍直至昏迷者。对心血管的作用一般是先抑制后兴奋，开始心率减慢，血压偏低，其后可转为心率增快和血压升高，部分病例尚伴其他心律失常。个别病例有中毒性肺水肿。

3. 实验室检查

(1) 毒物检测：拟除虫菊酯原形物质排泄迅速，停止接触 12 小时后在接触人员的尿中就难以测出。但其代谢产物可检测出的时间较长（2~5 天）。有条件时可做毒物或其代谢产物检测。

(2) 全血 ChE 活性：无明显变化，有助于与急性有机磷农药中毒（AOPP）鉴别。

(3) 心电图检查：少数中毒患者 ST 段下降及 T 波低平，窦性心动过缓或过速，室性期前收缩或房室传导阻滞等。

4. 急性中毒分级

(1) 轻度中毒：常有头晕、头痛、恶心、呕吐、食欲缺乏、乏力、流涎、心慌、视力模糊、精神萎靡等，但体检无阳性发现。口服中毒者消化道症状更明显，可有腹上区灼痛及腹泻等。

(2) 中度中毒：除上述症状外，尚有嗜睡、胸闷、四肢肌肉震颤、心律失常、肺部啰音等。

(3) 重度中毒：有呼吸增快、呼吸困难、心悸、脉搏增快、血压下降、阵发性抽搐或惊厥、角弓反张、发绀、肺水肿和昏迷等。病情迁延多日，危重者可致死亡。

5. 鉴别诊断

需要鉴别的疾病有中暑、上呼吸道感染、食物中毒、脑卒中、原发性癫痫或其他急性农药中毒等。因本品的气味与有机磷相似，尤其应与 AOPP 相鉴别，除依据接触史外，本品中毒全血 ChE 活性大多正常，且多数不能耐受 5 mg 以上阿托品治疗，一般预后较好，毒物检测有助于鉴别。

(二) 治疗要点

1. 清除毒物

生产性中毒者，应立即脱离现场，将患者移至空气新鲜处，脱去染毒的衣物。口服中毒者用肥皂水或 2%~4% 碳酸氢钠溶液彻底洗胃，然后用 50% 硫酸钠 40~60 mL 导泻，并经胃管灌入活性炭 50~100 g 吸附残余毒物。对有频繁抽搐、意识障碍或昏迷、中毒性肺水肿等表现的严重中毒病例，应尽早做血液灌流或血液透析治疗。

2. 控制抽搐

常用地西泮或巴比妥类肌内注射或静注。抽搐未发生前可预防性使用,控制后应维持用药防治再抽搐。抽搐发作时,可用地西泮 10~20 mg 或异戊巴比妥钠(阿米妥)0.1~0.3 g 静注。亦可用苯妥英钠 0.1~0.2 g 肌内注射或静注,本品尚可诱导肝微粒体酶系,有利于加速拟除虫菊酯类农药的代谢解毒。

3. 解毒治疗

无特效解毒剂,下述药物可试用。①中枢性肌松剂:美索巴莫(舒筋灵)0.5 g 肌内注射,或贝克洛芬 10 mg 肌内注射,每日 2 次,连用 3 天。②中药葛根素和丹参:对实验中毒动物有保护和治疗作用,已试用于临床,对控制症状和缩短疗程有一定的疗效。葛根素静脉滴注 5 mg/kg,2~4 小时重复 1 次,24 小时用量不宜大于 20 mg/kg,症状改善后改为每日 1~2 次,直至症状消失。亦可用复方丹参注射液治疗。③阿托品:只能用于控制流涎和出汗等症状,0.5~1.0 mg 肌内注射,发生肺水肿时可增大至每次 1~2 mg,但总量不宜过大,达到控制症状即可。切不可企图用阿托品来做解毒治疗,否则将加重抽搐,甚至促进死亡。

4. 其他

对症支持治疗。

三、氨基甲酸酯类农药中毒

氨基甲酸酯类农药包括:①萘基氨基甲酸酯类,如西维因。②苯基氨基甲酸酯类,如叶蝉散。③氨基甲酸肟酯类,如涕灭威。④杂环甲基氨基甲酸酯类,如呋喃丹。⑤杂环二甲基氨基甲酸酯类,如异索威等。除少数品种如呋喃丹、涕灭威等毒性较高外,大多数属中、低毒性。可经呼吸道、皮肤和消化道吸收,在体内代谢迅速,一般 24 小时即以代谢产物的形式从尿中排出摄入量的 70%~80%。中毒机制是其可与 ChE 阴离子和酯解部位结合,形成可逆性的复合物,即氨基甲酰化,使其失去对 ACh 的水解能力,致 ACh 蓄积产生相应的临床表现。但氨基甲酰化 ChE 易水解,使 ChE 活性于 4 小时左右自动恢复。因此,尽管中毒开始病情较重,一旦脱离接触,ChE 即很快复能,症状也很快消失,24 小时几乎完全恢复正常。本类农药中毒禁用 ChE 复能药。

(一)诊断要点

1. 毒物接触史

有氨基甲酸酯类农药接触史。

2. 临床表现特点

本类农药中毒临床表现与有机磷农药中毒类似,但其具有潜伏期短、恢复快、病情相对较轻,只要彻底清除毒物,病情通常无反复等特点。经皮吸收中毒潜伏期为 0.5~6 小时,经口中毒多在 10~30 分钟内发病。主要表现有头晕、头痛、乏力、恶心、呕吐、流涎、多汗、瞳孔缩小,严重者可出现呼吸困难、肌颤、腹痛、腹泻、意识障碍、抽搐、惊厥、发绀、昏迷、大小便失禁等,可因呼吸麻痹致死,死亡多发生于中毒发作后的 12 小时内。经皮中毒局部皮肤可有潮红,甚至出现皮疹,乃药剂的直接刺激作用所致。中毒程度分级可参照有机磷中毒的分级标准划分。

(二) 治疗要点

1. 清除毒物

生产性中毒者应迅速脱离中毒环境，除去染毒衣物，用肥皂水或2%碳酸氢钠溶液清洗染毒部位。经口中毒者，立即用清水或2%碳酸氢钠液洗胃，然后注入50%硫酸钠50 mL导泻。

2. 解毒治疗

应及早应用阿托品类药物，禁用ChE复能药；但如系本品与有机磷农药混合中毒，则往往先有较短期的氨基甲酸酯农药中毒阶段，继之出现较长而严重的有机磷农药中毒过程，可先用阿托品，在中毒一段时间后可酌情适量使用复能药。中毒初始6~8小时，轻度中毒1~2 mg、中度中毒2~3 mg、重度中毒3~5 mg，依病情15~60分钟重复用药。一般轻或中度中毒可肌内注射给药；严重中毒则应静注。轻、中度中毒不需要阿托品化；经口严重中毒必要时可考虑阿托品化至病情明显好转后再减量维持，切忌盲目大量投药，谨防阿托品中毒。6~8小时后，轻、中度中毒可用0.5~1.0 mg阿托品，每4~6小时重复维持；严重中毒每2~4小时用阿托品1~2 mg，全部维持用药时间24小时左右即可。也可用东莨菪碱0.01~0.05 mg/kg，静注或肌内注射，每30分钟1次，至症状缓解后减量维持治疗24小时左右。

3. 其他

对症支持治疗。

四、甲脒类农药中毒

(一) 诊断要点

1. 病史

有甲脒类农药接触史，包括杀虫脒、单甲脒和双甲脒（双虫脒、灭螨胺）等。

2. 临床表现特点

急性中毒潜伏期短，经皮肤吸收平均6小时，最快2小时左右即发病；经口误服0.5~1小时发病。全身性多脏器受累，其中以嗜睡、发绀和出血性膀胱炎为主要表现。心力衰竭、脑水肿及呼吸衰竭是常见的致死原因。①神经系统：开始有头晕、头痛、乏力、肌肉酸痛、肢体麻木及眩晕等，稍后则出现视物模糊、步态不稳、肌肉震颤、癫症样抽搐、嗜睡及昏迷等，以嗜睡较突出。少数昏迷者治疗清醒后可出现幻觉、偏执等精神症状。重症可出现呼吸暂停或叹气样呼吸。②发绀：主要因高铁血红蛋白血症所致。以口唇、鼻尖、四肢末端发绀明显，无气促是其中毒特点之一。发绀程度与中毒剂量成正比。③泌尿系统：多于中毒后12~48小时出现尿频、尿急、尿痛等膀胱刺激症状，尿中几乎100%有血尿及白细胞，但多无管型。④循环系统：重者可出现心力衰竭及肺水肿、心源性休克、心音低钝、心率减慢、ST-T改变、Q-T延长，大多为可逆性损害，多于5~15天内恢复。⑤消化系统：有恶心、呕吐及明显畏食，少数病例有上消化道出血，尤其与有机磷混合中毒者较为多见。部分病例有一过性轻度肝功能异常。⑥局部症状：严重污染局部皮肤有麻木、烧灼感、疼痛感、局部充血、瘙痒及痱子样丘疹等。

3. 鉴别诊断

应注意与农药氯酸钠、敌稗、除草醚等中毒所致的化学性青紫和AOPP鉴别。

（二）治疗要点

1. 清洗毒物

对皮肤染毒者，立即脱去污染衣物，用肥皂水清洗皮肤。对经口中毒者，可采用1%~2%碳酸氢钠液反复洗胃，洗胃后灌入活性炭50~100 g。

2. 解毒治疗

无特殊的拮抗药。高铁血红蛋白血症使用小剂量亚甲蓝、大剂量维生素C、高渗葡萄糖和辅酶A治疗。亚甲蓝每次按1~2 mg/kg加入50%葡萄糖20~40 mL中，缓慢（>10~15分钟）静注，必要时1~2小时重复半量，每次量不宜超过200 mg，24小时总量勿超过600 mg。

3. 其他

对症支持治疗。

五、沙蚕毒素类农药中毒

沙蚕毒素类农药包括巴丹（杀螟丹）、杀虫双、杀虫环（易卫杀）和杀虫蟥等。大多为中等毒性，其主要中毒机制是在神经突触处竞争性地占据胆碱能神经递质的受体，阻断胆碱能神经的突触传导；在剂量较小时以周围性神经-肌接头阻滞作用为主，大剂量则可直接作用于中枢神经系统。

（一）诊断要点

1. 病史

有本类农药的接触史或口服史，须注意与急性有机磷农药、氢基甲酸酯类农药中毒等相鉴别。

2. 临床表现特点

绝大多数中毒由经口误服所致，其中毒潜伏期短，0.5~1小时发病。主要表现有头晕、眼花、头痛、恶心、呕吐、中上腹不适感、心悸、烦躁、乏力、麻木、视物模糊、面色苍白、流涎、出汗等，严重者可有全身肌肉抽动或肌肉麻痹（包括呼吸肌），甚至发生惊厥和昏迷，也可发生肺水肿，瞳孔可见缩小等。大量误服尚可引起心、肝、肾等脏器损害，全血ChE活性有所下降，但均在正常人的50%以上。死亡原因主要为呼吸衰竭和（或）心肌损害所致的严重心律失常，但死亡率甚低。所有中毒症状包括昏迷在内均延续不太久，可逐渐减轻，如能安全度过急性期（24小时内）多可顺利恢复；但如大量经口误服，延误治疗，也可由呼吸麻痹等致死，常发生于中毒后的12小时内，甚至更短。

（二）治疗要点

1. 清除毒物

口服中毒者应首选碱性液体洗胃，洗胃后予以导泻。

2. 解毒治疗

可使用阿托品。一般病例可用0.5~1.0 mg肌内注射或静注，1~4小时1次；重症者可用2~3 mg，0.5~1小时1次，无须阿托品化，维持用药时间一般不超过3天。对有烦躁不安者，可改用东莨菪碱。巯基类络合剂也可用于解毒治疗，可选用L-半胱氨酸，每次0.1 g肌内注射，每日1~2次，用2~3天即可；也可选用二巯丙磺钠（0.25 g肌内注射或静注，6~8小时1次，每日2~3次）或二巯丁二酸钠等药物。禁用ChE复能药，否则将加重ChE的抑制而加重病情。

3. 其他

对症支持疗法。

六、杀鼠剂中毒

杀鼠剂（rodenticide，鼠药）是指一类可以杀死啮齿动物的化合物。我国常用的杀鼠剂按其作用快慢可分为两类：急性杀鼠剂与慢性杀鼠剂。前者指老鼠进食毒饵后在数小时至一天内毒性发作而死亡的杀鼠剂，如毒鼠强、氟乙酰胺；后者指老鼠进食毒饵数天后毒性才发作，如抗凝血类杀鼠剂-敌鼠钠及溴敌隆。按其主要毒性作用可大致分为：①中枢神经系统兴奋类杀鼠剂。②有机氟类杀鼠剂。③植物类杀鼠剂。④干扰代谢类杀鼠剂。⑤硫脲类杀鼠剂。⑥有机磷酸酯类杀鼠剂。⑦无机磷类杀鼠剂。⑧氨基甲酸酯类杀鼠剂。⑨抗凝血类杀鼠剂。

（一）中枢神经系统兴奋类杀鼠剂

1. 毒鼠强

毒鼠强又名没鼠命、四二四、三步倒、神猫、好猫、一扫光、王中王、气体鼠药等，化学名为四亚甲基二砜四胺。剧毒，大鼠 LD_{50} 为 $0.1 \sim 0.3$ mg/kg，对成人的致死量约为 $5 \sim 12$ mg。由于其剧烈的毒性和稳定性，易造成二次中毒。

诊断要点：毒鼠强口服后迅速吸收，于数分钟至 0.5 小时内发病。主要症状为头痛、头晕、乏力、恶心、呕吐、腹痛、不安，严重者神志模糊、抽搐、强直性惊厥及昏迷，中毒性心肌炎致心律失常和 ST 段改变，以抽搐、惊厥症状最为突出。临床上遇有进食后数分钟至 0.5 小时，即出现恶心、呕吐、抽搐及意识障碍者应高度怀疑毒鼠强中毒。确诊则需从患者血、尿、呕吐物或胃液中检测出毒鼠强。

治疗要点：①清除毒物，口服中毒者应及早采取催吐、洗胃和导泻。应留置胃管 24 小时以上，以便反复洗胃，减少毒物吸收；同时从胃管灌入活性炭 $50 \sim 100$ g，以吸附残存在胃黏膜皱襞上的毒物。导泻用 50% 硫酸镁或 20% 甘露醇。②控制抽搐，控制抽搐宜联用苯巴比妥钠和地西泮。苯巴比妥钠用法一般为 $0.1 \sim 0.2$ g 肌内注射，$6 \sim 12$ 小时 1 次。地西泮每次 $10 \sim 20$ mg 静注，$10 \sim 20$ 分钟 1 次，或用 $50 \sim 100$ mg 加入生理盐水 250 mL 中持续静滴，滴速以刚好能控制抽搐为宜。其他控制顽固性抽搐的药物可选用羟丁酸钠 $60 \sim 80$ mg/（kg·h）静滴，或丙泊酚（异丙酚）$2 \sim 12$ mg/（kg·h）静滴，或硫喷妥钠每次 $50 \sim 100$ mg，静推，直至抽搐停止。③血液净化疗法，血液净化疗法能减轻急性症状，缩短病程，并可能减轻毒物对脏器的损害。应尽早使用。以血液灌流（HP）最常用，血液透析（HD）和血浆置换（PE）亦有效。④解毒剂，可试用二巯丙磺钠（Na-DMPS），每次 $0.125 \sim 0.25$ g 肌内注射，每日 $2 \sim 4$ 次，连用 $7 \sim 10$ 天；和（或）大剂量维生素 B6：首剂用维生素 B $0.5 \sim 1.0$ g 加入 25% 葡萄糖液 $20 \sim 40$ mL 中静脉注射，续以 $1 \sim 2$ g 加入生理盐水 250 mL 中静滴，每日 $2 \sim 4$ 次。有学者认为两药联用能控制抽搐，患者神志清醒早、恢复快。可试用氨酪酸（GABA）：通过补充外源性 GABA，进一步增加脑内 GABA 含量，从而增强 GABA 与脑内 GABA 受体结合能力，拮抗毒鼠强强烈致惊作用。氨酪酸 $2 \sim 8$ g 加入 5% 葡萄糖溶液 $250 \sim 500$ mL 中静脉滴注。⑤加强支持疗法与保护脏器功能。

2. 鼠特灵

鼠特灵又名鼠克星、灭鼠宁。大鼠经口 LD_{50} 为 5.3 mg/kg。中毒主要表现为中枢神经系统兴奋、抽搐、痉挛，因呼吸衰竭而死亡。无特效解毒剂，口服者催吐、洗胃、导泻，对症处理。可试用血液净化疗法。

3. 毒鼠硅

毒鼠硅又名氯硅宁、杀鼠硅、硅灭鼠。大鼠经口 LD50 为 10.96 mg/kg。中毒主要表现为中枢性运动神经兴奋,反复抽搐,甚至角弓反张。无特效解毒剂,除催吐、洗胃、导泻外,主要为对症处理,可试用血液净化疗法。

(二) 有机氟类杀鼠剂

包括氟乙酰胺和氟乙酸钠,均为早已禁用的急性杀鼠剂。氟乙酰胺,人口服致死量为 0.1~0.5 g;氟乙酸钠,人口服致死量为 0.07~0.1 g。

诊断要点:有机氟类杀鼠剂口服后有 2~15 小时的潜伏期,严重者短于 1 小时。急性中毒时可出现以中枢神经系统障碍和心血管系统障碍为主的两大综合征。前者表现有头晕、头痛、乏力、易激动、烦躁不安、肌肉震颤、意识障碍至昏迷、阵发性抽搐,因强直性抽搐致呼吸衰竭;后者表现有心悸、心动过速、血压下降、心力衰竭、心律失常(期前收缩、室速或室颤)、心肌损害(心肌酶活力增高,Q-T 与 ST-T 改变等)等。尚可有消化道症状和呼吸系统表现(呼吸道分泌物增多、呼吸困难、咳嗽等)。实验室检查有血氟、尿氟增高,血钙、血糖降低。确诊需要作毒饵、呕吐物、胃液、血液,或尿液的毒物鉴定。

治疗要点:①清除毒物,口服中毒者,立刻催吐、洗胃、导泻,并给予蛋清或氢氧化铝凝胶保护消化道黏膜。洗胃后,可于胃管内注入适量乙醇(白酒)在肝内氧化成乙酸以达解毒目的;或于胃管内注入食醋 150~300 mL 有解毒作用。②特效解毒剂—乙酰胺(解氟灵),成人每次 2.5~5 g 肌内注射,每 6~8 小时 1 次,儿童按 0.1~0.3 g/(kg·d)分 2~3 次肌内注射,连用 5~7 天,首次给全日量的一半效果更好。危重患者一次可给予 5~10 g。在无乙酰胺的情况下,可用无水乙醇抢救,无水乙醇 5 mL 加入 10% 葡萄糖溶液 100 mL 中静滴,每日 2~4 次。③控制抽搐,用苯巴比妥钠和(或)地西泮治疗。④血液灌流,危重患者可选用。⑤对症支持治疗,包括心电监护、防止脑水肿、保护心肌、纠正心律失常、维持水、电解质酸碱平衡、高压氧疗等。

(三) 植物类杀鼠剂

以毒鼠碱为代表。毒鼠碱又名番木鳖碱、马钱子碱、士的宁,是从马钱子种子提取的一种生物碱。人口服致死量 0.25~0.5 g。

诊断要点:毒鼠碱口服后症状出现快,开始是颈部肌肉僵硬感、反射亢进、肌颤、吞咽困难,继而发生强直性惊厥,表现为面部肌肉挛缩、牙关紧闭、角弓反张。轻微刺激可诱使其发作,可因窒息、呼吸衰竭致死。与毒鼠强中毒的鉴别有赖于毒物分析。

治疗要点:①将中毒者置于安静而黑暗的房间,避免声音及光线刺激。②口服中毒者,清水洗胃,然后留置活性炭悬液 30~50 g 于胃内。③镇静抗惊厥(苯巴比妥、地西泮等)。④对症支持治疗。一般中毒 24 小时后症状得到控制,如无并发症可逐渐恢复。

(四) 干扰代谢类杀鼠剂

1. 灭鼠优

灭鼠优又名鼠必灭、抗鼠灵、吡明尼。大鼠经口 LD50 为 12.3 mg/kg。

诊断要点:中毒的潜伏期 3~4 小时。口服者出现恶心、呕吐、腹痛、食欲缺乏等胃肠道症状,随后出现自主神经、中枢及周围神经系统功能障碍,如直立性低血压、四肢疼痛性感觉异常、肌力减弱、视力障碍、精神错乱、昏迷、抽搐等。早期可有短暂低血糖,后出现糖尿,常伴酮症酸中毒。肌电图和脑电图异常。

治疗要点:①口服者,催吐、洗胃导泻。②尽早使用解毒剂烟酰胺,200~400 mg 加入 250

mL 液体中静滴，每日 1~2 次。好转后改口服，每次 100 mg，每日 4 次，共 2 周。③血糖升高时给予胰岛素。④对症支持治疗。

2. 鼠立死

鼠立死又名杀鼠嘧啶、甲基鼠灭定。人口服最小致死量为 5 mg/kg。毒理作用为维生素 B6 的拮抗剂，干扰 γ-氨基丁酸的氨基转移和脱羧反应，引起抽搐和惊厥。临床上主要表现为兴奋不安、阵发性抽搐、强直性痉挛，反复发作。

治疗要点：①口服者，催吐、洗胃、导泻。②尽快应用特效解毒剂维生素 B6，每次 0.5~1.0 g 稀释后静注或静滴，必要时反复应用。③对症处理。控制抽搐可用苯巴比妥和地西泮等。

（五）硫脲类杀鼠剂

硫脲类杀鼠剂包括安妥（α-奈基硫脲，人口服致死量为 4~6 g）、灭鼠特（氨基硫脲，小鼠经口 LD50 为 14.8 mg/kg）、灭鼠肼（又名捕灭鼠、灭鼠丹、鼠硫脲，人最小致死量为 0.09 mg/kg）、双鼠脲等。中毒多由于误食拌混的毒饵所致。急性中毒时，主要表现有口部灼热感、恶心、呕吐、口渴、头晕、嗜睡等；重症患者可出现呼吸困难、发绀、肺水肿等；也可有躁动、全身痉挛、昏迷、休克等；稍晚期可有肝大、黄疸、血尿、蛋白尿等表现。

治疗要点：①清除毒物：口服者，立即用清水或 1:5000 高锰酸钾溶液洗胃，禁用碱性液洗胃。导泻，忌用油类泻剂。皮肤接触者，清水冲洗。②禁食脂肪性食物及碱性食物。③可试用半胱氨酸 100 mg/kg 肌内注射，或 10% 硫代硫酸钠溶液 20~30 mL 静注，据称可降低安妥的毒性。谷胱甘肽 0.3~0.6 g 肌内注射或静注，也有类似作用。④肺水肿者，应用肾上腺皮质激素，并限制入量。⑤对症支持治疗。

（六）有机磷酸酯类杀鼠剂

有机磷酸酯类杀鼠剂主要有毒鼠磷（大鼠经口 LD50 为 3.5~7.5 mg/kg）、溴代毒鼠磷（小鼠经口 LD50 为 10 mg/kg）、除鼠磷等，其临床表现和救治措施与 AOPP 类同。

（七）无机磷类杀鼠剂

典型代表是磷化锌，对人的致死量约为 40 mg/kg。人类中毒多由于误食拌有磷化锌的毒饵。

诊断要点：磷化锌口服后首先出现消化道症状，如恶心、呕吐、腹痛、腹泻、口腔、咽部有烧灼感和蒜臭味。剧烈呕吐可带有胆汁和少量咖啡样液体。逐渐出现烦躁不安、血压下降、全身麻木、运动不灵，严重者出现意识障碍、抽搐、呼吸困难，甚至昏迷、惊厥、肺水肿、呼吸衰竭、心肌及肝、肾损害等。呼气及呕吐物有特殊的蒜臭味（磷化氢的气味），多个脏器损害特别是肝、肾损害的表现，可作为诊断的依据。

治疗要点：①清除毒物。口服者，立即口服 0.5%~1% 硫酸铜溶液 10 mL，每 5~10 分钟 1 次，共 3~5 次（硫酸铜既可作为催吐剂，又可使毒物变为无毒的磷化铜而沉淀，但不可多服以防铜中毒）；或立即用 0.2% 硫酸铜溶液反复多次洗胃（每次 300~500 mL），直到洗出液无蒜味为止。随后再用 1:5000 高锰酸钾溶液洗胃，使残留的磷化锌氧化为磷酸盐而失去毒性。清洗彻底后，胃内注入液状石蜡（使磷溶解而不被吸收）100~200 mL 及硫酸钠 20~40 g 导泻。但禁用硫酸镁及蓖麻油类导泻，因为前者与氧化锌作用生成卤碱而加速毒性；后者可溶解磷而加速吸收。禁食脂类食物如牛奶、蛋清、脂肪、肉类及油类等，以免促进磷的溶解与吸收。洗胃与导泻均应细心，以防胃肠出血与穿孔。②对症处理。由于无特效解毒剂，主要采用综合对症治疗。如呼吸困难者，予以吸氧；脑水肿者，给予脱水剂；输液纠正水、电解质紊乱及酸中毒；及时应用保护心、肝、肾等药物与措施。因磷化锌是无机磷化合物，应禁用 ChE 复能药。

（八）氨基甲酸酯类杀鼠剂

氨基甲酸酯类杀鼠剂，常见的有灭鼠安（大鼠经口 LD50 为 20.5 mg/kg），灭鼠睛（大鼠经口 LD50 为 0.96~1.12 mg/kg）等，其临床表现和救治与氨基甲酸酯类农药中毒相同。

（九）抗凝血类杀鼠剂

抗凝血类杀鼠剂是国家批准使用的慢性杀鼠剂，是我国最常用的合法鼠药。第一代抗凝血类杀鼠剂有杀鼠灵（灭鼠灵，华法林）、杀鼠醚（立克命，克鼠立，杀鼠萘）、敌鼠（野鼠净，双苯杀鼠酮）与敌鼠钠、克鼠灵（克灭鼠，呋杀鼠灵）、氯鼠酮（氯鼠敌，利法安）等，其大鼠经口 LD50 分别为 50~393 mg/kg（人口服致死量为 50 mg/kg）、5~25 mg/kg、3 mg/kg（人口服致死量 5 mg/kg）、3 mg/kg、25 mg/kg 和 9.6~13.0 mg/kg。第二代抗凝血类杀鼠剂有溴鼠灵（大隆、溴鼠隆、溴鼠拿鼠）、溴敌隆（乐万通、灭鼠酮）、氟鼠灵（杀它仕、氟鼠酮）等，其大鼠经口 LD50 分别为 0.26 mg/kg，1.75 mg/kg 和 0.25 mg/kg。其中，杀鼠灵、杀鼠醚、克鼠灵、溴鼠灵、溴敌隆和氟鼠灵等属于双香豆素类抗凝血杀鼠剂；敌鼠与敌鼠钠、氯鼠酮等属于茚满二酮类抗凝血杀鼠剂。

抗凝血类杀鼠剂的中毒机制是干扰肝脏对维生素 K 的作用，使凝血酶原和凝血因子Ⅱ、Ⅶ、Ⅸ、Ⅹ等的合成受阻，导致凝血时间与凝血酶原时间延长；同时，其代谢产物亚苄基丙酮，可直接损伤毛细血管壁，使其通透性增加而加重出血。

诊断要点：本类杀鼠剂作用缓慢，误服后潜伏期长，大多数 2~3 天后才出现中毒症状，如恶心、呕吐、食欲缺乏、精神不振、低热等。中毒量小者无出血现象，不治自愈。达到一定剂量时，表现为广泛性出血，首先出现血尿、鼻出血、齿龈出血、皮下出血，重者咯血、呕血、便血及其他重要脏器出血，可发生休克，常死于脑出血、心肌出血。由于中毒出血者多以出血为主诉来就诊，提高对其警惕性及详细询问病史有助于减少误诊。

治疗要点：①清除毒物，口服中毒者催吐、洗胃、导泻；皮肤污染者用清水彻底冲洗。②特效解毒剂维生素 K1，无出血倾向、凝血酶时间与凝血酶原活动度正常者，可不用维生素 K1 治疗，但应密切观察；轻度出血者，用 10~20 mg 肌内注射，每日 3~4 次；严重出血者，首剂 10~20 mg 静注，续以 60~80 mg 静滴；出血症状减轻后逐渐减量，一般连用 10~14 天，出血现象消失，凝血酶原时间与活动度正常后停药。③肾上腺皮质激素，可以减少毛细血管通透性，保护血小板和凝血因子，促进止血、抗过敏和提高机体应激能力，可酌情应用，并同时给予大剂量维生素 C。④输新鲜血，对出血严重者，可输新鲜血液、新鲜冷冻血浆或凝血酶原复合物，以迅速止血。⑤对症支持治疗。应注意维生素 K3、维生素 K1、卡巴克络、氨苯甲酸等药物对此类抗凝血类杀鼠剂中毒所致出血无效。

七、百草枯中毒

百草枯（PQ），又名克芜踪、对草快，是目前最常用的除草剂。可经消化道、呼吸道和皮肤黏膜吸收，常因防护不当或误服致中毒。人口服致死量 1~3 g。中毒死亡率高达 30%~50%。

（一）诊断要点

1. 临床表现特点

百草枯中毒的特征是多脏器损伤和衰竭，最常见者为肾、肝和肺损伤，死亡主要原因是呼吸衰竭。①消化系统：经口中毒者有口腔烧灼感、口腔、食管黏膜糜烂溃疡、恶心、呕吐、腹痛、腹泻，甚至呕血、便血等。严重者发生中毒性肝病，表现为肝区疼痛、肝大、黄疸和肝功能异常、肝功能衰竭等。②中枢神经系统：表现为头晕、头痛、四肢麻木、肌肉痉挛、烦躁、抽搐、幻觉、恐惧、昏迷等。③肾脏：表现为肾区叩痛，尿蛋白阳性，血 BUN、Cr 升高。严重者发生急性肾衰竭。④肺脏：肺损伤是最突出和最严重的改变，表现为胸痛、发绀、呼吸困难，早期多为刺激性咳嗽，呼吸音减低，两肺可闻及干湿啰音。大量口服者，24 小时内可出现肺水肿、出血，常在 1~3 天内因 ARDS 而死亡。非大量摄入或经皮缓慢吸收者多呈亚急性经过，服药后有一个相对无症状期，于 3~5 天出现胸闷、憋气，2~3 周呼吸困难达高峰，患者往往在此期死于肺衰竭。少数患者可发生气胸、纵隔气肿等并发症。胸部 X 线显示病变局限或弥漫，口服达致死量者 X 线多呈弥漫性改变，中毒早期（3 天~1 周），主要为肺纹理增多，肺野呈毛玻璃样改变，严重者两肺广泛高密度影，形成"白肺"，同时出现肺实变，部分小囊肿；中毒中期（1~2 周），肺大片实变，肺泡结节，同时出现部分肺纤维化。中毒后期（2 周后）呈局限或弥漫性网状纤维化。动脉血气分析呈低氧血症。⑤皮肤、黏膜：接触浓缩液可以引起皮肤的刺激、烧灼，1~3 天后逐渐出现皮肤烧伤，表现为红斑、水疱、溃疡等。高浓度百草枯接触指甲后，可使指甲出现白点，甚至横断、脱落。眼结膜、角膜接触百草枯后，可引起严重的炎性改变，24 小时后逐渐加重，形成溃疡，甚至继发虹膜炎，影响视力，另外可有鼻、喉刺激，鼻出血等。

2. 临床分型

（1）轻型：百草枯摄入量<20 mg/kg，患者除胃肠道症状外，其他症状不明显，多数患者能够完全恢复。

（2）中到重型：摄入量 20~40 mg/kg，患者除胃肠道症状外可出现多系统受累表现，1~4 天内出现肾功能、肝功能损伤，数天~2 周内出现肺部损伤，多数于 2~3 周内死于肺衰竭。

（3）暴发型：摄入量>40 mg/kg，严重的胃肠道症状，1~4 天内死于多脏器功能衰竭。

（二）治疗要点

百草枯中毒无特效解毒剂，治疗以减少毒物吸收、促进体内毒物清除和对症支持为主。

1. 阻止毒物继续吸收

彻底清洗被污染的皮肤、黏膜和眼睛。经口中毒者，立即催吐，尽早彻底洗胃，可用清水或 2% 碳酸氢钠溶液。洗毕后用 30% 漂白土、皂土或活性炭 60 g 灌胃，以吸附胃肠内的百草枯，再予以硫酸镁、硫酸钠或 20% 甘露醇导泻，重复应用，直至粪便中出现吸附剂。

2. 清除已吸收的毒物

尽早行血液净化治疗，以血液灌流效果最好，每日 1 次，持续 1 周左右。也可采用血浆置换，每日或隔天 1 次，直至病情缓解。

3. 防治毒物损伤

及早应用自由基清除剂，如维生素 C、维生素 E、维生素 A，还原型谷胱甘肽、乙酰半胱氨酸等。早期应用糖皮质激素和免疫抑制剂可能对患者有效，可选用甲泼尼龙、地塞米松、硫唑嘌呤、环磷酰胺等。丹参、川芎、银杏叶提取物等能对抗自由基、抑制纤维化，可以试用。

4. 对症支持治疗

包括保护胃黏膜、防治感染、防治肾损伤、呼吸支持治疗等。

5. 其他

避免高浓度氧吸入，以免加重肺损伤，除非 PaO_2<40 或发生 ARDS 时可吸入>21% 氧气或用 PEEP 机械通气。

八、急性阿维菌素中毒

阿维菌素（又称齐螨素、豁极灭，avermectin）属十六元大环内酯类高效生物农药，系广谱杀虫、杀螨剂。临床阿维菌素中毒病例多为经消化道中毒，经皮肤吸收或吸入途径导致中毒者少见。

（一）诊断要点

1. 临床表现特点

由于阿维菌素中毒的严重程度与服毒剂量相关，故临床表现很不一致。患者可无症状或仅表现为轻度短暂的中枢神经系统抑制和胃肠道症状；早期表现为恶心、呕吐、瞳孔放大（借此与有机磷中毒相区别），行动失调，肌肉颤抖，严重时可出现昏迷、呼吸衰竭及休克。中枢神经系统损害最为常见，可表现为中枢抑制、呼吸抑制、血压异常，该药对呼吸中枢的抑制与有机磷农药中毒所致的呼吸肌麻痹不同，属中枢性呼吸衰竭，严重者可因频繁抽搐窒息或出现室颤而死亡。值得注意的是当患者将阿维菌素与乙醇同服，可出现与乙醇中毒相类似的头痛、肌肉颤动、精神异常、恶心和呕吐，严重者发生意识障碍。目前尚不清楚这两者毒性作用是否有叠加效应。

2. 辅助检查

（1）外周血常规正常或轻度升高，血胆碱酯酶正常。中毒严重者血气分析提示Ⅰ型呼吸衰竭。

（2）心电图和心电监护可见各种类型心律失常，严重者可出现室颤。

（3）意识障碍加抽搐患者常较早发生吸入性肺炎，X线胸部平片或肺脏CT可出现炎症浸润征象。

（4）头颅CT可显示弥漫性脑水肿或缺血改变。

（5）胃镜下呈胃黏膜糜烂和浅表性胃炎表现。

（二）治疗要点

本品无特殊的解毒药，主要是对症支持治疗。①清除毒物：可采用清水洗胃、活性炭吸附、导泻及利尿等方法。如农药进入眼睛可用大量清水冲洗。阿维菌素分子量为872，结构中具有亲脂性集团，理论上血液灌流可以去除。②加强脑保护：积极使用脱水剂治疗，可予20%甘露醇125 mL静注，6~8小时1次，必要时酌情加用袢利尿剂和甘油果糖。脑局部亚低温治疗；维持脑灌注压，如血压下降，可在积极液体复苏基础上，使用血管活性药物。③保护其他脏器功能：纳洛酮可解除毒物对中枢神经的抑制作用，阻断和逆转内阿片肽所致缺血和继发性损伤，具有兴奋中枢神经系统作用，可用于阿维菌素中毒治疗。④重视止痉治疗的特殊性：避免使用增强γ-氨基丁酸活性的药物（如巴比妥类、苯二氮卓类、丙戊酸、丙泊酚等）。因这些药物也可与GABA受体结合，引起GABA相同的神经系统抑制症状。但对抽搐频繁，严重脑水肿患者，可考虑小剂量交替使用。⑤抗感染及其他治疗：患者多伴有意识障碍和吸入性肺炎，可给予经验性抗感染治疗。注意维持水、电解质酸碱平衡，营养支持治疗等。

第三节 窒息性毒物中毒

一、一氧化碳中毒

(一) 诊断要点

1. 病史

职业性中毒多为意外事故,常有集体中毒。生活性中毒常见于冬季,与通风不良、煤炭在燃烧不完全的情况下取暖有关。应注意询问患病时环境、通风情况及同室人有无中毒等。

2. 临床表现特点

按中毒程度可分为3级。①轻度中毒:碳氧血红蛋白(COHb)饱和度在10%~30%。患者有头重感、头痛、眩晕、颈部搏动感、乏力、恶心、呕吐、心悸等,甚至有短暂的晕厥。若能及时脱离中毒现场,吸新鲜空气后,症状可迅速好转。②中度中毒:COHb饱和度30%~40%。除上述症状加重外,患者口唇可呈樱桃红色,出汗多,心率快,烦躁,昏睡,常有昏迷与虚脱。初期血压升高,后期下降。如能及时抢救,脱离中毒环境吸入新鲜空气或氧气后,亦能苏醒。数日后恢复,一般无后遗症。③重度中毒:COHb>40%。迅速出现昏迷、呼吸抑制、肺水肿、心律失常或心力衰竭。反射消失,大小便失禁,四肢松弛性瘫痪或有阵发性强直或抽搐,瞳孔缩小或散大。如空气中CO浓度很高,患者可在几次深呼吸后即突然发生昏迷、痉挛、呼吸困难以致呼吸麻痹,即谓"闪电样中毒"。重度中毒常有并发症,如吸入性肺炎和肺水肿,心肌损害(ST-T改变、室性期前收缩、传导阻滞等)和皮肤水疱。少数重症患者(3%~30%)抢救苏醒后经2~60天假愈期,可出现迟发性脑病的症状,主要表现有,①急性痴呆性木僵型精神障碍。一般清醒期后,突然定向力丧失,记忆力障碍,语无伦次,狂喊乱叫,出现幻觉。数天后逐渐加重,出现痴呆木僵。②神经症状,可出现癫痫、失语、肢体瘫痪、感觉障碍、皮质性失明、偏盲、惊厥、再度昏迷等,大多为大脑损害所致,甚至可出现"去大脑皮质综合征"。③帕金森病,因CO中毒易发生基底神经节损害,尤其是苍白球,临床上常出现锥体外系损害。逐渐出现表情淡漠、四肢肌张力增高、静止性震颤等症状。④周围神经与脑神经损害,在中毒后数天可发生皮肤感觉障碍、水肿等;有时发生球后视神经炎或听神经损害。

(二) 治疗要点

治疗原则是脱离中毒现场,纠正缺氧,防治脑水肿,改善脑组织代谢,防治并发症和后遗症。

1. 现场处理

立即打开门窗或迅速转移患者于空气新鲜处,松解衣领腰带,保暖,保持呼吸道通畅。应注意,CO比空气轻,救护者应俯伏入室。

2. 纠正缺氧与高压氧治疗

应迅速纠正缺氧状态。吸入氧气可纠正缺氧和促使COHb离解。吸收新鲜空气时,CO由COHb释放排出半量约需4小时;吸入纯氧时可缩短至40分钟;吸入3个大气压的纯氧可缩短至20分钟。高压氧治疗不但可降低病死率,缩短病程,且可减少或防止迟发性脑病的发生;同时也可改善脑缺氧、脑水肿,改善心肌缺氧和减轻酸中毒。故对CO中毒稍重患者应尽早采取高压氧治疗。最好在4小时内进行。一般轻度中毒治疗5~7次;中度中毒10~20次;重度中毒治疗

20~30 次。对危重病例亦可考虑换血疗法。

3. 防治脑水肿

频繁抽搐者可用地西泮、水合氯醛、氯丙嗪等控制，忌用吗啡。

4. 促进脑细胞功能的恢复

可适当用维生素 B 族、ATP、神经节苷脂（GMI）、辅酶 A、胞磷胆碱等。

5. 防治并发症

昏迷期间加强护理，保护呼吸道通畅，加强对症支持疗法，防治肺部感染、压力性损伤等的发生。

二、氰化物中毒

氰化物为含有氰基（CN）的化合物，多有剧毒。氰化物主要有氢氰酸、氰酸盐（氰化钾、氰化钠、氰化铵、亚铁氰化钾）、腈类（丙腈、丙烯腈、乙腈）、氰甲酸酯、胺类及卤素氰化物（氯化氰、溴化氰、碘化氰）等。氰酸盐、腈类、氰甲酸酯及胺类在人体内可放出氰离子（CN-），氰酸盐遇酸或高温可生成氰化氢，均有剧毒。某些植物果仁如苦杏仁、桃仁、樱桃仁、枇杷仁、亚麻仁、李仁、杨梅仁中均含有苦杏仁苷（氰苷），在果仁中的苦杏仁苷酶或被食入后在胃酸作用下可释放出氢氰酸。南方的木薯，其木薯配糖体水解后可释出氢氰酸，生食不当可致中毒。东北的高粱秆、西北的醉马草中亦含有氰苷，可致中毒。职业性氰化物中毒是通过呼吸道吸入和皮肤吸收引起的，生活性中毒以口服为主。口服致死量氢氰酸为 0.06 g，氰酸盐 0.1~0.3 g。成人服苦杏仁 40~60 粒，小儿服 10~20 粒可引起中毒，甚至死亡。

（一）诊断要点

急性氰化物中毒多由于意外事故或误服而发生。口服大量氰化物，如口服 50~100 mg 氰化钾（钠），或短期内吸入高浓度的氰化氢气体（浓度>200 mg/m³），可在数秒内突然昏迷，造成"闪电样"中毒，甚至在 2~3 分钟内有死亡的危险。因此，诊断要迅速果断，应先立即进行急救处理，然后再进行检查。根据职业史和临床表现不难做出诊断。此外，患者口唇、皮肤及静脉血呈鲜红色，呼出气体有苦杏仁味，可供诊断参考。一般急性氰化氢中毒表现可分为四期：①前驱期，吸入者可感眼、咽喉及上呼吸道刺激性不适，呼吸增快，呼出气有苦杏仁味，头昏、恶心。口服者有口、咽灼热、麻木、流涎、恶心、呕吐、头痛、乏力、耳鸣、胸闷及便意。一般此期短暂。②呼吸困难期，紧接上期出现胸部紧迫感、呼吸困难、心悸、血压升高、脉快、心律不齐，瞳孔先缩小后散大。眼球突出，视、听力减退，有恐怖感，意识模糊至昏迷，时有肢体痉挛，皮肤黏膜呈鲜红色。③惊厥期，患者出现强直性或阵发性痉挛，甚至角弓反张，大小便失禁，大汗，血压下降，呼吸有暂停现象。④麻痹期，全身肌肉松弛，感觉和反射消失，呼吸浅慢，甚至呼吸停止。若能抢救及时，可制止病情进展。

（二）治疗要点

氰离子在体内易与三价铁结合，在硫氰酸酶参与下同硫结合成毒性很低的硫氰酸盐从尿排出，因此，高铁血红蛋白形成剂和供硫剂的联合应用可达到解毒的目的。

1. 现场急救

如是吸入中毒，立即戴上防毒面具，使患者迅速脱离中毒现场，如系液体染毒，立即脱去污染衣物，同时冲洗污染皮肤。呼吸停止者行人工呼吸。

2. 解毒药物的应用

具体用药是：①立即将亚硝酸异戊酯 1~2 支放在手帕中压碎，放在患者口鼻前吸入 15~30 秒，间隔 2~3 分钟再吸 1 支，直至静脉注射亚硝酸钠为止（一般连续用 5~6 支）。②在吸入亚硝酸异戊酯的同时，尽快准备好 3% 亚硝酸钠注射液，按 6~12 mg/kg 加入 25%~50% 葡萄糖液 20~40 mL 中缓慢静注（2~3 mL/min），注射时注意血压，一旦发现血压下降，立即停药。上述两药仅限于刚吞入毒物，现场抢救时有效。③在注射完亚硝酸钠后，随即用同一针头再注入 50% 硫代硫酸钠（大苏打）20~40 mL，必要时可在 1 小时后重复注射半量或全量，轻度中毒者单用此药即可。④如无亚硝酸钠，可用大剂量亚甲蓝（10 mg/kg）静注代替，但疗效较差。

上述疗法的作用在于亚硝酸盐能使血红蛋白氧化为高铁血红蛋白，后者对氰离子有很大的亲和力，结合成氰化高铁血红蛋白，从而有效地阻止氰离子对细胞色素氧化酶的作用，但此结合不牢固，不久又放出氰根，故应随即注射硫代硫酸钠，使其与氰形成稳定的硫氰酸盐，由尿排出体外。亚硝酸异戊酯和亚硝酸钠的作用相同，但后者作用较慢，维持时间较长，青光眼者慎用。本品用量过大产生变性血红蛋白过多可致缺氧，但同时应用硫代硫酸钠多能避免之。葡萄糖加少量胰岛素静滴可使氰离子转化为腈类而解毒。

4-二甲基氨基苯酚（4-DMAP）优点为具有迅速形成高铁血红蛋白的能力，抗氰效果尤于亚硝酸钠，副反应轻，使用方便。氰化物中毒后，立即肌内注射 10% 4-DMAP 2 mL；1 小时左右再给 50% 硫代硫酸钠 20 mL 静注。应用本品者严禁再用亚硝酸类药物，以防止高铁血红蛋白形成过度症（发绀症）。

4-DMAP 3 mg/kg 和对氨基苯丙酮（PAPP）1.5 mg/kg 合用，可组成抗氰预防片，能有效预防氰化物中毒，口服 40 分钟显效，有效时间为 4~6 小时。

依地酸二钴的钴与氰离子结合形成无毒的氰化钴，其解毒作用快而强，无降压副作用，故为治疗本病的首选药物之一。其用法是 600 mg 加入 50% 葡萄糖 40 mL 内，静脉缓慢注入。必要时，可重复应用 8~10 次。

3. 洗胃

如是口服中毒者，可用大量 5% 硫代硫酸钠溶液或 1:5000 高锰酸钾溶液或 3% 过氧化氢溶液洗胃（忌用活性炭），以使胃内氰化物变为不活动的氰酸盐。洗胃后再给硫酸亚铁溶液，每 10 分钟 1 汤匙，可使氰化物生成无毒的亚铁氰化铁。由于氰化物吸收极快，故洗胃可在上述解毒剂应用后再进行。

4. 高浓度给氧

高流量吸氧可使氰化物与细胞色素氧化酶的结合逆传，并促进硫代硫酸钠与氰化物结合生成硫氰酸盐。有条件应尽早使用高压氧疗法。

5. 对症支持疗法

皮肤灼伤可用 1:5000 高锰酸钾液擦洗或大量清水冲洗。恢复期可用大剂量维生素 C，以使上述治疗中产生的高铁血红蛋白还原。

三、硫化氢中毒

硫化氢（H_2S）是具有刺激性和窒息性的有害气体。急性中毒均由呼吸道吸入所致。H_2S 进入人体后，在一定的剂量范围内，小部分可以原形或随呼出气排出，大部分则被氧化生成无毒的硫化物、硫代硫酸钠及硫酸盐等排出体外，在体内无蓄积作用。对机体产生危害的是来不及代谢和排出的游离 H_2S，它进入血液后可先与高铁血红蛋白结合形成硫化高铁血红蛋白，过量的未能

结合的 H_2S，即随血液进入组织细胞，发挥致毒作用。H_2S 主要与呼吸链中细胞色素氧化酶及二硫链（-S-S-）起作用，影响细胞的氧化还原过程，造成组织细胞内窒息缺氧。如吸入 H_2S 浓度甚高时，强烈刺激颈动脉窦，反射性地引起呼吸停止；也可直接麻痹呼吸中枢而立即引起窒息造成闪电式中毒死亡。

(一) 诊断要点

1. 病史

有与 H_2S 接触（如清理粪池、菜窖、阴沟等）史。

2. 临床表现特点

主要以中枢神经系统损害，眼和呼吸道刺激症状，以及心肌损害等中毒表现。急性 H_2S 中毒可分为3级。①轻度中毒：主要表现为眼和上呼吸道的刺激症状，如畏光、流泪、眼刺痛及异物感、流涕、鼻及咽喉灼热感、胸闷有紧束压迫感及刺激性干咳等。体格检查可见眼结膜充血，胸部听诊可有干啰音。一般于数日内症状消失。②中度中毒：除上述症状加重外，还有中枢神经系统的一般中毒症状（头痛、头晕、乏力等）及共济失调、消化系中毒症状（恶心、呕吐、肝大及功能障碍）。患者呼吸困难，呼出气体有臭鸡蛋样味；同时有视觉功能障碍，眼看光源时，可在光源周围见到彩色环，这是角膜水肿的征兆。③重度中毒：多为吸入高浓度 H_2S 引起。一般先有头痛、头晕、心悸，继之谵妄、躁动不安、抽搐、意识障碍、昏迷。抽搐和昏迷可间歇发作。最后可因呼吸麻痹而死亡。昏迷时间较久者，同时可发生细支气管肺炎和肺水肿、脑水肿。吸入极高浓度（1000 mg/m^3 以上）时，可立即猝死，即闪电式中毒。严重中毒病例经抢救恢复后，部分患者可残留有后遗症，如神经衰弱症、前庭功能障碍、锥体外系损害、中毒性肾损害、精神障碍、痴呆、瘫痪及心血管病变等。

(二) 治疗要点

1. 现场急救

应立即将患者沿上风方向拖离现场，移至空气新鲜处，脱去被污染的衣物，保暖，吸氧。对呼吸心搏骤停者，立即进行心肺复苏术。应确保抢救者自身安全。

2. 高压氧治疗

高压氧治疗可有效地改善机体的缺氧状态，并可加速硫化氢的排出和氧化解毒。凡昏迷者，宜立即行高压氧治疗，每日1~2次，10~20次一疗程，一般用1~2个疗程。

3. 对症支持治疗

对躁动不安、高热昏迷者，可采用亚冬眠或冬眠疗法。宜早期、足量、短程应用糖皮质激素及时防治中毒性肺水肿、脑水肿。危重病例可考虑换血疗法（换血量每次约500 mL）。应用大剂量谷胱甘肽、半胱氨酸或胱氨酸等，以加强细胞的生物氧化能力，加速对硫化氢的解毒作用。用抗生素预防感染。

4. 高铁血红蛋白形成剂的应用

高铁血红蛋白形成剂能将血红蛋白氧化为高铁血红蛋白，使之与 H_2S 结合，减少其对细胞呼吸的毒性作用。但目前尚存在较大争议，在重度硫化氢中毒患者中可考虑使用，可用药物有4-DMAP 和 3%亚硝酸钠，具体用法见"氰化物中毒"，但禁用硫代硫酸钠。大剂量亚甲蓝（每次10~20 mg/kg）效果不理想。辅以静滴高渗葡萄糖和大剂量维生素C，有助于高铁血红蛋白还原。

第四节　强酸强碱类中毒

一、强酸类中毒

（一）诊断要点

1. 病史

有强酸接触史或误服史。强酸主要指硫酸、硝酸、盐酸三种无机酸，均有强烈的刺激性和腐蚀性。此外氢氟酸及铬酸毒性也强。浓有机酸如醋酸、蚁酸、草酸等的腐蚀作用较硫酸、硝酸为弱。中毒原因有经口误服，呼吸道吸入大量酸雾，皮肤接触而致腐蚀性灼伤。强酸直接毒性致死量，浓硫酸约为 1 mL，硝酸约 8 mL，盐酸约 15 mL。

2. 临床表现特点

（1）局部中毒表现

①呼吸道化学性烧灼伤，见于吸入中毒。吸入强酸烟雾后立即出现呛咳、胸闷、呼吸困难、分泌物增多，咳泡沫样痰或咯血，听诊可发现多量广泛的干湿性啰音。吸入量大者，有明显呼吸困难，发绀，喉头、气管、支气管痉挛、水肿，除加重呼吸困难外，甚至可导致急性窒息而死亡。由于强酸对肺泡的损伤，其通透性增加，渗出增多加之血液和淋巴液回流障碍，极易发生急性肺水肿。此外，眼睛亦会同时被强酸烟雾刺激而发生急性结膜、角膜或全眼炎，甚至招致失明。②皮肤化学性烧灼伤，见于接触性中毒。皮肤接触强酸后即发生灼伤、腐蚀、坏死和溃疡形成，其程度因接触的时间、面积和强酸液的数量而不同。因强酸与皮肤接触后引起细胞脱水，蛋白凝固，故灼伤后创面干燥，边缘分界清楚，肿胀较轻；不同种类的酸与皮肤蛋白形成不同的蛋白凝固物，故灼伤的痂皮或焦痂色泽，随酸的种类而异，如硝酸为黄色，硫酸为黑色或棕色，盐酸为灰棕色，氢氟酸为灰白色。以后瘢痕形成，甚至导致颜面、躯干或肢体的畸形和功能障碍。③消化道化学性烧灼伤，见于口服中毒。口服强酸后，口腔黏膜糜烂，可产生不同色泽痂皮。患者口、咽、喉头、食管、胃均有剧烈灼痛，恶心呕吐反复不已，呕吐物内含有血液和黏膜组织。食管及胃黏膜严重腐蚀，受损组织收缩变脆，严重时 1~2 天内可发生穿孔，继发弥漫性腹膜炎。虽有口渴，但因喉头水肿和痉挛，吞咽困难。急性中毒过后，常遗留食管瘢痕狭窄、幽门狭窄和消化道器质性或功能性紊乱等后遗症。

（2）全身性中毒表现

①局部剧痛引起反射性精神神经症状或痛性休克。②大量强酸吸收入血，可致严重的酸中毒，肝、肾均呈明显损害征象，甚至发生急性肾损伤。部分患者逐渐出现意识障碍，终致呼吸中枢麻痹而死亡。少部分患者可合并有高铁血红蛋白血症。

氢氟酸中毒常可合并急性氟中毒，高渗性的氟离子可渗透组织深层，溶解细胞膜，造成表皮、真皮及皮下组织及肌层液性坏死，损害可深达骨膜，甚至骨骼无菌性坏死。氟离子与体内的钙、镁离子结合，形成不溶的氟化钙、氟化镁，出现低血钙、低血镁，可引起室性心律失常，甚至出现心搏骤停，心肌酶谱检查可明显升高。因设备意外及爆炸引起的氢氟酸外溢，可发生闪电样死亡。

（二）治疗要点

1. 吸入性中毒

有喉头水肿、痉挛或窒息者，应及早施行气管切开术，并清除气管腔内的分泌物、脱落黏膜组织，确保呼吸道通畅和通气功能，并加压给氧或机械通气。有肺水肿或休克则予以相应处理。对于一般轻症病例可用 2%~4% 碳酸氢钠溶液雾化吸入。眼睛受到损害时，立即用大量清水或生理盐水彻底冲洗，然后给予可的松及抗生素眼药水交替滴眼，并密切观察，视情况作相应处理。

2. 皮肤接触灼伤

可立即用大量流动水冲洗，至少 10 分钟。然后局部用中和剂，如 2%~5% 碳酸氢钠、1% 氨水或肥皂水，以后再用水冲洗，以防酸进一步渗入。草酸及氢氟酸灼伤，局部及静脉注射 10% 葡萄糖酸钙。

3. 经口中毒

一般禁忌催吐和胃管洗胃，以免加重食管和胃损伤或导致穿孔；也不能口服碳酸氢钠溶液，以免因产生 CO_2 气体而增加胃穿孔的危险。应即刻口服 10% 氢氧化铝凝胶、2.5% 氧化镁溶液或 7.5% 氢氧化镁混悬液 60 mL。内服润滑剂如生蛋清 60 mL 调水或牛奶 200 mL，再服植物油 100~200 mL。立即补液，除 5% 葡萄糖氯化钠溶液外，还应用碱性药物如 5% 碳酸氢钠 250~500 mL 或 1.87% 乳酸钠 500 mL 静滴以拮抗酸中毒。铬酸中毒用硫代硫酸钠静注，氢氟酸或草酸中毒用 10% 葡萄糖酸钙 10 mL 静注，并纠正电解质紊乱。为预防消化道瘢痕形成，在服酸后第 2 天起可给泼尼松口服每次 10 mg，每日 3 次，共 2 周。为预防食管狭窄应及早考虑扩张术。

4. 对症支持疗法

包括镇静止痛，补液，纠正酸中毒，防治休克，使用广谱抗生素预防感染，对重症患者加强对心肺和腹部情况的监护，及时发现和处理严重并发症。

二、强碱类中毒

（一）诊断要点

1. 病史

有强碱类毒物（氢氧化钠、氢氧化钾、氧化钠和氧化钾等）接触史。

2. 临床表现

（1）皮肤黏膜接触强碱，可有局部灼痛、充血、水肿、糜烂或形成先为白色、后变为红棕色的痂，脱落后可形成溃疡。严重碱灼伤可引起体液丢失而发生休克。眼损害时可发生结膜炎、角膜炎、角膜溃疡。

（2）吸入氢氧化铵释出的氨，有氨中毒表现和呼吸道刺激性症状。吸入高浓度氨气，少数因反射性声门痉挛而呼吸骤停。支气管损害严重，可咳出大量泡沫样痰及坏死组织，很快出现肺水肿，如不积极抢救，迅速发生休克和昏迷。

（3）口服强碱后，口腔黏膜呈红色或棕色，有水肿、溃疡。口腔、咽喉、食管和胃有强烈烧灼痛，腹绞痛。反复呕吐，呕吐物中有血性液体，常有腹泻和血性大便。声音嘶哑、语言障碍和吞咽困难。严重病例可发生食管、胃穿孔。强碱吸收后可引起碱中毒和肝肾功能损害，出现手足搐搦。重症发生休克和昏迷，为早期死亡原因。后期可因继发感染、胃肠道出血及急性肾衰竭而危及生命。食管和胃黏膜病变较深，后遗狭窄很常见。

（二）治疗要点

1. 皮肤接触者

要争取在现场立即用大量流动水冲洗，在清洗的同时即可清除腐皮，以防碱性物质继续皂亿加深创面。冲洗时间至少20分钟，再用1%醋酸冲洗创面。冲洗期间应不断用试纸测定创面的中和情况，直到创面的碱性逐渐减弱后停止冲洗，切勿在冲洗前应用弱酸中和剂，否则产生中和热量，加重灼伤。Ⅱ度以上灼伤用2%醋酸溶液湿敷，眼灼伤时冲洗更应彻底，至少冲洗10~15分钟。石灰灼伤时，应先将石灰粉末拭干净，再用大量流水冲洗，以免石灰遇水生热，加重灼伤，禁用生理盐水冲洗，以免生成碱性更强的氢氧化钠。

2. 口服中毒者

应迅速应用弱酸溶液中和，如口服食用醋、1%醋酸或5%稀盐酸，但碳酸盐（如碳酸钠、碳酸钾）中毒时禁用，应改服硫酸镁，以免产生过多CO_2导致胃肠胀气、穿孔。接着给生蛋清及橄榄油。由于强碱作用迅速，不可拘泥于用上述灌胃液，最简便迅速的方法是立即口服1000~1500 mL清水，稀释强碱的浓度。禁忌洗胃及导泻。支持疗法为补液纠正脱水，补充钙剂，防治休克及肾衰竭。当穿孔危险期过后，应尽早做食管扩张术。如吞咽困难发生较早，可先放置保留胃管，以阻止食管完全狭窄。早期应用1~2周的皮质激素，可减少食管瘢痕狭窄的发生。

3. 吸入性中毒者

吸氧，如发生急性肺水肿应及早做气管切开，因氨吸入后大量的呼吸道分泌物及脱落之假膜，可经气管切开处吸引管内吸出，以保持呼吸道通畅，预防窒息。早期施行雾化吸入，可减轻呼吸道灼伤程度。

（闫　冰）

第二篇 肾病与神经内科

第一章 肾脏病常用检查

第一节 尿液检查

尿液中含大量水分、蛋白质、无机盐、有机酸盐类、解毒产物、微量元素、酶、激素等。还有一些正常或病理的有形成分，如细胞、细菌、寄生虫及结晶等。因此检查分析尿液中成分的变化，可为泌尿系统疾病及代谢性疾病的诊断提供重要的诊断依据。

临床尿液检查通常以清晨第一次尿标本最为理想，因晨尿较为浓缩且偏酸性，有形成分相对多且较完整，无饮食因素干扰，因此，不影响尿液的化学测定。但若进行特殊检验，则必须根据不同实验的具体要求留取尿标本。留取后的尿标本应在1小时内立即进行有关检查，否则则需作特殊处理，常见的处理方法有：①置4℃冰箱冷藏以防一般细菌生长，但不能超过24小时；②若为碱性尿应滴加冰醋酸使成酸性，以免管型遭到破坏；③加防腐剂以防尿液腐败。

一、一般性状检查

（一）尿量

小儿24小时尿量个体差别较大，与液体入量、气温、饮食、活动量及精神因素密切相关。新生儿24小时平均排尿量<400 mL，婴儿400~500 ral，幼儿500~600 ral，学龄前儿童600~800 mL，学龄儿童800~1400 mL，当24小时尿量<400 mL，学龄前儿童<300 mL，婴幼儿<200 mL时，即为少尿，当低于30~50 mL时即为无尿。

（二）颜色

正常人尿液有很宽的色谱带，从无色到深琥珀色变化较大，这主要取决于尿液中色素的浓度及尿液的酸碱度。许多因素可以改变正常尿液的颜色，包括食物、药物及许多疾病。因此，尿色也为临床诊断提供重要依据，如乳糜尿、卟啉尿、黑尿病等。对肾脏疾病临床上较重要的是血尿、血红蛋白尿、肌红蛋白尿之间的鉴别，但需与引起红色尿的其他原因相区别。

（三）浊度

正常新鲜尿液清晰透明，久置后可因磷酸盐沉淀后变混浊，细菌生长也可引起尿混浊。另外，若泌尿系统有病理改变，血细胞、上皮细胞、黏液、乳糜尿、脂肪尿、脓尿等也均可使尿液变成混浊。鉴别尿液混浊的原因，可用镜检和化学方法。

（四）气味

正常新鲜尿由于含有挥发性芳香族酸而具有一定的气味。体外放置一段时间后，由于尿素的分解而放出氨味。新鲜尿若带有氨臭味，则预示尿潴留患儿发生尿路感染，若具有苹果味，则为代谢性疾病所引起，苯丙酮尿症婴儿的尿有陈腐霉臭味或鼠尿样臭味。此外，当进食葱、韭菜、芥菜以及某些药物时也可使尿中带有特殊气味。

（五）泡沫

正常尿液中没有泡沫。若尿液中蛋白质含量增多，由于表面张力的改变，排出的尿液表面即漂浮一层细小泡沫且不易消失。婴幼儿先天畸形尿道瘘以及产气菌引起的尿路感染等均可引起气泡尿。

（六）比重与渗透压

测定尿比重与渗透压主要用于评价肾脏的浓缩稀释功能。

尿比重反映的是单位容积尿中溶质的质量。主要受溶质克分子浓度及其分子量大小的影响。故蛋白质、糖、矿物质、造影剂等均可使尿比重升高。

临床上测定尿比重常采用浮标法即比重计法，但应注意纠正尿标本的温度与比重锤注明的温度差而引起的误差，即较标准温度每升高 3 ℃，尿比重应追加 0.001，反之则减去 0.001。另外，10 g/L 尿蛋白将使尿比重增加 0.003，10 g/L 的尿糖则使尿的比重增加 0.004。

渗透压是反映单位容积尿中溶质分子与离子的颗粒数，仅与溶质的克分子浓度有关，与分子量的大小无关。临床上常采用冰点下降法测渗透压，以 mOsm/L 为单位表示。尿糖 10 g/L 可使渗透压增加 60 mOsm/L 但蛋白对渗透压影响较少，常可忽略。正常情况下，24 小时尿渗透压应高于血渗透压。

正常情况下，尿渗透压与尿比重的关系为：渗透压（mOsm/L）=（比重 - 1.000）×40000，通过计算可知：40 mOsm/L 尿渗透压相当于 1.001 尿比重。

临床意义：尿渗透压在 200 mOsm/L 以下，比重小于 1.005 为低张尿，固定性低张尿多见于精神性多尿、尿崩症（中枢性、肾性）；尿渗透压在 800 mOsm/L 以上，比重大于 1.020 常见于脱水、糖尿病、心功能不全及肾病综合征等少尿；固定性低比重尿（1.010 左右）常见于慢性肾炎、慢性肾衰竭；再则，若尿渗透压/血浆渗透压比值降低则表示肾脏浓缩功能减退。

（七）酸碱度（pH）

肾脏是体内调节酸碱平衡的重要器官之一，它不断排出组织代谢过程中所产生的非挥发性酸。尿酸虽由血浆生成，但小儿尿 pH 比血液 pH 低，平均在 4.8~7.8 之间，一般在 6 左右。

尿液的 pH 随食谱的变化而不断波动。以食动物蛋白为主则尿多呈酸性，以食蔬菜、水果为主则尿多呈碱性。但进餐后尿 pH 升高是由于胃酸大量分泌，造成体液偏碱形成所谓的"碱潮"。若酸血症病人出现碱性尿，常提示肾小管酸中毒。碱血症病人出现此酸性尿往往预示低钾。

持续酸性尿主要是由于高蛋白饮食、代谢性酸中毒、急性呼吸性酸中毒、发热、脱水、严重失钾以及氯化铵、维生素 C 等药物引起。而持续性碱性尿则主要是由于素食、尿路感染、代谢性碱中毒、急性呼吸性碱中毒、肾小管酸中毒 I 型以及 $NaHCO_3$、乙酰唑胺或噻嗪利尿药等药物引起。

pH 常用的测定方法及其特点：

（1）pH 试纸法：常用石蕊试纸，pH 范围在 4.5~8.3，由红变蓝。

（2）指示剂法：溴麝香草酚蓝指示液，pH 范围在 6~7.6，由黄变蓝。

（3）滴定法：用标准碱液滴定 24 小时的尿液，即可测出其酸度。

（4）pH 计法：作酸碱负荷试验时，用 pH 计可精确测定 pH 值。这对肾小管酸中毒的鉴别诊断、定位、分型具有实用意义。

二、尿蛋白检查

正常健康小儿尿液中含有微量的白蛋白、糖蛋白、脂蛋白、B2-微球蛋白等，其中约有一半来自血浆，其余为脱落的上皮细胞、细菌、腺体分泌物及肾小管分泌的 T-H 粘蛋白，正常排泄量约为 30~100 mg/d，若超过 150~200 mg/d，则为异常。

（一）尿蛋白定性

尿蛋白定性的方法很多，目前较为常用方法主要有以下几种。

（1）加热醋酸法：其原理是加热使蛋白质凝固变性。为提高实验的准确性，避免假阳性结果，通常在加热后再加酸以消除磷酸盐所形成的白色混浊。但醋酸不宜加得太多，以免已沉淀的蛋白质再溶解。

（2）磺柳酸法：其原理是在 pH 略低于蛋白质等电点情况下，蛋白质带正电荷与磺柳酸的负电荷结合形成不溶性蛋白盐沉淀。该试验的灵敏度为 20 mg/L。若试验呈阴性反应时，可视为尿中无蛋白质。试验为阳性反应时，应注意排除青霉素、造影剂、磺胺等药物引起的假阳性反应。磺柳酸法是一种比浊法，若尿标本混浊则会影响结果的判断，故应离心吸上清或加几滴醋酸将磷酸盐溶解，然后再测尿蛋白，加入试剂后应立即判断结果，否则，阳性程度将会随时间延长而增加。

（3）试纸法：主要有单项及多联两种试纸。其原理是利用指示剂四溴酚蓝或四溴苯酚肽乙酯的羟基与蛋白质氨基置换，使四溴酚蓝由黄色变成黄绿色及绿蓝色，颜色越深表示蛋白质含量越高。此反应对白蛋白较敏感，而对球蛋白敏感性较差。另外，碱性尿可出现假阳性反应，故试验时应注意 pH（pH<8.0）。此方法较为简便、迅速，目前在临床上应用较为广泛。

尿蛋白定性试验受试验方法的敏感性与尿量的影响，正常人若饮水量少可出现假阳性反应。肾脏病患者由于肾脏浓缩功能的影响或饮水过多可出现假阴性结果，故在做蛋白定性时可考虑同时测尿比重/渗透压。

（二）尿蛋白定量

尿蛋白定量测定的方法有许多种，常见的有沉淀法、浊度法、双缩脲法、折射法以及凯氏定氮法等。

（1）双缩脲法：以钨酸沉淀尿液中蛋白质，然后用双缩脲法进行定量测定。该法为蛋白定量的经典方法，结果准确可靠，但操作步骤较多，不适宜于大量标本的检测。

（2）沉淀法：Esbach's 法是沉淀法中最为常用的一种方法，但其特异性与精确性不够理想，且不够敏感。

（3）浊度法：其原理是利用蛋白沉淀剂使尿蛋白沉淀下来，应用光电比色法与相应的蛋白标准液相比较，求得蛋白含量。其优点是简便快速，但准确性稍差。

（4）折射法：利用折射计直接测定尿蛋白含量，方法简便易行，但由于影响因素较多，不宜广泛推广使用。

（5）凯氏定氮法：此法是传统的经典蛋白定量测定法，结果准确可靠，但操作过程太繁琐，只宜在必要时采用。

（6）自动分析仪测定法：利用尿液自动或半自动分析仪将尿蛋白直接检测出来，但准确性较差。

（三）尿蛋白/尿肌酐比值的测定

目前临床上常采用尿蛋白/尿肌酐浓度比值，代替 24 小时尿蛋白定量。这样就可以避免收集

24小时尿液的麻烦及尿量与肾脏浓缩、稀释功能的影响。

测定方法：①尿蛋白定量测定（Pr，mg/L）；②尿肌酐定量测定（Cr，mg/L）；③计算任一随机尿标本的 Pr/Cr 的比值，用 X 表示，24小时尿蛋白排泄是用 Y 表示，则 Y=0.953X+1.5。

（四）尿蛋白选择性测定

蛋白尿的选择性是 1960 年 Blainly 等首先提出来的，它是指肾脏在排出蛋白质时，对蛋白质分子量的大小是否有选择性而言，因为肾小球疾患中蛋白尿与肾小球基底膜损害有关，其损害程度可用蛋白尿的选择性来表示。小分子能排出而大分子不能排出则称"有选择性"，大、小分子蛋白均能排出的称为"无选择性"。目前临床上较为常用的测定方法是 SPI 法。方法如下。

（1）样本处理：收集患者 24 小时尿，测得患者尿量，然后取 10 mL 离心，上清备用。次晨空腹抽静脉血 2 毫升分离血清备用。

（2）白蛋白与 IgG 含量的测定：以火箭电泳法测得白蛋白与 IgG 的含量（mg/dL）。

（3）结果判断：SPI>0.2 表示选择性差；SPI 0.1~0.2 选择性一般；SPI<0.1，选择性好。

（4）临床意义：SPI<0.1，见于微小病变型肾病，对激素敏感，预后较好；SPI>0.2，则说明选择性差，主要见于增殖性肾炎、膜性及膜增殖性肾病，对激素反应差。

（五）尿蛋白电泳分析

目前国内实验室最常用的方法是十二烷基磺酸钠聚丙烯酰胺凝胶电泳（SDS-PAGE）法。

（1）基本原理：SDS 能与尿中蛋白质结合形成带负电的 SDS-蛋白质复合物，电泳时，向正极移动，通过聚丙烯酰胺凝胶的分子筛作用后可相互分离，若同时与标准蛋白电泳，则可根据移动的距离，判断尿中所含各种蛋白质的分子量范围与性质。

（2）临床意义：①有利于肾脏疾病的定位诊断，若尿蛋白以高、中分子为主，往往为肾小球病变；若以低分子蛋白或混合性蛋白尿为主，则提示为肾小管及间质的病变。②有助于肾脏疾病的早期诊断，临床上有的患儿仅有微量尿蛋白，而其他实验指标均无异常，而患儿本身尚有扁桃体炎、腮腺炎等病史时尿蛋白为正常类型尿蛋白；若为异常类型尿蛋白，则提示隐匿性肾炎。若氮质血症患儿有正常类型尿蛋白，则表示其残存肾单位是正常的或代偿性肥大；若为异常类型尿蛋白，则表示残存肾单位继续有活动性病变。

（六）尿蛋白组分的检测

（1）T-H 蛋白：Tamm 及 Horsfall 于 1951 年发现并从尿中提纯了 T-H 蛋白（Tamm—Horsfall Protein，简称 THP）。经分析证实尿液中 THP 是肾小管髓袢升支粗段和远曲小管细胞合成和分泌的一种大分子粘蛋白（糖蛋白），其分子量约 7×10^6，由一些分子量约 80000 的亚单位组成。正常人尿液中排泄少量 THP，当各种原因（如梗阻、炎症、自身免疫性疾患等）引起肾脏损害时，THP 从尿中排泄量增加，并与肾脏受损程度一致。此外，THP 是管型的基本成分，其聚集物也是肾结石基质的重要前身。当有肾实质性损伤时，THP 可沉着于肾间质并刺激机体产生相应的自身抗体。检查 THP 的方法有化学沉淀法、酶联免疫吸附试验（ELISA）、免疫扩散法、放射免疫法及单克隆抗体定量测定等。有人推荐，可用 THP 抗原制备抗 THP 抗体，应用单向免疫扩散法或火箭电泳法测定尿液中 THP。此法实用、简便，适用于基层单位。

THP 测定需收集 24 小时尿液，报告受试者 24 小时尿液中的 THP 排泄量。由于方法不同等原因，THP 24 小时参考排泄量各家报告各异。如有人报告正常人尿液中 THP 含量为（36.86±7.08）mg/24 h，也有人报告为（44.3±16.4）mg/24 h 等。

临床意义：①有助于上尿路疾患、各种慢性肾实质性疾病等的鉴别诊断。如尿路长期梗阻、感染、器质性肾炎时可见尿 THP 排泄增多，各种慢性肾实质性疾病时，尿 THP 排出减少，肾小球肾炎时不增多，下尿路炎症时无改变，故 THP 定量有助于尿路感染的定位诊断；②肾毒性物质、肾移植急性排异反应引起急性小管损伤时，尿 THP 可暂时升高，动态监测肾移植术后患者每日的尿 THP 排泄量，可作为发现急性排异反应的辅助方法之一，如发现病人尿 THP 骤然增加，应高度警惕产生急性排异反应的可能；③有人指出，分析肾结石患者尿液及结石中 THP 含量有助于结石发病机制的研究，如据报道草酸钙与尿酸结石的 THP 含量高于磷酸镁铵结石，上尿路结石之 THP 含量高于下尿路结石，24 小时尿中 THP 排泄量结石患者高于正常人。

（2）α_1-微球蛋白（α_1-MG）：α_1-MG 亦称 HC 蛋白（hetero geneous in charge，或 human-complex forming），是一种分子量为 26100 的糖蛋白，PI 为 4.3~4.8。为一种疏水配体结合蛋白，亦属 Lipocatin 超家属成员。α_1-MG 可以游离态或与高分子蛋白（IgA 或白蛋白）的结合两种形式存在于血液中。正常人血浆中游离 α_1-MG 的浓度约为 20 mg/L，尿中浓度低于 20 mg/g 肌酐。因其尿内浓度显著高于 B_2-MG 和视黄醇结合蛋白（RBP），使实验检测的准确性和重复性大为提高，故在临床应用中可大大减少因实验误差引起的干扰。因此 α_1-MG 目前已成为判断肾小管功能的一项重要指标。

目前对 α_1-MG 较为精确的测定方法是放射免疫扩散法、放射免疫分析及酶联免疫法。胶乳凝集反应（LFT）较为简单、快速、敏感性高，可作为 α_1-MG 的一项筛选试验。其临床意义为：①在急性肾小球肾炎与肾病综合征轻度增高；慢性肾小球肾炎时中度增高；慢性肾功能不全时，高度增高；②α_1-MG 增高与血清肌酐，尿素氮，β_2-微球蛋白呈正相关。

（3）β_2-微球蛋白：β_2-微球蛋白（beta-2microglobulin，β_2-MG）是由 100 个氨基酸残基组成的、分子量为 11800 的单链多肽低分子蛋白质，因电泳区带在 β_2-区而得此名，β_2-微球蛋白为细胞膜上完整的组织相容性抗原 HLA 的一部分，除成熟红细胞和胎盘滋养层细胞外，其他细胞均含有 β_2-MG。其主要由淋巴细胞合成，另外肿瘤细胞的合成能力很强，特别是非霍奇金淋巴瘤和浆细胞病者，当 HLA 代谢和降解时，抑或细胞更新时 β_2-MG 会以游离形式释放到体液中。生理情况下 β_2-MG 以低浓度存在于血、尿液、脑脊液、羊水等多种体液内。因为 β_2-MG 分子量小，进入血循环后可自由通过肾小球，约 99.9% 被近端肾小管重吸收，再经上皮细胞溶酶体酶分解成氨基酸，故仅约 0.1% 的 β_2-MG 随终尿排出。β_2-MG 在肾脏的分解代谢几乎完全，不再以原形回到血流。肾病患者的 β_2-MG 生成速度比正常高 4~7 倍。

尿液 β_2-MG 测定目前主要应用放射免疫分析（RIA）和酶联免疫分析（EIA）。正常人尿液 β_2-MG 参考值为 0.03~0.37 mg/d（0.03~0.37 mg/24 h），也有报告为 0.03~0.14 mg/L。

尿液 β_2-MG 升高见于以下情况：①肾小管疾患，如 Fan-coni 综合征、Lowe 综合征、Banter 综合征、Wilson 病、胱氨酸尿症、糖尿病肾病、低钾性肾病、镇痛剂肾病、子痫、重金属中毒性肾病等，尿液 β_2-MG 是提示（近端）肾小管受损的非常灵敏和特异性指标；②上尿路感染时，尿 β_2-MG 明显升高，而下尿路感染时则正常，故尿液 β_2-MG 测定可区别上、下尿路感染；尿 β_2-MG 在急、慢性肾盂肾炎肾脏受累时尿中升高，与病人炎症活动密切有关，炎症控制后尿 β_2-MG 可下降，若炎症控制后其仍不断升高，就要考虑肾小管功能不全；③Sethi 发现应用氨基糖苷抗生素后，在血肌酐增高前 4~6 天，可见到尿 β_2-MG 升高 2 倍以上；④肾移植者若发生排异反应，尿 β_2-MG 明显升高，若发生急性排异反应，尿 β_2-MG 在排异期前数天即可见明显升高，故肾移植后连续测定血、尿 β_2-MG 可作为肾小球和肾小管功能的敏感指标之一；⑤β_2-MG 清除率尤其是 β_2-MG 清除率与蛋白清除率的比值是区别蛋白来源于肾小管或肾小球损伤的敏感指标，若比值上升则提示肾小管损伤，低比值为肾小球损伤；⑥区别肝肾综合征与肝病合并肾衰，前者血 β_2-MG 升高，尿 β_2-MG 正常，当 Le—Veer 分流建立后，随着肾功能改善而大大增加 β_2-MG，后者则否；⑦当肾小球损伤、自身免疫性疾病和恶性肿瘤时，由于 β_2-MG 合成增多，其血清中值升高，若超过肾小管的重吸收界限时，尿中 β2-MG 也随之升高。

（4）视黄醇结合蛋白（RBP）：RBP 是一种低分子蛋白（分子量约为 26000），系亲脂载体蛋白，属 Lipoeatin 蛋白超家族成员。其主要功能是将视黄醇从肝脏转运到上皮细胞。血清中 RBP 迅速经肾小球滤过，且绝大部分被肾近曲小管细胞分解，少量从尿液中排出。因此，正常人血清 RBP 浓度约为 45 mg/L，尿中浓度约为 50~70 mg/g 肌酐。目前的研究认为尿中 RBP 测定是评价肾近曲小管功能较为灵敏的指标。尿液中 RBP 测定目前主要应用放射免疫法（RIA）和酶联免疫法（EIA）。其临床意义与 β2-MG 相似，但与 β2-MG 相比，RBP 有两大优点：①RBP 在酸性尿液中稳定性较强，尿液标本的留取无须任何处理；②特异性较高，临床上唯有肾功能衰竭能使血清 RBP 增高，因此可根据尿 RBP 浓度与肾小球滤过率之间的比例判断 RBP 的增高是由于肾小球滤过功能的减退还是近曲小管重吸收功能障碍所致。利尿剂可影响 RBP 的排出，测定 RBP 时病人应停用利尿剂。

（5）转铁蛋白（TRf）：TRf 属 β1-糖蛋白，其相对分子质量为 88000，球形，PI 5.2，TRf 的主要功能是运输铁、每分子 TRf 可结合两个原子铁，与白蛋白相比，其通过肾小球滤膜更多的是由膜孔的改变而不是受电荷屏障的影响，但在肾小球基底膜上阴电荷越少，则愈易通过肾小球基底膜阴电荷屏障，它是一种肾小球滤过功能不全的敏感指标。正常人尿液中 TRf 含量甚微，蛋白尿时，尿 TRf 排泄增多，当尿铁/尿 TRf 比例增高预示蛋白尿对。肾脏损害加重。

TRf 量的测定方法有放射免疫法（RIA）、酶联免疫法（EIA），而以 EIA 为常用。其正常参考值为 12.3~144.2 μg/mmol Cr。

临床意义：①肾病综合征、慢性肾功能衰竭时常增高；②糖尿病肾病患者尿 TRf 明显增高；③尿中 TRf 与尿中微量白蛋白含量呈正相关，但较白蛋白更能反映肾小球滤过功能。

（6）免疫球蛋白（Ig）：Ig 是存在于血浆、体液和淋巴细胞表面的一类具有免疫功能的球蛋白。主要由 B 淋巴细胞分化成的浆细胞产生的。血浆中 Ig 正常情况下不会通过肾小球出现在尿中。但在肾小球受到损伤，其通透性和滤过作用发生改变时，Ig 即通过肾小球从尿中排出。肾小球损伤程度不同，尿中 Ig 排出的量及种类也不同，因此，尿中 Ig 浓度和种类可作为肾小球疾病的分型、某些肾脏病的疗效观察估计预后的客观指标。此外，若泌尿系统存在细菌感染时，由于局部的免疫反应，尿中也可出现 Ig。

尿中 Ig 定量测定的方法主要有对流免疫电泳法、双向免疫电泳法、火箭电泳法、免疫比浊法、放射免疫法及目前较为常见的酶联免疫法。其正常值为：IgG<10 mg，IgA<1.1 mg，IgM 一般为零。

临床意义：肾病患者，80% 以上的单纯型肾病和急性肾炎以及 60% 的肾炎型肾病的尿 IgG 排出在 10~100 rag/24 小时。如尿中 IgM>10 rag/24 小时，则肾炎型肾病多于单纯型肾病。但 70% 的急性肾炎和肾炎型肾病与几乎全部单纯型肾病的尿 IgM 排出在 0~10 rag/24 小时。急性肾炎，单纯型肾病和肾炎型肾病在活动期及部分缓解期尿 Ig 的异常率较高，随着病情好转异常率降低。尿 IgG 和 IgA 的较大量排出是肾病患者发生低 IgG 和 IgA 血症的主要原因。由于急性肾炎病程较短，合成 Ig 功能较好，故临床表现少有低丙种球蛋白血症。

血浆中免疫球蛋白，除大分子 Ig 外，还存在小分子的游离轻链（L 链），L 链主要包括 κ 型和 λ 型。它们的氨基酸组成及抗原性均异。Ig 轻链分子量约为 18000—20000，能自由通过肾小球基底膜，然后被肾小管重吸收。正常人尿中仅少量轻链存在，当患肾脏疾病及多发性骨髓瘤时，尿中 Ig 轻链明显增高。

目前 Ig 轻链的主要测定方式有本周蛋白测定，醋酸纤维膜电泳、免疫电泳等定性法及目前已广泛使用的酶联免疫定量法。在此我们主要介绍一下临床上较为常用的尿本周蛋白检查。

本周（Bence—Jones）蛋白（BJP），首先由 Bence-Jones 于 1840 年发现并命名，后经 Edelman 证实为免疫球蛋白的轻链成分。由于其特殊的物理性质，即含 BJP 的尿液加热至 56 ℃左右时，出现白色絮状沉淀，当继续加热至 100 ℃时絮状沉淀又复溶，故其又名凝溶蛋白。BJP 系恶性增生的浆细胞大量产生的单克隆蛋白，即轻链过剩，分为 κ 及 λ 两种，而并非由免疫球蛋白在血或尿中分解游离的轻链。BJP 单体分子量为 22000，二聚体约为 44000，故能通过肾小球基膜滤过。在血中 BJP 多为二聚体形式，有时也可见到其单体和四聚体，尿中检出的通常为二聚体。蛋白电泳时，BJP 呈 M 蛋白带在 γ 至 α2 之间。BJP 是产生溢出性蛋白尿的一种成分。

尿 BJP 除多见于多发性骨髓瘤外，也见于巨球蛋白血症、良性单克隆免疫球蛋白血症、淋巴瘤、慢性淋巴细胞白血病、骨转移性肿瘤及重链病中¨链病等。此外，新生儿亦可出现 BJP 微弱阳性。

多发性骨髓瘤除临床上引起骨痛、骨质破坏、病理性骨折、贫血、出血等外，还可引起肾脏（肾小管、间质、肾小球）损害，所以尿 BJP 测定与肾病临床关系大。

测定尿液 BJP 的方法较多，加热试验虽较特异，但敏感性较低、操作费时，且易受共存蛋白的干扰。磺基水杨酸法同样有共存蛋白的影响，且 BJP 对试剂反应迟缓。其他如盐析法等与对甲苯磺酸法比较存在有不足之处。

①筛查试验：对甲苯磺酸试验：取试管 1 支，加受试者新鲜尿液 2 mL，沿管壁缓慢加入 12％的对甲苯磺酸冰醋酸试液 1 mL，轻轻混匀，放置 5 分钟。出现混浊或沉淀即为阳性。该法操作简便、灵敏，且共存蛋白影响较小。如为阳性结果应做验证试验，而阴性则否。

②验证试验：有加热试验、乙酸纤维素膜蛋白电泳、免疫固定电泳及单向环状免疫扩散试验，具体操作见有关书籍。必须注意的是做加热试验时，先除去共存蛋白；若受试者尿中含有多克隆游离轻链时，该试验可出现假阳性结果，应进一步验证。

正常新鲜尿 BJP 检测为阴性（新生儿可以微弱阳性）。尿 BJP 约见于 60％~70％的多发性骨髓瘤患者，16％~25％的巨球蛋白血症、20％的良性单克隆免疫球蛋白血症、3％的淀粉样变性症等。多发性骨髓瘤的肾损害多见（60％~90％），损害的表现可为。肾小管功能异常（可能是 BJP 直接毒性作用）、慢性肾损害引起尿毒症。高钙性肾病、肾盂肾炎、肾淀粉样变（发生率为 6％~15％）、纤维蛋白沉积等。当发现类似肾损害表现及 BJP 尿时，可借助血 M 蛋白测定及骨髓瘤细胞检查等手段来帮助确诊多发性骨髓瘤。

三、尿沉渣检查

尿沉渣主要用来检查肾实质疾病。对尿路感染、肾盂肾炎、间质性肾炎、急性肾小管坏死、肾小球肾炎、肾病综合征和胱氨酸尿等疾病的诊断尤其有用。故有学者将其称为"体外。肾活检"毫不为过。

尿沉渣中有形成分特别多，有细胞类、管型类、结晶类等。镜检方法也有许多种。临床检测常采用非染色普通光镜检查，如有特殊需要，则需进行染色镜检或采用位相显微镜、荧光显微镜、干涉显微镜甚至电子显微镜进行检查。

（一）标本制备

取 10 mL 混匀尿液于锥形刻度离心管中，以 1500~2000 rpm 离心 5 分钟，弃上清，留 0.5 mL 沉渣液，混匀，取一滴涂片镜检或充池计数。

（二）普通光镜非染色法镜检

先在低倍镜下（LP）粗略检查全片是否有结晶或管型，再用高倍镜（HP）辨认管型种类及尿液中细胞与其他成分。镜检时，应观察多个视野，取其平均值进行报告，应注意盖玻片边缘的管型成分，再则需要在柔和的光线下进行观察，以免使反光弱的有形成分漏检。

(三) 普通光镜染色法镜检

尿沉渣中有形成分特别多，若形态有不典型改变时，则需根据不同的要求采用不同的染色法进行检查。尿沉渣中有形成分如下：

1. 细胞成分

(1) 红细胞：正常人在生理状况下，可自肾小球漏出一定数量的红细胞，但24小时尿液中不超过1百万个或每mL尿中不超过8000个。

尿中红细胞由于受尿液渗透压、pH等内环境因素的影响，其形态不如外周血涂片中红细胞那样规则。一般来说，来自下尿道、酸性、等渗、新鲜尿液中的红细胞常呈均一型。在低渗尿中，红细胞胀大而呈无色空环形，通常称之为红细胞淡影（shadow cell）或"鬼影细胞"（ghost cell）。在高渗尿液中，红细胞则可皱缩呈桑葚形或星状，称棘细胞。而来自肾小球的或肾小管髓袢上升支以前的红细胞，其大小、形态、颜色改变更大。

(2) 白细胞：正常人尿液中白细胞一般为0~5个/HP，若超过5个/HP则为不正常。在沉渣涂片中，白细胞可单独出现也可成堆出现，数量增加到一定程度，尿液可出现混浊。

尿液中检出的白细胞有中性粒细胞，淋巴细胞与嗜酸性粒细胞等。通常借助特殊染色将他们区分开来。中性粒细胞：尿沉渣中检出的白细胞多为中性粒细胞。临床上常采用瑞氏或瑞氏-吉姆萨染色法鉴别。但在细胞成分多时，特别是在尿液渗透压高时，中性粒细胞与肾小管上皮细胞通常难以区别，此时 papanicolaou 染色是区别两者的好方法。在低渗尿中，中性粒细胞肿胀、胞浆内出现大量发亮的细颗粒呈布朗运动，此种细胞即为"闪光细胞"（glitter cells），有人认为其与泌尿系感染部位有关。

淋巴细胞：淋巴细胞在尿液中较为常见，当其数量异常增多时常称淋巴细胞尿。由于其与肾小管上皮细胞形态比较相似，因此，临床上常用瑞氏-吉姆萨染色鉴别单核淋巴细胞与肾小管上皮细胞。

浆细胞：尿中浆细胞与淋巴细胞较易混淆，通常用 papan-icolaou 染色将其区分开。

嗜酸性粒细胞：该细胞在尿中很少检出，若有此类细胞，则为嗜酸性粒细胞尿。

临床意义：泌尿系统感染或结石合并感染时，中性粒白细胞大量增加，此外，在麻疹、病毒性上呼吸道感染、SLE、皮肤黏膜淋巴综合征、肾小球肾炎、泌尿系结石、阑尾炎、胰腺炎时，尿中白细胞也轻度增多。

嗜酸性粒细胞尿多出现在药物过敏、寄生虫感染、间质性肾炎、间质性膀胱炎患者的尿沉渣中。

淋巴细胞：若在尿中检出典型规则的淋巴细胞，则提示炎症处于慢性期，如在狼疮性肾炎、肾移植的急性排斥反应及病毒感染过程中，均能在患者尿中检测到淋巴细胞。但若在尿中发现淋巴细胞核有突出，不规则的变化，则应考虑其他恶性病变。

2. 上皮细胞

尿沉渣中能检测到的上皮细胞大约有四种：肾小管上皮细胞即小圆上皮细胞，尾形上皮细胞、鳞状上皮细胞及大圆形上皮细胞。

肾小管上皮细胞呈扁平状，立方形或圆柱形，直径约15 μm，核大而圆，核居细胞中央或偏离中央，核膜清楚。实验室常用 papanicolaon 染色法区分肾小管上皮细胞、中性粒细胞及淋巴细胞。尿中若出现肾小管上皮细胞，则说明肾小管有损害。

尾形上皮细胞多来自肾盂，少数来自输尿管及膀胱颈部。细胞呈纺锤形或拖尾形，核较大。

有2个或2个以上核，胞浆常有空泡。尿中检测到该细胞，则提示相应部位的炎症。

大圆上皮细胞胞体呈圆形，核稍大，呈圆形或卵圆形，主要来自膀胱和阴道，正常尿中偶尔出现，膀胱炎时成片脱落。

鳞状上皮细胞是一种较大、扁平状不规则细胞，细胞边缘常折叠，胞浆量多，核较小。该细胞主要来自泌尿道和阴道，故女孩尿中多见。尿道炎时可大量出现。

3. 管形成分

管型主要来自远端肾小管及集合管，边缘整齐，一端常大于另一端，一端钝圆而另一端常略有细尾或两端钝圆，管型圆柱体有时笔直、有时弯曲或卷曲。离心后管型可被折断而成短圆柱体。由于管型是肾源性的，管型的检出是肾实质病变的重要指标。

管型的基质成分是由髓袢升支厚壁段及远曲小管分泌的 Tamm-Horsfall 蛋白，这是一种糖蛋白。在肾小管及集合管中形成。管型的形成主要受小管液流量与局部理化性状的影响，其大小主要与管径大小有关。根据管型的组成成分不同，可将其分为以下几种类型：

（1）透明管型：透明管型呈圆柱状，无色半透明，主要由 T-H 蛋白组成，偶含少数颗状，暗视野下较清晰。正常儿童晨尿中偶见透明管型。但在剧烈运动、高热、直立性蛋白尿、全身麻醉及心功能不全时引起肾脏轻度或暂时性功能改变时，尿中可出现少量的透明管型。而在肾实质病变如肾小球肾炎时，可见透明管型明显增多。

（2）细胞管型：细胞管型根据管型中各种细胞成分不同可分为三类。

①红细胞管型：通常呈铁锈色或红褐色，经联苯胺染色可见管型内充满红细胞，不同比例的红细胞和红细胞碎片颗粒或全为红细胞碎片颗粒三种形式。红细胞管型常见于急性肾小球肾炎、急进性肾炎、溶血尿毒综合征、过敏性间质性肾炎等。

②白细胞管型：管型内含有几个以上的白细胞或整个管型充满白细胞。白细胞管型常提示肾实质细菌感染，如急性肾盂肾炎。但过敏性间质性肾炎，急性肾小球肾炎早期也偶见白细胞管型。

③上皮细胞管型：表示有肾小管上皮细胞剥脱。可分为两类，一类是由脱落的小管上皮细胞与T—H蛋白组成，多数上皮细胞管型属此类，常见于急性肾小管坏死，肾淀粉样变性，重金属或化学药物中毒，亦可见于肾小球肾炎。另一类是由于成片上皮细胞与基底膜分离，脱落的细胞粘在一起而形成的。常见于急性肾小管坏死。上皮细胞管型与白细胞管型常易混淆，实验室常采用 papanieolaou 染色法将其区分开来。

（3）颗粒管型：指管型基质中含有较多颗粒，且大小不等，形状、折光不一。过去曾一度认为该颗粒为细胞崩解的产物，目前已经免疫荧光证实颗粒是血浆蛋白。该管型常见于急、慢性肾小球肾炎、肾盂肾炎、肾移植排异反应等。

（4）蜡样管型：常呈蜡黄色、浅灰色或无色，基质较厚，有折光性，是细胞管形在远端肾小管内长期滞留或淀粉样变性的上皮细胞溶解而成，常见于慢性肾小球肾炎、慢性肾功能不全晚期或淀粉样变性。

另外，还有些管型如胆色素管型、结晶管型、细菌管型、真菌管型、脂肪管型、混合管型、类管型和假管型，在此不做一一介绍。

4. 结晶成分

尿中结晶成分主要来自饮食代谢和药物，结晶成分在尿液中饱和度或溶解性发生变化时，便从尿中结晶析出，其检出与温度及酸碱度有关，临床上具病理意义的结晶主要有。

（1）尿酸结晶：尿酸是人体嘌呤代谢的终产物，常以尿酸或尿酸盐的形式排出体外。光镜下呈红褐色或无色的菱形、长方形、斜方形，偶尔呈六边形。易溶于氢氧化钠，正常人尿中可检出尿酸结晶,但新鲜尿若有大量尿酸结晶,应警惕尿酸结石。

(2) 胱氨酸结晶:为无色六角形薄片,胱氨酸病或胱氨酸尿时,可大量出现,有时可能形成结石。

(3) 亮氨酸结晶:呈淡黄色,小球形或油滴状有密集辐射状条纹。常出现在肝脏病变患者的尿液内。

(4) 酪氨酸结晶:为细针状晶体,常呈束状或羽毛状排列,多呈黑色。临床意义与亮氨酸结晶相似。

(5) 胆固醇结晶:为无色薄片状,方形缺角,常浮于尿表面。膀胱炎、肾盂肾炎患者尿中可检测到此类结晶。

(6) 磷酸钙结晶:为无色楔形、三棱形、粒形、片形,排列呈星状或束状。碱性尿中易析出。常见于慢性膀胱炎、尿潴留。

(7) 磺胺类药物结晶:主要见于服用过量磺胺类药物患者尿中。

5. 其他有形成分

(1) 类柱状体:形态与管型类似,但一端细小(似黏液丝)。类柱状体易扭曲或弯曲,如螺旋状,经常是透明的,也可含有其他成分。由于其常与透明管型同时出现,故其检出意义同透明管型,多见于肾血循环障碍或肾脏受刺激时。

(2) 黏液丝:形态丝状不规则,边缘不整齐,长短、粗细不匀,末端尖细或分枝,常自身盘旋,宽大的黏液丝中可含有白细胞等,易与管型相混淆,整个泌尿道均可产生。正常尿为可少量存在,尿道炎症或受刺激时,大量增加。肾小球肾炎病人的尿黏液丝中含有免疫球蛋白(IgG、I_3A、IgM)。尿黏液丝免疫荧光检查,有诊断肾小球肾炎和鉴别肾小球肾炎与泌尿系统感染的意义。

(3) 酵母菌:酵母菌光滑、无色,常呈卵圆形,有双层折光壁,大小不一,带有芽胞。易与红细胞相混淆,但加酸、加碱、加水不引起菌体溶解,对伊红、联苯胺不着色,可与红细胞区别开来。Papanicolaou 染色、Methenamine 硝酸银染色,能很好地识别尿沉渣中酵母菌及其他真菌。清洁尿中查出酵母菌及其他真菌,表示泌尿系有酵母菌或其他真菌感染。

(4) 脂肪球(脂肪小体):尿中脂肪球或游离或掺和到管型、细胞中,或存在于蜕变、坏死的细胞中,如肾小管上皮细胞、多叶核白细胞等(细胞中的脂肪球或来自肾小球滤过的脂肪的掺合,或是吞噬细胞消化类脂质或其他细胞的产物,或是细胞本身发生脂肪变性形成)。类脂物亦可以游离脂肪球形式出现在尿中。脂肪球大小不一,折光强,黄棕色,而在低倍镜下,有时可能为黑色。在脂肪尿中,游离脂肪球可以浮在尿液表面。脂肪球由胆固醇或游离胆固醇组成,如具他们是各向异性的,偏振光下呈马尔他十字(MMtese. Crosses),但用苏丹Ⅲ或油红O染不上色;如果是由甘油三酯组成,或中性脂肪,将没有马尔他十字,但可用苏丹Ⅲ或油红O染上色。发现游离脂肪球的临床意义与发现脂肪管型相同。

四、尿糖检查

正常儿童尿中无糖。当小儿血糖超过肾糖阈值(8.88 mmoL/L 或 160 mg/dL)时,肾小管不能将肾滤液中的糖完全重吸收,或肾小管重吸收功能障碍时,均可引起糖尿。

(一) 测定方法

临床上尿糖检查方法有许多种,如发酵法、还原法、旋光法、苯肼试验、葡萄糖氧化酶试纸法等,近年来开展的葡萄糖氧化酶试纸法,对葡萄糖有高度的特异性,且操作简便、灵敏度高,并可作半定量检测。其基本原理是葡萄糖氧化酶能使尿中葡萄糖氧化为葡萄糖酸并释放过氧化氢。在过氧化物酶存在下，碘化钾被过氧化氢氧化产生绿至棕色，然后比色判定结果。

(二) 临床意义

(1) 肾外性糖尿：主要见于糖尿病、Cushing 综合征、半乳糖血症、果糖或乳糖不耐受症。

(2) 肾性糖尿：血糖正常，但由于近端肾小管功能不全而导致葡萄糖再吸收障碍所致。如新生儿和严重感染的一过性糖尿，肾陛糖尿病，周期性呕吐、药物中毒、一氧化碳中毒、胱氨酸尿症、Fanconi 综合征、Lowe 综合征、Wilson 病及糖原积累征 Ⅰ 型等。

(3) 应激性或暂时性糖尿：主要见于脑外伤、精神过度紧张、窒息缺氧、食糖过多及双氢克尿噻等药物引起。

(4) 内分泌性糖尿：主要见于胰岛仪及 13 细胞病变、甲状腺、肾上腺皮质、髓质及腺垂体等内分泌功能亢进等病变。

第二节 肾功能检查

肾脏是人体重要的生命器官。其主要生理功能之一是生成尿，排出废物，从而使人体的内环境保持相对稳定。正常人每日通过肾小球滤出的原尿约 180L，通过肾小管的重吸收，实际排出体外的尿量仅 1~1.5L。由此可知，肾脏一旦受损造成其功能减退将会导致机体各个系统功能障碍及器质上的损害，最终导致生命危险。由于部分肾病患者可无任何临床表现，偶于体检发现尿异常及高血压，进一步检查肾功能时可能已有改变。若等到出现临床症状时，肾功能改变已达严重程度。因此，肾功能检查对了解有无肾脏疾病、疾病的程度、选择治疗，了解预后及对肾脏病的研究均有重要意义。

一、肾小球功能检查

(一) 血尿素氮的测定

血尿素氮 (BUN) 是人体蛋白质代谢的终末产物，是非蛋白氮的主要组成成分。当肾小球的滤过功能下降到正常的 1/2 时，BUN 升高。因此，BUN 虽能反映肾小球的滤过功能，但并非特别敏感的指标。对 BUN 值的临床评价，应结合其他资料综合分析判断。正常新生儿参考值为 1~3.6 mmol/L，婴儿 1.8~3.6 mmol/L，儿童 3.6~5.4 mmol/L。

血尿素氮增高见于：

(1) 蛋白质丰富的饮食：当肾小球滤过功能已有所减低时，这种影响更为明显。

(2) 蛋白质分解过多：如饥饿、急性传染病、大面积烧伤、大手术后、持续高热及甲状腺功能亢进症等。尿素氮产生过多。

(3) 某些肾前或肾后因素：如脱水、水肿、腹水、尿路结石或肿瘤等引起尿路梗阻，使尿量显著减少或尿闭时，尿素氮排出减少。

(4) 肾脏疾病：如慢性肾炎、肾动脉硬化症、肾结核和肾肿瘤的晚期等，有效肾单位损害超过 60% 以上时，尿素氮排出减少，当血尿素氮>21.4 mmol/L（60 mg%）时，称为尿毒症期。

(二) 血清肌酐

肌酐是人体内肌酸的代谢产物。肌酸主要在肝脏和肾脏由氨基酸代谢生成，生成后再通过血液循环到达肌肉组织（主要是骨骼肌）中，经肌酸磷酸激酶催化下肌酸可转变为磷酸肌酸。肌酸和磷酸肌酸是肌肉收缩的能量来源和储备形式。而磷酸肌酸不稳定又可转化为肌酐。

正常人肌酐的排泄主要通过肾小球滤过。原尿中的肌酐不被肾小管重吸收。当静脉注射肌酐使血肌酐浓度异常增高时，肾小管也能排泌相当量的肌酐。血清肌酐水平主要取决于肌肉中肌酐的含量，受饮食影响较少，昼夜尿中排泄量常保持在一定范围内。正常小儿血清肌酐浓度随年龄不同而异，出生后血清肌酐值高。6个月~2岁为低值，2~11岁则随身高按比例增加。

由于血清肌酐值很少受蛋白质代谢十及饮食与饮水的影响，故用于判断肾功能较可靠。但由于在肾脏疾病时，血清肌酐升高缓慢，小儿血清肌酐浓度的范围相对较大，即使肾小球滤过率可能已降低50%，其血清肌酐值可能虽有所增高，但仍在正常范围内。只有当肾小管滤过率降低60%以上时，才开始上升至超过正常范围，故血清肌酐值测定有助于较明显的。肾功能不全的判断。在急性肾小球肾炎，特别是早期病例，血清肌酐一般不高，如有升高，是病情严重的表现。

（三）BUN（mg/dL）/Cr（mg/dL）的临床意义

肾功能正常时BUN/Cr的比值通常为10/1。当BUN≥7.5 mmol/L（25 mg/dL）时，即可诊断为氮质血症。当发生氮质血症且BUN/Cr增高时，常提示此氮质血症系肾前因素引起。氮质血症伴BUN/C下降时，则提示病变多为肾脏本身实质性病变引起。因此，BUN/Cr的比值可月于鉴别肾前性及肾性氮质血症。

（四）肾小球滤过率（GFR）

（1）基本概念：单位时间内从双肾滤过的血浆的毫升数即GFR。它是测定肾小球滤过功能的重要指标。

用清除率来表示肾小球滤过功能比单纯测某物质从尿中排出的绝对量更好，因后者与血浓度有关。而清除率能更好地反映肾脏的排泄功能，即净化血液的程度。

（2）菊粉清除率（Cin）：菊粉（inulin）是从植物块茎中提取的不带电荷的果糖聚合物。人体内无此物质。菊粉无毒性，不参与任何化学反应。它可以从静脉注入人体，不与血浆蛋白结合，主要分布于细胞外液。菊粉可以从肾小球中滤过却又不被肾小管重吸收，人体既不能合成也不能分解，完全符合上述测定GFR的要求。再则，菊粉在血浆中的浓度并不影响GFR测定的准确性。故Cin可正确反映肾小球的滤过功能，可以作为测定GFR的金标准。

测定Cin时，患者应于清晨空腹平卧，静脉滴注10%菊粉溶液，同时放置导尿管。待血浆中菊粉浓度稳定在10 mg/L水平，每分钟尿量稳定后，测尿中菊粉浓度，代入公式Cin = (Uin·V)/Pin即可求出Cin数值，亦即患者的GFR。Cin虽然精确，但由于测定时程序繁杂，故不适于临床应用，应考虑以体内其他物质的清除率代替Cin。急性肾小球肾炎，肾功能不全时其清除率显著降低，慢性肾小球肾炎，肾动脉硬化症等均有不同程度的降低，肾盂肾炎时可稍有降低。

（3）内生肌酐清率测定：正常人体内肌酐根据来源不同，可分为内源性和外源性。若限制受试者摄取含肌酐的饮食，待外源性肌酐排出，此时血浆内肌酐为内源性的。由于肌酐大部分可经肾小球滤过，而又不被肾小管重吸收，且在一般情况下，肾小管认为仅分泌少量肌酐，所以肌酐清除率基本上能反应GFR。所以，目前临床上常采用此法测定肾小球滤过功能。临床上常将肾脏在1分钟内，把若干毫升血浆内的内生肌酐全部清除出去称为内生肌酐清除率。

方法：①受试者连续3天低蛋白饮食，禁食肉类，且避免剧烈活动。②第4天晨7时排尽尿液弃之，准确留24小尿液（4~5毫升甲苯防腐）；准确测定尿液总量及尿肌酐含量；同时于留尿当天采血测定血浆肌酐浓度。③用下式计算内生肌酐清除率。

正常值：新生儿25~70 mL/min/1.73m^2，6~8月65~80 mL/min/1.73m^2，2~3岁以上80~126 mL/min/1.73m^2。

临床意义：①此实验操作方便，是目前常用的检查肾小球功能的方法。②内生肌酐清除率降低见于不同程度的肾功能损害，测定结果可以粗略估计有效肾单位数。但当肾功能不全时，肾小管的排泄也相应增加，故其测定的结果比实际的清除率偏高。③婴幼儿正常值波动范围较大，准确性较差。

二、肾小管功能检查

（一）近端肾小管功能测定

肾小管最大重吸收量的测定：近曲肾小管重吸收功能正常时，经肾小球滤过的葡萄糖，将被全部重吸收，此时尿糖试验呈阴性。若血浆中葡萄糖不断升高，超过某一浓度后，肾小管重吸收功能将不再随血浆血糖浓度升高而增加重吸收，此时的葡萄糖重吸收量称肾小管葡萄糖最大吸收量（TmG）。没有被重吸收的葡萄糖将随尿排出，此时尿糖试验将呈阳性。

临床意义：TmG 可反映近曲肾小管的功能，估计有效肾单位的数据。范可尼综合征、慢性肾盂肾炎、间质性。肾炎等引起近曲肾小管损害时，可导致 TmG 值降低。在某些肾单位的肾小球闭塞时，导致葡萄糖不能滤过，也可使 TmG 降低。

肾小管排泌量测定：常采用酚红排泌试验来测定肾小管的排泌量。酚红（PSP）是一种对人体无害的染料，静脉注射后，除小部分由胆汁通过大便排出外，大部分由肾脏排出。在肾脏的排泌过程中，肾小球滤过的仅是 4%~6% 的游离酚红；经近曲小管主动分泌的 94%~96% 的酚红系与血浆白蛋白结合的酚红，其排泌过程包括两个步骤：第一步是与白蛋白结合的酚红先行解离，然后进入肾小管上皮细胞中；第二步是肾小管上皮细胞把酚红排泌于肾小管腔内。当肾小管上皮细胞将周围毛细血管内游离的酚红排泌于尿中之后，肾小管周围环境中游离的酚红含量减少，又促使结合的酚红游离，然后再从肾小管上皮细胞中排出。在刚注射之后，血浆中的酚红含量相对来说是最高的，其排泌的绝对速度也应最快，于注射后 15 分钟时，已达到排泌高峰，其后排泌的酚红量逐渐降低。故注射后 15 分钟，尿中排泌的酚红量能最敏感地反映肾小管的排泌功能。肾血循环障碍时，肾血流量下降，15 分钟排泌量受影响最大，但由于血液经过反复循环，经肾脏排出的酚红逐步积累，1 小时或 2 小时的排泌总量仍可达正常水平。因此，在规定时间测定酚红的排泌量，可作为判断近曲小管排泌功能的指标。因其排泌量在很大程度受肾血流量的影响，如休克、心功能不全、水肿等都可使酚红排泄量降低。故并非特异性检查方法。

（1）方法

①静脉注射法：试验前饮水 200 mL，20 分钟后排尿弃去。随即按体重 5 kg 以下婴儿 1.8 mg（0.6%PSP0.3 mL）、体重 5 kg 以上婴儿 3 mg（0.6%PSP0.5 mL）、2~5 岁 3.6 mg（0.6PSP0.6 mL）、5 岁以上成人 6 mg（0.6%PSP1 mL）量，准确静脉注射 0.6% 的酚红。注射后 15、30、60 及 120 分钟准确地各收集尿 1 次，标记送检。

②肌肉注射法：酚红剂量同静脉注射法，注射后 60 及 120 分钟分别留尿送检。

（2）正常值

静脉注射法：

15 分钟值：35%（范围 28%~51%）

30 分钟值：17%（范围 13%~24%）

60 分钟值：12%（范围 9%~17%）

120 分钟值：6%（范围 3%~10%）

2 小时总值：70%（范围 68%~84%）

肌肉注射法：

色素初发现时间 5~10 分钟

60分钟值30%~60%

120分钟总值50%~80%

（3）临床意义

①如果试验操作准确，又能排除肾外因素的干扰，静注法则15分钟值<25%时，即使2小时总值正常，均属肾功能减退的表现；若15分钟值<12%，2小时总值<55%，则肯定有肾功能不全；若2小时总值<55%~40%时，则示肾功能有轻度损害，如下降至39%~25%为中度损害，降至24%~11%为重度损害，降至10%~0%为极重度损害。肌注法2小时排出总量<50%为异常。

②本试验对肾小管有明显损害的疾病意义较大。如慢性肾小球肾炎、慢性肾盂肾炎、肾血管硬化症等，其排泌量降低，常与病变程度平行。当发展到氮质血症时，酚红排泌量常明显降低。

③急性肾小球肾炎时，酚红排泌量多为正常，但由于血流量降低亦可导致肾小管排泌功能减退。

④肾前因素引起的酚红排泌量降低见于：心功能不全、休克时，由于肾循环障碍，酚红排泌量降低；显著水肿时，因不少酚红进入细胞外液，亦可使酚红排泌量降低。

（4）注意事项

①试验前一日不能服用遇碱而显色的药物（如酚酞、山道年等），以免干扰试验结果。阿司匹林、保泰松、青霉素等因与酚红排泄时竞争，故试验前24小时应停用上述药物。亦不可饮茶或咖啡或服用利尿剂等。

②尿量少时，易有误差，故试验前充分饮水甚为重要，一般饮水量为200 mL，但尿量较大时，排出量亦高。

③静注法注射酚红量应十分准确，切勿溢出血管外，否则结果偏低；注射量过多，可使结果偏高；尿液如有洒失，结果不准。上述原因引起的结果不真实须于2日后再复查1次。

尿中溶菌酶（Lys）及β2微球蛋白（β2-MG）测定：Lys与β2-MG均为小分子蛋白质。二者均由肾小球自由滤过，绝大部分在近端小管被重吸收，所以，正常情况下，尿中二者含量甚微。正常人尿中Lys<3 μg/mL，β2-MG<0.2 μg/mL。如血中含量正常，尿中含量增高，则提示近端小管重吸收功能障碍。

（二）远端肾小管功能检查

近端肾小管在神经体液的调节下，对机体内环境保持相对稳定具有非常重要的作用。临床上通常检查远端肾小管功能的方法主要有以下几种：

1. 尿比重：若持续低比重尿，则说明远端肾小管浓缩功能减低。

2. 尿浓缩稀释试验

（1）禁水试验（Fishberg法）：当机体禁水一段时间后，呈乏水状态，正常时可因血浆渗透压升高刺激丘脑下部视前区渗透压感受器，促使抗利尿激素分泌增加，后者作用于远曲肾小管和集合管，使之对水再吸收增加，尿液的比重和渗透压增加，出现浓缩。禁水试验可采用禁水8、12和18小时等的方法，根据情况选择。

（2）方法：试验前日晚6时后禁水、禁食，就寝前排尿弃去，如夜间有尿也弃去。翌晨6时留第一次尿，7时及8时再留二次尿。留尿期，受试者保持卧位。准确测定上述3份尿液的比重或尿渗透压。尿比重受温度、蛋白质含量变化及盐类结晶的影响，应予以校正。

（3）参考值：正常小儿最高尿比重为1.022~1.035，最高尿渗透压为800~1400 mOsm/L。试验结果中有一次尿比重达1.022或尿渗透压达800 mOsm/L以上即为正常。

（4）临床意义：如3次尿比重皆在1.020以下或尿渗透压在800 mOsm/L以下，则示尿浓缩功能减退,比重或渗透压越低表明功能损害程度越严重,主要见于慢性肾炎、慢性肾盂肾炎、间质性肾炎、肾积水、Faneoni 综合征等。尿毒症时尿比重固定在 1.010 左右,说明肾脏只起滤过血浆的作用,而完全丧失浓缩稀释作用,为肾萎缩所致。尿浓缩功能试验较 PSP 排泌试验敏感。

(5) 注意事项:如果试验的前一日应用了任何利尿剂,受试者处于浮肿消退期、有心功能不全均影响测试结果。

3. 莫森索尔试验（Mosenthal test）

受试者可维持平日的饮食生活习惯,避免试验带来的生活不便。

(1) 方法:试验前停用利尿剂,晚餐照常进食,晚 8 时后不再饮食,试验日正常进食,晨 8 时排尿弃去,于上午 10 时、12 时,下午 2、4、6、8 时及次晨 8 时各留尿 1 次,分别准确测定各次的尿量和比重。

(2) 参考值:夜尿量不应超过全日尿量的 1/3,夜尿比重应较高,应达 1.020 或以上。白昼尿比重随饮水量而有所差异,可有 1.002~1.020 以上,其差异不应 <0.008~0.009。

(3) 临床意义:肾脏浓缩功能减退时表现为夜尿量超过全日尿量的 1/3,夜尿比重达不到 1.020,其尿比重固定于 1.010 左右,即等张尿,示远端肾单位的浓缩稀释功能已丧失。

尿的稀释功能的测定亦反应远端小管的功能,但由于需要在短时期内大量饮水,可引起不良反应甚至水中毒,况且又受许多肾外因素影响,不够敏感,临床上已很少采用。

4. 尿渗透压的测定

正常人每天大约从尿中排出 600~700 mOsm 的溶质,因此,若 24 小时尿量为 1000 mL 时,则尿渗透压约 600 mOsm/kgH$_2$O,若 24 小时尿量为 1500 mL 时,则尿渗透压约 300 mOsm/kgH$_2$O;总之,尿渗透压应高于血渗透压。禁水 8 小时后晨尿的渗透压应 >700~800 mOsm/kgH$_2$O,尿蛋白对渗透压影响较小,但若有尿糖时则渗透压明显增高。

5. 无溶质水清除率（freewaterclearance, CH$_2$O）

无溶质水清除率 CH$_2$O 是指单位时间内从血浆中清除至尿中不含溶质的水量。正常人排出的均为含有溶质且浓缩的尿,故 CH$_2$O 为负值。负值代表肾浓缩功能,负值越大示浓缩功能越强;正值代表肾稀释尿液的功能。

正常人禁水 8 小时后晨尿 CH$_2$O 为 -25~120 mL/h。CH$_2$O 可用于了解远端肾小管浓缩功能状态。急性肾小管坏死时,CH$_2$O 常为正值。因此,可用 CH$_2$O 作为观察肾小管功能恢复状况的指标。

三、肾脏的内分泌功能检查

(一) 血浆肾素活性（PRA）的测定

肾素是由肾小球旁器产生的一种糖蛋白,它具有蛋白水解酶的活性,能使血管紧张素原转化为血管紧张素 I,后者在血管紧张素转化酶的作用下可转化为血管紧张素 II,血管紧张素 II 可促进抗利尿激素的分泌,进一步促进醛固酮的分泌。临床上常采用放射免疫分析技术测定 PRA。其基本原理是血浆中内源性肾素和一定量肾素基质在 37 ℃下孵育一段时间后,即可生成一定量的血管紧张素 I（A1）,若在此反应系统中加入 A1 转化酶抑制剂抑制 A1 分解,然后用放射免疫分析技术测 A1,此时,A1 生成量即能反映 PRA。由于试剂盒的差别及各个实验室的条件限制,PRA 的正常值略有差别。通常,原发性醛固酮增多症患儿血浆。肾素活性常降低;继发性醛固酮增多症（如肾血管性高血压、Batter 综合征等）常增高。

（二）激肽释放酶—激肽系统（KKS）测定

肾脏激肽释放酶—激肽系统（kallikrein—kinin system，KKS）的活性常通过测定尿中激肽释放酶而推测出来。目前，国内外常采用以下几种方法测定：①通过测定激肽生成量来推算酶活性；②使用裂解合成精氨酸酯的方法来测定其活性；③放射免疫分析技术直接测定激肽释放酶的浓度；④应用免疫学方法测尿中激肽。慢性肾炎与急、慢性肾衰KKS活性均降低。

（三）1，25-二羟维生素 D3

肾脏是合成 1，25-二羟维生素 D3（1，25-$(OH)_2D_3$）的主要器官。肾病综合征、慢性肾功能衰竭以及肾小管疾病均可引起 1，25-$(OH)_2D_3$ 降低。而原发性甲状旁腺功能亢进、结节病及特发性尿钙增多症、低血磷则可使 1，25-$(OH)_2D_3$ 升高。

目前，国内外常采用放射受体分析法、放射免疫分析及 Sep haderLH20 层析分离等技术测定血中 1，25-$(OH)_2D_3$。

临床意义：血浆 1，25-$(OH)_2D_3$ 减少见于慢性肾功能衰竭、肾病综合征、原发性甲状旁腺功能减退与假性甲状旁腺功能减退、抗 Vit D 佝偻病（性连锁低血磷性佝偻病）或软骨病、Vit D 依赖性或假性 Vit D 缺乏性佝偻病、铝中毒、肾小管疾病（范可尼综合征、Lowe 综合征、肾小管酸中毒等）。升高见于原发性甲状旁腺功能亢进、结节病、特发性尿钙增多症、低血磷、垂体生长素瘤等。

（胡学芹）

第二章 常见肾脏疾病

第一节 急性肾小球肾炎

急性肾小球肾炎常简称急性肾炎。广义上系指一组病因及发病机理不一，但临床上表现为急性起病，以血尿、蛋白尿、水肿、高血压和肾小球滤过率下降为特点的肾小球疾病，故也常称为急性肾炎综合征。

一、病因与发病机制

急性肾炎的发生一般认为与 A 组中的 12 型 β 溶血性链球菌前驱感染有关。前驱感染常见由链球菌感染所致的扁桃体炎、咽炎、猩红热、丹毒，冬春季多见于上呼吸道感染，夏秋季多见于化脓性皮肤病。

当侵入机体的链球菌胞体完整性破坏时，细菌胞体内的一种水溶性蛋白质释放出来，作为抗原引起机体免疫反应，抗原与抗体结合形成大小适度的可溶性免疫复合物，沉积于肾小球而致病。

二、临床表现

（1）潜伏期

大部分病人有咽炎、扁桃体炎或皮肤感染的前驱感染病史，链球菌感染后 7~20 天开始出现肾炎的表现。

（2）全身症状

多急性起病，常有疲乏无力、厌食、恶心呕吐、头痛头晕、视力模糊。

（3）血尿

血尿常为发病初期最突出的表现，半数以上病人有肉眼血尿，尿液呈洗肉水样或棕褐色酱油样，无血凝块。肉眼血尿可持续数天至数周，后转为镜下血尿，多在半年内消失，少数病人镜下血尿可持续存在数年才消失。

（4）水肿

大多数病人可出现水肿，呈肾炎性水肿的特点，即水肿多出现在眼睑，晨起明显，后渐消退，多数水肿程度不甚重，指压凹陷性不明显，重症病人可呈重度水肿，遍及全身。

（5）少尿

水肿发生时常伴有少尿，尿量小于 400 mL/日，少数病人可转为无尿。多数病人 2 周后尿量逐渐增多。

（6）高血压

多为中度血压升高，常在 140~160/90~110 mmHg，血压显著升高者可伴有视网膜出血、渗出，视神经乳头水肿。

三、并发症

（1）心力衰竭

主要表现为左心衰竭，以儿童和老年人发生率高。主要为水钠潴留致循环血容量增多，心脏负荷过重所致。

（2）高血压脑病

表现为剧烈头痛、呕吐、嗜睡，重者可出现抽搐、昏迷，并常掩盖急性肾炎本身的表现，以致出现误诊。

（3）急性肾衰

多数病人因水肿、少尿，出现轻中度氮质血症，一旦尿量增多后肾功能即逐渐恢复。少数病人可发展为急性肾衰，表现为进行性少尿或无尿，血尿素氮、血肌酐进行性升高，并出现高钾血症、代谢性酸中毒及水中毒。

四、实验室检查

（一）尿液检查

呈肉眼血尿或镜下血尿，相差显微镜检查呈肾小球源性血尿。尿蛋白多为（+）~（++），少数可为微量尿蛋白或大量蛋白尿。尿沉渣镜检可见管型，多为红细胞管型及颗粒管型。

（二）尿纤维蛋白降解产物检查

常大于 1.25 μg/mL。

（三）血液检查

（1）血液一般检查：红细胞和血红蛋白因血液稀释而稍减低，血沉稍快。

（2）血清抗链球菌溶血素"O"绝大多数病人滴度升高。

（3）免疫学检查：急性期多数血清总补体及 C3 降低，多于 6 周内恢复正常。血液循环免疫复合物测定阳性。

五、诊断

急性肾小球肾炎的诊断主要依据以下几个方面。

（1）急性发生的血尿、蛋白尿、水肿及高血压，或有一过性氮质血症。

（2）病前 1~3 固有链球菌感染病史。

（3）血 C3 下降。

（4）病情多在 1~2 个月内全面好转。

（5）感染灶分泌物链球菌培养阳性、抗链球菌溶血素"O"滴度升高。

（6）少数病人需肾活检确诊。

六、鉴别诊断

（一）其他病原菌感染后肾炎

常有其他病原菌感染的相应表现，血细菌培养可助鉴别。

（二）其他类型的肾小球肾炎

（1）急进性肾小球肾炎　发病初期与急性肾炎相似，但病人呈进行性少尿或无尿，常在较短时间内发展为肾功能衰竭，最特征地鉴别为肾活检发现大部分肾小球囊有新月体形成。

(2) IgA 肾病 部分病人临床表现与急性肾炎相似，但常于呼吸系统非链球菌感染后数天内出现血尿、蛋白尿，常反复发作，血补体正常，IgA 可升高，最终确诊须依靠肾活检、免疫荧光检查。

(3) 慢性肾炎急性发作 多可通过详细询问病史而区分，部分病人病史隐匿且首次就诊时易混淆。但感染后的潜伏期短，多在3～5天以内，贫血、低蛋白血症明显，肾功能持久性损害，B超检查双肾体积缩小等有助于诊断。

(三) 全身性疾病肾损害

由全身性系统性疾病累及肾脏而引起，即所谓继发性肾小球肾炎，常见于系统性红斑狼疮、过敏性紫癜等，根据各相关疾病的临床特点鉴别多不困难，作者工作中体会出现漏诊或误诊多与没有虑及本病有关。

七、治疗

(一) 一般治疗

(1) 休息：急性肾炎急性期卧床休息至关重要，经适当而良好地休息多数病人可在短时间内逐渐恢复。因此急性期应卧床休息，至肉眼血尿消失、血压正常、水肿消退。此后可逐渐增加活动量，但1年内应尽力避免重体力劳动或大运动量活动。

(2) 饮食治疗：①进食富含维生素的食物。②适当限制钠盐和水的摄入，急性期有水肿或高血压时一般钠盐限制在3 g/天以内，但切勿矫枉过正，一味长时间地限制盐的摄入可出现低钠血症。③食物中蛋白质的补充一般应根据肾功能情况区别对待，肾功能正常时，常量蛋白质即1 g/(kg·d)，氮质血症时应限制在0.5 g/(kg·d)。

(二) 治疗感染灶

(1) 应用抗生素治疗体内感染或隐性感染灶

急性期应用青霉素80万单位肌肉注射，1日2次，或较大剂量静脉滴注，疗程一般为10～14天。青霉素过敏者可选用大环内酯类抗生素。

(2) 扁桃体切除

对于病情迁延或反复而与扁桃体炎有关者，待病情稳定后且无扁桃体急性炎症时，可作扁桃体切除，术前、术后应使用青霉素不少于2周。

(三) 对症治疗

(1) 利尿

水肿明显者可给予利尿剂利尿消肿。可选用氢氯噻嗪（双氢克尿塞）25～50 mg，螺内酯（安体舒通）20～40 mg，每日2～3次。呋塞米20～100 mg/天，分次口服或静脉注射。

(2) 降压

经休息、低盐和利尿治疗后血压控制仍不满意者，可加用抗高血压药物。

(3) 控制心衰

根据心衰程度可选用以下措施：①应用利尿剂；②应用抗高血压药物；③心力衰竭严重者可用降低心脏负荷的药物，如酚妥拉明或硝普钠；④强心药如毛花苷C（西地兰）；⑤合并急性肾功能衰竭者应首选血液透析或血液滤过治疗。

(4) 急性肾功能衰竭的治疗

对于一过性少尿或氮质血症，经利尿降压等对症治疗后多可恢复。而对于少尿型急性肾衰有透析指征时，应及时采用透析治疗以帮助渡过急性期。

（四）中医药治疗

病变发展期采用祛风利水、清热解毒、凉血止血等治则。恢复期治疗仍以祛邪为主。

八、预防和健康教育

（1）增强机体抵抗力，防止受冻、受湿和过劳，预防链球菌感染，保持皮肤清洁，预防化脓性皮肤病。

（2）冬春季防止受凉，预防呼吸道感染和猩红热。在公共场所聚集时，要做好隔离工作，预防呼吸道感染。

（3）对反复发生的咽炎、扁桃体炎、皮肤感染要积极治疗。

（4）急性肾炎的恢复可能需要 1~2 年，当临床症状消失后，蛋白尿、血尿可能仍存在，应加强定期随访。

第二节 慢性肾小球肾炎

慢性肾小球肾炎简称慢性肾炎，是由多种原因引起的原发于肾小球的一组免疫性疾病。临床特点是病程长，多为缓慢发展，有不同程度的蛋白尿、血尿、水肿、高血压和肾功能损害，终至慢性肾功能衰竭。多见于青、中年。男性多于女性。

一、病因和发病机制

慢性肾炎多数发病原因不明确，仅有 15%~20% 的病人有急性肾炎病史，多数由各种肾小球肾炎发展而来。

发病机制主要与原发病的免疫炎症损伤有关，非免疫因素在慢性肾炎的病程过程中起重要作用。

二、临床表现

（1）全身症状

发病过程中多有头晕、乏力、食欲不振、精神差及失眠健忘等表现。

（2）少部分病人起病与急性肾炎有关

急性肾炎迁延不愈，病程超过 1 年；或有急性肾炎病史，临床症状已缓解，若干年后又表现为慢性肾炎。

（3）大部分病人起病与急性肾炎无关

无急性肾炎病史，一开始即表现为慢性肾炎。

（4）水肿

表现为肾炎性水肿的特点，水肿程度不一，缓解期可完全消失。

（5）高血压

病程过程中几乎均可出现血压升高，多为持续性中度以上高血压，舒张压升高显著，血压常在 160~180/90~110 mmHg。眼底检查常有视网膜动脉细窄、迂曲、反光增强、动静脉交叉压迹、絮状渗出，重者有眼底小出血灶。

（6）尿检查异常

异常程度差异较大，尿蛋白（+）~（++++），伴有不同程度血尿，尿沉渣镜检可有多种类型管型，尿比重多降低，在 1.020 以下。尿检异常为慢性肾炎必有表现。

（7）肾功能不全

部分病人以肾功能不全而初次就诊，表现有肾小球滤过率降低，血尿素氮、血肌酐升高，也可有肾小管功能减低的表现，如夜尿多、尿比重低等。

三、并发症

（1）感染

因机体免疫功能降低，易并发各种感染，以呼吸系统和泌尿系统感染最多见。

（2）心力衰竭

表现为左心衰竭或全心衰竭，为慢性肾炎最终死亡的最主要原因。其发生与高血压、贫血、水钠潴留等导致心脏扩大、心律失常和心脏负荷过重有关。

四、诊断和鉴别诊断

（一）诊断

慢性肾炎确定诊断较难，一般根据以下几方面确诊：①有慢性肾炎的临床表现，即有水肿、高血压、血尿、蛋白尿、管型尿、肾功能不全、贫血等；②病程超过1年；③排除全身性疾病所致继发性肾炎，如系统性红斑狼疮、过敏性紫癜、糖尿病等；④必要时肾穿刺组织病理学检查。

（二）鉴别诊断

（1）慢性肾盂肾炎

①多有尿路感染反复发作的病史。②尿沉渣检查有较多白细胞、白细胞管型，而尿蛋白较少。③尿细菌学检查阳性。④抗生素治疗有效。⑤肾小管功能损害较肾小球功能损害出现早且严重，表现为夜尿多、尿比重低，可有高氯性酸中毒。⑥静脉肾盂造影可见肾盂、肾盏变形。⑦超声检查双肾不对称性缩小，且表面凹凸不平。

（2）良性肾小动脉硬化症

①多发生于40岁以上。②常先有数年高血压病史而无肾炎病史。③尿蛋白较少，持续性血尿少见。④肾损害程度与心脑病变程度一致。⑤肾小管功能减退出现较早且突出。⑥早期无明显贫血和低蛋白血症。

（3）急性肾小球肾炎

急性肾炎感染后1~3周发病，多无贫血与低蛋白血症，无持续性肾功能不全。而慢性肾炎感染后数天至1周内发病，多有较明显贫血和低蛋白血症，肾功能不全持续存在，治疗后病情虽可有好转，但难以治愈。

五、治疗

慢性肾炎的治疗不以消除尿蛋白及尿红细胞为目标，而以防止或延缓肾功能进行性恶化、改善或缓解临床症状及防治严重并发症为目的。

（一）一般治疗

（1）休息

凡有水肿、高血压、肾功能不全，或血尿、蛋白尿严重者，应卧床休息。病情稳定后可从事轻体力工作，但应避免受寒与感冒。

（2）饮食

适当限制盐的摄入，根据水肿和高血压程度，一般限制在1~3 g/天，食物以优质低蛋白为主，蛋白质的摄入量 0.5~0.8 g/（kg·d），可以牛奶、鸡蛋、瘦肉补充。

（3）严禁使用肾毒性药物

选用药物应尽量使用低毒性的药物，或根据肾功能情况减量使用。

（二）控制血压

（1）治疗原则

①力争把血压控制在理想水平。应尽可能将血压控制在 130/85 mmHg 以下。②选择有肾脏保护作用、能延缓肾功能恶化的抗高血压药物。

（2）治疗措施

①限盐：每日限制在 3 g 以内。②利尿：可选用噻嗪类利尿剂如氢氯噻嗪 12.5~50 mg/天，用于治疗容量依赖性高血压。③血管紧张素转换酶抑制剂：具有降低血压、减少尿蛋白和延缓肾功能恶化的作用，可选用依那普利 5~10 mg，每日 1~2 次；贝那普利 5~20 mg，每日 1 次。④血管紧张素Ⅱ受体阻滞剂：氯沙坦 50~100 mg，每日 1 次；缬沙坦 80~160 mg，每日 1 次。⑤β受体阻滞剂：阿替洛尔 12.5~25 mg，每日 2 次。⑥钙通道阻滞剂：非洛地平 5~10 mg，每日 1 次；硝苯地平控释片 30 mg，每日 1 次；氨氯地平缓释片 5~10 mg，每日 1 次。⑦血管扩张剂：肼屈嗪 10~25 mg，每日 3 次。

（三）抗凝和抑制血小板聚集

对于血液呈高凝状态者，可应用抗凝药物，如丹参、川芎、低分子肝素及抑制血小板聚集的药物如双嘧达莫 300~400 mg/天，小剂量阿司匹林 40~300 mg/天。

六、预防和健康教育

（1）注意合理饮食，以优质低蛋白为主，如牛奶、鸡蛋、鱼类等，保证充足的热量和维生素。

（2）加强自我护理，避免受凉、潮湿和剧烈运动及过重体力劳动。学会控制饮水量和血压监测。

（3）注意个人卫生，预防呼吸道和泌尿道感染。

（4）勿使用肾毒性药物，尤其肾毒性较大的氨基糖苷类抗生素。

（5）定期门诊随访，病人应了解病情变化特点，当有水肿加重、血压升高、血尿出现时应及时复查。

第三节　隐匿性肾小球疾病

临床上以轻度蛋白尿和/或血尿为主要表现，无水肿、高血压及肾功能损害，故又称无症状性蛋白尿和/或血尿，是一组病因、发病机制及病理类型不尽相同，预后良好的原发性肾小球疾病。

一、临床表现

患者无水肿、高血压及肾功能损害，而仅表现为肾小球源性血尿和/或蛋白尿的一组肾小球病。

二、辅助检查

单纯性血尿患者需要做相差显微镜、尿红细胞形态检查和/或尿红细胞容积分布曲线测定，以鉴别血尿来源。对无症状的蛋白尿患者需做尿蛋白定量和尿蛋白电泳以区分蛋白尿性质，必要时应做尿本-周蛋白检查或尿蛋白免疫电泳。

三、诊断与鉴别诊断

（1）临床上无水肿、高血压及肾功能损害（需做肌酐清除率检查）。
（2）尿蛋白定量<1 g/d。
（3）以镜下血尿为主，可偶见肉眼血尿，为肾小球源性血尿。
（4）无急、慢性肾炎或其他肾脏疾病。
（5）肾穿刺病理类型多表现为：①肾小球轻微病变。②轻度系膜增生性肾炎。③局灶节段增生性肾炎。④包括上述病理类型的 IgA 肾病。
（6）需要鉴别的主要疾病有功能性蛋白尿和体位性蛋白尿等生理性蛋白尿。

四、治疗与预防

隐匿性肾小球疾病无须特殊治疗，病人可从事非全体力劳动工作，但是应该避免感冒、劳累及使用肾毒性药物。如有反复发作的慢性扁桃体炎，可考虑于急性期过后行扁桃体摘除术。

第四节　肾癌

肾癌是泌尿系统常见恶性肿瘤之一。其发病率在泌尿系肿瘤中仅次于膀胱癌而占第二位。本病好发于 50~70 岁，诊断时平均年龄 65 岁，20 岁以下少见，罕见于儿童，男性与女性的比例约为 2:1。肾癌的预后有明显的个体差异，已有转移的肾癌患者生存差异很大。术后 5 年生存率平均 45 %。（对特异性和非特异性的免疫治疗有效）在一定程度上与机体的免疫功能有关。

本病属中医"血尿""腰痛""积证"等范畴。

一、诊断

（一）诊断要点

1. 发病原因

肾癌的发病原因并不确切，但与以下因素有关：

吸烟：30 %的男性患者和 24 %的女性患者发病可能与吸烟有直接关系，吸烟者较正常人发病高 1.7~2 倍。

肥胖：尤其是女性的肥胖与肾癌的发生有一定关系。

职业因素：皮革工，制鞋工及接触石棉的工人，发病率相对较高。

肾癌有一定的遗传倾向。

长期透析的病人发生肾囊性病变时罹患肾癌的几率是正常人群的 30 倍。

2. 临床表现

血尿、肿块、腰痛为肾癌的三大主要症状。但发现时肾癌无症状患者占 40 %。而三联症同时出现，只有大约 15 %的患者，而且当这些症状都出现时往往已经到了晚期。也有 1/3 是以肾外表现为首发症状而发现了肾癌。

血尿：为最常见的症状。肉眼血尿或镜下血尿，间隙性、无痛性肉眼血尿为肾癌的特点。大多数病例血尿是因肿瘤侵入肾盂、肾盏而引起。

腰痛：侧腹部隐痛，持续性钝痛为主，为肿瘤长大后肾包膜张力增加或侵犯周围组织而造成。当肿瘤侵犯神经或腰椎可造成严重疼痛。

腰部或上腹部肿块：约有10%的患者腰部或上腹部可触及肿块，在消瘦患者或肿瘤位于肾下极时，体格常可检查到。有时可为唯一的体征，肿块质硬，表面不光滑。若肿块固定，表示肾周围有浸润，预后不佳。

肾外表现：由肾癌造成的人体异常代谢表现，并不代表预后差。（1）发热：为肾癌常见的肾外表现之一，约有30%的患者出现低热，少数患者可为高热。（2）贫血：约1/3患者出现贫血，可由失血引起，亦可能与肿瘤毒素或大量肾组织破坏抑制了造血等因素有关。（3）其他：约15%肾癌患者可出现可逆性肝功能失常，有10~15%的患者出现肾性高血压，有少量患者出现红细胞增多症、皮质醇增多症、高钙血症等。

肾癌晚期表现：（1）精索静脉曲张：常发生在左侧，为肿瘤压迫精索静脉引起，为继发性病变，平卧后曲张静脉不消失，表示静脉内有阻塞（或癌栓）。当下腔静脉受侵，可同时有下肢水肿出现。（2）晚期可发生远处转移：肺转移占75%，软组织为36%，骨为20%，肝为18%，同侧临近淋巴结、肾上腺、脑、对侧肾、皮肤、中枢神经系统约为8%。（3）恶病质、消瘦、乏力、厌食等等。

3. 影像学检查

B超检查：目前约有1/3~2/3的肾癌患者是由体检时发现，而且主要是由B超检查发现。表现为回声不均的低回声实性占位，多数血供丰富。

CT或MRI检查：可准确判断肿瘤大小，与周围组织关系，血管受侵情况，静脉癌栓及淋巴结转移情况等。为能否手术做出判断。CT常见表现：①肾脏改变：形态改变，局部隆起，肾门结构移位等。②肿瘤形态：分叶状或不规则，边缘与肾实质分界模糊，平扫呈等密度或低密度，常不均匀，少数为高密度。增强时有不均匀强化，但明显低于肾实质。③转移征象：肾筋膜内肿块，肾门及腹腔淋巴结肿大，直接侵犯周围器官（如肝、脾、胰、腰大肌等），肾静脉和下腔静脉内瘤栓及远处转移。少见表现：囊性肾癌5~7%，有钙化8~18%，少或无血管性肾癌6~10%，弥漫浸润性肾癌2~3%。

泌尿系造影检查：可观察肾盂、肾盏受压受侵情况等。

4. 脱落细胞学检查

可于血尿中查，阳性率在20~50%之间。也可在B超引导下行细针穿刺细胞学检查。

5. 病理学检查

肾癌又称肾细胞癌，起源于肾小管上皮细胞，可发生于肾实质的任何部位，但以上、下极为多见，少数侵及全肾；左、右肾发病机会均等，双侧病变占1%~2%。可由手术切除组织、转移灶活检等获得组织。病理分型：肾细胞癌（RCC）：占成人肾恶性肿瘤的80%~85%。包括①透明细胞癌：最常见；②颗粒细胞癌；③未分化癌。

6. TNM临床分期

TX　不能估计原发肿瘤。

T0　未发现原发肿瘤。

T1　肿瘤局限于肾，最大直径不超过7 cm。

T2　肿瘤局限于肾，最大直径超过7 cm。

T3　肿瘤侵犯肾静脉或下腔静脉，或侵及肾上腺或肾周组织，但未超过肾周筋膜（Gerota膜）。

T4　肿瘤侵透肾周筋膜，向邻近器官组织直接蔓延。
NX　不能估价局部淋巴结
N0　无局部淋巴结转移
N1　单一区域淋巴结转移。
N2　多个区域淋巴结转移。
MX　不能估价远处转移
M0　无远处转移
M1　有远处转移

7. ROBSON 肾癌分期

Ⅰ期：肿瘤限于肾实质内。
Ⅱ期：肿瘤延伸至肾旁间隙，但局限在肾周筋膜内。
Ⅲa：肿瘤侵犯肾静脉和下腔静脉。
Ⅲb：肿瘤有局部淋巴结转移。
Ⅲc：Ⅲa+Ⅲb
Ⅳa：肿瘤直接侵犯邻近器官（肾上腺除外）。
Ⅳb：远处转移。

（二）鉴别诊断

肾脏肿瘤95％为恶性，其中肾癌占75％。在肾脏良性肿瘤中，可见肾囊肿、肾血管平滑肌脂肪瘤、肾嗜酸细胞瘤等。其他的恶性肿瘤主要为肾转移癌，本病也需与腹膜后恶性肿瘤侵犯肾脏鉴别。

（1）肾囊肿：需要与囊性肾癌鉴别。囊性肾癌囊壁厚而不规则，或并有不规则结节，增强后囊壁或结节有强化，目前认为囊性肾癌多数由肾癌出血坏死引起，少数由多房囊肿癌变而成。

（2）肾血管平滑肌脂肪瘤（AML）：不常见，为家族性遗传性疾病。可因肿瘤突然破裂出血而发生严重血尿或休克。

（3）肾嗜酸细胞瘤。

（4）肾转移癌：肺癌、乳腺癌、恶性黑色素瘤等易发生肾转移，B超或CT见多发的小结节影。

（5）腹膜后恶性肿瘤：如恶性平滑肌肉瘤侵犯肾脏等，必要时病理检查明确诊断。

二、辨证

辨虚实：本病属本虚标实之证，虚指肾气虚，肾阴不足，或脾肾两虚，晚期则气血双亏。实指湿热下注，痰湿毒聚，气血淤滞等。

辨血尿：血尿伴腰痛，舌红苔黄脉滑，多为湿热；血尿，腰痛如锥，舌暗有瘀斑脉涩，多为血瘀；血尿，头晕乏力，舌胖有齿痕脉弱，多为脾不统血。

三、综合治疗

（一）中医治疗

治疗要点：本病本虚标实，全身为虚，局部为实，故治疗应扶正与祛邪兼顾，早期祛邪为主，兼以补肾，中期扶正与祛邪并重，晚期补气养血为主，兼以祛邪。扶正以滋肾阴、补肾阳、补脾气、益气养血为主，祛邪以清利湿热、理气活血、化痰散结、解毒为则。

1. 辨证论治

（1）肾虚毒聚证

症见：神疲乏力，腰酸痛，血尿，或午后低热，舌淡红，苔薄白，脉沉细。

治则：补肾解毒

方药：六味地黄丸加减。

生熟地各12 g，山药12 g，山萸肉12 g，丹皮12 g，茯苓30 g，黄芪15 g，女贞子12 g，补骨脂12 g，怀牛膝12，大小蓟各15 g，半枝莲30 g，土茯苓12 g，仙鹤草30 g

（2）湿热瘀毒证

症见：腰部或上腹部包块，腰酸痛，血尿，口干苦，渴喜凉饮，纳呆，恶心呕吐，低热，舌暗红，苔白或黄腻，脉弦滑。

治则：清热利湿，化瘀解毒

方药：五淋散合桃红四物汤加减。

茯苓30 g，当归12 g，生甘草12 g，赤芍15 g，栀子12 g，姜半夏12 g，竹茹6 g，瞿麦20 g。小蓟气血双亏

症见：消瘦，神疲乏力，面色无华，心悸气短，头晕，腰部肿块疼痛，血尿，纳呆，口干，低热，舌淡红，苔薄白，脉细弱。

治则：益气养血，解毒

方药：八珍汤加减

黄芪30 g，党参12 g，茯苓12 g，白术12 g，生地15 g，当归12 g，赤白芍各15 g，炒枣仁15 g，珍珠母30 g，白英15 g，半枝莲15 g，焦山楂15 g

（3）阴虚火旺证

症见：消瘦，低热，五心烦热，腰膝酸软，腰酸痛，血尿，口干，头晕耳鸣，舌质红，少苔或苔花剥，脉细数。

治则：滋阴清热，解毒

方药：知柏地黄汤加减

知母12 g，黄檗12 g，丹皮12 g，生地15 g，山萸肉15 g，茯苓15 g，玄参15 g，女贞子15 g，青蒿12 g，鳖甲15 g，大小蓟各15 g，藕节炭12 g，半枝莲30 g。

加减：

血尿：酌加生侧柏叶、小蓟、仙鹤草、槐花炭、蒲黄炭、贯众炭、藕节炭、茜草炭、煅花蕊石、煅龙牡、三七粉等。

腰痛：肾虚者加怀牛膝、杜仲、桑寄生、续断等。血瘀者加桃仁、红花、没药、五灵脂等。

2. 常用植物药制剂中成药

鳖甲煎丸：适于肾癌血瘀证，每次1丸，1日2次。

六味地黄丸：适于肾癌肾阴不足证，每次30粒，1日2次。

金匮肾气丸：适于肾癌肾阳虚证，每次1丸，1日2次。

（二）西医治疗

手术切除是肾癌的主要治疗方法。放疗和化疗不能使肿瘤彻底控制，一般可作为手术前后的辅助治疗。内分泌治疗晚期肾癌可使少数患者的肿瘤部分退化。免疫治疗可能对肿瘤的发展有一定的抑制作用。

1. 药物治疗

化疗：肾癌化疗的效果较差，常用的化疗药物有：VLB、MMC、羟基脲（HU）、优福定（UFT）、博来霉素（BLM）、阿霉素（ADM）、5-氟尿嘧啶（5-Fu）、环磷酰胺（CTX）和顺氯氨铂（DDP）等，化疗的总有效率仅有6%~19.6%。

激素治疗：有效率约10%左右（2%~17%），常用药物及服法如下：

甲孕酮500 mg，口服，每日2次。

甲地孕酮160 mg，口服，每日1次。

丙酸睾丸酮100 mg，肌肉注射，每周2~3次。

2. 免疫治疗和生物治疗

非特异性免疫方面最常用的是卡介苗。方法：每次5 mg，大腿内侧皮内注射，每周1次，共用6周。

特异性免疫目前用于临床的有：

免疫核糖核酸（IRNA），可使晚期肾癌缩小，有效率为22%，不良反应少。

干扰素（IFN）：（有效率16%），用法：自3×10^6IU开始，每周皮下或肌肉注射3次，以后逐渐增加到9×10^6IU，每周3次，以8周为1疗程，有效者可继续应用直到肿瘤进展为止。

干扰素与抗癌药物联合治疗肾癌取得了一定的成效。干扰素加5-Fu，证明有协同作用，大规模的研究结果IFN-α有效率为15%，5-Fu低于10%，而IFNα加5-Fu有效率为33.3%。

白介素-2（interleukin-2，IL-2）：在美国IL-2是唯一被批准应用于转移性肾癌的药物。常用方法：高剂量IL-2 60~72万IU/kg静脉注射Q8 h连续5天，每2周重复，总的反应率为15%~25%，CR率为3%~10%，CR的患者中80%能生存10年以上。然而由于副反应较大，并不是所有的转移性肾癌患者都能够耐受。低剂量组IL-2 7.2~20万IU/kg，疗效明显下降。剂量限制性毒副反应，主要表现为低血压和血管外漏综合征，也可出现其他严重毒性反应。身体健康、心肺功能良好及先行肾切除者的有效率一般较高。

3. 外科治疗

肾癌能手术者，要尽量选择手术。

治疗原则：Ⅰ期：根治性肾切除术。Ⅱ期、Ⅲ期：尽可能行根治性肾切除，术前、术后辅助化疗，术后行辅助放疗。Ⅳ期：主要采用放疗和化疗，如有可能行姑息性肾切除术，远处转移灶也可做放疗。复发病例：以化疗为主，配合放疗肾癌的孤立性转移灶也可行手术切除。

术式：肾癌根治术，单纯肾切除。

放疗：肾癌对放疗不甚敏感，为姑息治疗方法。肾癌的放疗适应证如下：

恶性程度较高或Ⅱ、Ⅲ期肿瘤，可用术后放疗作为辅助治疗；目前认为术后放疗是有益的，肾癌根治术后放疗的5年生存率一般报道在50~70%水平，较单纯手术有明显提高。原发肿瘤巨大或/和周围浸润固定或肿瘤血供丰富静脉怒张者，术前放疗可使肿瘤缩小，血管萎缩以增加切除率；骨骼等转移性肾癌引起疼痛时，放疗可缓解症状；不能手术的晚期患者，放疗可缓解血尿、疼痛等症状并延长生命。

四、预防与护理

（一）预防

肾癌的预后差别较大，个别病例有自然消退的报道，也有的病例进展很快，肾癌的预后一般与病理及病期关系较为密切。

肾癌无症状病历占 40%，无症状者往往病期较早，其 1、3、5 年生存率分别为 93%、83%、60%。而有症状者 1、3、5 年生存率为 82%、63%、35%。

肾癌细胞的类型与预后也有很大关系。透明细胞癌的恶性程度较低，预后较好；颗粒细胞癌恶性程度较高，预后较差；未分化癌分化最差，恶性程度最高，常在早期即有转移，预后恶劣。但有很多肾癌细胞的类型是混合的，在这种情况，以恶性程度最高的一类癌细胞估计其预后。

（二）护理

减少吸烟和肥胖人群，改善相关职业人员的工作环境，对高危人群进行监测，争取早期发现、早期治疗。

第五节 肾损伤

肾脏位置较深，受到腹肌、锥体、肋骨、前面脏器的保护，不易受到损伤，但肾实质脆弱，被膜薄，受暴力打击时会发生破裂。

一、病因与病理

（1）开放性损伤：因刀、枪、弹片贯穿致伤，常伴胸、腹部损伤，伤情重而复杂。

（2）闭合性损伤：分直接暴力损伤和间接暴力损伤。

①直接暴力损伤：上腹部和腰部、肾区受到外力的打击或腹侧受到挤压，肋骨和横突骨折时骨折片可刺伤肾脏。

②间接暴力损伤：由高处跌下，足跟和臀部着地时发生的对冲力，引起肾脏或肾蒂损伤。

（3）闭合性损伤病理类型

临床上最为多见，可分为下列病理类型：

①肾挫伤：肾实质轻微受损，肾被膜、肾盂、肾盏完整，可有被膜下局部淤血或血肿形成。

②肾裂伤：浅表肾实质裂伤，肾被膜完整，表现为被膜下血肿，常可保守治疗；深层肾实质裂伤，肾被膜破裂形成肾周围血肿，若集尿系统破裂则出现肉眼血尿；肾被膜与集尿系统同时破裂，形成全层裂伤，导致肾周围血肿伴尿外渗。

③肾血管损伤：肾蒂血管损伤比较少见，常见为肾段血管部分或全部撕裂。

二、临床表现

（1）休克：严重肾实质损伤，常合并有其他脏器损伤，表现有创伤性休克和出血性休克，甚至危及生命。

（2）血尿：可有镜下或肉眼血尿，输尿管、肾盂断裂时可无血尿。

（3）疼痛及腹部包块：疼痛可由肾被膜张力增加引起，亦可由输尿管血块阻塞引起肾绞痛、肾周围血肿和尿外渗，使局部肿胀形成肿块。

（4）发热：由血、尿外渗后引起感染所致。

三、诊断

（1）病史：有明显外伤史。

（2）临床症状和体格检查。

（3）特殊检查

①X 线检查：KUB、IVP 可了解骨折以及肾实质破裂和肾周血肿情况。

②B 型超声：可初步了解肾实质的伤情。

③CT 检查：为无创伤性检查，可精确了解肾实质及血、尿外渗情况。

④肾动脉造影：IVP 不显影，疑有肾蒂损伤可进行肾动脉造影，但应在病情稳定时施行。在肾动脉造影后，可进行肾动脉分支栓塞，以控制出血。

四、治疗

可分为非手术治疗和手术治疗。

（一）非手术治疗

适用于损伤较轻的单纯性肾挫伤或轻度肾裂伤，主要包括：

（1）绝对卧床休息至少 2 周，严密观察血压、脉搏和呼吸。

（2）密切观察患者的一般和局部情况的变化，必要时输血、输液，补充失血量，碱化尿液。

（3）尿液比色测定：每次排尿标本留置一部分于试管内比色，并注意血红蛋白测定，观察失血程度。

（4）使用抗生素预防与治疗感染。

（二）手术治疗

1. 适应证

（1）急性大量出血，腰部肿块继续增大。

（2）血尿持续 24 小时未见减轻，血红蛋白下降，影响全身情况。

（3）伴有其他脏器损伤出血或有腹膜炎症状。

（4）肾周围血肿发生感染，药物不能控制。

（5）开放性肾创伤并感染。

（6）严重继发性出血。

2. 手术方式的选择

（1）腰部切口探查和肾周围引流，清除血块异物，控制出血，探查伤肾，必要时肾周围引流。

（2）肾修补术和肾部分切除术：闭合性肾裂伤较局限，可将创口缝合，肾的一极严重损伤者则施行肾部分切除术，对孤独肾及对侧肾功能不全患者，应多保留肾实质。

（3）肾切除术：肾损伤严重，无法控制出血，若对侧肾功能良好，可采用肾切除术，以免救生命。

（胡学芹）

第三章 肾病综合征及肾衰

第一节 肾病综合征

肾病综合征并非是一种独立的疾病，而是由多种肾小球疾病引起的一组临床症候群。临床具有以下四个特点：①大量尿蛋白（超过3.5 g/24 h）；②低蛋白血症（血浆白蛋白低于30 g/l）；③水肿；④高脂血症即高胆固醇和（或）高甘油三酯血症。其中①、②两项为诊断必备条件，加上③、④中的一项或两项，肾病综合征的诊断即可成立。可不伴或伴有血尿、高血压、持续性肾功能损害。

一、病因

引起本病的病因可分为两类：

（1）原发性肾病综合征：由原发于肾脏本身的疾病所引起，急性、急进性、慢性肾小球肾炎和原发性肾小球肾炎均可引起。

（2）继发性肾病综合征：由全身性疾病累及肾脏所引起，过敏性紫癜、系统性红斑狼疮、糖尿病、多发性骨髓瘤、肾淀粉样变等疾病均可引起。

二、临床表现

（1）各年龄段均可发病，青少年发生率较高。

（2）病前常有上呼吸道感染、受凉或劳累等诱发因素。

（3）水肿为本病的最突出表现，具有肾病性水肿的特点，水肿常为全身性，身体下垂部位明显，指压呈明显凹陷性，水肿程度重，常伴有腹腔、胸腔甚至心包积液，男性患者可有重度阴囊水肿，因水肿常伴有尿少。

（4）血液检查表现为血白蛋白降低，低于30 g/L，血脂升高，以胆固醇和甘油三酯升高为主。

（5）尿检异常，表现为尿中出现大量蛋白质，24 h蛋白量大于3.5 g，尿蛋白定性（+++）~（++++），可无或有程度不同的血尿，尿液外观可见较多泡沫。

三、并发症

（1）感染

以呼吸系统、泌尿系统感染和原发性腹膜炎多见。常因免疫功能低下及与应用激素和免疫抑制剂治疗等因素有关。

（2）血栓、栓塞性并发症

全身各部位均可发生血栓及栓塞性并发症，以肾静脉血栓多见，此外，脑血管、肺血管、冠状血管及下肢静脉均可发生血栓及栓塞，常危及生命。

（3）急性肾功能衰竭

因有效血容量不足而致肾血流下降，诱发肾前性氮质血症，经扩容、利尿后可得到恢复。少数病例可出现急性肾衰，表现为少尿或无尿，扩容利尿无效。

四、诊断及鉴别诊断

(一) 诊断

肾病综合征的诊断可分以下几个层次：①凡具备大量蛋白尿（大于 3.5 g/天）、低蛋白血症（小于 30 g/L）、高脂血症和明显水肿者均可诊断为肾病综合征，其中以前两项为必备条件；②除外继发性肾病综合征后可诊断为原发性肾病综合征；③尽可能做肾活检确定病理类型，对制定治疗方案和估计预后有重要价值。

(二) 鉴别诊断

肾病综合征的鉴别主要是与各种继发性肾病综合征进行鉴别。

(1) 过敏性紫癜肾炎：①最主要的鉴别点是确定有无明确的过敏性紫癜病史，如具有典型皮疹、腹痛和关节痛表现即可确定，好发于少年儿童，尿中常有程度不等的血尿。②病理活检有 IgA 的沉积对鉴别有一定价值。

(2) 狼疮性肾炎：①多见于育龄期女性。②有发热、皮疹、关节痛及多系统损害的表现。③免疫学检查血清抗核抗体、抗双链 DNA 抗体、抗 Sm 抗体滴度升高。

(3) 糖尿病肾病：①有多年糖尿病史，一般在 10 年左右。②血糖、尿糖可升高。③具有糖尿病视网膜病变、周围神经病变特点。

(4) 遗传性肾炎：除表现肾病综合征特点外，还伴有神经性耳聋，眼晶状体、色素膜、视网膜病变，进行性肾功能衰竭。本病为遗传性疾病，呈家族性发病。

五、治疗

(一) 一般治疗

(1) 休息

严重水肿、低蛋白血症者应卧床休息，至水肿消退、一般情况好转后可起床活动。一般认为 1 年内应避免重体力活动及受凉感冒等。

(2) 饮食治疗

①低盐饮食：水肿严重者应限制盐的摄入，每日控制在 3 g 以内。

②优质蛋白质饮食：以富含必需氨基酸的动物蛋白为主，急性期可给予高蛋白饮食，0.8~1.2 g/天，但应避免长时间摄入，当水肿消失、低蛋白血症改善后可给予正常量蛋白质。

③保证热量供应：热量补充不应少于 125.52~146.46 kJ/（kg·d）。

④低饱和脂肪酸饮食：为减轻高脂血症，应少进食富含饱和脂肪酸（动物油脂）的饮食，多食富含多聚不饱和脂肪酸（植物油、鱼油）的饮食。

(二) 利尿消肿

因肾病综合征患者最主要的表现为全身水肿，因此消除水肿为本病的重要治疗之一，但利尿消肿治疗原则上不宜过快过猛，以免造成血容量不足，加重血液高黏，诱发血栓栓塞性并发症。

(1) 噻嗪类利尿剂、氢氯噻嗪 25~50 mg，2~3 次/天。

(2) 保钾利尿剂、氨苯蝶啶 50~100 mg，2~3 次/天；螺内酯 20~40 mg，2~3 次/天。

(3) 袢利尿剂、呋塞米 20~120 mg/天。

(4) 渗透性利尿剂、右旋糖酐-20（低分子右旋糖酐）500 mL，每日或隔日1次；羟乙基淀粉（706代血浆）250~500 mL，每日或隔日1次，静脉滴注。

(5) 提高血浆胶体渗透压、血浆100~200 mL/次，或血浆白蛋白10 g/次。伴有心脏病者应慎用。静脉滴注可提高血浆胶体渗透压，促进组织中水分重吸收并利尿。血浆制品输注不可过多过频，以免发生蛋白质超负荷肾病。

(6) 其他对严重顽固性腹水者，可试用短期血液超滤脱水、腹水体外浓缩后自身静脉回输、腹水超滤浓缩环注等治疗。

(三) 糖皮质激素

(1) 使用原则

糖皮质激素为治疗本病的首选药物，除个别病例有自愈倾向外，如无禁忌均应先用激素治疗。应用时应遵循以下原则：①初始剂量要足，一般应按照1 mg/（kg·d）剂量给药；②维持要长，一般诱导缓解期应维持治疗6~8周，总疗程应维持1年或更长；③减药要慢，为减少复发，减量过程应缓慢，尤当减量至20 mg/天左右时更应缓慢；④个体化治疗，应根据患者具体情况，特别是根据病理类型的特点，个体化应用。

(2) 治疗方案

常用制剂为泼尼松，用量为1 mg/（kg·d），连用6~8周，此后每2~3周减原用量的10%，减至较少剂量时可改为隔日疗法，继续减至最小有效剂量，总疗程需1年或更长。

(四) 免疫抑制剂

此类药物主要用于激素无效或激素依赖型患者，一般不作为治疗肾病综合征的首选药物或单独治疗药物。此类药物通过抑制嘌呤合成，阻断DNA及RNA合成，而影响免疫淋巴细胞的分裂及增生，达到良好的免疫抑制作用。

(1) 环磷酰胺

临床最常应用，以200 mg溶于生理盐水40 mL内隔日1次静脉注射，或2 mg/（kg·d）分1次或2次口服，累积量为6~8 g后停药。

(2) 环孢素

多用于难治性肾病综合征，可通过选择性抑制T辅助细胞的作用及细胞毒效应而发挥作用。3~5 mg/（kg·d），疗程3~6个月。长期使用有肝肾毒性、多毛、齿龈增生、高尿酸血症等副作用。

(3) 霉酚酸酯

是一种独特新型的免疫抑制剂，适用于激素或细胞毒药物无效的病人，一般用量为1.5~2.0 g/天，不良反应相对较少，但价格较昂贵，疗效尚待观察。

(五) 中药

(1) 雷公藤根或其提取物雷公藤多苷有减少尿蛋白作用，常与激素合用。

(2) 知柏地黄丸、六味地黄丸有滋阴降火作用，可减轻激素副作用。

(3) 金匮肾气丸有补助肾阳作用，激素减量期间应用可助顺利撤减激素，巩固疗效。

(六) 对症治疗

(1) 抗凝治疗

肝素钠1875~3750 U，皮下注射，每6 h 1次，或选用低分子肝素。

(2) 抗血小板聚集

双嘧达莫300~400 mg/天，分3~4次；阿司匹林40~300 mg/天。

(3) 溶栓治疗

给予尿激酶或链激酶局部或全身溶栓治疗，一般应争取在栓塞后 6 h 内使用。

(4) 降脂治疗

高脂血症加重血液高黏滞状态，并促使肾小球和全身动脉硬化，应给予治疗。常用洛伐他汀 20 mg，每日 1~3 次或辛伐他汀 40 mg，每日 1~3 次。

六、预防及健康教育

(1) 避免受凉、感冒，过劳和剧烈体育运动。
(2) 适度活动，避免肢体形成血栓等并发症。
(3) 了解激素及细胞毒药物的常见副作用，遵医嘱用药，勿自行减量或停用激素。
(4) 适当限制盐、水摄入，不可长久过量摄入过多蛋白。
(5) 定期门诊随访，监测血尿及肾功能变化，在医生指导下调整药物。

第二节 急性肾功能衰竭

急性肾衰竭（ARF）是一个由多种病因引起的临床综合征，是因肾循环衰竭或肾小管的变化而引起的一种突发性肾功能乎完全丧失，因此肾脏无法排除身体的代谢废物。当肾脏无法行使正常功能时，会导致毒素，废物和水分堆积在体内，而引起急性肾衰竭。

一、临床表现

（一）起始期

此期患者临床表现不明显，容易忽视。此期主要为原发病的表现，如失血、缺血、低血压、重症感染等。

（二）维持期

病程持续时间不定，短者仅持续几天，长者可持续 4~6 周，但多为 1~2 周。主要表现为尿毒症症状。

(1) 水、电解质紊乱和酸碱平衡失调可表现为：①代谢性酸中毒；②高钾血症；③低钠血症；④低钙、高磷血症。

(2) 全身并发症表现：①消化系统症状。可出现恶心、呕吐、腹胀、腹泻及消化道出血。②循环系统症状。出现高血压、心力衰竭、肺水肿及各种心律失常。③呼吸系统表现。可出现咳嗽、咳痰、胸痛、呼吸困难及肺内感染。④血液系统表现。出现出血倾向和贫血。⑤神经系统表现。出现意识障碍、抽搐、昏迷。⑥泌尿系统表现。主要为尿液异常、少尿或无尿，也可无明显少尿。

（三）恢复期

持续 1~3 周，肾小球滤过率逐渐恢复正常，尿量开始增多，可有多尿表现，尿量每日可达 3~5L 或更多。

二、实验室检查

（一）尿液检查

①中、小量尿蛋白，定性多为（+）~（++），以中、小分子蛋白为主。②可见肾小管上皮

细胞、上皮细胞管型和颗粒管型及少许红细胞、白细胞。③尿比重低，常在 1.015 以下。④尿渗透浓度低于 350 mmol/L，尿与血渗透浓度之比低于 1.1，尿钠含量增高，多在 20~60 mmol/L。⑤肾衰指数常大于 1，滤过钠排泄分数常大于 1。

（二）血液检查

血肌酐和尿素氮进行性上升，每日平均增加≥44.2 mmol/L。血钾升高常大于 5.5 mmol/L。

（三）影像学检查

（1）尿路超声对排除尿路梗阻和慢性肾功能不全有重要价值。

（2）X 线或放射性核素对检查血管有无阻塞有帮助，但要明确诊断常需行肾血管造影检查。

（3）尿路 CT 可显示是否存在着与压力相关的扩张，如怀疑由梗阻所致，可行逆行或下行性肾盂造影。

（四）肾活检

对于排除了肾前性及肾后性原因所致的急性肾功能衰竭后，仍无法明确致病原因者，特别是疑有肾小球肾炎、系统性血管炎、急进性肾炎和急性过敏性间质性肾炎者，应考虑行肾活检明确原因。

三、诊断及鉴别诊断

（一）诊断

急性肾衰的主要诊断要点为以下几点：

（1）有引起肾衰的原发因素或疾病，如急性失血、严重外伤、心力衰竭、感染、休克、应用肾毒性药物等。

（2）肾功能进行性减退。尿量突然明显减少或无尿，血肌酐绝对值平均每日增加≥44.2 μmol/L，或在 24~72 h 内血肌酐相对增加 25%~100%。

（3）输液试验。对高度怀疑但又不能确诊者，可试用 5% 葡萄糖溶液 250 mL 静脉输注，或注射呋塞米 40~100 mg，如血容量已补足后，血压恢复正常，但尿量不增加，仍为少尿或无尿，则可诊断。

（4）有水、电解质紊乱，酸碱平衡失调或急性肾衰的全身表现。

（5）尿液中有肾小管上皮细胞及管型，尿比重低，在 1.015 以下。尿渗透浓度低于 350 mmol/L，尿钠含量增高，肾衰指数大于 1，滤过钠排泄分数大于 1。

（二）鉴别诊断

（1）肾前性少尿

急性肾衰在少尿早期与肾前性少尿较难鉴别，而鉴别意义又较大，因此，应及早进行区别，主要可从以下几点进行鉴别。①补液试验。发病前有容量不足、体液丢失病史，体检有皮肤干燥、低血压、颈静脉充盈不明显者，可试用输液和利尿剂，如血压恢复正常，尿量增加，则支持肾前性少尿。②血浆尿素氮与肌酐比值。血浆尿素氮与肌酐不成比例增加，达 20∶1 或更高。③尿液诊断指标。尿比重>1.018，尿渗透压>500 mmol/L，尿钠浓度<20 mmol/L，血尿素氮/血肌酐>20，肾衰指数<1，滤过钠排泄分数<1。

（2）肾后性尿路梗阻

①有导致尿路梗阻的原发病如结石、肿瘤、前列腺肥大病史。②突然发生尿量减少或与无尿交替。③有肾绞痛或下腹痛。④膀胱区因积尿膨胀而叩诊呈浊音。⑤超声和 X 线检查有梗阻征象。

(3) 肾性急性肾衰

①有肾实质性疾病史如急进性肾炎、急性间质性肾炎、狼疮性肾炎、过敏性紫癜肾炎等。②有各相应疾病表现。③特异的实验室检查。④肾活检可用以鉴别。

四、治疗

(一) 积极治疗可逆因素

(1) 有失血、失液或休克表现者应给予输血、输液、输注血浆或蛋白，补充血容量，抗休克治疗。

(2) 有感染性疾病者应尽早给予敏感抗生素抗感染治疗，应选用无肾毒性或肾毒性低的药物，并按内生肌酐清除率调整药物剂量。

(3) 有心力衰竭者可给予强心药，改善心功能，纠正心衰。

(二) 维持体液平衡

严格限制钠和水的入量，按照"量出为入"的原则补充入液量。每日补液量应为显性失液量加上非显性失液量减去内生水量，由于非显性失液量和内生水量估计较困难，每日大致的进液量，可按前一日尿量加 500 mL 进行计算。发热患者只要体重不增加可增加进液量，透析支持下可适当放宽入液量。

(三) 营养疗法

补充营养以维持机体的营养状况和正常代谢，有助于损伤细胞的修复和再生，提高患者生存率。①每日热量补充 147 kJ/kg，主要以供应碳水化合物和脂肪为主。②每日葡萄糖入量不少于 100 g。③蛋白质的摄入量应限制在 0.8 g/(kg·d)，对高分解代谢、营养不良、需要透析治疗者，可给予 1.0~1.2 g/(kg·d)，补充的蛋白质中优质蛋白质应占一半以上。④脂肪乳（英特利匹特）可提供足够必需氨基酸和总热量。

(四) 高钾血症的治疗

当血钾超过 6.5 mmol/L，心电图表现为 QRS 波群增宽等明显变化时，应给以紧急处理：①10% 葡萄糖酸钙 10~20 mL 稀释后静脉缓慢注射；②5% 碳酸氢钠 100~200 mL 静脉滴注；③50% 葡萄糖溶液 50 mL 加普通胰岛素 10 U 缓慢静脉注射；④口服离子交换树脂 15~30 g，每日 3 次；⑤急症血液透析，适用于以上措施无效或伴有高分解代谢者，为治疗高血钾最有效的措施。

(五) 代谢性酸中毒

当 HCO_3^- 低于 15 mmol/L 时，可给予 5% 碳酸氢钠，自 100 mL 开始，后可酌情加量，对严重酸中毒者，应进行血液透析治疗。

(六) 心力衰竭的治疗

①洋地黄制剂。急性肾衰合并心衰者，对洋地黄制剂疗效差，且易发生洋地黄中毒，应谨慎使用。②血管扩张剂。以扩张静脉，减轻前负荷的药物为主。③利尿剂。急性肾功能衰竭对利尿剂反应差。④透析治疗。容量负荷过重的心力衰竭最有效的治疗是尽早进行透析治疗。

(七) 透析疗法

透析疗法在治疗急性肾功能衰竭中占有重要地位，能有效地纠正水中毒、电解质紊乱，排出尿毒症毒素，使急性肾功能衰竭的治疗和预后得到很大改进。

(1) 透析指征：①血钾>6.5 mmol/L 或每日升高 1 mmol/L 以上。②尿素氮>21.4 mmol/L 或

每日升高超过 8.9 mmol/L，血肌酐>442 μmol/L 或每日升高超过 176 μmol/L。③二氧化碳结合力<13 mmol/L。④急性肺水肿。⑤心包炎和严重脑病。目前主张早期透析或预防性透析，上述指标只作参考，不宜等病情严重后才开始透析治疗，原则上早做、多做，如少尿 3 天以上病情有加重趋势时，即可考虑透析治疗。

（2）透析方法选择：血液透析效率高，起效快，治疗时间短，常首选，但血流动力学影响大，有出血倾向者风险大。腹膜透析无须抗凝和很少发生心血管并发症，但透析效率低。连续性肾脏替代治疗适合于多器官功能衰竭患者，具有血流动力学稳定的优点，对血流动力学不稳定的患者较为安全。

（八）多尿的治疗

治疗重点为维持水、电解质和酸碱平衡，控制氮质血症及防止各种并发症，已透析患者逐渐减少透析次数至血肌酐和尿素氮降至正常后停止透析。

五、预防与健康教育

积极治疗原发病，及时发现导致急性肾衰的危险因素并去除，对老年人、糖尿病人、原有慢性肾脏疾病者，注意避免应用肾毒性药物。

（1）慎用肾毒性较大的药物，尽量避免应用大剂量造影剂。
（2）避免误食有毒食物及接触有毒重金属、工业毒物。
（3）避免大量出汗，及时饮水，以防血容量不足。
（4）恢复期应加强营养，适当锻炼，增强体质。
（5）定期门诊随访，监测肾功能及尿液。

第三节 慢性肾功能衰竭

慢性肾功能衰竭（慢性肾衰，又称慢性尿毒症）是指各种原因造成的慢性肾实质损害后期肾功能毁损，从而产生的临床综合征。它以肾功能进行性减退，代谢产物潴留，水、电解质和酸碱平衡失调及各系统受累为主要表现。

一、原因

引起慢性肾功能衰竭的原因很多，原则上讲，所有慢性肾实质性疾病后期都可引起，大体可分为以下几类：

（1）慢性肾疾病为最常见的原因，目前仍以慢性肾炎占首位，此外慢性间质性肾炎、多囊肾、肾小管酸中毒较常见。
（2）继发性肾疾病高血压肾小动脉硬化、糖尿病肾病、风湿性疾病（系统性红斑狼疮、结节性多动脉炎）、过敏性紫癜、痛风、多发性骨髓瘤等均可引起，近年来由糖尿病和高血压所致的慢性肾功能衰竭有明显增多的趋势，有可能成为引起慢性肾衰最主要的原因。
（3）中毒中草药中毒、镇痛药中毒、重金属中毒等，近年来由龙胆泻肝丸、冠心苏合丸等所致肾衰的病例屡有报道。
（4）尿路梗阻的疾病：前列腺增生、尿路结石、尿道狭窄、神经性膀胱。

二、临床表现

慢性肾衰在其漫长的病程过程中，临床表现差异很大，概括起来有如下表现。

（一）水、电解质紊乱和酸碱平衡失调

在病程不同阶段可出现脱水、水肿、低钠血症、高钠血症、低钾血症、高钾血症、低钙与高磷血症。代谢性酸中毒常为酸碱失衡最严重和最常见表现，轻者可仅有疲倦、厌食、恶心呕吐，重者可有深大呼吸、嗜睡、昏迷。

（二）尿毒症毒素所致各系统症状

（1）胃肠道表现

此为病人最早出现和最突出的症状，常因此而导致漏诊和误诊，因此，对不明原因的消化道症状应虑及本病。其主要表现为恶心呕吐、厌食、腹胀、呃逆，重者可出现假性肠梗阻和消化道大出血。

（2）精神和神经系统表现

早期一般仅有失眠、头昏乏力、注意力不集中、记忆力减退等。重者渐出现情绪和性格改变，如表情淡漠、沉默少语、精神萎靡。晚期出现嗜睡、尿毒症脑病、精神错乱、谵妄甚至昏迷。周围神经表现在早期常不明显，随病程延长，可出现肢体麻木、皮肤烧灼感、不宁腿综合征、肌肉萎缩，甚至瘫痪。

（3）造血系统表现

可有贫血、出血、血小板功能障碍表现。贫血多为正细胞正色素性贫血。

（4）心血管表现

包括高血压、心衰、心包炎和心肌炎等，常为引起尿毒症病人最终死亡的主要原因。心力衰竭可表现为急性左心衰竭如心悸、气喘、端坐呼吸、咳粉红色泡沫样痰、急性肺水肿，也可表现为右心衰竭，出现肝脏肿大、颈静脉怒张等。心包炎表现为心前区痛、心包摩擦音，重者可因心脏压塞危及生命。

（5）呼吸系统表现

可出现肺部感染、间质性肺炎和呼吸性酸中毒。

（6）皮肤表现

病人面色萎黄，色素沉着，皮肤干燥、粗糙、无光泽，可出现顽固性瘙痒。

（三）代谢、内分泌紊乱和免疫功能障碍

可出现甲状腺、性腺功能低下，生长发育障碍，机体抵抗力差易合并感染。

三、实验室检查

（一）血常规检查

出现不同程度贫血，血红蛋白多在 80 g/L 以下，红细胞及血细胞比容降低，贫血多呈正细胞正色素性，血小板正常或偏低。血沉多加快，白细胞可正常或偏低，合并感染时可升高。

（二）尿液检查

尿蛋白多轻中度增多，一般为（+）～（++），晚期甚至可为阴性；尿沉渣镜检有不同程度血尿、管型尿，蜡样管型对本病有诊断价值。尿比重多在 1.018 以下。

（三）肾功能检查

内生肌酐清除率降低，血肌酐和血尿素氮升高。

（四）其他检查

（1）X 线检查可观察肾影大小、形态改变和有无结石及梗阻。

(2) B超或CT检查可确定肾脏位置、大小、形态及观察肾脏内部结构。
(3) 同位素肾图可测定总肾及分肾功能，显示肾脏位置、大小、形态及尿路通畅情况。

四、诊断及鉴别诊断

(一) 诊断

(1) 确定慢性肾衰程度

依据病史、症状和体征，参照慢性肾衰分期标准，作出是否肾衰及其程度的诊断。

(2) 原发病诊断

多数有明确的肾病史，结合临床表现特点可获诊断。无明确肾损害病史者，应及时作相关检查，必要时行肾穿刺病理学检查，以明确原发病。

(3) 确定促使肾衰加重的诱因

慢性肾疾病若出现急骤肾功能恶化，常存在一定诱因。这些常见的诱因有：①急性应激状态如严重感染、手术与创伤；②肾毒性药物的应用如氨基糖苷类抗生素、高渗药物及造影剂；③尿路梗阻；④心力衰竭；⑤脱水；⑥肾血管栓塞等。

(二) 鉴别诊断

(1) 急性肾衰

慢性肾衰若起病隐匿，当有应激状态使慢性肾衰突然加重时，与急性肾衰区别较难，常在以下几方面鉴别：①有肾缺血、肾中毒等导致急性肾衰的明确原因；②临床呈急性经过，表现为无尿或少尿期、多尿期、恢复期；③影像学检查肾体积正常或增大；④指甲肌酐测定正常，本项检查多数医疗单位尚无开展，因指甲肌酐含量可反映病人3个月前的血肌酐水平，故用于鉴别急慢性肾衰有重要意义。

(2) 尿毒症昏迷的鉴别

对于以昏迷或以精神神经症状为主要表现，而又无明确肾脏病史或病史不清者，应注意与引起昏迷的其他疾病相鉴别，如急性脑血管病、急性中毒、肝性脑病、糖尿病高渗性昏迷，通过详细询问病史、体格检查及相应的辅助检查，可区别。

五、治疗

(一) 一般治疗

(1) 饮食治疗：适宜的饮食治疗对保护肾功能、延缓肾功能衰竭进展和缓解症状具有重要意义，因此，对于肾衰病人应重视饮食在治疗中的价值。

①蛋白质的补充：蛋白质的摄入量，宜根据肾小球滤过率作适当调整，肾小球滤过率降至50 mL/min以下时，须进行适当的蛋白限制。肾小球滤过率10~20 mL/min者，每日0.6 g/kg，大于20 mg/min者加5 g，小于5 mL/min者每日约20 g。对于已行维持性透析者，则应适当增加饮食中蛋白质。饮食中蛋白质60%以上须为富含必需氨基酸的蛋白质，如鸡蛋、鱼、瘦肉、牛奶。尽可能少食富含植物蛋白的物质如花生、黄豆及其制品，可用小麦淀粉作主食代替大米、面粉。

②高热量摄入：每日约需热量125.52 kJ/kg，为满足热量摄入，可多食用植物油和糖。

③其他：食盐一般不宜限制过严，除非有水肿、高血压和少尿，只要尿量每日超过1L，一般无须限制食物中钾。少尿、水肿、心衰者应严格限水，但尿量每日在1000 mL以上又无水肿者，则不宜限制。

（2）其他：避免过劳、受寒、预防感染，禁用肾毒性药物。

（二）去除诱发因素和治疗原发病

（1）积极治疗原发病。有些原发基础疾病有可逆性，经积极治疗后，原发疾病好转，肾功能可明显改善。

（2）纠正和解除恶化因素。慢性肾衰在疾病过程中，常因某些因素，使肾功能急剧恶化，如能去除这些因素，肾功能可得到明显改善。

（三）纠正水、电解质紊乱和酸碱平衡失调

1. 维持水、钠平衡

（1）少尿或有水钠潴留者，应限制水钠摄入量，盐摄入每日 2~3 g。

（2）脱水者轻度脱水，应口服补液；重度脱水，需静脉补液，补液量以前一天尿量加 500 mL 为宜。

（3）高钠血症宜补充生理盐水，因主要为脱水所致。

（4）低钠血症应适当补充钠盐，轻度低钠增加盐摄入量，每日 4~6 g，严重低钠时，可据血钠浓度静脉补充高渗氯化钠。

2. 纠正低钾血症和高钾血症

（1）纠正低钾血症：轻度低钾，口服钾盐或进食含钾丰富的食物；严重低钾，需静脉补充。

（2）纠正高钾血症：①限制钾盐摄入。②应用排钾利尿剂加速钾排泄。③10 % 葡萄糖酸钙 10~20 mL 稀释后静脉注射。④静脉滴注碱性药物，如 5 % 碳酸氢钠 1000 mL 静脉滴注，以拮抗钾。⑤50 % 葡萄糖 50~100 mL 加胰岛素 6~12 U 静脉注射。⑥急症血液透析，药物治疗仅能暂时将血钾转入细胞内，真正解决高钾血症应行血液透析治疗，将钾排出体外。

3. 高血磷和低血钙的治疗

（1）降低血磷：目前所采用的治疗方法对降低血磷的作用有限，主要是限制食物中磷摄入、应用肠道磷结合剂。

（2）补充钙剂：轻度低钙无症状者，可口服碳酸钙 2 g，3 次/天；葡萄糖酸钙 1 g，3 次/天；α-骨化三醇（罗钙全）0.25~0.5 μg/天。有低钙抽搐时，缓慢静脉注射 10 % 葡萄糖酸钙 10~30 mL。

4. 纠正代谢性酸中毒

轻度酸中毒，口服碳酸氢钠 1~2 g，3 次/天；二氧化碳结合力<13.5 mmol/L，尤伴有深大呼吸或昏迷时，应静脉补充碳酸氢钠，每提高 1 mmol/L 的二氧化碳结合力，约需 5 % 碳酸氢钠 0.5 mL/kg，一般使二氧化碳结合力提高至 17.1 mmol/L 即可。

（四）对症治疗

（1）高血压的治疗

高血压的良好控制常较困难，因其血压升高多为容量依赖性，故清除水钠潴留是治疗的关键。对于药物降压不佳者，应考虑血液透析治疗。降压药物的使用同慢性肾炎高血压的治疗。

（2）贫血的治疗

对于有贫血表现者，应纠正贫血，其治疗的目标值是将血细胞比容升至 0.33~0.36。

①证实有缺铁者应补充铁剂，常用的有硫酸亚铁、琥珀酸铁、右旋糖酐铁。

②补充叶酸，5~10 mg，每日 3 次。

③对贫血较重，又无条件使用促红细胞生成素者，可少量多次输入鲜血或红细胞，但无持久

作用。

④应用人类重组红细胞生成素治疗肾性贫血疗效确切，用药10天外周血网织红细胞增加，4周内血红蛋白和血细胞比容增加。一般用量50 U/kg，3次/周，2周后增至75 U/kg，待血红蛋白和血细胞比容接近正常时，改为维持量50~100 U/kg，2次/周，皮下注射或透析时由血路注入。

（3）心力衰竭的治疗

除强心、利尿外，需用硝普钠或酚妥拉明降低心负荷，因其心衰发生原因主要为血容量增多所致，故治疗应首选透析超滤，以期在较短时间内降低心脏负荷。

（五）胃肠吸附疗法

（1）氧化淀粉

氧化淀粉是淀粉和高碘酸化合物，口服与肠腔中尿素氮结合从粪便中排出，降低尿素氮。现用包醛氧化淀粉5~10 g，2~3次/天。尿毒清5~10 g，每日3次。

（2）活性炭

在肠道内可吸附酚类、中分子物质。现常用爱西特4片，3次/天。

（六）必需氨基酸的应用

对于早期肾功能衰竭病人，应用低蛋白饮食，可减轻氮质血症，为促进蛋白质合成，在蛋白质摄入量小于20 g时，应补充必需氨基酸，也可口服α-酮酸制剂（肾灵）以代替必需氨基酸，达到同样的疗效。

（七）血液净化疗法

1. 血液透析

（1）原理

将病人血液与含有一定化学成分的透析液同时连续不断地引入透析器内，分别在透析膜两侧逆向流过。根据膜平衡原理，半透膜两侧的液体各自所含溶质从浓度高的一侧向浓度低的一侧移动（弥散作用），而水分子则从渗透压低的一侧向渗透压高的一侧渗透（渗透作用），经过一定时间后，最终达到膜两侧的平衡。病人血液中的尿毒症毒素及多余水分弥散、渗透到透析液中排出体外。

（2）透析指征

慢性肾衰病人何时开始透析，差异较大，常取决于患者年龄、经济状况、疾病严重程度及后续治疗措施等。慢性肾衰开始透析治疗的指征可归纳如下：①具有尿毒症的临床表现；②血内生肌酐清除率小于5 mL/min，肌酐大于1000 μmol/L。但当出现以下情况时，应早期或紧急透析：①肾衰进展迅速，全身状态明显恶化，严重消化道症状；②并发周围神经病变；③高龄患者；④糖尿病肾病、结缔组织肾病；⑤药物不能控制的高血压、高血钾（>6.5 mmol/L）；⑥药物不能控制的水潴留，少尿、无尿、高度水肿伴有心衰、肺水肿和脑水肿；⑦药物不能纠正的代谢性酸中毒（pH<7.2）；⑧并发尿毒症性心包炎、消化道出血，出现中枢神经系统症状（神志恍惚、嗜睡、昏迷、抽搐、精神症状）。

（3）禁忌证

血液透析一般没有绝对禁忌证，但应注意相对禁忌证：①严重感染；②出血或严重贫血；③严重低血压或休克；④严重心功能不全或冠状动脉病变；⑤严重高血压或脑血管病；⑥大手术后未过3天者；⑦精神病；⑧同时已有癌肿等疾病。

(4) 血液透析优缺点

高效是它的一个优点，因为血液透析是间断进行的，所以每天去除液体及纠正溶质必须在短时间内完成，快速纠正电解质紊乱可引起心律失常，危重病人难以耐受快速脱水。对于维持性透析者，一般每周透析 2~3 次，每次 4 h。

2. 腹膜透析

(1) 原理

腹膜是一个半透膜，具有弥散和超滤功能，可清除血中尿毒症毒素，调节水、电解质和酸碱平衡。用手术方法将腹膜透析管置于膀胱（子宫）陷窝，透析液引入腹腔，通过腹膜与病人血液充分交换，透析液所含电解质、代谢产物与血液平衡后，再从腹腔放出丢弃，达到透析目的。

(2) 适应证

①慢性肾衰稳定期患者，由于某种可逆性因素而急性恶化者。②慢性肾衰轻型患者，每日尿量在 1L 以上，一般对症治疗不满意者。③晚期慢性肾衰患者危重不能耐受血液透析，可先腹膜透析进行过渡准备。

(3) 禁忌证

①周围循环衰竭。②没有完整腹壁皮肤或腹壁皮肤感染。③严重腹胀或肠胀气。④疑有内脏器官损伤。⑤广泛肠粘连。⑥严重全身感染。⑦高度腹水。

(4) 腹膜透析优缺点

①腹膜透析是持续完成的，代谢产物的排出也是连续进行的，因此极易保持血流动力学的稳定，并发症少。②贫血改善。③高血压易控制。④避免透析引起心律失常。⑤营养情况改善。⑥残余肾功能得到保护。⑦无须动静脉造瘘手术。但长期腹膜透析，易合并腹腔感染和腹膜硬化。

(八) 肾移植

任何原因导致的终末期肾衰竭均可接受肾移植，肾移植是将健康肾移植给尿毒症病人，是尿毒症病人最理想的治疗方法。移植肾可来源于尸体或亲属供肾。肾移植成功的重要条件是良好的组织配型，主要是 ABO 血型系统、人类白细胞抗原系统及淋巴细胞毒性试验。肾移植需长期口服排异药物，主要有激素、环孢素、酶酚酸酯、硫唑嘌呤、抗胸腺细胞球蛋白等。

六、肾衰病人用药原则与剂量调整方法

(一) 用药原则

(1) 加强临床观察，发现药物不良反应，及时处理或停药。

(2) 尽可能应用药代动力学受肾功能影响小的药物。

(3) 了解药物的药代动力学特点，尤其是经过肾脏代谢、排泄的药物，掌握肾功能下降程度与肾清除率下降的关系。

(4) 根据药物的药代动力学特点和肾衰后药代动力学变化，确定减量或延长间隔，制定最佳给药方案。

(5) 治疗药物监测，对于治疗指数窄、剂量调整精准度要求高的药物如氨基糖苷类抗生素，需监测血药浓度使其达到有效血浓度而不到毒性水平。

(6) 透析可使药物清除增加，实际进入体内的药物减少，应补充相应剂量。

(二) 用药剂量调整方法

由于许多药物或其代谢产物由肾脏清除，因而当发生肾功能衰竭时，应对这些病人的用药

剂量进行调整。

（1）以药物分布容积调整负荷剂量

有些药物为了在较短时间内尽快达到稳定有效浓度，常在首次给药时给予负荷剂量。需要的负荷剂量为药物分布容积乘以希望达到的初始目标血浓度。肾功能衰竭病人的药物分布容积常发生改变，其负荷量也应相应改变，某些半合成青霉素、头孢菌素，常需减量使用，具体减量方法一般在药物说明中有提示。

（2）以清除率来调整药物的维持剂量

药物的维持剂量是由期望的平均稳态血浓度和药物清除率来决定的，肾功能衰竭时，药物的清除率降低，其维持量也应减少。

（3）以药物半衰期调整给药间隔时间

肾功能减退时，某些药物的代谢减慢，如地高辛，易在体内蓄积中毒，应延长给药间隔时间。而有些药物需要增加用量，如呋塞米（速尿）在肾衰、低蛋白血症情况下需加大用量。

七、预防及健康教育

（1）根据病情和活动耐力，进行适当活动，避免过劳和重体力活动。

（2）注意合理饮食，严格遵从饮食治疗原则，尤其是蛋白质的合理摄入和水钠限制。

（3）每日尿量、血压和体重变化，对于全面了解病情变化十分重要，因此病人应非常重视并准确记录。

（4）注意保暖，以免受凉致上呼吸道感染。不可滥用药物，以避免因使用肾毒性药物而致病情加重。

（5）已行透析治疗者，应十分留意动静脉瘘管和腹膜透析管的保护，以免意外损害。已行肾移植的病人，应注意移植肾的保护，严防意外碰撞致其损伤。

第四节 糖尿病肾病

糖尿病肾病又称糖尿病肾小球硬化症，是糖尿病导致的肾脏并发症，在西方国家终末肾衰竭病人中此病占首位，我国发病率也在日益增多。其临床主要表现为蛋白尿、浮肿、高血压和肾功能不全。

一、诊断

（1）有糖尿病病史，或出现糖尿病的其他慢性并发症。

（2）尿中出现微量白蛋白尿或大量蛋白尿。

（3）肾活检病理检查早期见肾小球基底膜增厚，中晚期可出现结节性、渗出性或弥漫性肾小球硬化。硬化共同的特点为嗜伊红及PAS染色阳性。

符合上述1、2项为临床糖尿病肾病，有3项可确诊。

二、分期诊断

第一期（肾小球高滤过期）：仅肾小球滤过率增高，尿白蛋白排泄率正常，尿常规化验正常。

第二期（正常白蛋白尿期）：休息时尿白蛋白排泄率正常（<20 μg/min），但运动后增高，尿常规化验正常。

第三期（早期糖尿病肾病期）：尿白蛋白排泄率持续增高（20~200 μg/min），尿常规化验仍正常。

第四期（临床糖尿病肾病期）：尿常规显示尿蛋白阳性即进入此期，尿蛋白量渐进增多至出现大量蛋白尿（>3 g/d）及肾病综合征。肾小球滤过率渐进下降。

第五期（肾衰竭期）：肾功能损害至肾衰竭即进入此期，最终进入尿毒症。肾衰竭早期仍常伴大量蛋白尿及肾病综合征，晚期时尿蛋白逐渐减少。

三、治疗与预防

（1）一般治疗、包括糖尿病教育、饮食治疗和运动疗法。

无论早期或晚期的糖尿病肾病饮食，均应限制蛋白质摄入量，国外推荐为每日 0.8 g/kg 体重，一旦 GFR 开始下降，应更严格限制蛋白质摄入（每日 0.6 g/kg 体重）。限制食盐的摄入量，伴高血压和水肿者应严格限制在每日 3 g。对肾功能正常者可不必严格限制磷的摄入，在氮质血症期每日磷摄入应低于 600 mg。应低脂饮食，还应注意补充叶酸等维生素和铁剂。

（2）控制高血糖

从患糖尿病起，并贯彻疾病始终，都应通过饮食治疗及降糖药物治疗认真控制血糖，并应认真达到如下指标：空腹血糖<6.1 mmol/L（110 mg/dl）；餐后血糖<8.0 mmol/L（144 mg/dl）；糖化血红蛋白<6.2%。

（3）应用血管紧张素转换酶抑制剂

从尿白蛋白排泄率增高开始，无论有无高血压，均应开始服用血管紧张素转换酶抑制剂，已证实能延缓肾损害进展。亦可应用血管紧张素Ⅱ受体拮抗剂替代血管紧张素转换酶抑制剂。

（4）控制高血压

应首选长效血管紧张素转换酶抑制剂或血管紧张素Ⅱ受体拮抗剂治疗，但是为有效控制血压还常需配合应用其他降压药（如小剂量利尿剂及钙通道阻滞剂）。血压应力争降至如下水平：尿蛋白阴性或<1.0 g/d 的患者应<130/80 mmHg（平均动脉压 97 mmHg），尿蛋白>1.0 g/d 的患者应<125/75 mmHg（平均动脉压 92 mmHg）。

（5）控制高血脂

应通过饮食及药物治疗控制高血脂，以胆固醇增高为主者宜选用 H mg-COA 还原酶抑制剂治疗，而以甘油三酯增高为主者宜选用氯贝丁酯类治疗。血脂应力争达到如下指标：总胆固醇<4.5 mmol/L，LDL-chol<2.5 mmol/L，HDL-chol>1.1 mmol/L，甘油三酯<1.5 mmol/L。

（6）利尿消肿

糖尿病肾病综合征病人利尿消肿常十分困难，一般需先静脉点滴低分子右旋糖酐扩容，而后再静脉注射袢利尿剂（呋塞米或布美他尼）方可利尿，严重病例尚需利用血液净化技术超滤脱水。并应严格限制食盐入量（<3 g/d）。

（7）肾脏替代治疗

糖尿病肾病肾衰竭病人进行肾脏替代治疗要比其他肾病早，肾功能达到如下指标即应开始：血清肌酐>530 μmol/L（6 mg/dl），肌酐清除率<15~20 mL/min。

（胡学芹）

第四章 肾血管疾病

第一节 肾动脉狭窄

一、概述

肾动脉狭窄（renalarterialstenosis，RAS）是指各种原因引起的单侧或双侧肾动脉主干或分支狭窄（≥50%）。一般来说，肾动脉狭窄>50%时，才会影响肾脏的血液灌流；>70%时则会明显减少肾血流量。肾动脉狭窄引起肾缺血，可导致两种严重后果：肾血管性高血压（RVH）和慢性缺血性肾病（CIRD）。所谓慢性缺血性肾病，是指任何原因引起的肾小球前的大、中、小动脉狭窄或阻塞（≥60%），肾血流动力学显著改变而致肾小球滤过率（GRF）减低、肾功能不全的慢性肾脏疾病。

二、病因病机

（一）病因

（1）动脉粥样硬化，中老年人多见。动脉粥样硬化所占比例在不断增加，已跃居为肾动脉狭窄的首要病因。

（2）纤维肌性增生（fibromuscularhyperplasia），青少年多见。

（3）动脉炎（大动脉炎综合征、结节性动脉周围炎），青年、女性多见。

（4）解离性大动脉瘤（壁间大动脉瘤波及肾动脉）。

（5）外伤血肿或肾内外肿瘤如神经纤维瘤、嗜铬细胞瘤压迫肾动脉及其分支。

（6）肾动脉内血栓形成或栓塞。

（7）游走肾伴下垂。

（二）发病机制

（1）肾动脉狭窄使肾脏灌注压降低，球旁细胞分泌过多的肾素，激活RAS系统引起高血压。

（2）若双侧肾动脉同时狭窄，肾灌注压和GFR下降，肾脏排水排钠功能亦受损害，也会发生容量依赖性高血压。

三、症状

（1）高血压

①青年人发生的高血压，病程短、进展快，短期内血压达到恶性高血压的水平，舒张压升高的程度与肾动脉狭窄的程度成正比；或病程虽较长，但突然恶化，此易发生在50岁以上，特别是老年人，与动脉粥样硬化相关。

②青年患者多无原发性高血压的家族史。

③一般降压药物疗效不佳。

（2）腹部杂音局限于侧腹部（左、右肾门区）可听到血管杂音，杂音呈高音调为其特征。

(3) 大动脉炎的表现好发于青年女性。由于胸腹主动脉病变可导致上肢收缩压明显高于下肢；下肢发生缺血症，如肢体发冷、麻木、酸痛、无力抑或间歇性跛行。还可出现主动脉弓分支病变引起的无脉症（一侧或双侧）或脑缺血的症状。大动脉炎活动时可有发热、血沉增加、嗜酸性粒细胞增高等表现。

(4) 低钾血症为继发性醛固酮增多症所致。

(5) 肾脏病表现可有不同程度的蛋白尿。长期慢性肾缺血逐渐出现慢性肾功能不全。少数患者可出现腰痛、恶心、呕吐、发热、蛋白尿、血尿等节段性肾梗死的表现。

四、诊断

(一) 临床表现

ARAS 是一进展性疾病，但具可治性。早期发现、诊断和及时干预治疗可有效控制高血压，并阻断对肾脏的损害，下列临床表现可为 ARAS 诊断提供线索：

(1) <20~30 岁或>55~60 岁时发生的高血压，特别是无高血压家族史者。

(2) 先前血压正常或血压控制良好者，出现中、重度高血压并难以控制者。

(3) 有或无高血压，新近出现不好解释的肾功能恶化而尿检改变较轻者；或使用 ACEI 后肾功能急剧减退者。

(4) 存在心、脑血管等全身动脉硬化者，或反复发作性肺水肿者（消除肾动脉狭窄后，肺水肿即戏剧性不再发生，其机制不明）。

(5) 腹部血管杂音，或影像学检查示双侧肾脏大小不等，长径相差 1.5 cm 者。

临床怀疑 ARAS 者，可进一步选择下列检查以明确诊断肾脏彩色多普勒超声、卡托普利核素肾显像、螺旋 CT 血管造影（血肌酐≤221 μmol/L 时选用）、磁共振血管成像（血肌酐>221 μmol/L 时选用）与数字减影肾动脉造影。肾动脉造影是诊断肾动脉狭窄的"金标准"，它可准确显示肾动脉狭窄的部位、病变的范围、狭窄的程度以及间接提示动脉狭窄的病因。但肾动脉造影系一有创操作，造影剂有可能引起急性肾损伤，导致造影剂肾病故应严格把握其适应证，并做好预防措施。

肾动脉狭窄包括肾动脉主干及其分支的狭窄性病变，造成肾的灌注压低下，促进肾小球旁细胞分泌过多的肾素，导致高血压发生。

(二) 诊断手段

(1) 放射性核素检查

①肾图：肾动脉狭窄时分泌段与排泄段延长，呈抛物线形曲线；肾动脉完全阻塞，呈水平下降型曲线；也可出现 3 条曲线基本正常的小肾图。

②肾扫描：用 ^{99m}Tc-DMSA 作肾扫描或 γ 照相可见肾脏影像与解剖学形态一致。其阳性表现为：①病肾不显影或稍显影；②病肾萎缩；③病肾延迟显影；④放射性分布稀疏。

(2) 超声诊断 B 超检查为无创伤性，同时简便、安全、廉价。如发现一侧肾脏的长径小于正常值 1.5 cm，则很可能为单侧肾动脉狭窄所致。

(3) 磁共振及螺旋 CT 检查为无创伤性、简便的诊断方法，诊断的敏感性和特异性均在 90 % 以上。

(4) 血管造影确诊肾动脉狭窄的最可靠方法。

(5) 卡托普利试验判断 RAS 活性。当患者取坐位时，口服卡托普利 25~50 mg，测定服药后 1 h 和 2 h 的血压下降程度和 PRA 较服药前升高程度。阳性结果为：①血压明显下降；②PRA≥12 ng/（mL·h）；血浆肾素增加的绝对值≥10 ng/（mL·h）；PRA 增加 150 %（若服药前基础值<3 ng/(mL·h)，则需增加400%）。

上述检查中，血管造影和PRA活性检查可作为确诊。

五、治疗

肾动脉狭窄可通过介入治疗。肾动脉狭窄介入治疗失败、多分支狭窄或狭窄远端有动脉瘤形成及肾动脉起始部狭窄等情况可用手术治疗。β受体阻断药如美托洛尔和α受体阻断药等降压药的使用。

肾动脉狭窄治疗主要包括：①通过药物治疗控制高血压，以防止高血压引起的各种并发症。②通过血管介入治疗或外科手术治疗纠正（或消除）肾动脉狭窄，恢复肾血流，保护肾功能。

（一）肾血管介入治疗

肾动脉狭窄介入治疗主要包括：经皮腔内血管成形术（PTA）和肾动脉内支架植入术（PYRAS）。Gruntzing1974年发明了双腔气囊导管，1978年首次将经皮腔内气囊扩张术应用于肾动脉狭窄。术者在X线透视引导下，从股静脉经皮穿刺，将带气囊的导管直接送入狭窄的肾动脉处，然后加压使球囊扩张数次，直到狭窄的两端压力差消失，狭窄的部分被满意扩张。PTA术前常规服用钙通道阻滞药以预防肾血管痉挛，术中肝素抗凝，术后服用阿司匹林100~150 mg/d，持续半年或更长时间，以防止血栓形成。于PTA术后4~6小时，血压应下降到最低水平，如血压下降不足15%，则视为手术失败。PTA术后并发症约3%~10%，主要为穿刺部位出血、损伤动脉致血管穿孔或破裂、肾动脉壁斑块破裂出血致血栓形成或栓塞、发生急性肾梗死以及肾功能急剧恶化等。

单纯球囊扩张手术成功率相对较低，术后6个月再狭窄率高，并难以处理肾动脉开口处病变。随着介入技术的进步，血管介入治疗已由最初单纯球囊扩张发展到球囊预扩张后支架植入或直接支架植入等支架的品质也不断提高。血管介入治疗临床应用范围扩大，适用于各种病因引起的肾动脉狭窄（包括纤维肌性发育不良者）及肾动脉开口处狭窄病变。目前血管介入治疗肾动脉狭窄的技术成功率可达95%以上，高血压控制率约60%，肾功能改善率15%~50%。术后6个月再狭窄率为25%~33%，主要原因有新生内膜增生、扩张后的动脉弹性回缩及动脉粥样硬化再发。

（二）外科手术治疗

适用于肾动脉狭窄介入治疗失败、多分支狭窄或狭窄远端有动脉瘤形成及肾动脉起始部狭窄等情况。手术治疗包括肾血管重建术（肾血管旁路移植、搭桥）、动脉内膜切除术（剥脱术）、自身肾移植术等。如上述治疗无效，血压难以控制者，可作病肾切除术。若病例选择适当，手术治疗的近期有效率可达85%~E15%，但据以往的临床观察，其远期疗效与介入治疗无显著差别。手术治疗创伤大，需全身麻醉，对术者心、肺、脑等脏器功能尚有一定要求，临床应用受到定限制。

肾动脉狭窄的介入治疗与手术治疗的"风险"成本较大，临床作治疗选择时应认真评估其"效益"，权衡"风险-效益"比。治疗的价值不仅仅在于消除狭窄病变本身，更重要的还要看它对改善、挽救患者肾功能的意义。如肾实质缺血损害已呈不可逆改变，再做消除狭窄的努力显然徒劳无益；但对尚具一定可逆性的病变，过早或轻易放弃治疗，则有可能错过原本有挽救希望的时机。临床医生应更多的关注后一种情况，采取积极的干预措施，最大程度地挽救患者的肾功能。临床病例也表明，病程较短的肾动脉严重狭窄、甚至完全阻塞并不等于肾实质损害已不可逆。

肾动脉狭窄介入治疗和手术治疗的适应证为：①药物难以控制的顽固性高血压；②反复发

作肺水肿；③肾动脉狭窄程度>75%；④肾动脉狭窄侧肾脏无明显萎缩者（肾脏长径）9 cm)；⑤同位素肾图或静脉肾盂造影显示肾功能尚可；⑥血管造影显示有侧支循环建立，远端肾动脉供应区有逆影。此种情况即使术前肾功能已严重受损，狭窄消除血流恢复后肾功能也有可能得到戏剧性改善。

在药物治疗基础上的肾动脉介入治疗具有成功率高、创伤小及操作安全性高等优势，但尚存在一些并发症，如造影剂肾病、术后再狭窄及胆固醇栓塞等。手术治疗对动脉粥样硬化患者手术行血管重建比介入治疗更有效高血压治愈或改善率更高，但创伤大，对患者身体状况要求较高，手术并发症及病死率（2%~6%）较其他方案高，仍可能出现术后再狭窄等。总体来说，一般主张首选介入治疗，介入治疗失败或无效、多分支狭窄等情况则采用手术治疗。

（三）药物治疗

肾动脉狭窄的药物治疗主要是降血压治疗，通过控制过高的血压，减缓肾脏病变进展防治高血压引起的各种并发症。单侧肾动脉狭窄，降压治疗对病肾的保护效果多不明显，但可使对侧无血管病变的肾脏获益。双侧肾动脉严重狭窄，血压常难以控制，血压降低又可能导致肾功能下降，而成为临床药物治疗的难点。

（1）钙通道阻滞药（CCB）

CCB如氨氯地平除扩张血管降低血压外，还可减少氧自由基生成，有助于血管内皮的保护。CCB还具有扩张肾小球入球小动脉的特点，在降压同时可维持肾脏灌注，尤适合肾动脉狭窄降压治疗所引起肾血流动力学改变的情况，故而被广泛应用于肾动脉狭窄引起的高血压治疗，尤其是存在ACEI或ARB使用禁忌时，更应选用CCB。

（2）血管紧张素转换酶抑制剂（ACEI）和血管紧张素Ⅱ受体拮抗药（ARB）

ACEI/ARB如苯拉普利通过阻断肾素－血管紧张素－醛固酮系统达到降血压作用。ACEI/ARB能优先扩张出球小动脉，降低肾小球囊内压）并且还可以通过非血流动力学机制起到肾保护作用。适用于单侧肾动脉狭窄伴高肾素者，并可作为此类病例的首选降压药物。双侧肾动脉狭窄或孤立肾的动脉狭窄，ACEI/ARB扩张出球小动脉，有可能加重其原已存在的肾缺血，使肾小球内压力进一步下降，肾小球滤过率下降，引起肾功能急剧减退（但大多呈可逆性），故被列入ACEI/ARB使用的禁忌证。使用ACEI/ARB应从小剂量开始，逐渐加量，并密切观察血压、肾功能和血钾变化。患者使用ACEI/ARB后可出现短暂的血肌酐轻度升高，若升幅<30%为正常反应，不需停药；但如果短期（2周）内血肌酐升幅>50%，则为异常反应，提示肾缺血，应停用ACEI/ARB。

（3）其他

β受体阻断药如美托洛尔和α受体阻断药等降压药对肾脏血流动力学影响较小，可配伍使用。利尿剂有刺激肾素－血管紧张素系统的作用，对单侧肾动脉狭窄的高肾素高血压不宜选用。

肾动脉狭窄所致的肾血管性高血压，常顽固而难以控制，临床多采用联合用药，以加强疗效并减少药物副作用。

第二节　肾静脉血栓

一、概述

肾静脉血栓形成（renal venous thrombosis, RVT）是指肾静脉主干和（或）分支内血栓形成，导致肾静脉部分或全部阻塞而引起一系列病理改变和临床表现。肾静脉血栓可发生于单侧或双侧，发生部位有主干、单个分支或多个分支，也可与其他脏器血管的血栓形成同时并存。急性肾静脉主干血栓可并发急性肾功能衰竭，慢性肾静脉血栓的临床表现多不明显，因有充分时间形成侧支循环以改善肾静脉回流，绝大多数肾功能不全是可逆性的。

二、病因病机

（一）肾静脉血栓形成的病因

肾静脉血栓形成的病因主要有3个方面：血液高凝状态、肾静脉或下腔静脉受压梗阻或损伤、循环不良，静脉淤血。而其发病机制主要有：抗凝血酶Ⅲ及抗纤溶酶降低，血小板增多且聚集，β-血栓球蛋白增加以及其他因素如持续血浆容量降低。病理：肾静脉血栓形成时镜下可见肾间质水肿，肾小球毛细血管袢扩张淤血，并有微血栓形成。

（二）肾静脉血栓形成的详细解释

（1）血液高凝状态

常见于婴幼儿脱水、肾病综合征、妊娠或应用口服避孕药等。

（2）肾静脉或下腔静脉受压梗阻或损伤

如腹主动脉周围淋巴结肿、肾或后腹膜肿瘤、外伤、血肿、妊娠子宫等压迫肾静脉、下腔静脉，或肾静脉受肿瘤侵累、损伤。

（3）循环不良，静脉淤血常见于缩窄性心包炎，慢性心力衰竭等。

（三）发病机制

（1）NS患者导致RVT的一个十分重要的原因是存在高凝状态，其特点是低酶原因子（Ⅸ、Ⅺ、Ⅻ），辅因子（Ⅴ、Ⅷ）及凝血因子Ⅰ增加，抗凝血酶Ⅲ及抗纤溶酶降低，血小板增多且聚集，β-血栓球蛋白增加。

（2）其他因素如持续血浆容量降低，可使肾静脉血流减少，有利于RVT。利尿药使用加重容量排空，也有助于NS患者的血栓形成。类固醇可促进或加剧高凝状态。

（四）病理

肾静脉血栓常始于较小肾静脉如小叶间静脉、上行直血管及弓静脉，逐渐延伸至主肾静脉，甚至下腔静脉及肾上腺静脉。可单侧或双侧累及。肾脏体积肿胀，镜下可见肾间质水肿，肾小球毛细血管袢扩张淤血，并有微血栓形成，有时可见中性粒细胞呈节段性聚集并黏附于毛细血管壁。晚期见肾间质纤维化和肾小管萎缩。

三、症状

（1）急性完全型多见于婴幼儿，主要表现为急性腰痛、发热、血白细胞升高、血尿、蛋白尿、少尿、水肿及急性肾衰竭等。新生儿及婴幼儿主要表现为腰部肿物和肉眼血尿。可有发热、吐泻、呼吸增快、脸色苍白、脱水、酸中毒及休克。化验见白细胞数增加，血尿素氮（BUN）、血肌酐升高、进行性肾衰竭、高渗综合征及死亡。

（2）慢性不完全型在成年人，其发作和进展常是缓慢的。有蛋白尿且尿量减少。对于突然发作的成年人，可在肋和髋间部的侧方发生典型的疼痛。病人有发热、血尿、少尿，水钠潴留引起组织水肿，白细胞计数异常升高以及血化验有肾衰竭。肾静脉血栓形成与肾病综合征可相互影响。

（3）血栓形成及栓塞当肾静脉发生血栓形成时，可先后或同时发生其他处血栓形成。同时伴下腔静脉血栓者，可见腹壁及下肢静脉的侧支循环栓塞。肾静脉血栓碎裂、脱落可出现肺栓塞等症状，如胸痛、呼吸困难、咯血等。

（4）其他 NS 中以肾、肺及四肢发生血栓栓塞的最多见。

四、肾静脉血栓形成的检查

（1）血液检查

血白细胞增高；血浆乳酸脱氢酶升高；抗凝血酶Ⅲ及纤溶酶原含量下降，既是肾静脉血栓的成因，也是血栓形成后机体代偿性凝血-纤溶活性增强的结果。纤维蛋白原和血浆纤溶酶抑制物 α2-巨球蛋白含量增加，在急性期也可因消耗而偏低或正常。

（2）尿液检查

血尿和尿蛋白明显增加；肾功能急剧下降可见尿素氮、肌酐明显增加。

（3）影像学检查

无创的影像学检查如 B 超、CT、磁共振及肾核素扫描等，只对肾静脉主干血栓有诊断意义。典型的征象为扩大的肾静脉内见到低密度的血栓，病肾周围静脉呈现蜘蛛网状侧支循环。对肾静脉分支血栓诊断价值不大。

（4）经皮肤静脉穿刺选择性肾静脉造影对肾静脉血栓的诊断具有确诊意义。可明确显示血栓阻塞的部位、范围、是否有侧支循环等。但因肾血流量大，造影剂逆行充盈有一定困难，甚至可出现假阳性结果。掌握好插管深度，注射造影剂的速度及总量很重要。也有临床医师采取肾动脉插管注射 10 μg；肾上腺素减少肾血流量后再行肾静脉造影，或于造影时用肾静脉球囊一过性阻断肾血流，以保证造影剂充分逆行至各肾静脉分支，提高显影效果。肾静脉造影可能造成严重并发症，应该尽量预防。其一，操作过程可能触动血栓，脱落栓子引起肺栓塞；其二，病人常有血液高凝状态，造影过程损伤血管壁（如穿刺口处）可能形成血栓，造成健侧肾静脉或下肢静脉堵塞；其三，造影剂对肾脏的损害。前二者可通过正确、细心的操作而避免，后者则可通过大量饮水或输液而冲淡造影剂的浓度。近年来采用的非离子碘造影剂，较原来常见的离子碘造影剂对肾脏损害减轻很多，但价格较昂贵。

（5）组织病理学检查

肾静脉血栓时患侧肾病理改变为脏体积增大，可呈出血性梗死的病理改变。在肾病综合征的病人，急性期肾活检除可显示肾病综合征的组织类型外，还可见到肾间质水肿，肾小球毛细血管襻扩张淤血，可有微血栓形成，有时可见毛细血管壁有多形核细胞黏附。长期不能解除的肾静脉血栓，可导致肾小管萎缩，肾间质纤维化改变。

五、诊断

（一）实验室检查

90% 患儿有进行性血小板减少。30% 合并贫血，此为微血管溶血性贫血。凝血时间延长，血清纤维蛋白降解产物增加及血浆纤维蛋白原降低。

特殊的影像学检查是确诊此病的依据。无创伤性检查，如 B 型超声显像、多普勒超声图像、CT、MRI、99 mTc-DTPA 肾核素扫描等对肾静脉血栓均有帮助，特别对肾静脉主干血栓有诊断意义。

创伤性检查为经皮股静脉穿刺选择性肾静脉造影，能明确血栓的存在和部位。

（二）诊断

NS 患者突发肾区疼痛、血尿、肾功能进一步减退，又存在高凝血症和高黏滞血症，首先应考虑到 RVT。应进一步做以下检查以明确诊断。

(1) 超声显像对 RVT 很有诊断价值，且无创伤性。首先观察两肾大小、形态。在 RVT 急性期可见病肾增大，再从下腔静脉及肾静脉寻找栓子即阻塞部位，在阻塞近端可见到肾静脉扩张，同时可观察肾血流情况。

(2) CT 检查 CT 检查在肾静脉内可见到低密度血栓阴影，血栓前的静脉直径增大。加用造影剂后能见到明显的血栓。肾实质肿大，肾包膜可见静脉侧支循环。

(3) 经皮股静脉穿刺选择性肾静脉造影术此为创伤性检查，但诊断正确性高。不仅对肾静脉主干血栓形成，且对肾静脉分支及肾内静脉血栓形成（上述非创伤性方法效果较差）都有很高的诊断价值。此技术为确诊 RVT 的最好方法，但操作有一定难度，可造成严重的并发症。

六、治疗

肾静脉血栓形成常规使用抗凝治疗。RVT 或其他血管血栓形成诊断确立，应立即使用抗凝疗法。纤溶药能激活纤溶酶原转化为纤溶酶，促使血栓溶解吸收。溶栓和抗凝治疗常辅以血小板解聚药。手术取血栓治疗仅适用于肾静脉主干以及下腔静脉血栓形成者。

（一）去除病因

包括失水、血液浓缩和高凝状态等。治疗肾病综合征要注意不应长期盲目大剂量使用皮质激素，也不应该连续大剂量使用强力利尿剂，以免加重高凝状态。膜性肾病易有高凝倾向，有主张对此型肾病常规使用抗凝治疗。

（二）抗凝治疗

如 RVT 或其他血管血栓形成诊断确立，应立即使用抗凝疗法。

(1) 肝素：为抗凝的首选药物，它为带高价阴离子的酸性蛋白多糖，结合在血管内皮表面通过抗凝血酶Ⅲ起抗凝血作用。临床常用肝素钠和肝素钙。肝素钠 25 mg 加生理盐水或 5% 葡萄糖盐水，作深皮下注射或静脉滴注，每 6~8 小时 1 次。肝素钙不减少毛细血管的钙胶质，故皮下注射不易致皮下出血，5000~10000 U 每 12 小时皮下或静脉滴注。

(2) 低分子量肝素：以抗凝血因子 X 活性为主，同时促使血管内皮释放纤溶酶原活化素，增强纤溶作用，故其抗血栓作用较肝素强，出血并发症较少。80~120 U/（kg·d），1/d，皮下或静脉滴注。一般连用 4 周。

(3) 双香豆素类：阻断维生素 K 在肝内合成凝血因子Ⅱ、Ⅶ、Ⅸ及Ⅹ，故抗凝作用起效较慢，一般需 24 h 才起效，持续时间较长，适用于较长时间使用。RVT 时可使用 1 年以上。华纤溶药法林 5~10 mg/d，数日后改维持量 2.5~5.0 mg/d 口服。

（三）能激活纤溶酶原转化为纤溶酶，促使血栓溶解吸收。

(1) 尿激酶（urokinase）：为肾脏制造的活性蛋白酶，血栓内药浓度较血浆高，无抗原性。3 万~5 万 U 加 5% 葡萄糖液 100 mL 缓慢静脉滴注，1/d，2 周为 1 个疗程。

(2) 组织型纤溶酶原激活药（tissue-typeplas minoge-nactivator，tPA）：为较理想的纤溶药，对纤维蛋白亲和力大于凝血因子Ⅰ，能选择性与血栓表面的纤维蛋白结合。常用剂量 90 万~150 万 U 于 30~60 min 静脉注射，亦可用 5000 U/（kg·h），持续静脉滴注。

（四）抗血小板药物

溶栓和抗凝治疗常辅以血小板解聚药。阿司匹林主要通过抑制血小板花生四烯酸代谢产物起作用（50~100 mg/d），双嘧达莫则是通过抑制磷酸二酯酶、增加血小板的环磷酸腺苷而发挥作用（200~400 mg/d）。噻氯匹定、氯吡格雷可选择性抑制二磷酸腺苷（ADP）与它的血小板受体的结合及继发的 ADP 介导的糖蛋白Ⅱb/Ⅲa 复合物的活化，从而抑制血小板聚集。噻氯匹定的常用量为 0.25~0.5 g 口服，每天 1 次；氯吡格雷的推荐剂量为 75 mg 口服，每天 1 次。

（五）手术摘除血栓

手术取血栓治疗仅适用于肾静脉主干以及下腔静脉血栓形成者。肾内静脉血栓手术治疗效果不佳。

（胡学芹）

第五章 中医内科病因病机

第一节 病 因

一、六淫

(一) 六淫的概念及六淫与六气的关系

1. 六淫的概念

是指风、寒、暑、湿、燥、火六种外感性致病因素的总称。

2. 六气的概念

是指风、寒、暑、湿、燥、火六种正常的气候变化。

3. 六淫与六气的关系

六气是万物生长的条件,对人体是无害的。但当气候变化异常,六气发生太过或不及,或非其时而有其气,或气候变化过于急骤,又逢人体正气不足,抵抗力下降时,六气才会转化为六淫,成为致病因素。

(二) 六淫致病的一般特点

1. 外感性

六淫邪气多从肌表或口鼻侵犯人体而发病。因邪从外来,多形成外感病,故六淫又有"外感六淫"之称。

2. 季节性

六淫致病与季节气候有关。如春季多风病,夏季多暑病,长夏多湿病,秋季多燥病,冬季多寒病。

3. 地区性

六淫致病与居处的环境有关。久居湿地或长期水中作业则易患湿病,长期高温环境下作业则易患燥热或火邪为病。

4. 相间性

六淫邪气既可单独侵袭人体而致病,也可两种或两种以上共同侵犯人体而致病。如风寒感冒、湿热泄泻、暑温感冒等均为两种邪气共同致病,痹证则为风寒湿三邪相并侵犯人体而致病。

5. 转化性

六淫邪气侵犯人体后,邪气的性质和致病特点可以随着疾病的发展和体质的不同而发生转化。如寒邪入里化热,暑湿日久化燥伤阴等。

（三）风邪的性质及致病特点

1. 风为阳邪，其性开泄，易袭阳位

风性主动，具有升发、向上、向外的特性，所以风属于阳邪。其性开泄，是指风邪侵犯人体，易引起腠理疏泄开张，表现出汗出恶风的症状。因风邪具有升发向上的特性，所以风邪侵袭，常伤及人体的头面部，出现头昏头沉、鼻塞流涕、咽痒咳嗽等症状。

2. 风性善行而数变

"风性善行"，是指风邪致病具有病位游移，行无定处的特性。"风数变"，是指风邪致病具有变幻无常和发病迅速的特性。另外，由风邪所致的外感疾病，一般也多有发病急、传变快的特点。

3. 风为百病之长

"风为百病之长"，是指风邪为六淫病邪中最常见的致病因素，寒、暑、湿、燥、火诸邪多依附于风而侵犯人体，风邪为外邪致病的先导。

（四）寒邪的性质及致病特点

1. 寒为阴邪，易伤阳气

寒为阴气盛的表现，故其性属阴。阴寒偏盛，对阳气的制约加强，就会损伤阳气，引起阳气不足。

2. 寒性凝滞

凝滞即凝结、阻滞之意。阴寒之邪侵袭人体，常会影响气血运行，导致气血阻滞不通，不通则痛，故寒邪伤人多见疼痛症状，其疼痛的特点是遇寒加重，得热痛减。

3. 寒性收引

收引即收缩牵引之意。寒性收引是指寒邪侵袭人体，会引起气机收敛，腠理、经络、筋脉收缩挛急。

（五）暑邪的性质及致病特点

1. 暑为阳邪，其性炎热

暑为火热之气所化，火热属阳，故暑为阳邪。炎热是指温热上炎，所以暑邪伤人，多出现一系列阳热症状，如壮热、面赤、脉象洪大等。

2. 暑性升散，耗气伤津

暑为阳邪，阳性升发，暑邪侵犯人体，直入气分，可致腠理开泄，迫津外泄，引起大汗出。汗出过多，则耗伤津液，可出现口渴喜饮、尿赤短少等。在大量汗出的同时，气随汗泄，引起气虚，可出现气短乏力、声低懒言等。

3. 暑多夹湿

盛夏之季，气候炎热，雨水较多，热蒸湿动，湿邪弥漫，故暑邪为病，常兼挟湿邪侵犯人体。其临床表现除发热、心烦、口渴喜饮等暑邪致病的症状外，常兼见四肢困倦，胸闷呕恶，脘痞腹胀，大便溏泻不爽等湿阻症状。

（六）湿邪的性质及致病特点

1. 湿为阴邪，易阻遏气机，损伤阳气

湿性类水，水为阴之征兆，故湿为阴邪。湿为有形之邪，侵及人体，留滞于脏腑经络，最易阻遏气机，从而使气机升降失常，经络阻滞不畅。由于湿为阴邪，阴胜则阳病，故其侵犯人体，最易损伤阳气。

2. 湿性重浊

重即沉重或重着之意。湿性重是指湿邪侵犯人体，可引起带有沉重感的症状。"浊"即秽浊或混浊之意。湿性浊是指湿病患者的分泌物、排泄物多秽浊不清。

3. 湿性粘滞

粘滞，即粘腻停滞。湿性粘滞，主要表现在两个方面：一是指湿病患者分泌物、排泄物的排出多粘滞不爽，如小便不畅，大便不爽等。二是指湿邪为病多缠绵难愈，病程较长或反复发作。

4. 湿性趋下，易袭阴位

阴位是指人体二阴和下肢。湿性类水，水曰润下，湿邪有趋下的特性，故湿邪为病多见下部的症状，如淋浊、带下、泻痢等病证。

（七）燥邪的性质及致病特点

1. 燥性干涩，易伤津液

燥邪为干涩之邪，故外感燥邪最易耗伤人体的津液，造成阴津亏虚的病变。津液受损，滋润濡养功能减退，肌表空窍失养，可见口鼻干燥，咽干口渴，皮肤干涩，毛发不荣，小便短少，大便干结等症。

2. 燥易伤肺

肺为娇脏，喜润而恶燥；肺外合皮毛，开窍于鼻。而燥邪伤人，多从口鼻而入，最易伤及肺脏，出现干咳少痰，或痰液胶粘难咯，或痰中带血，以及喘息胸痛等症。

（八）火邪的性质及致病特点

1. 火热为阳邪，其性炎上

火热之性，燔灼升腾向上，故属于阳邪。火热伤人，多见高热、恶热汗出、脉洪数等症。因其炎上，故火热阳邪常可上炎扰乱神明，出现心烦失眠，狂躁妄动，神昏谵语等症。火热病证，多表现在人体的头面部位，如心火上炎出现口舌生疮，肝火上炎出现目赤肿痛，胃火上炎可出现齿龈肿痛。

2. 火热易伤津耗气

火热之邪，侵袭人体，迫津外泄，消灼阴液，使人体阴津耗伤，出现口渴喜饮，咽干舌燥，小便短赤，大便秘结等津伤之症。火热之邪侵袭人体，阳热亢盛，"壮火食气"，所以火热之邪易伤气，出现气短乏力，懒言声低。

3. 火热易生风动血

火热之邪侵袭人体，燔灼肝经，劫耗阴液，筋脉失养，致肝风内动，称为"热极生风"。火热之邪侵入血中，迫血妄行，灼伤脉络，可引起各种出血。

4. 火热易致肿疡

火热之邪入于血分，聚于局部，腐蚀血肉，致血腐肉烂，可发为痈肿疮疡。

5. 火热易扰心神

火热与心相应，心藏神，故火热邪气侵犯人体，易扰乱心神，引起神志不安、烦躁，或谵妄发狂，或昏迷等。

二、疠气

(一) 疠气的致病特点
疠气是一类具有强烈传染性的病邪。其致病特点为发病急骤、病情较重；一气一病，症状相似；传染性强、易于流行等。

(二) 疫疠发生与流行的因素
(1) 气候因素：自然气候的反常变化，如久旱、酷热、瘴气等。
(2) 环境和饮食：如空气、水源或食物受到污染。
(3) 没有及时做好预防隔离工作。
(4) 社会影响如长期战乱，社会动荡，环境恶劣，生活贫困等。

三、七情内伤

(一) 七情内伤的概念
七情是指喜、怒、忧、思、悲、恐、惊七种情志活动，是人体对客观事物的反应。正常的情志活动一般不会引起疾病，而突然、强烈或长期持久的情志刺激，超过了人体的正常生理活动范围，使人体气机紊乱，脏腑阴阳气血失调，才会导致疾病的发生。这时的七情才会成为致病因素，称为七情内伤。

(二) 七情与内脏气血的关系
人体的情志活动与内脏有密切的关系，情志活动是以五脏精气为物质基础的。心在志为喜，肝在志为怒，脾在志为思，肺在志为忧，肾在志为恐。当情志变化成为致病因素时，便会直接损伤五脏，引起五脏的病变。另外，气血是情志活动的物质基础，气血异常，情志活动也会异常。当情志变化成为致病因素时，便会影响气血，导致气血失常。

(三) 七情内伤致病的特点

1. 直接伤及内脏

七情与五脏有着密切的关系，所以七情内伤致病会直接损伤内脏，影响脏腑功能。如"怒伤肝""喜伤心""思伤脾""忧伤肺""恐伤肾"等。尽管不同的情志刺激对内脏有不同的影响，但人体是一个有机的整体，各种情志刺激都与心有关，心是五脏六腑之大主，为精神之所舍，为七情发生之处，所以情志刺激首先伤及心神，心神受损可涉及其他脏腑。心主血脉，心主藏神；肝主藏血，肝主疏泄，调畅情志活动；脾主运化，是气机升降的枢纽。故情志所伤的病证，以心、肝、脾三脏为多见。

2. 影响脏腑气机

怒则气上，是指过度愤怒可使肝气横逆上冲，见面红目赤、头胀头痛、呕血咯血，甚则昏厥摔倒。

喜则气缓，包括缓和紧张情绪和引起心气涣散两个方面。在正常情况下，喜能缓和紧张情绪，使营卫通利，心情舒畅。当暴喜过度，成为病因时，可使心气涣散，神不守舍，出现精神不集中，甚则失神狂乱等症状。

悲则气消，是指过度悲伤，可使肺气耗伤，出现气短神疲、乏力、声低懒言等症状。

恐则气下，是指恐惧过度，可引起肾气不固，气泄于下，可见二便失禁、骨酸腿软、手足厥冷、遗精等症。

惊则气乱，是指突然受惊，可导致心无所倚，神无所归，虑无所定，惊慌失措。

思则气结，是指思虑、焦虑过度，可伤神损脾导致气机郁结。思发于脾而成于心，故思虑过度即可耗伤心血，也会影响脾气，引起心脾两虚，出现心悸、健忘、失眠、多梦、纳呆、乏力、脘腹胀满、便溏等。

3. 加重病情

情志异常波动，可使病情加重，或使病情恶化。

四、饮食所伤

饮食是人类生存和维持健康的必要条件。若饮食失宜，饥饱失常，饮食不洁，或饮食偏嗜便会影响人体生理功能，使气机紊乱或正气损伤，从而引起疾病的发生。饮食物的消化吸收主要与脾胃的功能有关，所以饮食失宜主要损伤脾胃，导致脾胃升降失常，又可聚湿、生痰、化热或变生他病。

（一）饥饱失常

饮食应以适量为宜，长期的饥饱失常可引起疾病发生。过饥则摄食不足，气血生化之源匮乏，久之则气血衰少，正气虚弱，抵抗力降低，易于产生疾病。过饱则饮食摄入过量，超过了脾胃的消化、吸收和运化能力，可导致饮食物阻滞，脾胃损伤，出现脘腹胀满、嗳腐泛酸、厌食、吐泻等食伤脾胃病证。日久还可影响气血流通，筋脉瘀滞，出现痢疾或痔疮。

（二）饮食不节

过食肥甘厚味，易化热引起痈疽疮毒等。多食可导致脾胃损伤，出现腹胀、泛酸、吐泻等症状。

（三）饮食不洁

进食不洁，可引起多种疾病，出现腹痛、吐泻、痢疾等。

（四）饮食偏嗜

1. 饮食偏寒偏热

如多食生冷寒凉，损伤脾胃阳气，导致寒湿内生，发生腹痛、泄泻等症；若偏食辛温燥热，引起胃肠积热，出现口渴、腹满胀痛、便秘或酿成痔疮等病症。

2. 饮食五味偏嗜

五味与五脏，各有其亲和性，酸入肝，苦入心，甘入脾，辛入肺，咸入肾。如果偏嗜某种食物，日久使该脏机能偏盛，损伤内脏，便可发生多种病变。

五、劳逸损伤

（一）过度劳累

1. 劳力过度

劳力过度是指较长时间的体力劳动太过。劳力过度则伤气，久之则气少力衰，神疲消瘦。

2. 劳神过度

劳神过度是指较长时间的脑力劳动太过。由于脾在志为思，而心主血藏神，所以劳神过度，可耗伤心血，损伤脾气，引起心脾两虚，出现心神失养的心悸、健忘、失眠、多梦及脾不健运的纳呆、乏力、腹胀、便溏等症。

3. 房劳过度

房劳过度是指较长时间的性生活不节，房事过度。由于肾为封藏之本，主藏精，主生殖，所以房劳过度会耗泄肾精，引起腰膝酸软、眩晕耳鸣、精神萎靡、性机能减退、遗精、早泄、阳痿等病症。

（二）过度安逸

过度安逸是指长时间不进行身体活动，过度安闲。若长期不从事体育锻炼，不仅影响脾胃运化，导致气血生化乏源，还可影响气血运行，使气血郁滞不畅。

六、痰饮

（一）痰饮的概念

痰饮是水液代谢障碍所形成的病理产物。一般以稠浊的为痰，清稀的为饮。痰可分为有形之痰和无形之痰。有形之痰是指咯吐出来有形可见的痰液；无形之痰是指停滞在脏腑经络等组织中而未被排出的痰液。饮形成后停留于人体的局部，因其所停留的部位及症状不同而有"痰饮""悬饮""溢饮""支饮"等不同的名称。

（二）痰饮的形成

痰饮是水液代谢障碍形成的病理产物，水液代谢与肺、脾、肾、三焦以及肝、膀胱等脏腑的功能活动有关。若外感六淫、内伤七情或饮食劳逸等致病因素侵犯人体，使肺、脾、肾及三焦等脏腑气化功能失常，水液代谢障碍，便可聚湿而生痰饮。

（三）痰饮的病证特点

1. 痰的病证特点

痰滞在肺，可见喘咳咯痰；痰阻于心，心血不畅，可见胸闷胸痛；痰迷心窍，则可见神昏、痴呆；若痰火扰心，则可见狂乱；痰停于胃，可见恶心呕吐，胃脘痞满；痰在经络筋骨，则可致肢体麻木，或半身不遂，或成阴疽流注等；痰浊上犯于头，可致头晕目眩；痰气交阻于咽，则形成咽中如有物阻，吐之不出，咽之不下的"梅核气"。

2. 饮的病证特点

饮在肠间，则肠鸣沥沥有声；饮在胸胁，则胸胁胀满，咳唾引痛；饮在胸胁，则胸闷、咳喘、不能平卧，其形如肿；饮溢肌肤，则见肌肤水肿、无汗、身体疼重。

七、瘀血

（一）瘀血的概念

瘀血是指血行不畅，或停滞于局部，或离经之血积存体内不能及时消散所形成的病理产物。

（二）瘀血的形成

1. 气虚引起血瘀

气为血帅，血液的运行必须依赖着气的推动作用。气虚行血无力，血行迟缓而瘀滞。

2. 气滞引起血瘀

气停留阻滞于局部，不能行血，血液因之而停滞，从而形成瘀血。

3. 血寒引起血瘀

血液得温则行，遇寒则凝，寒性凝滞、侵入血中，则血行迟缓或停滞于局部，形成瘀血。

4. 血热引起血瘀

热入血中，灼伤津液，使血行迟缓，形成瘀血；或损伤血络，迫血妄行，引起出血，留于体内，形成瘀血。

5. 外伤引起血瘀

跌仆损伤，造成血离经脉，积存于体内不得消散而形成瘀血。

(三) 瘀血的病证特点

1. 疼痛

其性质多为刺痛，痛有定处，拒按，夜间痛甚。

2. 肿块

外伤肌肤局部，可见青紫肿胀；瘀积于体内，久聚不散，则可形成癥积，按之有痞块，固定不移。

3. 出血

血色多呈紫暗色，并伴有血块。

4. 紫绀

久瘀可见面色黧黑，肌肤甲错，唇甲青紫。

5. 舌质

暗紫，舌边尖部有瘀点、瘀斑。

6. 脉象

多见细涩、沉弦或结代等。

第二节 发病机制

一、邪正盛衰

(一) 邪正盛衰与虚实变化

邪正盛衰，是指在疾病的发展过程中，正气与邪气之间相互斗争中所发生的盛衰变化。邪正之间的斗争，不仅关系着疾病的发生，而且还直接影响着病证的虚实变化，同时也影响着疾病的发展和转归。所以说，疾病的过程也就是邪正斗争及其盛衰变化的过程。根据邪正斗争及其盛衰变化的过程疾病的病理变化有以下几种情况：

1. 实

实是指邪气亢盛，正气不衰，邪正交争剧烈，以邪气盛为矛盾主要方面的病理变化。其病机特点是由于致病邪气和机体的抗病能力都比较强盛，或是邪气虽盛而机体的正气未衰，能积极与邪抗争，故正邪相搏，斗争剧烈，病理反应明显，在临床上出现一系列病理性反映比较剧烈的有余的表现，即谓之实证。其形成常见于外感六淫致病的初期和中期，也可见于痰、食、水、血等滞留于体内而引起的病证。临床表现有：壮热、狂躁、声高气粗、腹痛拒按、二便不通、脉实有力等。

2. 虚

虚主要指正气不足,以正气虚损为矛盾主要方面的病理变化。其病机特点是由于机体的气、血、津液和经络、脏腑等生理功能较弱,抗病能力低下,所以,临床上出现一系列虚弱、衰退和不足的表现。其形成原因多由于素体虚弱或疾病的后期,以及多种慢性病证。如大病、久病消耗精气,或大汗、吐利、大出血等耗伤人体气血津液、阴阳,均会导致正气虚弱。临床表现有神疲体倦、面容憔悴、心悸气短、自汗、盗汗、或五心烦热,或畏寒肢冷,脉虚无力等。

3. 虚实夹杂

在长期的、复杂的疾病过程中,往往又多见既有正气亏虚,又有邪气存在的虚实夹杂的病理变化。由于失治或治疗不当,以致病邪久留,损伤人体正气;或因正气不足,复感外邪,无力驱邪外出;或脏腑功能障碍,水湿、痰饮、瘀血等病理产物凝结阻滞,从而引起正虚和邪实同时存在的病理变化。虚实夹杂包括虚中夹实和实中夹虚两个方面。虚中夹实是指以正气不足为主,兼有邪气的病理变化。实中夹虚是指以邪气为主,兼有正气不足的病理变化。

4. 虚实转化

虚实转化是指在一定条件下,虚证和实证可以相互转化,虚证可以转化为实证,实证也可转化为虚证。

5. 虚实真假

在特殊情况下,疾病的现象与本质不相一致,往往会出现许多假象,导致"至虚有盛候"的真虚假实和"大实有羸状"的真实假虚。真实假虚中假象的出现,是由于实邪结聚于内,阻滞经络,使气血不能外达所致;真虚假实中假象的出现,是由于气血不足,脏腑功能减退,运化无力所致。

(二) 邪正盛衰与疾病转归

1. 正胜邪退

正胜邪退,是指在邪正消长盛衰发展过程中,正气强盛,抗邪有力,邪气被祛除,疾病向好转和痊愈方向转归的一种结果。

2. 邪胜正衰

邪胜正衰,是指在邪正消长盛衰发展过程中,邪气亢盛,正气衰竭,疾病向恶化甚至死亡方向转归的一种结果。

3. 正虚邪恋或正虚不复

正虚邪恋或正虚不复是指在邪正消长盛衰发展过程中,正气不足,邪气不盛,或虽无邪气,但正气难以恢复,疾病由急性转为慢性,或留下某些后遗症的一种结果。

二、阴阳失调

阴阳失调,是阴阳之间失去协调平衡的简称。是指机体在疾病的发生发展过程中,由于各种致病因素的影响,导致机体的阴阳消长失去相对的平衡,从而形成阴阳偏胜、偏衰、互损、格拒、亡失的病理状态。

(一)阴阳盛衰

1. 阳偏胜

阳偏胜即是阳盛,是指在疾病发展过程中,出现的一种阳气偏盛,机能亢奋,热量过剩的病理变化。其形成原因是感受温热阳邪,或感受阴邪,从阳化热,或情志内伤,五志过极而化火,或气滞、血瘀、食积等郁而化热所致。其病机多表现为阳胜则热和阳胜则阴病。"阳胜则热",是指阳偏胜时会引起热象。"阳胜则阴病",是指阳偏胜时会损伤阴,引起阴的不足。临床多表现为发热,面红,目赤,口渴,尿赤,舌红,苔黄,脉数。

2. 阴偏胜

阴偏胜即是阴盛,是指在疾病过程中出现的一种阴气偏盛,机能障碍或减退,产热不足,以及病理性代谢产物积聚的病理变化。其形成原因多由于感受寒湿阴邪,或过食生冷。病机特点是阴胜则寒和阴胜则阳病。"阴胜则寒",是指阴偏胜时会引起寒象。"阴胜则阳病",是指阴偏胜时会损伤阳,引起阳的不足。临床表现为形寒肢冷,脘腹冷痛,泄泻,水肿,舌淡,脉迟等。

3. 阳偏衰

阳偏衰即是阳虚,是指在疾病发展过程中,机体阳气虚损,机能减退或衰弱,热量不足的病理变化。其形成多因先天禀赋不足,或后天饮食失养,或劳倦内伤,或久病损伤阳气。病机特点为阳虚则寒,"阳虚则寒"是指阳偏衰时会引起虚寒之象。临床表现为面色晄白,畏寒肢冷,下利清谷,小便清长,神疲,舌淡,脉迟。

4. 阴偏衰

阴偏衰即是阴虚,是指在疾病发展过程中,机体精、血、津液等物质亏耗,阴不制阳,导致阳相对亢盛,机能虚性亢奋的病理变化。其形成原因是阳邪伤阴,或五志过极化火伤阴,或久病耗伤阴液。病机特点为阴虚则热,"阴虚则热"是指阴偏衰时会引起虚热之象。临床表现为五心烦热,骨蒸潮热,两颧发红,消瘦,盗汗,咽干口燥,舌红少苔,脉细数无力等

(二)阴阳互损

阴阳互损,是指在阴或阳任何一方虚损到一定程度时,影响到对方的化生,引起对方也虚,最终形成阴阳两虚的病理变化。

1. 阴损及阳

阴损及阳是指阴液亏损,累及阳气生化不足或无所依附而耗散,从而在阴虚的基础上又导致了阳虚,形成了以阴虚为主的阴阳两虚病理变化。如临床上常见的肝阳上亢,其病机为水不涵木的阴虚阳亢。若病情发展,进一步损耗肾脏精气,损及肾阳,便可出现畏寒、肢冷、面色晄白、脉沉弱等阳虚症状,成为阴损及阳的阴阳两虚证。

2. 阳损及阴

阳损及阴是指由于阳气虚损,无阳则阴无以生,累及阴液的生化不足,从而在阳虚的基础上又导致了阴虚,形成了以阳虚为主的阴阳两虚病理变化。如临床上常见的水肿,其病机主要为阳气不足,气化失司,水液代谢障碍,津液停聚,溢于肌肤所致。若病情发展,阴无阳生而日益亏耗,便可出现日益消瘦,烦躁颧红等阴虚症状,成为阳损及阴的阴阳两虚证。

(三)阴阳格拒

阴阳格拒是指阴和阳的任何一方偏盛至极,塞遏于内,将对方格拒排斥于外,使阴阳之间不相维系,出现真寒假热或真热假寒的病理变化。

1. 阴盛格阳

阴盛格阳又称格阳,是指阴寒之邪壅盛于内,将虚弱的阳气格拒排斥于外,使阴阳之气不相顺接,形成真寒假热的病理变化。由于阴盛于内,格阳于外,在临床上除了一系列阴寒症状外,还可出现面红如妆、口渴、脉大等假热之象,故称为真寒假热之证。

2. 阳盛格阴

阳盛格阴又称格阴,是指阳热内盛,深伏于里,不能外达而格阴于外,使阴阳之气不相顺接,形成真热假寒的病理变化。由于阳盛于内,格阴于外,在临床上除了一系列阳热症状外,还可出现四肢厥冷、脉象沉伏等假寒之象,故称为真热假寒证。

(四)阴阳转化

阴阳转化,是指阴阳失调的病变,在一定条件下,其病理性质可发生向相反方向转化的病理过程,阴阳转化包括由阴转阳和由阳转阴。

1. 由阳转阴

由阳转阴,是指原来的病理性质属阳,在一定的条件下,病变性质由阳向阴转化的病理过程。

2. 由阴转阳

由阴转阳,是指原来的病理性质属阴,在一定的条件下,病变性质由阴向阳转化的病理过程。

(五)阴阳亡失

阴阳亡失,是指阴液或阳气突然大量丢失,导致生命垂危的病理变化。

1. 亡阴

亡阴是指机体阴液突然大量消耗或丢失,全身机能严重衰竭的病理变化。亡阴多由于热邪炽盛,或邪热久留,大量煎灼阴液所致。亡阴时多见汗出如油,喘渴烦躁,手足尚温的危重表现。

2. 亡阳

亡阳是指机体的阳气突然大量亡失,全身机能突然严重衰竭的病理变化。亡阳多由于邪气亢盛,正不敌邪;或素体阳虚,疲劳过度;或过用汗法,汗出过多所致。亡阳时多见冷汗淋漓,手足逆冷,神疲,脉微欲绝等危重表现。

三、气血失常

(一)气的失常

1. 气虚

气虚是指元气不足,脏腑功能减退,卫外不固的病理变化。其形成原因是先天禀赋不足,或后天失养,或肺脾肾的功能失调而致气的生成不足。也可因劳倦内伤,久病不复等而致。病机特点为脏腑功能减退、血液和津液不足、血瘀水停和卫外不固四个方面。气能够推动脏腑组织器官的功能活动,气虚推动作用减退,就会导致脏腑功能减退;血液和津液的生成必须依赖气的推动作用和气化作用,气虚推动和气化作用减弱,影响到血液和津液的生成,便会引起血和津液不足;血液和津液的运行必须依赖气的推动作用,气虚影响血液和津液的运行,就会引起血液瘀滞,水液停留;气虚固摄作用减退可见自汗,防御作用减退则易于感冒等。临床上表现出精神萎顿，倦怠，四肢无力，自汗，易于感冒。

2. 气机失调

气机失调是指气的运动失常。升降出入是气运动的基本形式，气机失调的病理变化为气滞、气逆、气陷、气闭和气脱。

（1）气滞

气滞是指气机郁滞不畅，停留阻滞于局部引起的病理变化。病因为情志刺激，外邪侵犯，饮食失宜，或痰、湿、食积、瘀血等有形邪气阻滞，常见于肺气壅滞、肝气郁滞和脾胃气滞，以闷、胀、痛为共同的临床表现。

（2）气逆

气逆是指气机升降失常、脏腑之气逆上的病理变化。病因为情志所伤，饮食寒温不适，外邪侵犯，痰浊阻滞等。气逆的病机常见于肺、胃、肝等脏腑，多为实证。外邪犯肺，则肺失肃降，肺气上逆，出现咳逆上气；饮食寒温不适伤胃，则胃失和降，胃气上逆，出现恶心、呕吐、嗳气、呃逆；暴怒伤肝，则疏泄太过，肝气上逆，出现头痛头胀，面红目赤，咯血、呕血，甚则昏厥。

（3）气陷

气陷是以经气升降失常、无力升举为主要特征的病理变化。多由气虚进一步发展而来，其病因与气虚的病因有相似之处。气虚推动作用减退，则脏腑功能减退，出现短气乏力，语声低微，脉弱无力等。气陷则升清功能减退，清气不升，清窍失养，可见头晕目眩；清气在下，可见腹泻腹胀。气虚而升举力量减弱，就会引起某些内脏的下垂，如胃下垂、肾下垂、子宫脱垂等。

（4）气闭

气闭是指气的外出受阻，出现突然闭厥的病理变化。多由于浊邪外阻，或情志刺激，气郁之极，或触冒秽浊之气所致。气闭的病机为气的出入受阻，蒙蔽神明，故见突然昏厥。

（5）气脱

气脱是指气突然大量丢失，生命突然衰竭的病理变化。多由于正不敌邪，或正气的持续衰弱，导致气不内守而外脱，或因大出血、大汗等气随血脱或气随津脱而致气脱，从而出现功能突然衰竭的病理状态。

（二）血的失常

1. 血虚

血虚是指血液不足或滋润濡养功能减退的病理变化。形成原因多为失血过多，新血不能生成及补充；或脾胃虚弱，饮食失宜，血液化源不足，而致血液化生障碍，或久病不愈，营血暗耗等。临床上表现出面色不华，唇舌爪甲色淡无华，头目眩晕，心悸怔忡，神疲乏力，形体瘦怯，或手足麻木，关节屈伸不利，或两目干涩，视物昏花等。血液不足，神失所养，可见失眠、多梦、健忘等。

2. 血瘀

血瘀是指血液的循行迟缓，或停留于局部，或离经之血不能及时消散所形成的病理变化。形成原因为气滞而致血行受阻，或气虚而血运迟缓，或痰浊阻于脉络，或寒邪入血，血寒而凝，或邪热入血，煎熬血液，血行迟缓，或外伤等。临床表现上有疼痛，且痛如针刺，固定不移，拒按。瘀积于体内，形成癥积，按之有痞块，固定不移。另外，久瘀可见面色黧黑，肌肤甲错，唇甲青紫，舌质暗紫，舌边尖部有瘀点、瘀斑。脉象多见细涩、沉弦或结代等。

3. 血热

血热是指血分有热，血行加速的病理变化。形成原因多由于邪热入血所致，也可由于情志郁结，五志过极化火而导致血热。临床表现有身热夜甚，面红耳赤，心烦或躁扰发狂，谵语，甚则昏迷，或吐血、衄血、尿血，舌红绛，脉数。

(三) 气血关系失调

1. 气滞血瘀

由于气的运行不畅，导致血运的障碍，而形成气滞血瘀；或由于跌仆闪挫等外伤因素，致气滞和血瘀同时形成；或瘀血内停，又引起气滞，最终气滞血瘀同时存在。临床上多见胀满疼痛、瘀斑及癥积等病症。

2. 气不摄血

是指因气的不足，固摄功能减弱，不能固摄血液，导致血不循经，逸出脉外，而引起咯血、吐血、衄血、发斑、便血、尿血、崩漏等各种出血的病理变化。其临床表现除见各种出血症状外，还可出现短气乏力、声低懒言、自汗等气虚的表现。

3. 气随血脱

气随血脱是指在大量出血的同时，气也随着血液的流失而散脱，从而形成气血两虚或气血并脱的病理变化。常由外伤失血，或妇女崩中、产后大出血等因素所致。血液大量丢失，则气矢去依附，亦随之散脱而亡失。

4. 气血两虚

气血两虚是指气虚和血虚同时存在的病理变化。因久病消耗，气血两伤所致；或先有失血，气随血耗；或先因气虚，血的生化无源而日渐衰少，从而形成气血两虚。临床上，可同时见到面色淡白或萎黄，少气懒言，疲乏无力，形体瘦怯，心悸失眠，肌肤干燥，肢体麻木等气血不足之症。

5. 气血不荣经脉

气血不荣经脉是指因气血虚衰或气血失和，以致气血相互为用、滋润濡养的功能减退，对经脉、筋肉、皮肤的濡养作用减弱，从而产生肢体筋肉等运动失常或感觉异常的病理变化。常见肢体麻木、运动不便或萎废不用，肌肤干燥、瘙痒、欠温，甚则肌肤甲错等临床表现。

四、津液代谢失常

(一) 津液不足

津液不足是指津液亏少，或滋润濡养功能减弱，导致内则脏腑，外而孔窍、皮毛失其濡润滋养，产生干燥失润的病理变化。形成原因多由于津液不足，燥热之邪或五志之火损伤津液，或发热、多汗、吐泻、多尿、失血等丢失津液，或过用误用辛燥之剂等耗伤津液所致。临床表现有炎夏而多汗，或因高热而口渴引饮；气候干燥季节，常见口、鼻、皮肤干燥；大吐、大泻、多尿时所出现的目陷、螺瘪，甚则转筋等，均属于伤津为主的临床表现。如热病后期或久病伤阴，所见到的舌光红无苔或少苔，唇舌干燥而不引饮，形瘦肉脱，肌肤毛发枯槁，手足震颤蠕动等，均属于阴液枯涸的临床表现。

(二) 津液的输布、排泄障碍

津液的输布障碍，是指津液得不到正常的输布，在体内环流迟缓，或在某一局部发生滞留。

因而引起水湿内生、酿痰成饮。其形成多和肺的宣发和肃降、脾的运化和散精、肝的疏泄条达和三焦的水道是否通利等方面有关。肺失宣散和肃降，则痰饮停于肺；脾失健运，运化水湿和散精功能减退，则津液环流迟缓，而生湿酿痰；肝失疏泄，则气机不畅，气滞而致津液停留，为痰为水；三焦的水道不利，不仅直接影响着津液的运行，而且也影响着津液的排泄。临床表现上有因津液排泄障碍而导致水液储留，溢于肌肤而发的水肿；有因肺的宣发功能失常而见的无汗尿少；有因脾的运化功能不足，湿困脾土，导致的头身困重，胸闷呕恶，腹胀便溏，面黄肢肿；而肾的蒸腾汽化功能减弱，则可见尿少或无尿。

（三）津液与气血关系失调

1. 水停气阻

水停气阻是指水液停贮体内，导致气机阻滞的病理状态。如水饮阻肺，则肺气壅滞，宣降失职，可见胸满咳嗽，喘促不能平卧；水气凌心，则阻遏心气，心阳被抑，可见心悸、心痛；水饮停滞中焦，阻遏脾胃气机，则清气不升，浊气不降，而见头昏困倦，脘腹胀满，纳化呆滞；水饮停于四肢，则可使经脉之气阻滞，出现肢体沉重胀痛等。

2. 气随液脱

气随液脱是指津液丢失太过，在津液大量丢失的同时，气失其依附而随津液外泄暴脱亡失的病理变化。多由高热伤津，或大汗伤津脱液，或严重吐泻耗伤津液等所致。

3. 津枯血燥

津枯血燥是指津液亏乏枯竭，导致血燥虚热内生或血燥生风的病理变化，若高热伤津，或失血脱液，或久病津液暗耗，便会导致津枯血燥，表现为心烦，鼻咽干燥，或五心烦热，肌肉消瘦，皮肤干燥，或肌肤甲错，皮肤瘙痒等临床表现。

4. 津亏血瘀

津亏血瘀是指津液耗损导致血行郁滞不畅的病理变化。多由高热、烧伤，或吐泻、大汗出等因素损伤津液所致。津液大量消耗，则血中津液也随之减少，血液循环滞涩不畅，从而可发生血瘀。在原有津液不足表现的基础上，出现舌质紫绛，或有瘀点、瘀斑，或见斑疹显露等临床表现。

五、内生"五邪"

内生"五邪"，是指在疾病的发展过程中，由于气血津液、脏腑的生理功能异常，而产生了类似于风、寒、湿、燥、火等外邪致病的病理现象，由于病起于内，故分别称为"内风""内寒""内湿""内燥"和"内火"，总称为内生"五邪'。内生五邪不是致病因素，而是由于气血津液、脏腑等生理功能失调所引起的综合性病理变化。

（一）风气内动

风气内动，即是"内风"。凡在疾病发展过程中，因为阳盛，或阴虚不能制阳，阳升无制，出现以动摇、眩晕、抽搐、震颤等动的症状为主要临床表现的病理变化，就称作风气内动。由于"内风"的成因与肝的功能失常关系较为密切，故"内风"又称肝风内动或肝风。

1. 肝阳化风

肝阳化风是指肝肾阴亏，阴不制阳，以致阴虚阳亢，水不涵木，浮阳不潜，久之阳愈浮而阴愈亏，亢而化风的病理变化。其形成多因情志所伤，或操劳过度，耗伤肝肾之阴，以致阴虚阳亢，水不涵木，浮阳不潜。其病机特点为肝肾阴亏，阴不制阳，浮阳不潜，亢而化风。临床表现轻则筋惕肉瞤，肢麻震颤，眩晕欲仆，或为口眼歪斜，或为半身不遂，甚则血随气逆而发为卒然仆倒，不省人事。

2. 热极生风

热极生风是指邪热炽盛，煎灼津液，伤耗营血，燔灼肝经，筋脉失养，化而为风的病理变化，又称热甚动风。其形成多见于热性病的极期。病机特点为邪热炽盛，煎灼津液，伤及营血，筋脉失其涵养，阳热亢盛则化而为风。临床表现有高热，神昏，谵语，痉厥，抽搐，鼻翼煽动，目睛上吊等。

3. 阴虚风动

阴虚风动是指阴液枯竭，筋脉失养，变生内风的病理变化。形成原因是阴虚风动。多见于热病后期，阴津亏损；或由于久病耗伤，阴液大亏所致。病机特点是阴液枯竭，无以涵养筋脉，筋脉失养，变生内风。临床表现有筋挛肉瞤，手足蠕动。

4. 血虚生风

血虚生风是指肝血不足，筋脉失养，虚风内动的病理变化。形成原因有血液生成不足或失血过多，或久病耗伤营血。病机特点是血液不足，濡养功能减退，肝之筋脉失养；或血不荣络，虚风内动。临床表现有肢体麻木不仁，关节曲伸不利，筋肉跳动，甚则手足拘挛不伸。

5. 血燥生风

血燥生风是指津枯血少，失润化燥，肌肤失养，经脉气血失和，血燥动而生风的病理变化。形成原因是久病耗伤血液，或年老精亏血少，或血液生成不足，或瘀血内结，新血不生等。病机特点是津枯血少，失润化燥，肌肤失于濡养，经脉气血失于和调，血燥动而生风。临床表现有皮肤干燥和肌肤甲错，并有皮肤瘙痒和落屑等。

(二) 寒从中生

寒从中生，又称"内寒"，是指机体阳气虚衰，温煦气化功能减退，虚寒内生的病理变化。在形成原因上与阳偏衰的病因是相同的。病机特点为阳虚则阴盛，阴盛则内寒，从而表现为阳热不足，温煦失职，虚寒内生。临床表现有面色苍白，形寒肢冷，或筋脉拘挛，肢节痹痛等。

(三) 湿浊内生

湿浊内生，又称"内湿"，是指由于脾的运化水湿功能和输布津液的功能障碍，从而引起的水湿痰浊蓄积停滞的病理变化。在形成原因上多因素体肥胖，痰湿过盛；或因恣食生冷，过食肥甘，内伤脾胃，致使脾失健运，津液的输布发生障碍所致。病机特点为湿性重浊粘滞，多阻遏气机。临床表现常随湿邪阻滞部位的不同而各异。如湿邪留滞经脉之间，则症见头闷重如裹，肢体重着或屈伸不利；湿犯上焦，则胸闷咳嗽；湿阻中焦，则脘腹胀痛，食欲不振，口腻或口甜，舌苔厚腻；湿滞下焦，则腹胀便溏，小便不利；水湿泛滥于皮肤，则发为水肿。

(四) 津伤化燥

津伤化燥，又称"内燥"。是指津液不足，人体各组织器官和孔窍失其濡润，出现干燥枯涩症状的病理变化。形成原因为久病伤阴耗液，或大汗、大吐、大下，或亡血失精，以及某些热性病过程中的热邪伤阴或湿邪化燥等。病机特点：内燥病变可发生于各脏腑组织，以肺、胃及大肠为多见。临床表现多见津液枯涸，全身失去滋润濡养的阴虚内热之证。如肌肤干燥不泽，起皮脱屑，甚则皲裂；口燥咽干唇焦，舌上无津，甚或光红龟裂；鼻干目涩，爪甲脆折，大便燥结，小便短赤等燥热之象。肺燥还兼见干咳无痰，甚则咯血；胃燥则伴见舌光红无苔；肠燥则兼见便秘等症。

（五）火热内生

火热内生，又称"内火"或"内热"。是指阳盛有余，或阴虚阳亢，或气血郁滞，或病邪郁结，而产生的火热内扰，机能亢奋的病理变化。火热内生病机的主要特点有如下几方面：

（1）阳盛化火 阳气过亢，机能亢奋，就会使物质的消耗增加，以致伤阴耗液。此种病理性的阳气过亢《内经》称之为"壮火"。

（2）邪郁化火 包括两方面：一是外感寒、湿等阴寒病邪，郁滞于里从阳而化热化火，如寒郁化热、湿郁化火等。二是体内有形的病理性产物积聚不散而化生火热，如痰浊、瘀血、食积、虫积等停于体内，使气滞不畅，郁而化火。

（3）五志过极化火 是指由于情志刺激，造成气机郁结，气郁日久从阳而化生火热，如情志抑郁不畅，引起肝郁气滞，气郁化火而发为"肝火"。

（4）阴虚火旺 是指精亏血少，阴液不足，阴不制阳，阳气相对偏亢，化生火热的病理变化。阴虚火旺属于虚火的范围。

六、经络病机

（一）经络气血偏盛偏衰

经络的气血偏衰，就能引起与其络属的脏腑组织器官的生理功能减退。如《灵枢·经脉》在论述足阳明胃经的经气虚实时所说："气盛则身以前皆热，其有余于胃，则消谷善饥溺色黄。气不足则身以前皆寒栗，胃中寒则胀满。"

（二）经络的气血逆乱

经络的气血逆乱，可引起人体阴阳之气不相顺接，而发为厥逆。经络的气血逆乱，还可导致与其络属的脏腑生理功能紊乱。如足太阴经的经气逆乱，可以导致脾胃功能的紊乱，引起清气不升，浊气不降，出现泄泻呕吐。经气逆乱，还是导致出血的原因之一。如气火上逆犯肺、犯胃可引起咯血、吐血、衄血等。

（三）经络的气血运行不畅

经络的气血运行不畅，是由于经脉不利，影响及气血的运行，从而引起经络气血不畅。经络的气血运行不畅常可累及所络属之脏腑以及经络循行部位的生理功能。

（四）经络的气血衰竭

经络的气血衰竭，是指由于经络气血衰竭而出现的生命临终现象。由于十二经脉循行的部位各不相同，属络的脏腑功能各异，故不同经脉气血衰竭时所出现的症状亦各有特点。

（李素娟）

第六章 神经内科护理

第一节 脑梗死的护理

脑梗死（cerebral infarction，CD），又称缺血性脑卒中，是指局部脑组织由于缺血而发生坏死所致的脑软化。在脑血管病中最常见，约占全部脑卒中的70%。梗死临床上常见的类型有脑血栓形成、脑栓塞和腔隙性脑梗死。

一、脑血栓形成

脑血栓形成（cerebral thrombosis，CT）是脑血管疾病中最常见的一种，指颅内外供应脑部的动脉血管壁粥样硬化导致血管增厚，管腔狭窄闭塞和血栓形成，引起脑局部血液供应减少或供血中断，致某一血管供血范围内的脑组织缺血缺氧软化坏死，临床上产生相应的神经系统症状和体征。

（一）病因与发病机制

1. 病因

脑血栓形成最常见的病因是脑脉粥样硬化，若同时伴有高血压，两者相互影响，使病情加重。高脂血症、糖尿病可加速脑动脉硬化的进展。另外，各种动脉炎、先天性血管狭窄、肿瘤、血液高凝状态均可引发该病。

2. 发病机制

在动脉粥样硬化、高脂血症等病因基础上，使脑血管受损，管壁粗糙，管腔狭窄，当血流缓慢、血压下降时，胆固醇易沉积于内膜下层，引发血管壁脂肪透明变性，进一步纤维增生，动脉变硬，管壁厚薄不匀，使血小板及纤维素等血中有形成分沉着，形成血栓。血栓逐渐增大，最终完全闭塞。缺血区脑组织因血管闭塞的快慢、部位及侧支循环代偿的程度不同，出现梗死的范围、程度也不同。常见于颈内动脉和椎-基底动脉系统任何部位，动脉分叉处多见。

（二）护理评估

1. 健康史

询问有无颈动脉狭窄、高血压、高脂血症、糖尿病及TIA等病史，TIA发作的频率与表现形式，有无进行系统、正规的治疗，目前的用药情况。询问患者有无烟酒嗜好、不良饮食习惯及缺乏体育锻炼，有无家族脑卒中病史。

2. 身体状况

本病好发于50~60岁以上中老年人，动脉粥样硬化者老年人居多，且伴有高血压、冠心病或糖尿病，年轻发病者以各种原因的脑动脉炎多见。病前可有头昏、头痛、肢体麻木、无力等前驱症状，约1/4的患者曾有TIA史。多数在安静休息或睡眠时发病。神经缺失症状通常在1~2d内达到高峰。患者大多意识清楚或有不同程度的意识障碍。脑干梗死者，生命体征一般无明显改变，神经系统体征视脑血管闭塞的部位及脑梗死范围而异，若颈内动脉系血栓形成可出现病变对侧偏瘫、偏身感觉障碍、同侧单眼一过性失明、失语（优势半球受累）等症状；椎-基底动脉系血栓形成多有交叉瘫或感觉障碍、共济失调、吞咽及发音困难等症状。临床类型有以下几种：

（1）可逆性缺血性神经功能缺失（RIND）：神经功能缺失症状较轻，但持续超过24 h，在1~3周内完全恢复，不留后遗症。

（2）完全性卒中：神经功能缺失症状体征较严重，进展较迅速，起病6 h内病情达高峰，为完全性偏瘫，甚至出现昏迷。

（3）进展性卒中：神经功能缺失症状较轻，但呈阶梯式加重，在48 h内仍不断进展，直至出现神经功能缺损，严重者可引起颅内压增高、昏迷、死亡。

3. 辅助检查

（1）血生化、血液流变学检查、心电图等。

（2）脑脊液检查：多正常。大面积梗死时压力可增高。

（3）CT检查：是最常用的检查。早期多无改变，24~48 h后梗死区出现低密度梗死灶。脑干和小脑梗死CT常显示不佳。

（4）MRI：可早期显示缺血组织的大小、部位，甚至可显示皮质下、脑干和小脑的小梗死灶。

（5）DSA：脑血管造影可显示血栓形成部位、程度及侧支循环，但不作为脑梗死的常规检查。

4. 心理社会状况

由于本病可出现肢体瘫痪或失语，且恢复时间较长、见效不快，还可能留有后遗症，加上长期的康复治疗会给患者家庭生活和工作带来影响，精神及经济负担加重，故应评估患者及照顾者对本病的认识程度、家庭条件与经济状况、社区就医环境、患者的心理反应、家属对患者的关心程度及对本病的治疗支持情况。

（三）护理诊断

1. 躯体移动障碍

与脑血管闭塞，脑组织缺血、缺氧使锥体束受损导致肢体瘫痪有关。

2. 吞咽障碍

与意识障碍或延髓麻痹有关。

3. 语言沟通障碍

与病变累及大脑优势半球、语言中枢受损有关。

4. 焦虑

与偏瘫、失语或担心医疗费用等有关。

5. 有废用综合征的危险

与意识障碍、偏瘫、长期卧床有关。

（四）治疗原则

1. 急性期治疗

（1）超早期溶栓治疗：脑血栓形成后，关键在发病3~6 h以内的超早期，尽快恢复缺血区的血液供应，挽救"缺血区半暗带"。迅速进行溶解血栓治疗，使血管尽快再通，挽救未完全死亡的脑细胞，缩小梗死灶。常用的溶栓药物有尿激酶、链激酶、组织型纤溶酶原激活剂（t-

PA)、乙酰化纤溶酶原激活剂复合物（APSAC）等。使用溶栓药物前首先须经头部CT证实无出血灶，并应监测出凝血时间、凝血酶原时间等。

（2）调整血压：患者在急性期的血压应维持在比发病前稍高的水平，除非血压过高（收缩压>220 mmHg），一般不使用降压药物，切忌过度降压使脑灌注压降低，导致脑缺血加剧，加重脑梗死。血压低者可通过补液或给予适量升压药物提升血压，如多巴胺等。

（3）防治脑水肿：当梗死范围大或发病急骤时可引起脑水肿，加剧脑组织的缺血、缺氧，导致脑组织坏死，应尽早防治。发病48 h至5 d为脑水肿高峰期。如患者意识障碍加重，出现颅内压增高症状，应进行降低颅内压治疗。常用20%甘露醇125～250 mL快速静滴，不可使用呋塞米、10%白蛋白等。发病期7～24 h内尽量避免葡萄糖静滴（可能会加重半暗区的脑损害）。

（4）抗凝治疗：主要用于进展性脑梗死患者，防止血栓继续进展，因抗凝治疗有并发出血的不良反应，故必须严格掌握适应证、禁忌证，对出血性梗死或有高血压者均禁用抗凝治疗。

（5）改善微循环：低分子右旋糖酐可降低血液黏度，并有抗血小板聚集作用，从而改善微循环，每日500 mL静滴，10～15 d一疗程，有出血倾向、颅内压增高、心功能不全者禁用。

（6）脑保护治疗：通过降低脑代谢、干预缺血引发的细胞毒性机制减轻脑损伤。脑保护剂包括自由基清除剂（过氧化物歧化酶、维生素E和维生素C等）、阿片受体阻断剂纳洛酮、钙通道阻断剂（尼莫地平、胞磷胆碱）等。早期（<2 h）还可用头部亚低温治疗。

（7）高压氧舱治疗：为神经组织的再生和神经功能的恢复提供良好的物质基础。脑血栓形成患者若呼吸道没有明显的分泌物，呼吸正常，无抽搐以及血压正常者，宜尽早配合高压氧舱治疗。

（8）脑代谢活化剂：可用三磷腺苷、细胞色素C、胞磷胆碱、辅酶A等。

2. 康复治疗

康复的治疗主要是促进神经功能的恢复，应早期进行，要求患者、医护人员、家属均应积及系统地进行患肢运动和语言功能等的训练和康复治疗，应以起病到恢复期，贯穿于医疗和护理的各个环节和全过程。

（五）护理目标

1. 躯体运动能力

能适应卧床或生活自理能力降低的状态，能配合进行肢体功能康复训练，躯体运动能力逐步恢复正常。

2. 吞咽功能

能配合吞咽功能康复训练，掌握进食的恰当方法，维持正常的营养供应，吞咽功能逐步恢复正常。

3. 语言表达能力

能采取有效的沟通方式表达自己的需要和情感，能配合进行语言功能康复训练，语言表达能力逐步恢复正常。

4. 情绪稳定

情绪稳定，生活需要得到满足，舒适感增强。

5. 应对措施

能描述导致废用综合征的可能原因并积极地采取应对措施。

(六) 护理措施

1. 一般护理

(1) 体位：中、重度患者应安排在卒中单元治疗。

(2) 饮食护理：给低盐、低脂饮食，若有吞咽障碍者可使用流质或半流质饮食，必要时采用鼻饲法。

(3) 生活护理：急性期绝对卧床休息，取平卧位，以保证有较多的血液供给脑组织。协助卧床患者完成日常生活护理如穿衣、洗漱、如厕等。保持皮肤清洁、干燥，及时更换衣服、床单等，指导患者学会配合或使用便器，保持大小便通畅和会阴部清洁。将日常用品和呼叫器置于易取拿的地方，方便患者随时取用。

2. 病情观察

密切观察病情变化，如患者再次出现偏瘫或原症状加重等，应考虑是否原梗死灶扩大及合并颅内出血，立即报告医师。定时监测生命体征和意识、瞳孔的变化，使血压维持在略高于病前水平。若发现颅内压增高症状，按医嘱快速静脉滴注脱水剂。

3. 用药护理

脑血栓形成患者常联合应用溶栓、抗凝、血管扩张药及脑代谢活化剂等多种药物治疗，护士应了解各类药物的作用、不良反应和注意事项。如用溶栓、抗凝药物时，应注意药物剂量，监测出凝血时间、凝血酶原时间，有无牙龈出血、皮疹、皮肤出血、黑便等出血倾向。使用甘露醇时，观察有无血尿或无尿等肾损害，注意尿常规及肾功能检查。

4. 康复护理

给患者讲解早期活动的必要性和重要性，教会患者保持关节的功能位置，防止关节变形而失去正常功能。对瘫痪者应每 2~3 h 翻身一次，翻身时做一些主动或被动的肢体锻炼，注意强度适宜，循序渐进，持之以恒。教会患者及家属锻炼和翻身技巧，训练患者平衡和协调能力。对于语言沟通障碍的患者应指导其进行简单而有效的交流技巧，加强语言功能的训练。

5. 心理护理

患者因偏瘫、失语会产生自卑、消极心理。生活不能自理，再加上语言交流障碍，患者情绪急躁，会使血压升高，病情加重。护士应主动关心、开导患者，同时叮嘱家属给予患者物质和精神上的支持，鼓励或组织病友间交流经验，树立其战胜疾病的信心。

(七) 健康教育

1. 积极防治

高血压、糖尿病、高脂血症、冠心病、肥胖症等，定期做健康检查，早发现早治疗。

2. 日常饮食

忌烟酒，合理饮食，以低盐、低脂、高维生素为宜，多吃芹菜、山楂、香蕉、海带、大枣、豆类、食醋等。

3. 日常生活

起居规律，克服不良嗜好。老年人在日常睡醒时不要急于起床，最好静卧 5~10 min 后缓慢起床，以防直立性低血压致脑血栓形成。平时适度参加一些体育活动，以促进血液循环。

4. 自身恢复

教会患者本病的康复治疗知识和自我护理方法，鼓励患者做力所能及的事情，不要过分依赖家人，多参加一些有益的社会活动。

二、脑栓塞

脑栓塞是指各种栓子（血流中异常的固体、液体、气体）随血液循环进入脑动脉，造成血流中断而引起相应供血区的脑功能障碍。只要产生栓子的病源不消除，脑栓塞就有复发的可能。

（一）病因与发病机制

脑栓塞的栓子来源分为心源性、非心源性、来源不明性3大类。

1. 心源性

是脑栓塞最常见的原因，约一半以上为风湿性心脏病二尖瓣狭窄合并心房颤动。其他心脏病如亚急性细菌性心内膜炎瓣膜上的炎性赘生物易脱落。心肌梗死或心肌病时，心内膜病变形成的附壁血栓脱落均可形成栓子。

2. 非心源性

常见为主动脉弓及其发出的大血管动脉粥样硬化斑块与附着物脱落、败血症或肺部感染性脓栓、脂肪栓子、气体栓子、癌性栓子、寄生虫虫卵栓子、异物栓子等均可引起脑栓塞。

3. 来源不明性

约30%的脑栓塞不能明确原因。

（二）护理评估

1. 健康史

询问有无风湿性心脏病二尖瓣狭窄合并心房颤动、亚急性细菌性心内膜炎、心肌梗死、心肌病、动脉粥样硬化、败血症等病史。

2. 身体状况

脑栓塞的发病年龄不一，风湿性心脏病引起者以中青年为多，冠心病及大动脉病变引起者以中老年居多。起病急骤，是脑栓塞的主要特征，在数秒或很短的时间内症状发展到高峰。常见的症状有局限性抽搐、偏盲、偏瘫、偏身感觉障碍、失语等，意识障碍较轻且恢复较快。严重者可突发昏迷、全身抽搐，因脑水肿或颅内出血形成脑疝而死亡。

3. 辅助检查

（1）脑CT检查：一般于24~48 h后出现低密度灶。病程中如低密度区中有高密度影，则提示为出血性梗死。

（2）胸片X线检查：有助于发现引起栓塞的病因。

（3）脑脊液检查：感染性梗死者脑脊液中白细胞增加，出血性梗死者可见红细胞，脂肪栓塞时可见脂肪球。

（4）颈动脉和主动脉超声检查：可发现有不稳定斑块。

（三）治疗原则

脑栓塞的治疗包括脑部病变及引起栓塞的原发病两方面。脑部病变的治疗与脑血栓形成相同；因心源性脑栓塞的出血性梗死区极易出血，所以抗凝治疗必须慎用，即使使用也应待急性期过后为宜。原发病的治疗主要在于根除栓子来源，防止脑栓塞复发。因此防治心脏病等各种原发病是预防脑栓塞发生的一个重要环节。

第二节 脑出血的护理

一、疾病概念

脑出血是指原发性非外伤性脑实质内的出血。多发生于55岁以上的中老年人，发生在大脑半球者占80%，仅有少数发生在脑干和小脑，是死亡率和致残率最高的一种常见病。

（一）病因

高血压和动脉粥样硬化是脑出血最常见的病因，多数病例高血压和脑动脉粥样硬化并存。另外颅内动脉瘤、脑内动静脉畸形、脑动脉炎、血液病、抗凝及溶栓治疗等均可并发脑出血。

（二）发病机制

脑出血的发病多是在原有高血压和脑血管病变的基础上，当用力和情绪激动时，使血压骤升所致，其发病机制可能与以下因素有关。

1. 微动脉瘤

高血压使脑小动脉形成微动脉瘤，后者可能破裂引起出血。

2. 脑小动脉痉挛

高血压引起脑小动脉痉挛，造成其远端脑组织缺氧、坏死，发生出血和脑水肿。

3. 脑动脉外膜及中层

脑动脉外膜及中层较薄弱，缺乏外弹力层，易破裂出血。

4. 大脑中动脉

大脑中动脉与其所发生的深穿支—豆纹动脉呈直角，后者又由动脉主干直接发出一个小分支，所以豆纹动脉所受的压力高，且此处也是微动脉瘤多发的部位，因此当血压骤然升高时，豆纹动脉出血最常见，从而导致内囊附近出血。

二、护理评估

（一）健康史

询问有无高血压、动脉粥样硬化、颅内动脉瘤、脑内动静脉畸形、脑动脉炎、血液病病史；有无抗凝及溶栓治疗史；有无家族脑卒中病史；了解患者的性格特点、生活习惯与饮食结构。

（二）身体状况

1. 症状

55岁以上中老年高血压患者，在活动或情绪激动时突然发病，迅速出现意识障碍、偏瘫、失语等局灶性神经缺失症状应首先想到脑出血的可能。发病前常无预感，少数有头昏、头痛、肢体麻木和口齿不清等前驱症状。多在情绪紧张、兴奋、排便用力时发病，少数在静态发病，气候变化剧烈时发病较多。起病突然，往往在数分钟至数小时内病情发展至高峰。急性期多表现为突然头痛、呕吐、偏瘫、失语、意识障碍、大小便失禁等。呼吸深沉带有鼾声。重者则呈潮式呼吸或不规则呼吸，脉搏缓慢有力。深度昏迷时四肢呈弛缓状态，局灶性神经体征不易确定。若昏迷不深，查体时可能发现轻度脑膜刺激症状及局灶性神经受损体征。

2. 体征

(1) 内囊出血：因病变累及内囊，典型病例可见"三偏"症状，即出血灶对侧肢体偏瘫、偏身感觉障碍和同向偏盲。内囊出血患者常有头和眼转向出血病灶侧，呈"凝视病灶"状，若出血在优势半球可有失语。大量出血时，可出现意识障碍，也可引起脑疝甚至死亡。急性期腱反射消失，数日后瘫痪肢体肌张力增强，腱反射亢进，出现病理反射。

(2) 脑叶出血：常出现头痛、呕吐、失语症、视野异常及脑膜刺激征，癫痫发作较常见，昏迷较少见。其中顶叶出血最常见，可见偏身感觉障碍、空间构象障碍。

(3) 脑桥出血：常先从一侧脑桥开始，表现为交叉性瘫痪，头和眼转向非出血侧，呈"凝视瘫肢"状。出血后迅速波及两侧，出现双侧面部和肢体均瘫痪，瞳孔缩小呈"针尖样"，为脑桥出血的特征性症状。呕吐咖啡样胃内容物，中枢性高热及呼吸障碍等。病情迅速恶化，多数在48 h内死亡。

(4) 小脑出血：多数小脑出血发生在一侧小脑半球，表现为一侧后枕部剧烈头痛、眩晕、频繁呕吐、病侧肢体共济失调，有脑神经麻痹、眼球震颤等症状，可无肢体瘫痪。

(5) 脑室出血：多为继发性。由于丘脑出血后破入到侧脑室，小脑出血和脑桥出血破入到第四脑室而引起。早期出现偏瘫，随后高热昏迷，预后不良。

(三) 辅助检查

1. 实验室检查

急性期和并发感染时外周白细胞数常增高，血糖及血尿素氮可增高；有轻度蛋白尿和尿糖；脑脊液压力增高，多为血性。

2. 其他检查

头颅CT示脑内高密度灶。MRI检查可早期发现出血的部位、范围、出血量是否破入脑室；起病24 h内进行脑超声探测，能发现脑中线波移位，有助于脑出血的诊断。

(四) 心理社会状况

患者突发肢体残疾或瘫痪卧床，生活需要依赖他人，可能产生焦虑、恐惧、绝望等心理反应，应了解患者及家属对本病的病因、病程经过、防治知识及预后的了解程度，能否接受偏瘫失语需要照顾的现状；了解家庭成员组成、家庭环境及经济状况；了解家属对患者的关心支持程度等。

三、护理诊断

(一) 意识障碍

与脑出血有关。

(二) 潜在并发症

脑疝、消化道出血、坠积性肺炎、泌尿系统感染。

(三) 生活自理缺陷

与偏瘫、意识障碍有关。

(四) 有皮肤完整性受损的危险

与长期卧床、意识障碍、运动障碍有关。

（五）语言沟通障碍

与语言中枢功能受损有关。

（六）有废用综合征的危险

与意识障碍、运动障碍、长期卧床有关。

（七）治疗原则

急性期治疗原则是：防止再出血，降低颅内压和控制脑水肿，维持生命功能，防止并发症，降低死亡率和致残率。

1. 调控血压

颅内压增高时为了保证脑组织的代偿反应。脑出血患者的血压一般比平时高，当颅内压下降时血压随之下降，因此脑出血急性期一般不需使用降压药。若收缩压超过 200 mmHg 或者舒张压超过 120 mmHg，可适当给予温和的降压药，降压不宜过快过低。

2. 控制脑水肿

脑出血发生后由于脑实质内突然出现血肿的占位效应，引起脑室受压，中线结构移位，颅内压急剧升高，可出现脑疝危及生命，因此控制脑水肿，降低颅内压是脑出血急性期处理的一个重要环节。应立即使用脱水剂，快速静脉滴注 20% 甘露醇，125～250 mL，30 min 内滴完，每隔 6～8 h 一次；也可用 10% 复方甘油和呋塞米等。

3. 止血药和凝血药

合并消化道出血时，可选用 6-氨基己酸（FACA）、氨甲环酸，还可经鼻饲或口服云南白药、三七粉等。近年来用奥美拉唑、巴曲酶等治疗消化道出血效果也较显著。

4. 防止并发症

及早给予足量抗生素防止肺炎。

5. 手术治疗

对大脑半球出血量在 30 mL 以上和小脑出血量在 10 mL 以上均可开颅清除血肿。对破入脑室者，可行脑室穿刺引流。

四、护理目标

（一）意识障碍

意识障碍程度逐渐减轻，或意识清楚。

（二）抢救和治疗

不发生脑疝、消化道出血、坠积性肺炎、泌尿系统感染，或能识别其发生的先兆表现和发生后的症状和体征，能采取积极措施进行抢救和治疗。

（三）自理能力

生活自理能力逐渐增强，能参与进食、穿衣、如厕、沐浴和使用器具等活动。

（四）应对措施

能说出导致皮肤完整性受损的可能原因并积极地采取应对措施，不发生皮肤破损和压力性损伤。

(五) 语言功能

能以非语言沟通方式表达自己的需要,与医护人员和家属进行有效的沟通,知道语言功能康复训练的方法,语言功能好转或恢复。

(六) 肢体康复功能

能掌握肢体康复功能训练的技巧并积极参与,不发生足下垂、关节僵硬、肌肉萎缩。

五、护理措施

(一) 一般护理

1. 休息与安全

急性期绝对卧床休息,抬高床头 15°~30°以减轻脑水肿;侧卧位,防止呕吐物反流;发病 24~48 h 内避免搬动,保持环境安静,严格限制探视,避免各种刺激,各项治疗护理操作应集中进行。如翻身、吸痰、鼻饲、导尿均需动作轻柔,以免加重出血。保持床单整洁、干燥,防止压力性损伤形成;协助做好口腔、皮肤和大小便护理,保持肢体的功能位置。

2. 饮食

禁食 24~48 h,给予高蛋白、高维生素的清淡饮食;发病 3 d 仍后神志不清、不能进食者,应给予鼻饲流质;恢复期患者应避免刺激性食物,以免诱发消化道出血。

(二) 病情观察

1. 脑疝的观察

密切观察生命体征、瞳孔、神志的变化,如躁动不安、剧烈头疼、喷射性呕吐、血压升高、脉搏变慢、呼吸不规则、一侧瞳孔扩大、意识障碍加重等,脑疝先兆时应及时通知医生,配合抢救。

2. 上消化道出血的观察

观察患者有无呕血、便血等消化道出血症状,每次鼻饲前要抽吸胃液,如有咖啡色胃液或大便是黑色,立即通知医生紧急处理。

(三) 用药护理

注意观察止血药、降颅压药物的疗效及不良反应,为防止脑疝,应控制液体摄入量,注意尿量与电解质的变化,尤其应注意有无低血钾发生。

(四) 对症护理

保持呼吸道通畅,为防止呕吐物造成窒息,患者头应偏向一侧。若不能有效咳痰,必要时应吸痰,甚至配合医生做气管切开。对高热患者应给予物理降温或人工冬眠,伴惊厥者按医嘱给予抗惊厥药。及时做好排便护理,保持大便通畅。

(五) 心理护理

急性期尽量避免任何精神干扰;保持病室安静。急性期后常因留有后遗症、肢体功能和语言功能恢复慢,而易产生烦躁、抑郁情绪,从而影响治疗、护理及患者的生活质量,因此应鼓励患者增强生活的勇气与信心,消除不良心理反应。在康复护理时首先要求患者达到心理康复,向患者及家属说明时期锻炼的重要性,告知患者病情稳定后即尽早锻炼,越早疗效越好。告诉患者只要坚持功能锻炼,许多症状体征可在 1~3 年内逐渐改善,以免因心理压力而影响脑功能的恢复。

六、健康教育

(一) 避免诱发因素

告知患者避免情绪激动和不良刺激，勿用力大便。生活规律，保证充足睡眠，适当锻炼，劳逸结合。

(二) 饮食指导

饮食以清淡为主，多吃蔬菜和水果，戒烟、忌酒。

(三) 积极治疗原发病

如原发性高血压、糖尿病、心脏病等；按医嘱服药，将血压控制在适当水平，以防脑出血再发。

(四) 坚持康复训练

教会家属有关护理知识和改善后遗症的方法，尽量让患者做到日常生活自理，康复训练时注意克服急于求成的心理，做到循序渐进，持之以恒。

第三节 癫痫的护理

一、疾病概念

癫痫是多种原因导致的脑部神经元高度同步化异常放电所致的临床综合征，临床发作表现具有发作性、短暂性和刻板性的特点。异常放电神经元的位置不同及异常放电波及的范围差异，导致患者的发作形式不一，可表现为感觉、运动、意识、精神、行为、自主神经功能障碍或兼有之。临床上每次发作或每种发作的过程称为痫性发作，一个患者可有一种或多种形式的痫性发作。在癫痫发作中，一组具有相似症状和体征特性所组成的特定癫痫现象称为癫痫综合征。

(一) 病因

癫痫不是独立的疾病，而是一组疾病或综合征，引起癫痫的病因非常复杂，根据病因学不同，癫痫分为三大类。

1. 症状性癫痫

由各种明确的中枢神经系统结构损伤或功能异常所致，如：脑外伤、脑血管病、脑肿瘤、中枢神经系统感染、遗传代谢性疾病、皮质发育障碍、神经系统变性疾病、药物和毒物等。

2. 特发性癫痫

病因不明，未发现脑部有足以引起癫痫发作的结构性损伤或功能异常，可能与遗传因素密切相关，常在某一特定年龄段起病，具有特征性临床及脑电图表现。

3. 隐源性癫痫

临床表现提示为症状性癫痫，但现有的检查手段不能发现明确的病因。其约占全部癫痫的60%~70%。

(二) 临床表现

1. 全面性发作

(1) 全身强直-阵挛性发作：意识丧失、双侧强直后紧接着有阵挛的序列活动，是全身-阵挛性发作的主要临床特征。可由部分性发作演变而来，也可一起病即表现为全身强直-阵挛发作。早期出现意识丧失、跌倒，随后的发作分为三期：强直期、阵挛期、发作后期。

（2）强直性发作：表现为与强直-阵挛性发作中强直期相似的全身骨骼肌强直性收缩，常伴有明显的自主神经症状，如面色苍白等。

（3）阵挛性发作：类似全身强直-阵挛性发作中阵挛期的表现。

（4）失神发作：突然发生和突然停止的意识丧失是失神发作的特征。典型的失神发作表现为活动突然停止、发呆、呼之不应、手中物体落地。部分患者可机械重复原有的简单动作，每次发作持续数秒，每天可发作数十、上百次。发作后立即清醒，无明显不适，可继续先前的活动。醒后不能回忆，甚至不知刚才发了病。

（5）肌阵挛性发作：表现为快速、短暂、触电样肌肉收缩，可遍及全身，也可限于某个肌群，常成簇发生。

（6）失张力发作：表现为肌张力突然丧失，可致患者跌倒。局限性肌张力丧失可引起患者头或肢体下垂。

2. 部分性发作

（1）单纯部分性发作：除具有癫痫的共性外，发作时意识始终存在，发作后能复述发作的生动细节是单纯部分性作的主要特征，包括：运动性发作、感觉性发作、自主神经性发作、精神症状发作。

（2）复杂部分性发作：复杂性部分性发作的主要特征是有意识障碍，发作时患者对外界刺激没有反应，发作后不能或部分不能复述发作的细节。临床表现分为4种类型：自动症；仅有意识障碍；先有单纯部分性发作，继之出现意识障碍；先有单纯部分性发作，后出现自动症。

（3）部分继发全身性发作：先出现上述部分性发作，随之出现全身性发作。

（三）辅助检查

1. 脑电图（EEG）

脑电图是诊断癫痫最重要的辅助检查方法，有助于明确癫痫的诊断及分型和确定特殊综合征。

2. 神经影像学检查

包括CT和MRI，可确定脑结构异常或病变。

（四）治疗原则

1. 静脉给药

尽快终止发作，使用静脉给药。

2. 药物使用

避免大量使用影响意识的药物。

3. 治疗常规

遵循抢救治疗常规，有条不紊地进行操作。

4. 生命体征监测

严密对生命体征进行监测。

5. 预防并发症

采取措施积极治疗原发病，预防并发症。

二、护理评估

（一）健康史

1. 既往史

有无脑损伤、脑炎、脑血管病、脑瘤、先天性脑发育畸形及脑缺氧。

2. 诱因

发作有无诱因。

3. 征兆

发作前有无征兆。

（二）症状

1. 失神发作

意识短暂中断，呼之不应，两眼瞪视不动，状如"愣神"，持续 13~15 s，可伴有简单的自主动作，如擦鼻、咀嚼、吞咽等。一般不发生跌倒，事后对发作全无记忆。

2. 肌阵挛发作

表现为颜面或肢体肌肉突然的短暂跳动。

3. 强直性发作

全身肌肉强烈的强直性痉挛，使头、眼、肢体固定在特殊位置，伴颜面发绀、呼吸暂停和瞳孔散大，躯干强直可造成角弓反张，伴随短暂的意识丧失，持续 30 s 一分钟。

4. 强直阵挛发作

即大发作，分三期。强直期表现为意识突然丧失，全身骨骼肌持续收缩，上眼睑抬起，眼球上蹿，喉部痉挛，可咬破舌尖。阵挛期患者震颤幅度增大并延及全身。惊厥后期尚有短暂的强直阵挛，牙关紧闭和尿便失禁，之后慢慢恢复。

（三）身体状况

1. 病情变化

癫痫发作持续时间、生命体征、神志是否清楚。

2. 有无外伤

癫痫发作时有无外伤及舌咬伤。

3. 误吸

有无误吸。

（四）心理状况

1. 不良情绪

有无焦虑、抑郁等不良情绪反应。

2. 日常生活

疾病有无对患者生活、工作产生影响。

三、护理诊断

(一) 有受伤的危险

与抽搐/突然意识丧失有关。

(二) 有误吸的危险

与癫痫发作,唾液、气管分泌物增多有关。

(三) 焦虑

与病程长,反复发作有关。

(四) 知识缺乏

与缺乏癫痫的预防知识有关。

四、护理措施

(一) 发作前的预防护理

1. 安静的环境

将患者安排在安静的房间,避免外界刺激,避免引起患者情绪激动的一切因素。

2. 癫痫发作

应随时注意有无癫痫发作,24小时有陪护,无人陪伴不能单独沐浴或外出。

3. 发作先兆

注意观察患者发作时的先兆,及时采取医疗、护理措施,预防跌倒。

4. 抢救物品准备

患者床旁应备好发作时的抢救物品与药品,如压舌板、开口器、舌钳、氧气装置及抗癫痫药品等。

5. 心理护理

加强心理护理,及时了解患者的心理情况,使患者保持精神愉快,避免过度兴奋。

(二) 发作时的护理

1. 陪伴患者

切忌离开患者,边采取措施边呼叫他人同时急救。

2. 呼吸道通畅

保持呼吸道的通畅,头转向一侧,及时清理呼吸道分泌物,防止呕吐物反流气管而窒息,立即给予吸氧。

3. 病情变化

注意观察发作的情况,并详细记录全过程。应特别注意意识与瞳孔的变化、眼球凝视和转头方向,以及抽搐的部位、持续时间等。

4. 松解异物

发作时注意保护头部和四肢,摘下眼镜、义齿,解开过紧的衣领。

5. 自我防护

患者全身大发作时，护士做好自我防护，且有处理大发作操作经验，可考虑用缠有纱布的压舌板置于患者的上下臼齿之间，以免患者咬伤舌或被患者咬伤。

6. 避免用力按压

抽搐时勿用力按压抽搐的肢体，避免骨折和脱臼。

7. 防坠床

床旁有人保护，加床挡，防止坠床。

8. 精神运动性发作的患者

对精神运动性发作的患者，注意保护，防自伤、伤人或走失。

9. 暗化病室

暗化病室，保持安静，避免对患者进行强烈声、光刺激。

(三) 发作后的护理

1. 清洁衣物，避免感冒

患者发作时常大汗淋漓、尿便失禁，发作后应及时擦干，更换清洁内衣裤，预防感冒。

2. 人工呼吸

抽搐停止后，呼吸如未恢复，应行人工呼吸。

3. 卧床休息

抽搐发作后应卧床休息。

(四) 癫痫持续状态的护理

癫痫持续状态（status epilepticus，SE）或称癫痫状态，传统定义认为癫痫持续状态指"癫痫连续发作之间意识尚未恢复又频繁再发，或癫痫发作持续30分钟以上未自行停止"。目前观点认为，如果患者出现全面强直阵挛性发作持续5分钟以上即有可能发生神经元损伤，对于全面强直-阵挛发作的患者，若发作持续时间超过5分钟就该考虑癫痫持续状态的诊断，并须用抗癫痫药物紧急处理。癫痫状态是内科常见急症，若不及时治疗可因高热、循环衰竭、电解质紊乱或神经元兴奋毒性损伤导致永久性脑损害，致残率和死亡率均很高。任何类型的癫痫均可发生癫痫状态，其中全面强直-阵挛发作最常见，危害性也最大。

患者大发作连续不止，每次发作后尚未清醒又紧接着发作。此为危象，不及时处理可致死亡。严密观察患者意识及发作控制情况，如用药后效果不好，应加大剂量或更换药物。

1. 药物使用

一些药物需根据患者呼吸、血压、心率变化及发作情况控制使用。

2. 降低颅压

持续抽搐致缺血、缺氧导致脑水肿、颅内压增高时，应用脱水药降低颅压。

3. 呼吸道通畅

及时吸氧、吸痰，保持呼吸道通畅。无自主呼吸者，行气管插管，使用人工呼吸机辅助呼吸。

4. 电解质平衡

静脉补液，保持水电解质平衡。

5. 预防感染

应用抗生素，预防和治疗肺部感染。

6. 口腔护理

加强口腔护理，防止口腔感染。

7. 皮肤护理

注意皮肤护理，防止压力性损伤发生。

（五）用药护理

1. 静推速度

大发作或癫痫持续状态使用地西泮静推速度宜慢不宜快。

2. 管道通畅及皮肤有无渗液

静脉使用抗癫痫药物注意观察管路是否通畅，穿刺处皮肤有无渗液。

3. 知识宣讲

口服使用抗癫痫药物，要向家属及患者做好药物注意事项宣教，切记遵医嘱服药，不能私自停药、加药、减药，并根据医嘱定期复查肝肾功能及血药浓度。

4. 不良反应

观察药物副作用及不良反应。如静注苯妥英钠时，可致血压下降及心律失常，需密切监控；应用卡马西平的患者，20%可发生白细胞减少至 $4\times10^9/L$ 以下，应定期化验血象。

5. 密切观察

观察药物疗效，以便医师及时更改治疗方案。

6. 随访

观察或随访患者是否长期坚持服药。

（六）饮食护理

癫痫发作频繁者，宜进高热量、高蛋白、高维生素食物，昏迷患者给予鼻饲流质饮食，每日饮水量在1500mL左右。生活中避免暴饮暴食，避免进食刺激性食物和大量甜食。

（七）心理护理

癫痫患者因其发作为长期反复，同时经常伴有跌倒造成的外伤、舌咬伤等意外事件，对患者的生活、工作有很大的影响，往往患者会产生焦虑、恐惧、抑郁的心理，而癫痫患者发作诱因之一为情绪波动，加强患者的心理护理，使其保持情绪稳定，树立战胜疾病的信心，缓解其焦虑，利于疾病康复。

五、健康教育

1. 知识宣讲

向患者传授有关癫痫的疾病知识，如癫痫发作的诱发因素（饱食、劳累、生气或兴奋等）及预防措施。

2. 心情愉快

保持心情愉快，避免情绪激动。

3. 安全教育

给予患者安全教育，减少独自外出活动，避免危险作业。

4. 定期复查

定期复查，坚持用药，遵医嘱加减药物，注意用药后的副作用。

（白　雪）

第三篇　胸外科

第一章　胸部的解剖与生理

第一节　气管、支气管及肺

一、气管

呼吸系统主要是由气管、支气管和肺组成。前者为提供气体的通道，后者则为气体的交换场所。

(一) 气管的结构

气管的上端以环气管韧带与喉的环状软骨相连，下连两侧主支气管，它是由一系列软骨环，间以平滑肌纤维、黏膜和结缔组织构成的后壁略扁平的圆筒形管道。上平第 7 颈椎体上缘，向下至胸骨角平面分左、右主支气管。长度成年男性约 11 cm，女性稍短，管腔前后径小于横径，前者约 1.8 cm，后者约 2.0 cm，气管软骨呈 C 形，占气管周径的 2/3，为 18~22 个，约每厘米有两个环。缺口对向后方。

气管壁由黏膜层、黏膜下层、软骨及肌肉层构成。黏膜上皮正常为假复层柱状纤毛上皮，黏膜下层菲薄，含有微血管、淋巴管和神经纤维，黏液腺丰富，开口于管腔，肌层多为弹性平滑肌，外膜为疏松结缔组织。

(二) 气管的分段和毗邻

气管依其所在部位，以胸廓入口为界分为颈段和胸段。颈段较短，沿颈前正中线下行，在胸骨上切迹处可以触及，气管可随颈部屈伸而上下移动，当颈屈曲时，气管几乎可以全部进入纵隔内。因此，气管袖状切除吻合术后常保持颈屈曲位。

颈段气管的前方有甲状腺峡部，两侧有甲状腺侧叶和颈大血管，后方有食管。胸段气管的前方有左无名静脉，主动脉弓和胸腺（小儿），后方紧靠食管。气管、食管沟内有喉返神经平行通过。

(三) 气管的血管、淋巴管和神经

气管的血供是分阶段性的，上段来自甲状腺动脉的气管支，下段则由支气管动脉的分支供血，大部分气管和食管的血供是共同的。另外气管两侧还有纵形血管链，如手术时广泛的分离并切断侧面血管链，容易引起气管缺血而坏死，因此一般气管的游离长度掌握在 1.0 cm 左右。

气管的淋巴引流丰富，前方和两侧有淋巴结群，与颈部，肺及支气管淋巴结交通。

气管的神经来自迷走神经的分支、喉返神经的气管支及交感神经。

二、支气管

支气管为气管的向下延伸，左、右各一支，两支气管之间夹角为65°~80°，其大小与胸廓的形态有关。右主支气管短粗，长2~3 cm，直径12~16 mm，它与气管的延长线夹角仅为25°~30°，因此气管内异物易进入右侧支气管。左主支气管细长，4~5 cm，直径为10~14 mm，与气管延长线间夹角为40°~50°。右主支气管约在第5胸椎体高处经右肺门入右肺，左主支气管约在第6胸椎体高处，经左肺门入左肺。

右主支气管继续延伸发出二级支气管，即右上叶支气管、中叶支气管和下叶支气管，上叶和中叶开口之间的支气管部分称中间段支气管，1.7~2.0 cm，右侧肺动脉干跨过此段。二级支气管很快分支成为三级支气管，即段支气管，通向相应的肺段。临床以肺段的相应名称来命名各肺段的支气管。

左主支气管分叉情形基本同于右侧，稍有不同的是：①左上叶支气管长度较右侧稍长11~16 mm；②上叶支气管发出后，从上叶支气管发出舌段支气管（类似右侧中叶支气管）；③上叶支气管发出后再向下很快发出下叶第1个分支，即背段支气管，此距离较短，仅约0.5 cm。因此，左下叶支气管肿瘤手术不易作袖状切除。

三、肺

分左、右肺叶。左、右肺由斜裂分为上、下两叶，右肺上叶又被水平裂分为上、中两叶。

（一）肺门与肺根

肺门位于肺内侧面中部的凹陷处，内有支气管、肺动静脉、支气管动静脉及淋巴管通过，临床上称此处为第1肺门。各肺叶的肺叶支气管，动、静脉出入肺的实质处又成为第2肺门。出入肺门的诸结构借助结缔组织相连，并被胸膜包绕形成肺根。肺根结构的位置关系由前向后依次为肺上静脉、肺动脉、支气管。由上向下左右略有不同，即左侧为肺动脉、支气管、肺静脉；右侧为上叶支气管、肺动脉、中下叶支气管、肺静脉。左右肺下静脉位置最低，切开下肺韧带向上可见肺下静脉。

（二）肺段

按肺内第3级支气管及其动脉分布情况，将肺又分成小段，称为肺段。各肺段呈锥形，底部构成肺表面，尖端朝向肺门。因此肺段为较小的肺叶独立单位，肺静脉在肺段之间走行。临床上可以作肺段切除，当采用的有舌段、背段切除。右肺叶分10段，左肺叶分8段。

（三）肺的血管

肺动脉干起于右心室，在主动脉弓下方分为左、右肺动脉。

左肺动脉较短，于左肺门顶部绕左上叶支气管上后方而进入肺裂。此后沿肺裂下行，沿途发出各基底动脉支进入相应的肺段。左侧肺动脉发出到上叶的分支变异较大，少则2~3支，多则6~7支，常见的是4~5支，而且各肺段动脉的发出程序也不恒定。舌段动脉有时为单支直接从左肺动脉发出，下叶的背段动脉64%为单支，34%为双支，为下叶动脉之最高分支，在左侧其发出平面常高于舌段动脉支，因此在下叶切除时，背段动脉常需单独处理。总之，由于左肺动脉分支变异较多，手术时一定要先游离、暴露出一定的长度，再认清该动脉是否通向需要切除的肺叶，确认无误后再结扎、切断。

右肺动脉较长，在右上肺静脉上后方横行进入右肺门，随即向下弯行入肺裂，于肺裂下部分再分成几支基底段动脉支，进入右下叶基底段内。右肺动脉的分支变异较少。第1分支为前干，可为单支或双支，进入右上肺尖段及前段，于横裂根部右肺动脉发出后升支动脉进入右上叶后段，因该支发出后向上行走，故称为升支，有时升支可能自背段动脉发出（约10％），术中要看清。右上肺动脉的解剖显露须切断右上肺静脉之后才清楚，术中往往先处理右上肺静脉，后处理右上肺动脉。中叶动脉和下叶背段动脉发出平面大致相同，几乎呈对应关系，因此作肺下叶切除时须先单独处理背段动脉，以保全中叶动脉。中叶动脉可以是单支，也可以是双支。

肺静脉系统由末梢小静脉支汇集成为肺段静脉，再由肺段静脉汇集成为肺叶静脉，然后汇集为两侧上、下肺静脉。左上肺静脉长 1.0~1.5 cm，右上肺静脉长约 1.0 cm。两侧肺静脉均由肺门处进入心包，在心包内尚有少许行程，再注入左心房。各肺静脉走行、部位及分支均较恒定，两侧上、下肺静脉几乎均由三支汇合而成，处理肺上静脉时最好在分支平面结扎、切断比较安全，一旦意外出血，可先局部压迫，然后切开心包，于心包内解剖肺静脉控制出血。

（四）肺血管的心包内解剖

在心包内动脉的一圈大部分有浆膜壁层心包覆盖，因此手术中这些纤维组织层必须切断以后血管才能游离。上、下肺静脉经过心包时有浆膜层包绕，通常后 1/3 圈不是游离状态的，心包内处理上、下肺静脉同样要先剪开这一层。上、下肺静脉分别注入左心房，而左侧肺静脉变异较多。通常有 1/4 人群汇成一个共同静脉干入左心房，在做左侧肺叶切除需心包内处理血管时要加以注意。

（五）肺的淋巴与神经分布

肺的淋巴分深、浅两组。分别汇合成淋巴管，最后回流至支气管肺门淋巴结。

肺的神经来自肺丛。该丛由迷走神经和来自胸 1~5 交感神经节发出的神经纤维组成。迷走神经的传入纤维形成呼吸反射弧的传入部分，传出纤维管理支气管平滑肌的收缩和腺体的分泌。交感神经的传出纤维管理支气管的扩张。

第二节　食　管

食管为消化道的入口，主要功能是作为吞咽食物至胃的通道，同时在食管的上端和下端有括约肌功能，分别防止误吸及胃食管反流。

一、食管的走行

食管位于后纵隔内，始于第 6 颈椎水平，上起咽部，下端相当于第 10 胸椎处穿过膈肌，止于胃贲门。成人食管长约 25 cm，如加上门齿到咽的距离 15~16 cm，全程长 40~41 cm，并随身高的不同略有改变。

临床上把食管划分为三段，食管有三个生理性狭窄，三个自然弯曲，有三处部位易发生憩室。

（一）分段

早年按照食管上下位置，以主动脉弓上缘和下肺静脉下缘平面为界分为上段、中段和下段。因临床检查很难确定下肺静脉的下缘，因此食管中、下段的划分常存在困难，且这两个部位的肿瘤切除在手术难度上和手术方式上均有不同，近年有人提出修改食管的分段标准，即食管自入口（环状软骨下缘）至胸骨柄上缘为颈段，其下为胸段，胸段食管又分为上、中、下三段，胸骨柄上缘平面至气管分叉（隆嵴）平面为胸上段，气管分叉至贲门口平面的中点以上为胸中段，以下为胸下段（包括腹段食管）。从实用性上，新标准更趋向合理性。

（二）生理性狭窄

第1个狭窄是咽与食管相接处，是由环咽肌围绕造成的。管腔直径约1.4 cm，距门齿约15 cm，是食管的最窄处。第2个狭窄是由左主支气管和主动脉弓跨过食管的前壁和左外侧壁的压迹造成。管腔直径1.5~1.7 cm，距门齿约22.5 cm。第3个狭窄位膈肌食管裂孔处，是由胃食管括约肌功能造成的，该处管腔经测量为1.6~1.9 cm，距门齿约40 cm。

（三）生理性弯曲

食管全程有3个自然弯曲，有3次偏离中线。起始端以下略偏左，在颈根部第2胸椎附近稍偏右，自第5胸椎以下又偏左，穿过膈肌食管裂孔与贲门相连，了解、掌握食管的走行有助于指导食管手术的径路。

由于解剖上的原因临床上有三个部位易发生憩室：咽与食管的交界处，膈上食管下段及食管中段的支气管旁。

二、食管的毗邻关系

（一）颈段食管

前方为气管，后方为覆盖于颈长肌的椎前颈筋膜。气管与食管的两侧沟内有左、右喉返神经。两侧有颈血管鞘相邻，内含颈动、静脉和迷走神经。并有相应的甲状腺及甲状腺下动脉，在颈部食管游离时应避免损伤动脉鞘及迷走神经的喉返支。

（二）胸段食管

位于胸腔内后纵隔。在第5胸椎水平以上前方有气管，在气管分叉平面食管的右侧有奇静脉弓，左侧有主动脉弓底部和降主动脉。由此向下，食管位于心包及左心房的后方。气管分叉以下食管位于脊柱前，食管、脊柱之间含有奇静脉、胸导管、肋间血管及降主动脉。腹段食管穿过膈裂孔位于主动脉的前方，长2~4 cm，在腹腔内时，有腹膜（胃膈韧带）及筋膜覆盖，位于肝左叶的食管沟后方。前、后迷走神经干分别紧贴食管的前、后方。腹段食管的后部与膈肌脚、脾缘相邻，形成扁平细长的盲孔，是发生膈下感染不易充分引流的部位。

三、食管的血液供应

（一）食管动脉

颈段来自甲状腺下动脉的分支，胸段主要来自支气管动脉及降主动脉的分支，腹段来自胃左动脉分支。各动脉间虽有吻合支，但不丰富，故在做手术时不宜过多地游离食管。

（二）食管静脉

与食管动脉伴行，上段注入甲状腺下静脉，中段主要流入奇静脉、半奇静脉，下段与胃底静脉相吻合。此部为门脉及体循环静脉的主要交通支，门静脉高压患者食管静脉扩张，破裂时可造成大出血。

四、食管的淋巴引流及神经分布

食管上端的淋巴管注入气管淋巴结和颈深淋巴结。食管中段的淋巴管注入气管、支气管淋巴结以及沿食管和主动脉周围排列的纵隔淋巴结。食管下段的淋巴管汇入沿胃小弯排列的胃上淋巴结，一部分食管淋巴结可直接入胸导管。

胸导管长约40 cm，起于乳糜池，沿腹主动脉右后方向上，经主动脉裂孔进入胸腔，位于胸椎右前方，奇静脉与胸主动咏之间，至第5胸椎平面，在胸主动脉平面跨过脊柱左前方，继续上行，沿左锁骨下动脉内侧至颈部转向左下，注入左颈内静脉或左静脉角。胸导管接受膈肌以下所有器官和组织的淋巴液。左上肢、头颈的左半，胸壁、大部纵隔器官、左肺及左膈的淋巴也流入胸导管，胸部其余淋巴汇入右淋巴导管。

食管的神经支配无外科重要意义，当施行食管切除时，喉返神经以下的迷走神经一般随同食管一并切除。

五、食管的结构

食管结构分4层：外层（纤维层）、肌层、黏膜下层及黏膜层。外层亦称纤维层，包括致密结缔组织的外膜。肌层由较厚的外层纵层及内侧环层组成。近食管的上端，纵形肌纤维在后方呈V形分开形成一薄弱处，咽部憩室即源于此。食管的上1/4部位肌层呈横纹状，以下渐为平滑肌替代，下1/2全部为平滑肌。食管下端环形肌较厚，但并无解剖上的括约肌。黏膜下层比较疏松，在吞咽时使黏膜层易于伸展，黏膜下层有食管腺，通过腺管开口于食管腔。黏膜层为浅灰红色的坚韧层，为非角化复层鳞状上皮。

六、食管与胃结合部

这个部位像咽、食管连接部一样，在菲进食状态下时处于关闭状态。它的唯一生理功能是保证食物由食管到胃的单向流动，防止胃内容物反流入食管。从解剖结构上，食管胃结合部自上而下可分为膈上段的壶腹区、食管下端狭窄高压区、前庭（腹内段）及贲门。对贲门的抗反流作用具有生理作用的解剖因素有：①食管裂孔周围的膈肌角纤维吸气收缩时对食管下端有一种钳夹样作用；②食管下端增厚的肌纤维和来自胃底的内层斜形肌纤维相结合、交错，形成一种皱襞样的活瓣结构；③下段食管和胃底之间所形成的锐角，即His角，正常为70°～110°；④膈食管膜以及在横膈处食管裂孔的膈食管膜结构；⑤食管下端的生理高压区，1.47～2.45 kPa（15～25 cmH$_2$O）；⑥吸气时腹段食管的正压作用。

第三节 纵隔

纵隔位于左右胸膜之间各器官与组织的综合体，左右胸膜腔以此作为分界。前至胸骨，后达脊柱，上方为胸廓入口，下为膈肌。两侧为左、右纵隔胸膜。

一、纵隔的分区

纵隔的分区有多种划分，有三区分区法、九区划分法和四区划分法。目前常用的是采用四区分区法。此法以胸骨柄下缘与第4胸椎间隙连线为界分为上下两区；然后再以心包为界将下纵隔分成前、中、后三区。

根据疾病发生部位的统计结果与纵隔的划分区域有一定的发病规律，从而对疾病的鉴别诊断有很大帮助。

二、纵隔的淋巴分布及引流

纵隔的淋巴结比较丰富，其引流方向由下向上，由外向内。一般分7组：气管旁、奇静脉或主动脉弓上、下肺门，气管隆崤下、食管旁、汇总区及肺下韧带。肺的淋巴引流到相应的汇总区，进一步流向纵隔。经研究发现右肺的淋巴引流主要流向同侧上纵隔，对侧不常见；而左侧的肺淋巴引流既流向同侧，也流向对侧，左下肺叶的淋巴引流甚至更多流向对侧上纵隔，这在肿瘤淋巴转移时有意义。

三、纵隔的应用解剖要点

纵隔上方与颈部深筋膜下间隙相连，纵隔下方通过膈肌裂孔与腹膜后间隙相接。因此，在颈部深筋膜下间隙的渗血、感染，可延及纵隔。而纵隔的炎症、渗血也可延及胸膜后间隙。手术或外伤所致纵隔气肿，也可以蔓延到颈部和面部。

（卢　晨）

第二章 胸壁和胸膜疾病

第一节 胸壁畸形

胸壁畸形多为先天性疾病，常见的肋骨发育畸形，表现为肋骨分叉、融合、数目增多或减少，也有由于一侧肋骨发育障碍致胸壁不对称等畸形。除颈肋引起胸腔出口综合征外，其余肋骨畸形多无症状，不需要治疗。胸骨畸形可造成胸腔容量改变，引起一系列病理生理改变，一般要求尽早矫正。

一、漏斗胸

（一）概述

漏斗胸为最常见的先天性胸骨畸形，约占胸壁畸形的85%，是胸廓全体发生变形的一种畸形。为胸骨向下凹陷，与其相连的肋软骨也随之向背侧凹陷，多从第3肋软骨开始到第7肋软骨，在胸骨剑突上为凹陷的最低点，严重者胸骨最深凹陷可触及脊柱，剑突的前端向前方翘起，肋弓部向外突出，形成船样或漏斗样畸形。漏斗胸的凹陷范围大小各异，较大者向上可达上胸部，胸骨柄由前上向后下倾斜。按照外形可将漏斗胸分为左右对称性和不对称两种，年龄小的患者多为对称性凹陷。随着年龄增长胸骨向右旋转，右侧肋骨和肋软骨的凹陷较左侧深，后胸部多为圆背或平背状，逐渐成为不对称性凹陷。漏斗胸患者可见向右脊柱的侧弯，年龄小时不易出现，至青春期后脊柱侧弯比较明显。漏斗胸压迫心脏和肺脏多向左侧胸腔移位。

漏斗胸的发病率1/400~1/300，但有地区差异性；男性较女性容易发病，比例为4∶1。86%的漏斗胸患者在出生时及1岁内即被发现，仅不到5%的患者到青春期后被发现。畸形的发展呈进行性加重，可导致胸腔容积减小，影响呼吸循环系统的功能。可最终死于肺部并发症。

（二）病因和发病机制

漏斗胸发病机制仍没有定论，有关的病因学包括以下几种：

（1）多认为漏斗胸是由于下胸部的肋骨和肋软骨生长发育过度，挤压胸骨移位代偿性向后移位所致。

（2）有人认为是膈肌发育异常，膈肌中心腱缩短，膈肌功能性异常，但膈肌发育异常理论尚未得到充分证实。

（3）呼吸道梗阻使得患儿出现吸气性呼吸困难而用力吸气，呼吸肌牵拉胸壁向后运动，长时间就会形成漏斗胸。

（4）遗传因素：45%的漏斗胸患儿有家族史，属伴性显性遗传。

（5）其他：骨碱性磷酸酶降低；微量元素缺乏，特别是钙、磷、维生素D等。

（三）病理生理

实际上，漏斗胸是胸骨体及其剑突的畸形，胸骨体纵轴和横轴均向后方凹陷，双侧肋软骨由于生长过长，也随之从一侧乳头线到另一侧乳头线，以对称或不对称的各种深度向后弯曲。如有胸骨旋转，多弯向右侧，影响右侧乳腺发育比左侧差。漏斗为一极深的胸骨中央凹陷，其最深点多在剑突稍上部位，最严重时胸骨内面可接触胸椎内面，将心脏推向左胸腔，漏斗深处可放入患者的拳头，甚至可容纳 500 mL 液体。但是，左、右侧胸腔的前后径通常正常。另一种漏斗胸畸形是从一侧乳头线到另一侧乳头线为浅而宽的盘状凹陷，向后凹陷不深，但占据较多的胸腔空间。心脏可无移位，只是受压抵达脊椎腹面。畸形的胸骨及其肋软骨凹陷入胸腔内的实际体积比中央凹陷畸形更多，因此，可引起更为严重的病理生理改变。

由于心脏左移或前后径受压变小，X 线胸片显示心脏右侧部有一明显的放射线半透明区，胸部 CT 及心血管造影显示右心受压及右心室流出道受阻。此种患者在直立运动时，不能增加心排血量，严重影响患者的运动量及耐力。心导管检查描记右室压力，可发现舒张期斜坡或平坦，类似缩窄性心包炎的指征。漏斗胸患者可合并左肺发育不良或缺如，也可合并左侧缺肢畸形。

（四）临床表现

婴儿期漏斗胸压迫症状较轻者常未被注意。有些虽有吸气性喘鸣和胸骨吸入性凹陷，但常未能检查出呼吸道阻塞的原因。患儿常体形瘦弱，不好动，易得上呼吸道感染，活动能力受到限制。用力呼气量和最大通气量明显减少。活动时出现心慌、气短和呼吸困难。体征除胸廓畸形外，常有轻度驼背、腹部凸出等特殊体型。

胸骨体（特别是剑突根部）及其相应的两侧第 3~6 肋软骨向内即陷，致使前胸壁状似漏斗，心脏受压移位，肺也因胸廓畸形而运动受限，影响患儿的心肺功能。患儿活动后心悸气促，常发上呼吸道和肺部感染，甚至发生心力衰竭。症状在 3 岁以后逐趋明显，凹胸、凸肚、消瘦、发育差。漏斗胸常是先天性畸形，不仅累及患有不良影响，应积极治疗。漏斗胸是胸骨、肋软骨及一部分肋骨向脊柱凹陷形成漏斗状的一种畸形，绝大多数漏斗胸的胸骨从第二或第三肋软骨水平开始向后，到剑突稍上一点处为最低点，再返向前形成一船样畸形。两侧或外侧，向内凹陷变形，形成漏斗胸的两侧壁。漏斗胸的肋骨走行斜度较正常人大，肋骨由后上方急骤向前下方凹陷，使前后变近，严重时胸骨最深凹陷处可以抵达脊术。

年龄小的漏斗胸患者畸形往往是对称性的，随着年龄的增长，漏斗胸畸形逐渐变得不对称，胸骨往往向右侧旋转，右侧肋软骨的凹陷往往较左侧深，右侧乳腺发育较左侧差。后胸部多为平背或圆背，脊柱侧弯随年龄逐渐加重，年龄小时不易出现脊柱侧弯，青春期以后患者的脊柱侧弯较明显。

漏斗胸畸形压迫心肺，心脏多数向左侧胸腔移位。儿童往往表现为一种独特的虚弱姿势：颈向前伸，圆形削肩，罐状腹。胸骨体剑突交界处凹陷最深。有家族倾向或伴有先天性心脏病。

（五）诊断

依据胸部 X 线前后位像，漏斗胸采用下列评定方法：

1. 漏斗胸指数

漏斗胸指数 = A×B×C/A×B×C，当其>0.2，即有手术指征。

A. 漏斗胸凹陷外口纵径长度；A. 后前位胸片上胸骨长度。

B. 漏斗胸凹陷外口横径长度；B. 后前位胸片上胸部横径。

C. 漏斗胸凹陷外口水平线至凹陷最深处长度；C. 侧位胸片上胸骨角水平后缘与椎前缘间距。

2. 胸脊间距

根据胸部侧位片所得胸骨凹陷后缘与脊椎前缘间距，当此距离>7 cm 为轻度，5~7 cm 为中度，<5 cm 为重度漏斗胸。

（六）治疗

1. 治疗原则

漏斗胸影响心肺功能及有精神负担的，应该手术治疗。漏斗胸指数>0.2 的考虑手术。

2. 术前准备

（1）胸部 X 线、CT 检查，了解畸形程度，肺功能检查，心电图，超声心动图了解心肺功能状态。

（2）伴有肺炎、支气管炎，或者支气管哮喘的患者术前进行解痉，氧疗和抗生素控制肺部感染。

（3）术前心理护理：年龄较大的患儿思想顾虑较重，主要表现在对手术、麻醉的恐惧；术前营养支持：因胸骨压迫心、肺、食管，部分漏斗胸患儿发育迟缓，体质瘦弱，易发生呼吸道感染，进食后有食物反流现象。指导患儿进食高蛋白、高热量、高维生素饮食。必要时静脉输液，补充能量、维生素，应用抗生素和止血药物；一般术前准备：据气温变化增减衣服，防止受凉感冒。指导患儿练习有效咳嗽、咳痰和腹式呼吸，练习床上大小便。

3. 治疗方案

（1）非手术治疗。

对于 3 岁以前的患儿有假性漏斗胸，畸形有自然矫正的可能。对于无呼吸循环症状，无精神负担，可不手术。

（2）手术治疗。

①手术指征：①有呼吸循环症状，发育受影响，易发生疲劳倦怠者，是手术绝对适应证。②有轻度呼吸循环症状，胸廓变形较重，精神上压力较大者应手术。③漏斗胸指数>0.2 的需手术。④美容上考虑矫形者。

②手术禁忌证：脊柱侧弯明显应为手术禁忌，因为此患儿多伴有不对称性肋软骨下陷畸形，术后脊柱侧弯加重，心肺功能恶化。相对禁忌证：漏斗胸合并 Manfan 综合征，手术复发率高，但手术是安全，有效的。

③手术时机：手术时机的选择尚有争论，多数专家认为 3~10 岁手术为宜，也有人主张只要看到明显的畸形，无论年龄大小都应立即手术，而不应该等到有严重的临床症状以后再手术。年龄越轻，治疗效果越好，需要手术的范围越小。婴幼儿手术时很少需要输血，也很少需要切除肋骨软骨关节以外的部分，较大年龄的患者往往需切除骨质肋，也往往需要输血。

（3）手术治疗方法：漏斗胸手术方法很多，大致分为胸骨翻转术和胸骨抬举术两大类。

①胸骨翻转术：

A. 带上、下血管蒂胸骨翻转术：胸腹部正中皮肤切口将两侧胸大肌分别向外侧游离，显露凹陷的胸骨和两侧畸形的肋骨及肋软骨，并沿腹直肌外缘游离腹直肌至脐水平，切开肋弓下缘，用手指游离胸骨及两侧肋软骨内面的胸膜，直至凹陷畸形的外侧，自畸形肋软骨的两侧起始部切断第 7 至第 3 肋软骨及肋间肌，在第 2 肋间水平分离出两侧的胸廓内动静脉，并向上下各游离出 4~5 cm，用线锯在此水平横断胸骨，使凹陷的胸骨和两侧肋软骨完全游离，然后将胸骨板及肋软骨带着胸廓内动静脉及腹直肌均呈十字交叉状态。翻转后的胸骨原来最凹陷处变成最突出的部分，可以适当加以修剪，使胸骨变平整。用不锈钢丝缝合胸骨横行断端，并用涤纶线缝合相应的每一根肋软骨断端及肋间肌，缝合时切除过长的肋软骨，使翻转后的胸骨肋软骨板能够非常合适的固定在原来的位置，固定后在胸骨后放置闭式引流管，然后缝合胸大肌、皮下组织和皮肤。

本法术中不切断胸廓内动静脉和腹直肌，胸骨的血液循环能够保持正常，确保了术后胸骨的正常成长发育，只要术中将胸廓内动静脉充分游离 4~5 cm 长度，手术翻转时一般不会遇到任何困难，胸廓内动静脉及腹直肌虽然呈十字形交叉，但动脉搏动有力，静脉不会淤滞。手术后胸壁稳定，无反常呼吸，患者可以早日下地活动，畸形纠正效果满意。个别患者术后 2~3 个月后出现上胸部横断胸骨处轻度局限凹陷，有人主张用胸骨牵引架进行牵引，可以纠正上述缺陷。

B. 带腹直肌蒂胸骨翻转术：此法与带上，下血管蒂胸骨翻转术的不同在于本法切断胸廓内动静脉，只保留腹直肌蒂作为血液供应的来源。手术操作与前法基本相同，只是在横断胸骨时先结扎切断胸廓内动静脉，然后再横断胸骨，将胸骨及肋软肌板带着腹直肌蒂翻转 180°，修整变形的胸骨板后缝合固定在原来的位置。

C. 无蒂胸肌翻转术（和田法）：采用胸骨正中或双侧乳腺下横切口，游离胸大肌和腹直肌，显露畸形的胸骨、肋软骨和肋骨，从畸形开始凹陷的部位稍骨侧自肋弓开始向上依次切开两侧肋软骨骨膜，切断肋软骨，并将肋软骨和胸肌自骨膜内剥出，在胸骨向下凹陷的上一肋间处横断胸骨，完整并剪除可能附着的部分肋间肌和软组织等，用抗生素溶液冲洗后，用钢丝将翻转 180°的胸骨板固定在胸骨柄处，剪除过长的肋软骨，然后用涤纶线缝合固定在相应的肋骨部位，缝合肌肉及皮肤。

D. 胸骨翻转加重叠术：部分患者上胸部扁平或凹陷，手术中可以在胸骨板翻转后，将胸骨上端的前面切成斜面状，插入胸骨柄前面的骨膜，使部分胸肌重叠，胸骨板向上移，用钢丝将重叠的胸骨缝合固定，用涤纶线缝合肋软骨，部分过长的肋软骨也重叠缝合，这样术后的胸廓外形纠正的更加满意。胸骨翻转术比较适合于成年后患者，因为成年胸骨抬高术等均难以整复。胸肌翻转术后并未发现胸骨血运障碍，而使胸骨遭到破坏或被机体排斥。手术效果满意。

②胸骨抬举术：

A. 肋骨成形术：单侧较深而不涉及胸骨的漏斗胸，可以行肋骨成形术。方法是从中线向患侧作一曲线切口，在肋软骨骨膜和肋骨骨膜下解剖畸形的肋软骨和肋骨，做多个横行切口纠正畸形后，将肋软骨向上拉向胸骨，用缝线将肋软骨缝在胸骨前面，然后缝合骨，用缝线将肋软骨缝在胸骨前面，然后缝合皮肤，这种手术简单，适合于较轻的漏斗胸。

B. 胸骨抬高术：是将畸形的全长肋软骨（第 3~6 肋软骨），自肋软骨骨膜下切除使胸骨自第 2 肋骨以下完全游离，在胸骨的上端相当于第 2 肋骨水平的胸骨板作横行截骨，在截骨处钳入肋软骨片，并缝合固定，这样就使胸骨抬起了。然后再将第 2 肋软骨由内前向外后斜行切断，将肋软骨的内侧端重叠在肋软骨的外侧端上缝合固定，即三点固定法，最后将肋间肌和腹直肌分别缝合在胸骨上，并缝合皮肤。这种方法术后可能出现反常呼吸，有人用金属针或金属板加强固定，可以避免术后反常呼吸及术后胸骨再度塌陷。此法的缺点是需要再次手术取除固定金属材料，因此不受欢迎。

C. 胸骨肋骨抬高术：特别适用于肋软骨肋骨骨质都比较柔韧的较年轻的患者。正中切开皮肤后，显露凹陷的胸骨及肋软骨，在肋软骨骨膜下将肋骨游离出来，在接近胸骨处切断第 3~7 肋软骨，并将各肋间肌向侧方切开，使肋骨及肋软骨前端具有充分的游离性，将肋软骨腹面作多处横行楔状切除，使肋软骨向上抬起，恢复到正常的走行位置，剪除过长的肋软骨，用涤纶线将相应的肋软骨断端缝合，使胸廓的前后径加大接近正常形态，两侧肋软骨向上牵拉的合力将凹陷的胸骨向上抬起，故称胸骨肋骨抬高术。

D. NUS 手术（胸腔镜胸骨抬举术）：是一种治疗漏斗胸的新型微创技术，20 世纪 90 年代末已广泛应用于欧美等国家。广泛对称的漏斗胸尤其合并平胸是手术的最佳选择。

选择支撑部位及钢板长度：在胸廓凹陷最低点做标记，并做横线，于漏斗峰选择适当肋间隙位置，经胸廓凹陷最低点两侧腋中线之距离减 1 cm 为备选支架长度，用折弯器将支撑钢板塑形；取双侧腋前线至腋中线间横行切口，长 2 cm，切开皮肤在皮下组织层次从胸廓外向内侧水平横向潜行分离至预先选择进入胸廓的肋间隙处；制作胸骨后隧道：在胸腔镜直视下，在预选的肋间隙用长弯钳或 LOREN 穿通器穿过胸壁，穿过胸骨后纵隔直至对侧胸壁穿出点，最后经皮下隧道达对侧切口；退出长钳或穿通器，引入粗线（带）；插入钢板，将粗线与支撑板牢靠固定，牵拉粗线，在胸腔镜的监视下，支撑板弓形向后穿过隧道；再度塑形支撑板，使其与胸壁弧度完全一致旋转支撑钢板 180°，使其弓形向上，支撑于胸骨后；麻醉师膨肺，排除胸腔气体，以胸壁肌肉筋膜包埋缝合固定钢板两端。

特点：在保证术后胸壁的稳定性和矫形效果的同时，手术创伤小，简化了手术程序，出血少，手术时间大大缩短，术后恢复快。

（六）术后及处理

1. 一般处理

（1）卧位：术后尽量卧硬板床，适当半卧位，避免用力向上牵拉上肢。术后可给予胸带固定，限制胸廓活动，防止胸骨板活动。

（2）由于胸壁手术呼吸受限、术后疼痛、排痰不利等，易致肺部感染，需术后雾化吸入、必要时吸痰。因胸骨前后间隙剥离面较大，渗出液较多，需随时观察引流液，及时换药，在换药时自上而下挤压创面，促使积液排除，预防感染。

2. 术后并发症的观察和处理

（1）气胸：因手术过程中剥离胸骨、肋骨时可能使胸膜受损。术后密切观察患儿的呼吸状态、频率和节律，定时听诊双肺呼吸音是否清晰、一致，有无鼻翼扇动、口唇发绀等缺氧征，及早发现处理。少量气胸可行胸穿，大量气胸则须放置胸腔闭式引流。

（2）肺部感染：鼓励患者咳痰，抗生素雾化吸入，吸痰，尽早做痰培养，选择敏感抗生素。

（3）胸骨后积血：彻底引流胸骨后积血，可术后持续负压吸引，促进残腔闭合，如残腔无愈合可能则进行转移腹直肌瓣充填消灭残腔。

（4）翻转胸骨板浮动：翻转胸骨板固定不良，造成纵隔摆动，反常呼吸运动即可诊断。处理应重新胸廓加压包扎，无效应重新进行固定。

二、鸡胸

（一）概述

鸡胸亦称鸽胸，即胸骨向前突起，两侧肋软骨下陷的胸壁畸形，可分为对称性和不对称性鸡胸，只有 20% 合并脊柱侧弯。是一种进行性畸形，常在青春期突然加重。此畸形远较漏斗胸少见，两者发生率之比为 1:6~1:10。

病因不清，可能与遗传有关，肋软骨过度增生，迫使胸骨向前隆起。畸形的胸廓能压迫心脏和引起胸腔容积下降，影响患者的心肺功能。

（二）临床表现

根据临床表现畸形可以分三种：Ⅰ型：最常见，胸骨中下 1/3 交界处向前凸出，剑突指向脊柱，第 4~8 肋软骨或其相连的肋骨前端亦向内弯曲，使胸骨前凸更加明显；Ⅱ型，胸骨柄及上部肋软骨向前前凸起，胸骨体及下部肋软骨向内凹陷，剑突指向前面，胸骨的纵断面大致呈"Z"形，又称凸胸鸽胸；Ⅲ型，一侧有几个肋软骨凸起，胸骨无前凸，而是沿纵轴向健侧旋转，对侧相应肋软骨向内凹陷，本型也称漏斗胸的亚型。

胸骨前凸畸形程度不一，但引起心肺受压的症状一般较少。轻者无生理功能的影响，亦可无临床症状。重者可引起通气功能受限，肺顺应性下降，肺气肿渐加重，易疲劳、反复呼吸道感染、支气管哮喘等。畸形还可引起患儿精神心理负担。

（三）治疗

畸形轻者对心肺功能无影响，亦无临床症状，不需手术治疗。畸形重者，可导致胸腔正常空间改变及胸廓活动受限而影响心肺功能，患者精神负担多较重，因此需手术治疗。常用的矫正手术方法有胸骨翻转法和胸骨沉降法两种。胸骨翻转法又分为带上下血管蒂的胸骨翻转术和带腹直肌蒂的胸骨翻转术两种。目前类似 Nuss 手术的微创方法矫治鸡胸已开始在临床应用，近期效果良好，而且创伤小，矫正后的胸廓更直观。

第二节 肋软骨炎

肋软骨炎是胸外科门诊常见疾病之一，分为化脓性和非化脓性肋软骨炎两种。化脓性肋软骨炎又分为原发性和继发性。根据是否伴有肋软骨肿胀，非化脓性肋软骨炎分为单纯肋软骨炎和 Tietze 综合征，后者临床最常见。

一、非化脓性肋软骨炎

1921 年，Tietze 首先报道并定义 Tietze 综合征，为肋软骨与胸（肋）骨交界处不明原因的非化脓性肋软骨炎性病变，是一种表现为局限性疼痛伴肿胀的自限性疾病。临床常见的肋软骨炎即是 Tietze 综合征。

（一）流行病学、病因及病理学

肋软骨炎多见于 20~30 岁及 40~50 岁两个年龄段患者，左、右侧发病率无异，70%~80% 为单侧单发病变，无显著性别倾向，国内文献报道女性多见。

肋软骨炎发病原因不明，有以下假说：①目前多数学者认为，与肋软骨膜微小创伤以及胸肋关节韧带局部应力异常造成劳损有关；②与上呼吸道病毒感染有关；③可能与免疫或内分泌异常引起肋软骨营养障碍有关。

病理学检查显示，肋软骨呈良性膨胀性增生，细胞体积增大，软骨膜纤维增厚，血管过度生成。软骨膜在损伤后修复过程中，软骨细胞大量增生，软骨膜纤维增厚，致软骨膜与骨膜粘连、硬化，肋软骨应力平衡失调，骨膜张力增高，牵扯、刺激肋软骨膜表面肋间神经的前皮支神经末梢，从而产生持续且定位明确的疼痛。

（二）临床表现和诊断

各个肋软骨均可发病，但是最多发生在胸骨旁第 2~4 肋软骨与肋骨交接处，偶亦可见于肋弓。轻者仅感轻度胸闷，前胸疼痛多为钝痛、隐痛，偶伴刺样痛。疼痛点固定不变，咳嗽、深呼吸、扩展胸壁等胸廓过度活动可使疼痛加重。严重者肩臂惧动，甚或累及上半侧躯体。此病病程长短不一，多在 3~4 周自行痊愈，但部分患者可反复发作，迁延数月甚至数年，体格检查可见受累肋软骨局部肿胀隆起，质硬，表面光滑而边界不清，基底固定，局部压痛明显，但无皮肤红、热征象，挤压胸廓时疼痛加剧。累及多根肋软骨时，可呈"串珠状"畸形。

辅助检查包括血象和血沉均无异常改变，胸部 X 线检查因肋软骨不显影也无阳性发现。CT 可清楚地显示肋软骨肿胀及软骨骨化，但不能显示软骨骨膜下活动性炎症。MRI 能够显示骨、软骨、滑膜及骨髓的活动性炎性改变，其特异性和敏感性均较高。有人提出 B 超能显示 X 线不能显示的肋软骨肿胀及结构改建，避免 CT 容积效应及体位影响而出现的假阳性或假阴性，且容易双侧对比，准确观察肿胀变化，可作为本病的筛选检查。肋软骨炎是一种常见的良性疾病，详细询问病史，认真查体及简便必要的辅助检查，在排除其他疾病后，根据临床表现和体征可以明确诊断，所以临床医生很少采用 MRI、超声波或放射性核素骨显像等复杂检查。

（三）治疗

1. 保守治疗

①对症治疗，主要是阿司匹林或其他非甾体类镇痛消炎药。②疼痛明显、对症治疗欠佳，可于肿胀软骨骨膜注射长效类固醇激素局部封闭治疗。③其他治疗，包括热敷、超声波、低剂量氦光、磁疗以及紫外线照射等物理治疗，目的是消炎消肿，减轻神经末梢刺激，促进血液循环，改善局部营养。抗感染治疗对肋软骨炎无效。④中医认为本病属"胸痹、胁痛"范畴，机制为情志不畅、肝郁气滞、风邪侵袭、瘀阻经络、气虚血瘀。治疗以疏肝解郁、理气健脾、补气活血、消肿散瘀止痛之法，如柴胡疏肝散、复元活血汤、补阳还五汤、逍遥散结汤等，可缓解疼痛，但治愈率较低，常反复发作，对肋软骨肿大增粗无作用。

2. 手术治疗

少数非手术治疗无效，反复发作，肋软骨肿大明显且症状严重，以及不能排除恶性病变，应进行病变肋软骨切除，达到治愈。传统手术方法为骨膜内肋软骨切除，注意只要求将肿大增粗的肋软骨切除，保留骨膜及胸壁其他组织，切除肋软骨时勿损伤胸廓内动静脉。闭合性微创手术方法，十字形切开肿大肋软骨之上的骨膜或刺孔减压术，因肋软骨膜松弛而解除对神经末梢的牵张刺激，使疼痛缓解。锁骨下区为颈胸星状神经节支配，持续疼痛刺激传入可导致疼痛，局部缺血而加重疼痛，偶尔可行星状神经节阻滞以控制疼痛，并缓解局部缺血。

二、化脓性肋软骨炎

化脓性肋软骨炎是一种少见的外科感染，分原发性和继发性。前者多为血源性感染，病原菌多为结核杆菌、伤寒、副伤寒杆菌、铜绿假单胞菌、葡萄球菌、链球菌、大肠杆菌、肺炎球菌等。文献报道继发性居多，为胸外科少见而严重的术后并发症。

（一）病因

化脓性肋软骨炎多数因手术创伤所致。术野暴露时间过长，组织干燥，细菌污染，过度牵拉胸骨，钢丝固定或术中操作损伤骨膜，均可能破坏肋软骨血供，尤其某些手术切断肋软骨断端裸露。此外，术区渗血引流不畅，电灼造成组织坏死，骨蜡、钢丝等异物存留等也增加炎症感染的机会。

（二）病理

组织学上肋软骨是肋骨与胸骨之间的连接，系透明软骨，由软骨细胞和基质组成，自身无血管，肋软骨膜是唯一的血供。损伤软骨膜和感染使肋软骨膜游离，肋软骨丧失血供，发生肋软骨无菌性坏死或继发感染，受感染的软骨坏死崩解过程较慢，感染病变不能通过吸收而消退，最终感染坏死的肋软骨形成死骨，成为异物。

疼痛可能因脓液聚集，软骨膜内压力增高刺激软骨膜神经所致。肋软骨出现退行性变后钙盐沉积、水分减少、基质流失、表面皲裂更易被细菌侵袭。因解剖学特点，第 1~4 肋软骨单独存在，感染较少向邻近肋软骨蔓延，第 5~10 肋软骨互相连接形成肋弓，并借助剑突与对侧相连，感染可蔓延至同侧和对侧多根肋软骨。

因感染缺血坏死的肋软骨表面不光滑，呈虫蚀样改变或变细呈鼠尾状，周围有脓液及肉芽组织形成。累及范围分为三型，Ⅰ型为单一肋软骨感染，Ⅱ型为一侧多根肋软骨感染，Ⅲ型为双侧多发肋软骨感染。

（三）临床表现及诊断

前胸壁固定性、持续性胀痛，不能自行缓解，拒绝触诊，如累及胸锁关节，则上肢运动受限。重者因惧怕疼痛而不敢深呼吸、咳嗽，容易引起肺部感染。全身症状较轻，体温可正常，局部皮肤可有或无红肿，触诊局部质地硬韧伴明显压痛是最常见体征，后期可有波动感及窦道形成，感染可迁延数周数月不愈。

穿刺抽液细菌培养多提示条件致病菌，病情发展缓慢，局部反应轻重不一，不易早期确诊，临床怀疑可行B超、CT、MRI、骨扫描等检查。

（四）治疗

疾病早期，诊断明确，先行保守治疗，采用针对性抗生素有效控制感染。镇痛药及理疗、封闭治疗无效。因肋软骨血供特殊，抗感染能力弱，至疾病后期可形成局限性感染灶，抗生素治疗效果不佳，此时处理原则是手术彻底清除病变肋软骨。未能有效控制的感染灶可全身扩散，出现致命性血行感染、纵隔感染及胸膜腔感染。术前可外敷金黄散，形成窦道者予祛腐生肌膏，促进坏死及脓性分泌物尽早脱落，创面肉芽组织生长，减轻炎症反应及疼痛，促进炎症局限，为手术创造条件。

手术要点：

(1) 广泛切除感染和坏死的肋软骨及相连的少许健康肋软骨，肋弓、剑突、胸骨的受累部位也要彻底切除到达正常组织，用过氧化氢溶液、生理盐水、甲硝唑溶液彻底冲洗创面，可一期缝合。

(2) 术中仔细止血，置放有效引流并保持通畅，术后加压包扎，使创面贴合紧密，防止积液。

(3) 术后根据细菌培养结果选择敏感抗生素，应用1~2周。有学者认为，对于严重广泛化脓性肋软骨炎，第5肋以上需将胸骨旁至与肋骨连接处之间的肋软骨整段切除，第5肋骨以下因肋软骨互相连接，需广泛切除整个肋弓，缝合外侧部分切口，中央部分开放引流，由肉芽组织填充二期愈合。也有人不同意扩大清除，因肋软骨切除过多会影响胸壁稳定性，推荐自正常肋软骨1~2cm处切除病变软骨即可。术后复发的主要原因是对病变范围估计不足、切除不彻底。

(4) 注意术中勿损伤胸廓内动静脉，若切除双侧肋弓可产生胸廓变形，影响术后呼吸功能，严重时可造成呼吸衰竭，术后应加强呼吸道管理，并适当固定胸廓。

(5) 清创肋软骨切除术后有可能发生残端肋骨骨髓炎，病程迁延数日不愈，需反复手术。

(6) 胸大肌及腹直肌血运良好，抗感染能力强，可以转移此肌瓣填充清创后的组织缺损，尤其适于累及胸锁关节，部分锁骨切除者。

（五）预防

消毒范围应充分，术中严格无菌操作，尽量缩短手术时间，减少不必要的电灼和损伤，注意保护肋软骨膜，早期足量应用有效抗生素。手术如需切断肋软骨，可通过预防性手术技术，注意保留切除部位肋软骨骨膜，包埋缝合肋软骨残端，从而改善软骨残端血供，避免软骨裸露。

第三节 胸壁结核

一、概述

胸壁结核为最常见的胸壁疾病，指胸壁软组织、肋骨、肋软骨或胸骨因结核杆菌感染而形成的脓肿或者慢性窦道。多继发于肺结核、纵隔淋巴结核和胸膜结核，直接由原发肋骨或胸骨结核性骨髓炎而形成的非常少见。病变多见于胸前壁，胸侧壁次之，脊柱旁更少。多发于青、中年，常见于20~40岁，年老体弱者亦可发生。有时胸壁结核和原发灶可同时存在。虽然不是致命的疾病，但病程长，脓肿溃破形成窦道不易愈合，如诊治不当则长期不愈，反复发作，甚至致残。应积极的治疗。

二、病因和病理

胸壁结核多继发于肺结核或胸膜结核。结核杆菌主要通过以下途径侵及胸壁：①淋巴途径：肺或胸膜结核通过胸膜粘连部的淋巴管，转移至胸骨旁肋间和胸椎旁淋巴结，进一步穿透肋间组织，在胸壁软组织中形成结核性脓肿，是发生胸壁结核最常见的一种感染方式。②直接蔓延：由表浅的胸膜或肺结核灶经过胸膜的粘连部直接扩散到胸壁的各层组织内，发生干酪样病变。手术中可见胸壁的结核灶直接与肺的结核病变相通，或者窦道与包裹性结核胸膜炎相连。③血行播散：结核杆菌经过血液循环侵入肋骨或胸骨，引起结核性骨髓炎，随着病变的进展，穿破骨质的破坏，在胸壁软组织内形成病灶。临床上少见。胸壁结核与原发结核灶可同时存在，原发结核灶也可能成为陈旧病灶，如继发于结核性胸膜炎，胸膜炎可能已痊愈或仅留下胸膜增厚改变。

胸壁结核好发于腋后线前方的第3~7肋骨部，结核病灶常穿透肋间肌，在肋间肌里、外各形成一个脓腔，中间有窦道相通呈哑铃状；有的脓腔经数条不规则的窦道通向四方，并在其远端形成小的脓腔；有的窦道可途经2~3根肋骨下面延伸至较远部位，形成胸部的广泛病灶。由于重力坠积作用，发生于后胸壁的结核，脓液可向下向外流注而表现为侧胸壁或脊柱旁脓肿；发生于前胸壁者，则可出现上腹壁脓肿。脓肿如有继发感染，则可自行破溃，也可因穿刺或切开引流形成经久不愈的窦道。

三、临床表现和诊断

胸壁结核多无明显的全身症状，若原发结核病变尚有活动，可有低热、乏力、盗汗及消瘦等症状。大多数患者只有局部无红、肿、痛的脓肿，故谓之冷脓肿；合并化脓菌感染时，可出现急性炎症的局部表现及全身反应；脓肿穿破皮肤将形成经久不愈的慢性窦道，排出稀薄、混浊、无臭味的脓液，可伴有干酪样物质。

胸壁出现无痛性肿块，局部可触及波动和轻压痛，或肿块穿破皮肤形成经久不愈的窦道，应首先考虑胸壁结核。包块穿刺抽出无臭味脓汁或混有干酪样物质，涂片及细菌培养阴性，多可确定诊断。已形成胸壁窦道者，取窦道肉芽组织活检，常能证实有结核病变。X线检查除可发现肺结核、胸膜结核病变外，尚可发现肋骨或胸骨骨质破坏及软组织阴影。若无骨质破坏或仅有肋软骨破坏，X线可无异常发现，因此，X线检查阴性亦不能排除胸壁结核的诊断。对胸壁结核患者应注意脊柱检查及摄片，以排除脊柱结核所致的脓肿。

胸壁结核因其窦道曲折，分支多，病变范围多难明确。有的病灶在背侧上方，而脓肿或窦道口可在前胸、腋下，甚至胸骨旁，即使造影亦难以显示脓肿或窦道的全部范围。

四、鉴别诊断

胸壁结核应与以下疾病进行鉴别：

1. 化脓性胸壁脓肿

局部有急性炎症表现，并常有全身感染症状，病程较短且于脓腋中多可查到化脓菌。

2. 脊柱结核及脊柱旁脓肿

脊柱 X 线或胸部 MRI 检查即可确诊。

3. 外穿性结核性脓胸

包块经穿刺后，可见明显缩小，不久又可迅速隆起。胸部 X 线检查即可确定诊断。

4. 乳房结核

一般位于女性胸大肌浅部，前胸壁乳房处。临床上较少见。

5. 胸壁肿瘤

常见的胸壁肿瘤有：软骨瘤、软骨肉瘤、纤维肉瘤、神经纤维瘤及海绵状血管瘤。有些软组织肿瘤，可类似胸壁寒性脓肿，因而诊断时应加以区别。

6. 肋软骨病

多见于青年女性，病变常累及一侧或双侧的第 2~4 肋软骨，受累的肋软骨明显隆起压痛较轻，可行局部注射可的松 50 mg 封闭，如保守治疗无效可考虑行手术切除。

7. 放线菌病

为一慢性、化脓性病变，常形成肉芽肿，易向邻近组织扩散，不受解剖屏障的限制，如溃破可形成多发性窦道，对抗生素特别是青霉素敏感。

五、治疗

（一）治疗原则

胸壁结核治疗包括全身治疗、局部治疗和手术治疗三种，全身治疗基本原则：早期、联合、适量、规则、全程应用抗结核药物；胸壁寒性脓肿合并细菌感染时，宜早期切开引流；寒性脓肿较大、胸壁组织破坏广泛或窦道溃烂已形成可手术治疗。

（二）全身治疗

胸壁结核是全身结核的一部分，在病情尚未稳定、其他部位有活动性结核病变时，暂不手术，给予正规抗结核治疗 3~6 个月后复查，全身结核性脓毒血症基本控制后再考虑手术。

（三）局部治疗

胸壁结核合并细菌感染时，行脓肿切开引流。无合并细菌感染时，不应切开引流，行无菌穿刺抽脓后局部注射抗结核药物。每周穿刺 1~2 次，部分患者可治愈。

（四）手术治疗

1. 手术指征

胸壁结核诊断成立，无论是胸壁结核脓肿或慢性窦道，只要病情稳定，无身体其他部位活动性病变，应行彻底的病灶清除术。

2. 术前准备

(1) 术前换药：已存在混合感染或脓肿已溃破，进行胸壁结核病灶清除，术前原则上先切开引流，换药使局部的炎症消退。

(2) 术前用抗结核药（链霉素、异烟肼）治疗 2~4 周，以防手术造成结核播散。

(3) 有瘘孔者术前应加用青霉素治疗。

(4) 术前营养支持治疗：结核患者常处于高消耗，代谢呈负氮平衡，机体抵抗力差，应给予包括纠正贫血、补充热量、适当补充维生素、纠正电解质紊乱的治疗。

(5) 其他并发症的准备：①多部位结核，包括脊柱结核、肺结核、颈淋巴结结核等，主要看这些部位的结核对脏器功能的损害和结核的控制情况，分清轻重缓急，确定外科治疗的先后顺序。②糖尿病患者应注意控制血糖。③合并心脏病应控制血压，降压不宜太快，幅度不能太大，以免影响重要脏器的血供。

(6) 术前预案：在明确诊断并肯定手术适应证后制定手术预案，包括麻醉的选择、体位、切口设计、手术方式、手术中的困难和处理方式，做出全面周密的安排。

3. 手术方法

彻底病灶清除术。

4. 手术步骤

(1) 体位：按病灶部位采取仰卧位或侧卧位，病灶部位向上。

(2) 切口：以脓肿为中心，沿肋骨走向做皮肤切口。如有窦道或局部皮肤累及，可做梭形切口，切除窦道和累及皮肤。

(3) 切除浅层脓肿：一般胸壁冷脓肿分为浅层及深层两部分。手术原则是浅层脓肿应彻底切除；深层脓肿应刮除病灶，切除覆盖脓腔的组织，以利填充肌瓣。作浅层脓肿切除时，在切开皮肤并皮下分离至适当大的范围后，切开肌层，将脓肿自肌层分离至肋骨平面的浅、深脓腔交接处，将浅层脓肿壁全部切除。

(4) 清除深层脓肿病灶：用探针沿窦道探查肋骨内面的深层脓腔；将受累的肋骨和遮盖脓腔的肋骨、骨膜、肋间肌充分切除，显露脓腔底部；然后，将底部的干酪样坏死组织和肉芽组织刮除。

(5) 缝合切口：用生理盐水冲洗局部，将链霉素粉撒于残腔内，根据残腔大小，再将附近肌肉分离成瓣，转移充填空腔，用细肠线将肌瓣缝合固定在腔底，最后缝合皮肤。术前有窦道者，宜放胶皮片引流。切口加压包扎。

5. 术中注意事项

(1) 脓腔切开前，用无菌巾保护切口，避免脓液污染健康的组织，切开脓腔时吸尽脓汁，清除干酪样物。

(2) 彻底清除受累的胸壁组织，包括皮肤、皮下组织，已破坏的无骨膜的死骨、部分肋骨、肋软骨。

(3) 胸壁结核的窦道有时有两个脓腔相通，也有一个脓腔发出多个窦道，手术中应仔细探寻窦道及深部的哑铃形脓肿，如果窦道位于肋骨下面，可能存在小的脓腔，彻底刮除所有的窦道、脓腔及肉芽组织，防止复发。位于脓腔上面的肋骨也需彻底切除，使脓腔完全敞开，不留任何残腔。

(4) 创面彻底止血，并用大量生理盐水冲洗，也可再用 5% 的碳酸氢钠液冲洗浸泡；创面缺损较大用邻近肌瓣填塞，常用胸大肌、胸小肌、前锯肌、腹外斜肌、背阔肌及斜方肌等。

（5）胸壁结核可与肺及胸膜病变相通，防止复发，术中通常需进胸清除肺及胸膜病变。

（6）在清除脓腔深层时，应十分小心，以免切破胸膜，造成气胸，污染胸腔。

6. 术后观察及处理

（1）一般处理：①术后局部加压包扎2周，根据伤口渗血情况决定引流管的拔除时间，一般可在1~2天后取出；②全身抗结核治疗半年以上；③预防肺部并发症，术后应用抗生素，尽早下床活动。

（2）并发症的观察及处理：

①皮下血肿：术中止血不彻底，引流不畅或加压包扎过松可引起血肿，如术后早期出现持续低热，切口疼痛，切口触及硬结，皮肤瘀斑等，应考虑血肿可能。小的血肿可自行吸收，不要特殊处理。不能吸收的可穿刺抽血或开放引流。如有活动性出血应重新结扎止血后缝合切口。渗血较多的可应用维生素K等止血药物，或少量输血，有时可外加沙袋加压。

②皮瓣缺血坏死：由于皮肤切除过多，皮下组织游离过于广，皮瓣缺乏足够的血供及加压过紧而导致皮瓣坏死。早期皮肤切缘苍白无出血点或缝合皮肤张力过大，再发展可见皮肤边缘逐渐发黑，与正常皮肤分界明显。发生皮瓣坏死后待边界清楚后切除坏死部分，保持创面清洁。小的创面无须植皮，大的创面需转移皮瓣或植皮。

③切口裂开：患者全身情况差，结核控制不满意，病灶清除不彻底，皮肤及皮下污染重均可导致切口不愈合。患者拆线时或拆线后切口逐渐裂开，或突然咳嗽时发生切口敷料渗出淡红色血液。皮肤裂开后尽量清除切口内异物，待创面干净后可行二期缝合。同时加强营养支持。

④切口感染：一般术后3天后出现切口疼痛，伴发热，血象示白细胞计数及中性粒细胞增加，提示切口感染可能。尽早拆除缝线充分引流，定时换药。

⑤肌瓣坏死：术后切口渗出物及渗液较多，体温可不正常，有感染征象考虑肌瓣坏死可能。尽早引流，清除无生机的肌肉组织，保持创面干净。

⑥结核复发：术后抗结核治疗过程中仍有结核的全身中毒症状，未发现其他部位的结核病灶，胸壁原手术部位出现红肿疼痛等诊断为复发。确诊后需再次手术。

第四节 胸壁肿瘤

一、概述

胸壁肿瘤是指除皮肤、皮下组织及乳腺以外，发生在胸壁骨骼及软组织的肿瘤。胸壁肿瘤分为原发性和继发性两类，各占一半。原发性胸壁肿瘤，可分为良性和恶性两类。恶性肿瘤来源于胸壁软组织，如纤维肉瘤、神经纤维肉瘤、血管肉瘤及横纹肌肉瘤等；来源于胸壁骨及软骨，如骨肉瘤、软骨肉瘤、Ewing肉瘤、骨软骨肉瘤、骨髓瘤等。良性肿瘤来源于胸壁软组织，如脂肪瘤、纤维瘤、神经纤维瘤及神经鞘瘤等；来源于胸壁骨及软骨，如骨纤维瘤、软骨瘤、骨软骨瘤、骨囊肿及骨纤维结构不良等。继发性胸壁肿瘤多为转移性骨骼及软组织肿瘤，以及邻近的乳腺、膈及纵隔的原发肿瘤直接侵犯胸壁。

二、临床表现及诊断

临床表现取决于肿瘤部位、大小、生长速度及对邻近器官的压迫程度，最常见的症状是胸壁包块和局部疼痛。良性肿瘤生长缓慢，除在胸壁查到包块外，一般无症状。肿瘤生长速度快，且有严重持续疼痛者多为恶性，或良性肿瘤有恶性变的征兆。

诊断主要依靠病史、症状、体征和肿块的特点，结合以下辅助检查。

1. 实验室检查

肋骨骨髓瘤患者尿本周蛋白阳性；有广泛骨质破坏的恶性肿瘤，血清碱性磷酸酶增高有助于诊断。

2. X线检查

可显示胸壁软组织影。肿块位于胸骨或软组织块影伴骨质破坏者，多为恶性肿瘤。良性肿瘤随访中出现生长速度增快，往往是恶性变的表现。某些胸壁肿瘤有特定的X线特征，如：①骨肉瘤表现为骨质广泛破坏、放射状新骨形成；②软骨肉瘤表现为肋骨破坏，伴有点状或片状钙化灶；③Ewing肉瘤表现为骨质破坏，皮质增厚，骨膜骨质增生，形成层状结构，出现所谓"洋葱皮"样影像；④骨或软骨瘤表现为高密度影其间有点片状骨质形成，但无骨质破坏；⑤肋骨巨细胞瘤表现为肋骨局部膨大，变窄，内有骨梁，呈皂泡样透亮区，骨皮质薄如蛋壳；⑥骨纤维结构不良表现为肋骨局限性膨大、疏松，膨大的骨质内为密度较均匀的纤维组织。

3. CT检查

可以判断瘤体的部位、大小、范围及转移情况。

4. MRI检查

可明确瘤体与神经、血管的关系，并可从不同层面观察肿瘤，但在评价肺实质内转移性病灶方面精确度不如CT。

5. 组织活检

虽然胸壁肿瘤的临床及X线特征对诊断具有重要意义，但定性诊断仍依赖于组织活检。值得注意的是，有些肿瘤如软骨肉瘤，部分瘤体组织学可表现为良性，而另一部分则为恶性，故完整切除肿瘤组织活检，即施行组织活检的同时完成对肿瘤的治疗，优于切开活检或穿刺活检。

三、治疗

（一）治疗原则

除Ewing肉瘤及来源于淋巴组织的肿瘤可行放疗化疗等综合治疗外，不论良性或恶性的原发胸壁肿瘤，一经诊断均应及时手术治疗，既能明确诊断又能切除病灶。继发性肿瘤多属肿瘤晚期，不适合外科治疗，但在原发灶得到有效控制，出现胸壁单发孤立转移灶时，也可考虑手术切除。

（二）手术治疗

1. 术前准备

（1）做好胸壁重建准备。

（2）予有效的抗感染治疗控制局部感染。

（3）对慢性支气管炎患者，术前应给予足量抗生素。

（4）对生长迅速的恶性肿瘤，术前最好行放疗或化疗，控制肿瘤生长后再行手术。

2. 手术要点

手术应包括病灶切除及胸壁重建。

（1）胸壁肿瘤切除术：①胸壁恶性肿瘤应行广泛切除，包括完整切除肿瘤周围4 cm的正常胸壁及该区域的引流淋巴结，切除所有受累的骨骼及紧贴肿瘤的肺、胸腺及心包组织。若肿瘤位于肋骨,则应切除整根受累的肋骨及其肋骨骨膜,还应部分切除与其相邻的上、下数根肋骨;若肿瘤位于前胸壁,则应切除受累的肋弓;若肿瘤位于胸骨,则应完整切除胸骨及与之相邻的肋弓。切缘应超过肿瘤边缘至少 4 cm。②胸壁转移肿瘤、良性肿瘤以及某些恶性程度低的原发肿瘤,应在肿瘤边缘外 2 cm 整块切除胸壁。

(2) 胸壁重建术:切除肿瘤后,若切口无污染,均应行胸壁重建,包括骨性胸廓重建和软组织重建。①骨性胸廓重建:一般认为,对可引起气胸的全胸壁骨性缺损必须施行胸壁重建。直径小于 5 cm 的胸壁缺损一般不需重建手术,然而位于肩胛骨尖端附近的缺损,即使直径小于 5 cm,为了避免上肢运动时肩胛骨尖端进入胸腔,应行重建手术修复缺损。而位于高位后壁、直径小于 10 cm 的缺损,由于肩胛骨的保护作用,无须重建骨性胸廓。曾行放疗的患者,全胸壁切除后无须重建骨性胸廓,因为肺已与脏层胸膜粘连而不会发生气胸。重建骨性胸廓除放疗坏死伤口或肿瘤污染伤口外,最好用人工材料,如 Prolene 网、Gore-tex 补片等。其中,Gore-tex 补片因其不透水不透气的特性,重建效果更好。②软组织重建:对较小的胸壁缺损,可用邻近肌肉加以覆盖。部位较低的缺损,可用膈肌修补,必要时可压搓膈神经分支使部分膈肌瘫痪膨出,然后将其缝于缺损处加固胸壁。若有胸膜粘连增厚,可将肺缝于缺损处进行修补。对较大胸壁软组织缺损,可采用肌瓣、肌皮瓣修复,常用有背阔肌、胸大肌、腹直肌及前锯肌。大网膜也可用于修补缺损,或在肌瓣修复失败时使用。

3. 术后处理

(1) 手术部位适当加压包扎,防止积液及感染。

(2) 合理应用抗生素。

(3) 加强呼吸道护理,鼓励患者有效地排痰。

(4) 必要时行气管切开和辅助呼吸。

四、预后

良性胸壁肿瘤患者预后良好。原发性恶性胸壁肿瘤患者的预后取决于肿瘤细胞类型及胸壁切除范围。若切除范围超过肿瘤边缘 4 cm 以上、肿瘤无复发者,5 年生存率可达 56%,局限切除者仅 29%。软骨肉瘤广泛切除后 5 年生存率可达 96%,而局限切除仅 70%。软骨肉瘤和横纹肌肉瘤的 5 年生存率为 70%,而恶性纤维组织细胞瘤 5 年生存率仅为 38%。若肿瘤复发,则预后不良,5 年生存率仅 17%。

(卢 晨)

第三章 肺部疾病

第一节 肺曲霉菌病

一、概述

肺曲霉菌病是一种机会性感染。随着抗生素使用增加，人体菌群失调。近年来曲霉菌所致感染呈逐渐增加趋势。

曲霉菌属真菌，广泛分布于自然界中，目前存在于自然界约有200多种曲霉菌。健康人肺内可存在曲霉菌，一旦机体抵抗力低下，则可致病。家禽、家畜也可感染致病，致病曲霉菌大多是烟曲霉菌（aspergillus fumigatus）。发病与职业有关系，如家禽饲养、酿酒等工作。

二、临床类型

1. 变态反应型

如曲霉菌性支气管炎、肺泡炎、嗜酸性粒细胞增多性肺浸润综合征、曲霉菌性支气管哮喘及过敏性支气管肺曲霉菌病等，此类型与免疫反应有关系，近来报道较多。

2. 败血症型

表现为坏死性支气管肺炎、出血性梗死、脓肿形成及血行播散等。多见于肿瘤等危重末期患者，尤多见于白血病及长期应用广谱抗生素、激素、免疫抑制剂和器官移植患者，预后往往严重。

3. 寄生型或称曲霉菌球

属继发性，病变局限于基础病变的肺空洞内，如陈旧性肺结核空洞、支气管扩张的囊腔、肺囊肿液体排空后残留的囊腔及肺切除术后支气管残端的盲腔等。局限型曲霉菌球近年来报告的病例增多，与广泛应用广谱抗生素，对肺良性病积极手术，和术后对切除标本细致检查有关。

上述三种临床类型肺曲霉菌感染，仅第三种适于手术治疗。

三、临床表现

胸外科医师最关心的是肺曲霉菌球。肺曲霉菌球系菌丝形成的球形团块，病变局限，发展缓慢，可拖延数年。临床表现有咳嗽、咯血、胸痛、低热等，无特征性。较突出的是咯血，有时量大，甚至危及生命。咯血原因尚不甚清楚，有人认为曲霉菌侵蚀肺内血管壁所致，但病理检查不易得到证实。有人认为曲霉菌内毒素有溶血作用，导致大量出血。

四、诊断

X线检查是肺曲霉菌球的主要诊断方法，胸部后前位平片如发现有空洞病变，腔内有球形阴影，球周有新月形透亮区，并可随体位变动而活动时，可以诊断为曲霉菌球。体层X线像可以进一步显示清楚。有时支气管造影可以显示造影剂沿曲霉菌球周围呈环形充盈，也偶有肿块，而无新月形透亮区。

痰曲霉菌检查和培养对诊断有一定帮助，但因曲霉菌广泛存在于自然界，要注意与偶然污染相鉴别。血清沉淀试验和皮肤试验对曲霉菌感染也有一定的诊断意义，但对曲霉菌球患者则不一定是阳性反应。

五、治疗

肺结核空洞患者有无曲霉菌球对总的死亡率区别并不很大，有人报告曲霉菌可以自行分解，排出消失。败血症型曲霉菌感染有人采用两性霉素 B 与氟胞嘧啶合并使用。对曲霉菌球有人采用经支气管，向空洞内滴入碘化钠。但总的说来，效果均不肯定，并且由于曲霉菌球患者咯血发生率高，有大咯血的可能，所以一般主张积极手术治疗。但是否应常规手术切除，则意见尚不一致。手术方式依据病变的部位、周围组织受累情况决定。一般来讲，多行肺叶切除。当病变局限，周围组织无明显病变，局部切除也可取得良好效果。手术切除肺叶时需要注意胸膜腔由霉菌污染及呼吸道播散问题。对于术后是否必须应用抗菌药物，目前各种意见不一。

过敏型、败血症型曲霉菌感染均不适于手术治疗。曲霉菌性脓胸应采用胸腔引流，胸廓成形术，并同时使用局部药物注入治疗。

第二节 肺动静脉瘘

肺动静脉瘘是一种比较少见的肺血管先天性畸形。由于病变处肺动脉血不流经肺泡进行气体交换而直接进入肺静脉，继而经左心房、左心室进入体循环动脉系统，造成右-左血液分流，使体动脉血氧含量降低。其治疗原则是切除病变处肺组织，或用导管介入法堵塞病变处肺动脉。

一、临床表现

肺动静脉瘘的临床表现主要取决于瘘处血液分流量的多寡。许多患者平素无任何症状，仅在常规体检时发现其肺部有异常阴影，或发生并发症（脑栓塞、细菌性心内膜炎、咯血等）时经详细检查方发现此症。瘘处分流量较多者可出现活动后气促、心悸，并呈现三联征象（Reading 1932）——发绀、杵状指和红细胞增多。

典型的肺静脉瘘病例多有发绀、高血红蛋白血症、杵状指、鼻出血。但是临床发现典型病例仅占全部患者 20%。

二、诊断

1. 有前述临床表现者

应进一步检查方能分辨究竟系心脏大血管畸形抑或肺动静脉瘘，下述影像学检查有助于明确诊断。

胸部普通 X 线检查（主要方法）：可发现肺内异常阴影，多呈一族葡萄状（孤立型）或囊形（弥散型），透视下尚可发现阴影的大小、形态随深呼吸和屏气时有所变化。诊断的根本要素是确定供给血管和引流血管。宽大状阴影与肺门相连提示为供给血管。

2. 超声检查

对有发绀和杵状指的患者，超声心动图是必检的项目。其特征性表现为自周围静脉注入发泡剂、右心房显影之后，左心房内延迟出现微气泡影，而不像先天性房间隔缺损等心内畸形，左侧心腔早期即出现气泡影。

放射性核素显像：可见病变区核素浓集分布图像。

3. 磁共振成像（MRI）或 CT

前者更能显示病变处血管异常图像，结合其造影技术，图像更清晰；螺旋 CT 亦有可观的影像效果。

4. 肺动脉造影

经周围静脉插入导管至病变区近段肺动脉，注射造影剂后行电影摄像或录像，可清晰显示肺动静脉瘘图像。

通常情况下，选用 1、2、4 项检查已足以确诊，不必面面俱到。

三、治疗

肺动静脉瘘系血管解剖学上的异常，因此内科疗法无效。外科或介入疗法有其必要性或积极意义。除可消除症状，又能防止该症潜在、可能发生的并发症（细菌性心内膜炎、脑栓塞、出血等）。

手术疗法：

由于大多数肺动静脉瘘位于肺的脏胸膜下，小的、周边的肺动静脉瘘可行局部切除或楔形切除，较大单发或者位置较深的病变或局限于一个肺叶的多发病变，应行肺叶切除。有症状的单发或者多发的肺动静脉瘘是手术治疗的适应证，单发同时伴有家族性遗传性毛细血管扩张症者也应积极手术治疗。近年来，对于孤立性病灶可以通过胸腔镜外科手术行部分肺切除或者完整肺叶切除。

手术切除畸形血管是根治性治疗，可根据病变大小分别行肺叶、肺段或局部切除，但全肺切除要慎重，必须确定对侧肺完全正常，严重的 Pavf 是双侧肺移植的适应证。Pavf 往往位于脏层胸膜下，且瘘周围组织非常薄，很容易破裂出血，必须仔细解剖、细心操作。距肺门较近的 Pavf 可以行输入动脉结扎术。

介入疗法：栓塞：动脉直径<15 mm 的 Pavf，可以行血管栓塞术，栓塞物可以适用聚乙烯酒精、羊毛栓、不锈钢栓等，也可以用可脱离球囊。栓塞治疗需要一定设备，而且要求具有较丰富的经验。如直径大、结构复杂或形成肺脓肿的应考虑外科切除。

第三节 肺棘球蚴病

一、病因

本病传染的主要途径是消化道。细粒棘球绦虫的终宿主是犬，中间宿主是人。人吞食了被虫卵污染的食物后，在十二指肠内卵壳被消化，孵化为虫蚴，虫蚴穿过消化道黏膜进入门静脉系统。大部分虫蚴滞留于肝脏，少数进入体循环，停留在肺。

肺棘球蚴病约占棘球蚴病的 18%，男性多于女性。绝大多数为原发性肺棘球蚴囊肿病，通常是单一囊肿，右肺多于左肺，下叶多于左叶。

二、临床表现

肺棘球蚴病临床表现和囊肿部位、数目及是否产生并发症有着密切关系。在未发生并发症之前，患者常无明显自觉症状，部分可有轻度咳嗽、胸痛、咯血、气急等症状，但程度轻微，易被忽视。

有并发症的临床表现变化较多,囊肿破入支气管是最常见并发症。常有刺激性剧烈咳嗽,咳出大口似"清水"或"苹果架色"黏性痰液,痰液中可找到头节,内含"粉皮""蛋白"样碎块。如大量内囊皮堵塞喉部及气管时,患者往往窒息猝死,囊肿穿破入胸膜腔时,则形成液气胸、继发细菌感染变成脓胸,病情明显恶化,出现全身中毒症状。病程较长,是肺棘球蚴病造成预后不良的主要原因,有些病例还可出现有呼吸困难、心慌、皮肤瘙痒、荨麻疹、发热甚至过敏性反应或休克等症状,严重者可以致死。

三、诊断

肺棘球蚴病的诊断依据有以下四点:

(1) 掌握确实而完整的病史,是保证临床正确诊断的重要条件之一。必须仔细了解有无与狗的密切接触史,是否来自棘球蚴病流行区。

(2) X线胸片或CT检查中显示密度均匀、边缘清楚的圆形或椭圆形阴影。

①如外囊被侵破裂后,当少量空气进入内外囊间隙时,在囊肿顶部形成一弧形透明空气带,称为新月状透光区。

②外囊与内囊都破裂,囊液部分排出,空气同时进入外囊及内囊,内囊整个自纤维壁脱离下陷,悬于外囊壁和液面之间,其上方有两层弧形透光带,即所谓的双弓现象,亦称双间隙现象。

③内囊、外囊都破裂表现为含气、液的囊腔,且囊膜碎片及子囊漂浮于囊液面上呈波浪状,犹如水上漂浮现象。

④囊壁破裂其内容物全部咳净,而又无感染,囊内渗液吸收后为边界清楚的含气囊肿,则呈现类似肺大疱。

在X线胸部透视下,肺棘球蚴囊肿可随呼吸运动而变动,即所谓的包虫呼吸样征象。

(3) 超声检查对鉴别囊性或实质性病变颇为准确。超声探查肺表面的包虫呈现无回声的液平段或液性暗区等典型液性的囊肿图像。

(4) 实验室检查:棘球蚴液皮内试验(Casoni试验),这是一项简单而且很有价值的方法,目前已成为诊断棘球蚴病常用的主要方法之一,其阳性率可达85%以上,同时应用几项免疫学诊断技术,如间接血凝、双向扩散试验和酶标吸附试验等均有助于诊断。

怀疑肺棘球蚴病和肿瘤(实质性)鉴别困难时,最好采用断层摄影或超声检查,这样可能把囊性和实质性肿瘤区别开,但是禁忌用穿刺作为诊断方法,以避免发生囊液外溢发生过敏反应和棘球蚴播散等严重并发症。

由于肺棘球蚴病的一般临床征象缺乏特异性,特别是感染性、多发性、巨大的棘球蚴囊肿,易与胸内其他类似圆形病灶的疾病相混,常被误诊的疾病包括肺癌、结核、肺脓肿、纵隔肿瘤、脑膨出等疾病。因此,在临床实践中熟悉本病的鉴别诊断,对制定正确治疗方案非常重要。

四、治疗

目前,棘球蚴病尚无特殊药物治疗,外科手术仍是治疗肺棘球蚴病唯一可靠有效的方法。原则上应在诊断确立后争取早日手术,目的是完全彻底去除内囊的同时,必须尽最大可能保存肺组织。并防止囊液污染手术野,以免发生囊液外溢产生过敏性反应或棘球蚴头节播散。

应根据囊肿部位、数目、大小、有无并发症及肺支气管继发灶改变的病理类型,选择手术方式。

(一) 内囊穿刺摘除术

适用于囊肿较大或较小,无并发症的单纯性肺棘蚴囊肿。开胸显露囊肿后,用纱布垫严密遮盖囊肿周围肺组织和胸膜腔，避免囊液外溢沾染周围组织。用穿刺针抽吸出部分囊液后，注入少量10%氧化钠溶液以杀灭头节，15分钟后切开外囊，然后取出塌陷的内囊。

内囊完整摘除术：适用于囊肿生长在肺脏表面或边缘、内囊没有感染、周围无明显炎症的棘球蚴囊肿。先小心地切开外囊，在沿外囊与内囊间隙扩大分离面，此时于气管内加压吹氧，使肺膨胀，内囊即可完整摘除。这是一种既能彻底治疗病变，又能最大限度保存肺组织的理想术式之一。不论用哪种方法，在取出内囊后，都必须把外囊近端内壁的支气管开口缝闭，并按照消灭无效腔的外科治疗原则把外囊内壁互相紧贴缝合，以使囊腔迅速愈合。

（二）囊肿摘除术

适用于较小的无并发症、位于肺组织深部的单纯性肺棘球蚴囊肿，将外囊与内囊一并摘除，然后缝合肺组织创面。

肺叶或肺段切除术：适用于并发感染等造成周围肺组织病变的病例和胸腔化脓性感染者，应采取相应的肺切除或引流措施。

（三）电视胸腔镜的应用

传统剖胸手术存在胸部切口长，损伤大，出血多，术后恢复慢等缺点，VATS恰好可以弥补不足。VATS下行肺包虫内囊摘除术、局部肺切除术、囊肿部分切除术、肺叶切除术，但适合于无合并感染或钙化的肺细粒棘球蚴病患者。对于合并感染或者粘连严重者、包虫纤维囊钙化较重者，仍需行经典开胸手术处理。

（卢　晨）

第四章 膈肌疾病

第一节 先天性膈疝

一、概述

先天性膈疝（congenital diaphragmatic hernia，CDH）是单侧或双侧膈肌发育缺损，腹腔脏器经膈肌缺损疝入胸腔，造成解剖关系异常，引起一系列病理、生理变化的先天性心脏病；属于新生儿危重疾病之一，尤其是重症膈疝，死亡率高。近年来随着对本病认识的提高，先天性膈疝的产前诊断及产后治疗方法有了很大提高，但仍有约 20% 的患儿死于先天性膈疝合并肺发育不良和肺动脉高压；因此新生儿围术期处理，关系到患儿存活率和生存质量。

二、病因和病理生理

胚胎发育中膈肌部分缺损为 CDH 发病基础。膈肌周边附着部位分 3 部分，即胸骨部、肋骨部及脊柱部。膈疝的好发部位有 3 处：

胸腹裂孔疝：双侧肋骨后缘与腰部肋弓外缘之间各有一个三角形小间隙，称胸腹裂孔（Bochdalek 孔），经此裂孔可形成后外侧疝，亦称 Bochdalek 疝。正常胎儿横膈发育于妊娠第 4~12 周，若原始横膈与胸腹膜融合不完全，形成膈肌缺损，腹腔脏器疝入胸腔形成膈疝。此类疝多无疝囊，80% 发生在左侧，偶有双侧膈肌缺损。胃、大网膜、小肠等腹腔器官均可经胸腹裂孔疝入胸腔。新生儿期即可发病。

胸骨旁疝：胸骨外侧缘与双侧肋骨内侧缘之间各形成三角形小间隙，称 Morgagni 孔，经此裂孔可形成后外侧疝，亦称 Morgagni 裂孔疝。胚胎时期若起源于剑突的肌束发育障碍或未能与起源于肋骨部的膈肌相交接，则在胸骨旁形成膈肌缺损。此类疝多半都有疝囊，90% 发生在右侧，部分胃、结肠或网膜可经胸骨旁裂孔疝入胸内。儿童期很少发病，多在成年和肥胖或创伤时才出现症状。

食管裂孔疝，食管裂孔呈梭形，周缘与食管壁之间有较坚韧的结缔组织连接，其前后壁连接紧密而两侧较弱，如有缺损，称食管裂孔疝。少数发病于幼年的患者，由于先天性发育障碍的因素，形成了较大的食管裂孔和裂孔周围组织薄弱；近年来多认为后天性因素是主要的，与肥胖及慢性腹腔压力升高有关。

三、临床表现

新生儿期即被发现的患者常伴有肺发育不良和肺动脉高压并发症。胸腹裂孔疝由于疝孔较大，腹腔脏器疝入患侧胸腔，纵隔移位，呼吸循环功能均受影响。临床上表现胸闷、呼吸困难、发绀、心率快等呼吸循环症状；如患者出现肠梗阻症状，多出现恶心、呕吐症状。体检患侧胸部呼吸动度减弱，叩诊呈浊音或鼓音，听诊呼吸音减弱或消失，有时可听到肠鸣音。腹部柔软空虚，呈舟状。

胸骨旁裂孔疝常在成年后出现症状。由于疝孔较小，临床上常无症状，仅在常规查体或因其他疾病检查胸片时偶然发现。主要表现为下胸部或上腹部隐痛，很少出现肠梗阻症状。

四、诊断

根据患者出生时或逐渐出现的呼吸急促、青紫、反复呕吐等症状，结合影像学检查结果，可以做出临床诊断。

产前 B 超可早期发现先天性膈疝，超声显示胎儿胸腔胃、肠、肝等，结果可指导孕妇在产前做好相应的预防措施，并为产后的及时治疗提供机会。通常于胎龄为 25 孕周即可通过产前超声检查提示 CDH。因此，孕妇应于孕龄为 22~26 孕周进行 1 次全面、系统的产前超声检查，并且对疑似或高危孕妇进行追踪检查，这对避免漏诊、误诊 CDH 具有重要意义。

胸腹部 X 线检查：胸片显示患侧胸腔含有液气平面的胃肠影像和纵隔移位，腹片显示胃肠道含气减少。必要时行钡餐及胸腹部 CT 检查可明确诊断。目前 CT 多平面重组（MPR）技术的开展和应用越来越广泛，可显示膈肌的连续性、膈肌裂孔的位置，CTMPR 能够准确测量膈肌裂孔左右径，有助于制定治疗方案，对外科手术帮助大。

五、治疗

先天性膈疝诊断明确，患者有症状，首选手术。以往认为，急症 CDH 患儿需急诊手术，但目前研究表明，肺发育不良的程度是决定患儿预后的最重要因素，CDH 患者往往合并肺发育不良，在呼吸循环稳定之前行急诊手术可降低患儿肺的顺应性，且急诊手术不能提高患儿存活率；而适当延迟手术时机，待患儿生命体征，特别是心、肺功能稳定后，再行外科手术，既能增加患儿手术耐受力，又可以提高 CDH 存活率；目前高频震荡通气和体外膜肺氧合等措施可以帮助 CDH 患儿维持正常血氧饱和度，重症患儿给予气管插管呼吸机辅助呼吸提高肺顺应性。

先天性膈疝术前置胃管进行胃肠减压，避免麻醉和手术过程中胃肠道胀气使得疝入的腹腔脏器体积增大，视野暴露不佳。

术前置胃管，防止胃肠胀气影响手术视野。找到膈肌缺损处，将疝内容物还纳入腹腔。如粘连重，复位困难，可将疝口剪开扩大。疝内容物还纳入腹腔后，清晰解剖疝周围的膈肌，膈肌缝合采用膈肌折叠术或 7 号线间断褥式缝合，结扎最后 2 根线时嘱麻醉师胀肺，排出胸腔气体时结扎，留置胸腔引流管于胸腔，逐层关胸或关腹。

手术方法有传统的经腹膈疝修补术、经胸膈疝修补术及近几年新兴的微创腹腔镜、胸腔镜膈疝修补术。

单纯先天性膈疝可经腹或经胸还纳疝内容物于腹腔，恢复其正常解剖位置。经腹手术比经胸手术有以下优势：更容易复位腹腔脏器、容易缝合后边缘隔膜、容易处理肠旋转不良以及避免胸廓切开术相关的肌肉骨骼异常。所以左侧膈疝建议经腹手术，经上腹部正中切口；右侧膈疝因有肝脏阻挡，建议经胸手术，采取经第 8 肋间进胸。

腹腔镜手术相比开放手术，具有微创的效果，有创伤小、恢复快优点，同时可治疗肠旋转不良、腹股沟斜疝。腹腔镜的缺点是疝内容物复位后，腹腔空间更加狭小，操作将更加困难，有时需中转开腹治疗。

胸腔镜优点是利用自然的胸腔，操作空间大，更清晰观察膈肌缺损情况，修补更容易；缺点是不能了解是否合并肠旋转不良，回纳是否存在肠扭转的情况。

微创治疗 CDH 具有术中出血少、术后进食早、恢复快、切口小、住院时间短等优点，达到微创、美容的效果，减少切口疝风险，减少胸部畸形，降低术后疼痛，掌握好手术指征、选择正

第二节　膈肌膨出

膈膨出是指膈肌完整无缺损，膈肌肌肉纤维不同程度的麻痹或萎缩，造成部分膈肌或全部膈肌上升。膈膨升是胸外科的罕见疾病，1774 年 Petit 首次描述，1829 年 Beclard 定名。国外报道发病率<0.05%，膈膨出任何年龄均可发现，男女发病率相当，成人胸部 X 线片检查其发病率约 1/10000，左侧明显高于右侧，左：右约为 9:1。

一、病因和发病机制

（一）病因

膈膨出分先天性和后天性（获得性）两种。

1. 先天性膈膨出

胚胎期横膈肌肉组织发育异常，导致膈肌逐渐伸长变薄，上升入胸腔内。整个膈或一侧发育不全，造成全膈或部分性膈膨出。先天性膈膨出常合并其他畸形，例如同侧肺发育不全、胃逆转、肠旋转不良和异位高肾等。

2. 后天性膈膨出

由于膈神经损伤，造成一侧或双侧膈肌萎缩，导致膈肌升高。膈神经损伤的原因有：①肿瘤侵犯或压迫（肺癌纵隔淋巴结转移、纵隔肿瘤、心包或心脏恶性肿瘤、胸膜间皮瘤或胸壁纤维细胞瘤）；②巨大的主动脉弓部瘤压迫左膈神经；③炎症感染（肺炎、肺脓肿、纵隔炎、膈下感染和纵隔淋巴结结核均可损伤膈神经）；④膈神经部分受损伤（肺癌切除、心包切除或胸腺切除术中切断膈神经、心内直视手术时膈神经被心包腔内的冰屑冻伤）；⑤创伤、传染病、肿瘤或结核在颈椎水平侵犯第 3~5 胸神经；⑥中央神经系统疾病（感染性多发性神经根炎）；⑦传染病累及膈神经（脊髓灰质炎、单纯疱疹、带状疱疹、白喉）、乙醇或铅中毒和变态反应（注射抗破伤风血清后）。

（二）病理

膈膨出左侧多见，右侧少见，双侧罕见。右侧膈神经分支较左侧多，故部分性膈膨出常见于右侧。先天性膈膨出的膈神经正常，膈肌纤维变薄，病变严重者，肌纤维缺如，膈薄如一张半透明膜，由胸膜、筋膜和腹膜构成。后天性膈膨出的膈肌纤维退化或萎缩，变薄的部分由弹性纤维组织构成。

（三）病理生理

成人正常呼吸状态下，依靠膈肌的运动使胸廓扩张保证肺的通气功能及灌注。单侧膈膨升，膈肌丧失功能使肺活量减少 33%。膈膨升患者膈肌的正常运动减弱或消失，甚至出现反常运动，导致通气功能障碍、肺容积降低、肺灌注不足；此外，膈肌负担全部通气量的 60%，对主要以腹式呼吸的幼婴，限制通气功能的症状严重。

有些左侧膈膨出患者，由于食管进入胃的角度改变，引起胃食管反流。左膈膨出时胃底上升并导致胃扭转，食物通过贲门或幽门受阻。

二、诊断

(一) 临床表现

1. 症状

大多数完全性膈膨出和几乎所有部分性膈膨出的患者多无症状，只在常规 X 线检查或其他疾病查体时发现。膈膨出的主要症状有呼吸道和消化道症状，儿童和成人的临床表现各异。

膈膨出的新生儿和幼婴常有呼吸道症状，出现呼吸急促、不规则、啼哭或吸奶时喘憋，严重出现呼吸困难或发绀。

完全性膈膨出的儿童可引起胸闷、气短，严重者呼吸困难。患儿易患慢性支气管炎，反复发作肺炎。部分患者出现不明原因的胸痛和非典型的胃肠道症状。如食欲减退、消化不良、发育迟缓，体重不增及间歇性肠梗阻等症状。活动时出现轻度或中度呼吸困难，一般无发绀。

成年人膈膨出的常见呼吸道症状为咳嗽、喘鸣和患侧反复肺部感染，活动时气短，呼吸困难，平卧时或饱食后更明显，多数患者因呼吸道症状就诊发现该病；患者胃肠道症状为反酸、嗳气、上腹牵拉感或胀痛、胃烧灼感。当平卧、头低位或饱食后胃肠道症状常加重，侧卧位缓解。

2. 体征

查体发现患侧胸壁呼吸运动受限，叩诊为浊音，呼吸音低，部分患儿可听到肠鸣音。纵隔健侧移位、扁平腹及舟状腹，肝脾常不易触及。吸气时健侧上腹部先鼓起，两侧活动不对称。

(二) 辅助检查

1. X 线表现

膈膨出诊断常规靠 X 线检查。胸部透视检查可以直观、准确的动态观察膈肌的运动度，胸透可发现患侧膈肌抬高，可升到第三、四肋间隙高度，膈下紧贴胃，膈肌活动受限或消失，患侧膈肌可出现矛盾运动。胸片显示上升的膈肌厚度变薄，像一条光滑完整的曲线。

2. 胃肠道造影或钡灌肠检查

上消化道造影及钡灌肠示不论患者行什么体位，升高的胃、结肠都在完整无缺的膈下。

3. CT 表现

患者表现为患侧膈肌抬高，膈面光整、膈肌连续，膈面下方脏器上移，周围结构及组织关系未见明确异常，MPR 显示膈肌变薄，但肌纤维连续。有时纵隔可向健侧不同程度移位，患侧肺多存在不同程度膨胀不全。

三、鉴别诊断

(一) 膈疝

为先天性或后天性原因导致腹腔内脏器通过膈肌缺损处疝入胸腔形成。X 线可见膈肌局部隆起，膈上隆起部分可见胃肠脏器空腔影；胸部 CT 示胸腔内发现膈肌缺损，可见到肝脾实质脏器及胃肠空腔脏器；患侧肺组织压缩，呈膨胀不全改变，伴充气支气管影，纵隔健侧移位；胃肠道造影或钡灌肠能清楚显示升高的胃或结肠位于膈上。

(二) 膈肌肿瘤

多无特异症状。X 线检查示膈肌上面显示边缘光滑的圆形或卵圆形致密阴影，可随膈肌运动而上下移动，形态和大小不随呼吸而改变。

（三）胸腔积液

胸腔积液患者于 X 线检查常可见患侧"膈肌抬高"影，胸腔彩超及胸部 CT 可发现膈肌完整，胸腔积液。

四、治疗

（1）对无症状的膈膨出可暂予观察，对有呼吸系统症状或胃肠道症状者建议早期手术治疗。对成年患者行心胸外科手术后膈神经麻痹或瘫痪引起膈膨升，由于膈神经麻痹多可在术后 1 年左右自愈，故应观察 1~2 年后再决定是否手术治疗。膈膨出的禁忌证是病态肥胖和特定的神经肌肉障碍，病态肥胖的患者或许经内科及外科的肥胖症治疗后呼吸困难得到改善。

（2）手术方式主要有膈肌叠瓦式缝合术（不切开膈肌折叠缝合术）、膈肌折叠缝合术（切开膈肌双层褥式缝合术）、三层膈肌折叠术。临床工作中以前两者最为常用。手术又分为开放及微创两种。

开放手术即传统开胸手术，术前置胃管，患者气管插管，全身麻醉后，取侧卧位，常规消毒、铺巾，胸部后外切口，经第 7 肋间经胸。探查胸腔有无粘连，切断下肺韧带，使用卵圆钳钳夹起靠近松弛的膈肌，经手指仔细触诊，排除无腹腔脏器粘连，用 7 号丝线由前外向后内方向皱褶连续缝合膈肌，共缝 4~6 针。注意缝线不要穿透膈肌，以免损伤腹腔脏器。也不要缝到膈神经的分支。最后一起打结，完成膈肌折叠。

胸腔镜膈肌折叠术：患者术前置胃管，全身麻醉，双腔气管插管，健侧卧位，手术使用三切口方式。取腋中线第 5 肋约 1.5 cm 切口为胸腔镜观察孔，两个操作孔分别位于第 8 肋腋前线和腋后线，大小约 2 cm。进胸探查有无胸腔积液，有无胸膜粘连。切断下肺韧带，找到松弛的膈肌，使用卵圆钳钳夹起靠近前胸壁松弛的膈肌，经卵圆钳仔细触诊，排除无腹腔脏器粘连。从卵圆钳上方用 7 号线，U 型缝合，缝合结束后，见膈顶高度降低到第 8 后肋水平，手术满意，最后可行患侧胸腔的胸膜摩擦术。术后放置胸腔引流管，逐层关胸。

第三节 食管裂孔疝

一、概述

食管裂孔疝是食管腹段、胃贲门部或腹腔内脏经食管裂孔疝入胸腔的良性消化道疾病。多见于 40 岁以上女性，随年龄的增长发病率升高，西方国家发病率高，国内病率为 3.0 %。先天因素有食管裂孔发育不良，后天因素为腹内压长期增高，比如肥胖、腹水、多次妊娠、长期咳嗽、慢性便秘等。随着食管裂孔的逐渐扩大，食管韧带松弛，食管下段括约肌功能减弱，易发生胃液反流入食管，导致胃食管反流病。随着食管裂孔的逐渐扩大，食管韧带松弛和食管下段括约肌功能减弱，导致胃食管反流病。

二、病因和分型

（一）滑动型食管裂孔疝（可复性裂孔疝）

滑动型食管裂孔疝又称 I 型疝，临床上最常见的类型，约占 90 %；胃食管连接部迁移至膈肌上方。胃保持在其正常的形态，胃底低于胃食管连接部。裂孔肌肉张力减弱，食管裂孔口扩大，对贲门起固定作用的膈食管韧带和膈胃韧带松弛，使贲门和胃底部活动范围增大。极少发生嵌顿。

（二）食管旁疝

食管旁疝又称Ⅱ型疝，少见，占10%左右，胃食管连接部保持在其正常的解剖位置，一部分胃底在食管左前方经管旁疝入胸腔。较少发生胃食管反流。易发生胃扭曲并翻转，出现出血、坏死穿孔等并发症。

（三）混合型食管裂孔疝

混合型食管裂孔疝又称Ⅲ型疝：是Ⅰ型和Ⅱ型的混合型疝，常因食管裂孔过大，食管连接部和胃底一起通过食管裂孔疝入胸腔，胃食管连接部和胃底均位于膈上。由于疝囊扩大及疝入的内容物增多，可出现纵隔移位及肺膨胀不全，易发生嵌顿。

（四）巨大型食管裂孔疝

巨大型食管裂孔疝又称Ⅳ型疝，大多定义为疝囊长度超过6 cm或30%以上腹腔脏器疝入胸腔；特点是除了胃以外，还有腹腔内其他脏器如大网膜、结肠或小肠在疝囊内。

三、临床表现

食管裂孔疝临床表现取决于疝的大小和胃食管反流症的程度。滑动型疝常无症状。食管裂孔疝常见的症状有反酸、嗳气、胸骨后烧灼感、上腹部饱胀；疝囊压迫食管出现进食阻挡，严重者出现吞咽困难，后期出现食管狭窄，营养不良，进食呕吐，上消化道出血症状；疝囊压迫心肺，出现心慌、气急、胸闷、憋气及发绀等症状；胃酸反流入气管，出现呛咳，嗽咳痰等吸入性肺炎症状。反流性食管炎的病理多数可以恢复，如长期不处理，有癌变可能。

四、诊断

食管裂孔疝的诊断，需要临床表现结合临床影像学检查得以诊断。常用的检查方法有X线、CT、胃镜、食管测压及食管pH酸碱度测定。

1. X线

（1）幕状牵引，即疝入膈上的胃底黏膜表现，类似手提起装有半袋水的塑料袋。
（2）食管短缩，齿状线移至膈上。
（3）造影检查时可见钡剂自胃内反流到食管内。
（4）膈上可见疝囊。
（5）巨大疝可见膈上气液平面。

2. CT

螺旋CT下食管裂孔疝的典型表现为"葫芦征"，即后下纵隔肿块，内可见气体、对比剂或胃内容物，边界锐利清楚，上接食管，下与胃相连。增强扫描显示，后下纵隔肿块样结构内黏膜强化与膈下胃黏膜强化一致。

3. 胃镜

（1）齿状线上移。
（2）食管裂孔压迹至齿状线的距离增加。
（3）His角变钝或拉直，胃底变浅或消失。
（4）翻转内镜可见贲门扩大或松弛。
（5）食管腔轴向与胃体腔轴向趋于重合，即胃体腔轴向由进镜时位于视野左上侧转为居中。
（6）食管腔内有胃黏膜的逆行疝，是诊断裂孔疝的确凿证据。

4. 食管下括约肌压力（LESP）测定

观察压力测定食管下段括约肌功能及食管中段功能。可评价食管的蠕动情况和克服胃底折叠后食管下段阻力的能力，对选择不同类型的折叠术（胃底全部或部分折叠）有帮助作用。①食管下括约肌测压时出现双压力带；②食管下括约肌压力（LESP）下降，食管腔内压力测定常降低到 5~10 cmH$_2$O。

5. 24 h pH 值测定

24 h pH 值监测是诊断反流性疾病的金标准，是反流定量的精确指标。检测敏感性为 88%，特异性为 95%。食管下段酸度测定 pH<4 说明有胃液反流入食管。

五、治疗

对 I 型滑动性食管裂孔疝合并反流症状轻者，不建议手术，采用内科保守治疗。治疗方法有饮食调节，避免辛辣刺激食物，睡眠采用头高脚低位，避免和治疗引起腹内压增高的因素；服用制酸药、抗反流及保护食管胃黏膜药，治疗反流性食管炎，预防食管溃疡、BARRET 食管及食管癌等并发症。

美国胃肠内镜外科医师协会（SAGES）于 2013 年发布食管裂孔疝外科治疗的适应证：

（1）内科治疗失败的病例。

（2）自愿接受外科治疗者。

（3）并发 Barrett 食管及狭窄与重症食管炎所致的反流性食管炎。

（4）具有哮喘、嘶哑、咳嗽、胸痛以及误咽等非典型症状，或经 24 h pH 值监测证明有重症反流的病例。国内食管裂孔疝手术适应证包括：伴有严重反流症状且长期内科治疗无效的 I 型滑动性食管裂孔疝，所有 Ⅱ 型、Ⅲ 型滑动性食管裂孔疝以及巨大食管裂孔疝。食管裂孔疝不能行手术治疗的情况包括：不能耐受全麻者；严重心、肺功能障碍和近期发生心肌梗死者；难以纠正的凝血功能障碍者。

手术目的为修补食管裂孔，切除疝囊并恢复食管至正常位置，行胃底折叠术防止胃食管反流；抗反流手术目的是重建胃底贲门部的解剖结构，基本原则：

（1）提高食管下括约肌静息压力。

（2）维持足够长度的腹段食管。

（3）重建的贲门部在吞咽时应能松弛。手术途径有经胸和经腹的不同选择：

①Belsey 4 手术（Belsey Mark Ⅳ）是经胸抗反流的经典手术，为 240°胃前壁部分折叠术，使胃食管结合部固定在膈肌以下，恢复足够长的腹段食管，并增加 LES 压力。术野暴露优于经腹手术，游离食管更充分，对巨大疝治疗效果理想。

手术方式：术前置胃管，气管插管全身麻醉，经左胸第六或第七肋间开胸。切断下肺韧带，切开纵隔胸膜，游离食管至主动脉弓下。游离疝囊，自膈肌上将其切除，游离食管及疝内容物，使疝入的胃和网膜复位，注意不要损伤对侧纵隔胸膜，游离食管时注意保护迷走神经（如损伤迷走神经需行幽门肌层切开术）。注意观察贲门是否能无张力地恢复回腹腔，判定是否存在短食管。尽量游离出稍长的胸腔段食管，贲门、胃底部脂肪垫尽量切除。牵引下段食管，清楚识别后侧两支右膈肌脚。7 号丝线缝合 3 针，不打结，注意要缝在膈肌脚内强有力的腱性组织上。在游离膈肌脚后，在胃底与交界上方 2 cm 处的食管之间安置 3 针褥式缝线完成 240°包绕。在此缝线上方 1.5~2 cm 处再做包括膈肌、胃底以及食管的 3 针 U 型缝合，并将胃底纳入腹腔，打结后完成修补，此时将膈肌脚缝合线打结，打结后要求新形成的食管裂孔在 1.5~2 cm 间隙（食指可以顺利通过），太松易复发，太紧术后会出现吞咽困难。最后放置胸腔引流管，逐层关胸。

②胃底折叠术有 Nissen、Toupet、Dor 等术式。Nissen 术式（胃底自食管后方向前360°反折，将胃底-食管-胃底固定，形成食管下端长约 2 cm 抗反流活瓣），Toupet 术式（胃底自食管后方向前反折，将食管左、右侧胃底与食管左、右前侧壁分别缝合，形成270°胃底包绕），Dor 术式（将胃底向右翻转到食管前方180°，与食管侧壁缝合于右膈肌脚）。

Nissen 手术：术前置胃管，全身麻醉后，患者取平仰位，常规消毒铺巾。经上腹正中开厦。切开腹膜后，通过胃管方向找出食管下段走向。切开肝三角韧带将肝左叶拉向右侧，横行切开食管胃接合部上面的腹膜。伸延切口，在左侧切断胃膈韧带和它与胃脾韧带的结合部分，在右侧打开大网膜囊后，分开胃肝韧带的上部。牢固结扎胃左动脉、胃短动脉和膈动脉的各个分支，以免出血。向上推开腹膜、结缔组织和膈食管膜，游离 4~6 cm 下段食管，小心避免损伤迷走神经。用食管套袋向下牵拉食管胃贲门部。将胃底后壁由左向右方向，在下段食管后拉到右侧时，后壁只包裹住食管。第一针缝线穿过胃底前壁，食管下段的肌层及胃底后壁。将此缝线拉紧，胃底包裹与食管之间可通一食指，说明松紧度合适，则可结扎缝线。缝合 3 针；为稳定此胃底包裹，再用 2~3 根缝线，用 0 号线将两侧胃壁缝合 2 针。手术顺利，逐层关腹。

③腹腔镜 Nissen 手术：术前置胃肠减压，肥皂水灌肠，全身麻醉起效后，患者取平卧位，头抬高 10°~30°，术者及助手站于患者右侧。脐下 0.5 cm 穿刺建立气腹，取 10 mm trocar 置入腹腔镜镜头，保持腹腔内气压 14 mmHg。探查腹腔，评估手术能切除；右腋前线肋下置 10 mm trocar 并放入蛇形肝脏拉钩。另三个 trocar 分别置于左腋前线肋下、左右锁骨中线肋下 5~6 cm 处。超声刀打开胃结肠韧带、游离胃底、贲门至左侧膈肌脚，从胃小弯侧打开小网膜囊，暴露右侧膈肌脚，充分游离。此时，可显露疝囊，测量食管裂孔大小，了解疝内容物、疝入纵隔的途径；回纳疝内容物，离腹腔段食管≥3 cm，确认无明显张力，切除疝囊。2-0Prolene 缝线把胃底从食管前壁拉向食管右侧壁间断缝合，胃底自食管后方向前 360°折叠，针距 1 cm，胃底折叠的松紧以顺利通过腹腔镜抓钳为度。于食管后、膈肌脚表面放置 EPTFE 补片，并直接缝合于膈肌脚。检查腹腔内无活动性出血，于裂孔旁留置引流管 1 根，清点纱布器械无误，逐层缝合切口。常规放置引流管，术后引流量<10 mL/D 拔除引流管。患者普食无不适出院。

④Hill 修补术：术前置胃管，全身麻醉后，患者取平仰位，常规消毒铺巾。经上腹正中开腹。探查胸腔有无粘连，有无幽门梗阻，如有幽门梗阻，需行幽门成形术+迷走神经切断术。切开肝三角韧带将肝左叶拉向右侧，打开膈食管膜，切开肝胃韧带，避免损伤胃左动脉的肝支；游离食管后壁，暴露膈肌脚，避免损伤迷走神经，游离出食管下端并以纱布牵引，将食管向下牵引 5 cm 左右，仔细游离部分胃大弯，切断膈胃韧带及胃脾韧带，将 2 支膈肌脚于食管后方间缝合数针至只能容纳食指尖，缝合线要从缝过筋膜及腹膜，避免损伤迷走神经。再用缝线缝合前膈食管韧带、穿过胃浆肌层，后膈食管韧带及主动脉前筋膜缝合数针，测量食管下段腔内压力在 35~45 mmHg，然后结扎缝线。

⑤Collis-Belsey 联合手术：此手术应用于短食管及溃疡瘢痕性狭窄的治疗。

手术方法：气管插管全身麻醉后，常规消毒、铺巾，患者右侧卧位，经左胸第六或第七肋间开胸。探查胸腔有无粘连，有无胸腔积液，游离食管下段及胃底，去除贲门部脂肪组织，暴露左右膈肌脚，缝合 5 针，暂不结扎。嘱麻醉师经患者口内放入探条，动作要缓慢轻柔，避免食管破裂，手术者在食管和胃的小弯侧碰触到探条，用缝合器做一 5 cm 长的新食管，切开其与胃后的连接，掩盖缝合浆肌层创面，并使管状胃与食管管径保持一致，然后再做 Belsey 4 胃底部折叠术。

对于Ⅳ型食管裂孔疝，主张开胸或开腹手术，直视下安全游离和还纳胃、肠等疝内容物并同时处理其他复杂情况，行食管裂孔修补术时尽量缩小裂孔至 1 cm，避免裂孔过紧或过松，过紧致食管狭窄，过松容易复发；如术中见疝环>5 cm 及双侧膈肌角薄弱时使用生物补片，防止术后复发。

第四节　膈肌肿瘤

原发性膈肌肿瘤极为罕见，多数起源于膈肌肌腱部，多见于 40～60 岁，男女发病率相当。原发性膈肌肿瘤多数为良性肿瘤，良性肿瘤常见为囊肿，恶性肿瘤少见。

一、分类

1. 原发性良性肿瘤

常见为囊肿，分先天性囊肿和后天性囊肿。先天性囊肿由先天发育异常引起；后天性囊肿多由创伤引起。其次为脂肪瘤最为常见，其他有神经纤维瘤、神经鞘瘤、纤维肌瘤、淋巴管瘤、畸胎瘤、错构瘤等。

2. 原发性恶性肿瘤

多为纤维组织、肌肉、血管和神经组织发生的肉瘤，最常见的恶性肿瘤是横纹肌肉瘤，其次为纤维肉瘤、神经纤维肉瘤、未分化肉瘤、卵黄囊瘤、脂肪肉瘤、横纹肌肉瘤、平滑肌肉瘤等 20 余种恶性肿瘤。

3. 膈肌转移癌

多数由肿瘤直接蔓延而来，少数由血行或淋巴转移。常见为肺、食管、胃、肝、胆囊转移，少数由腹膜后、肠道、生殖器、甲状腺、肾脏转移。

二、临床表现

良性肿瘤患者多无症状，多数在查体 X 线时发现。恶性肿瘤侵犯胸壁出现胸背部疼痛，部分患者出现胸腔积液，引起胸闷、喘憋等呼吸道症状；侵犯膈神经出现呃逆、咳嗽症状，出现膈肌麻痹，膈膨出；巨大肿瘤压迫肺、心脏出现呼吸困难、心慌、心悸等症状；肿瘤侵犯腹腔出现恶心、呕吐、肝区疼痛、腹水等。

（二）辅助检查

X 线检查是检查膈肌肿瘤主要方法。胸部 X 线显示膈上的球形或块状肿块，随膈肌运动。良性者大多表面光滑，无分叶，恶性者多表面毛糙，有分叶。肿瘤侵犯膈神经出现膈肌麻痹，X 线检查示膈膨出；部分肿瘤患者 X 线检查示胸腔积液。

CT：胸部 CT 较易鉴别膈肌肿瘤；胸部增强 CT 可发现膈肌实性占位，可以排除胸腔积液；少数病例侵犯肺实质，误认为肺肿瘤。少数肿块向下侵入腹腔，误认为是腹膜后占位。

三、鉴别诊断

（一）恶性胸膜间皮瘤

多局限在一侧胸腔，胸部 CT 可发现胸膜增厚，呈多发结节，部分患者可见胸腔积液；发生血性转移示可见对侧胸膜转移，淋巴结发生转移时出现肺门、纵隔淋巴结肿大。肿大。临末上表现为明显胸。

（二）包裹性胸腔积液

当胸腔积液包裹于膈上时 X 线检查时不易与膈肌肿瘤鉴别。胸腔积液无钙化，后者部分可有钙化影；胸腔彩超可见胸腔积液，膈肌肿瘤胸腔彩超可见实性包块；胸部增强 CT 可见胸腔积液呈液性密度，膈肌肿瘤呈实性成分。

（三）膈疝

膈疝胸片显示患侧胸腔含有液气平面的胃肠影像和纵隔移位，胸部听诊部分患者可闻及肠鸣音。消化道钡餐可见。

四、治疗

膈肌肿瘤患者出现症状，检查完善，未发现手术禁忌，尽早手术，根据术后病理情况制定下一步治疗计划；经第 6 肋间进胸，切除膈肌肿瘤，无膈肌缺损少，采用膈肌折叠术或 7 号线间断褥式缝合膈肌；如膈肌缺损大，加用生物补片修复；如为恶性肿瘤，术后待患者恢复后尽早放疗或化疗；良性肿瘤预后良好，定期复查。

（卢 晨）

第五章 胸部恶性肿瘤

第一节 食管癌

食管鳞癌多见于 60~70 岁男性,有吸烟或过量饮酒史。食管腺癌多见于 50~60 岁男性,有引起食管反流的食管裂孔疝,以及经常使用抗酸剂,无吸烟或过量饮酒史。

进行性吞咽困难(如难以下咽食物)或吞咽痛是食管癌的常见症状。初期表现为进食干硬物或面包时吞咽困难或疼痛,在小于 6 个月时间内体重无意识下降超过正常体重的 10%;继之出现的症状与体征有吞咽时胸背痛、口臭、杵状指(趾)、累及喉返神经时出现声音嘶哑、Horner 综合征(如瞳孔缩小、上睑下垂、同侧面颈部少汗)、锁骨上淋巴结肿大、与吞咽无关的胸骨后胸痛、气管食管瘘或突然发作的呃逆,这表明肿瘤穿透壁层侵犯了纵隔或膈肌。食管腺癌与鳞癌的诊断评估本质上是一致的。食管癌诊断的第一步是气钡食管造影术,双重对比技术包括固型制剂的使用(如钡剂浸泡的面包)和能够更完全评估吞咽困难的液体钡剂,异常时出现充盈缺损或食管狭窄,随后行内镜检查或对可疑部位行细胞刷检。对可疑患者的排除检查中,内镜活检病理和可疑区域的细胞刷检均是准确的方法。研究表明,可疑区域需多次取材病检才能确诊,因为取材部位可能只是组织的炎症。对可疑有食管病理学改变的患者可首选胃镜检查。

一旦发现了肿瘤或组织病理学已确诊,为了便于组织分期和选择合理的治疗方案,必须评估肿瘤侵犯的范围。可采用胸部 CT 扫描以排除肺和纵隔疾病,对食管下 1/3 段病变,需做腹部 CT 以了解有无肝脏转移或腹腔、主动脉及腹膜后淋巴结的扩散。对食管中上 1/3 段病变,需做支气管镜检查以排除气管侵犯。肝功能检查可评估有无肝脏转移,碱性磷酸酶检查可评估有无骨转移,如可疑骨转移则建议行骨扫描。

一、食管癌的早期诊断方法

1. 常规内镜检查

目前,各级医院均已开展内镜检查,高危人群的随访和定期复查也越来越完善,内镜检查已逐步成为食管癌筛查的首选方法,但常规内镜检查时早期食管癌容易漏诊。因此,提高对早期食管癌内镜下形态特征的认识,对可疑病灶多点活检和刷检是提高早期食管癌检出率的关键。

2. 色素内镜检查

色素内镜检查能发现大量早期食管癌、微小癌和癌前病变。常用的方法有碘染色法、甲苯胺蓝染色法、双重染色法。

3. 食管超声内镜检查(EUS)

EUS 是在内镜检查发现可疑病灶后采用超声探头对食管进行超声扫描,能准确地判断病变浸润深度,并可以发现病变周围肿大的淋巴结。早期食管癌的超声内镜图像表现为管壁黏膜层增厚,层次紊乱、中断及各层次分界消失的不规则低回声影。微探头超声对癌浸润深度的判断准确率为 81.8%,对区域淋巴结转移的判断敏感性为 88.9%,特异性为 77.8%。

4. 放大内镜及窄带成像术

正常食管黏膜为鳞状上皮，没有腺体开口，应用放大内镜观察时，可观察到上皮乳头内毛细血管（IPCL），放大内镜及窄带成像术依靠光谱组合来显现病变范围及 IPCL 形态，实现了内镜下"光染色"，无须辅助药物，在检查过程中无明显禁忌证和任何不适。与碘染色相比，它在一些领域具有明显的优越性，代表了生物学内镜及分子内镜的发展趋势。窄带成像术（NBI）结合放大内镜能够对早期病变的组织学诊断进行初步判断，同时对病变进行靶向活检具有指导意义和临床实用价值。

5. 荧光内镜

低功率激光（如蓝光、紫光或紫外光）照射人体组织能诱发较照射光的波长长的荧光，这种荧光称为激光诱发荧光。荧光检测包括两类：一类为静脉注射光敏物质后对组织光照时做荧光检测，由于荧光光敏物质有亲肿瘤性，能选择性地集中在肿瘤组织内，故光照后可出现荧光，使病变组织清晰显示；另一类又称为自发荧光检测，即在不使用外源性光敏物质的情况下，直接对组织光照亦激发病变组织出现荧光，对这种荧光采集后做光谱分析，由于正常组织和病变组织中的组织结构和生物成分不一样，两者产生的光谱亦不相同，从而进行鉴别。常用荧光光敏剂有血卟啉衍生物、吖啶橙、甲基蓝染料等，常用激光有 Kr、N 或 Xe 等。

6. 光学相干断层成像（OCT）

OCT 探头与检查的组织间不需要特殊接触介质，它选用特殊的低聚光源，通过光束分散器将光分散，其中 50% 送到组织做检测，剩余的送到一个移动的参考镜，将从镜面和组织返回的光通过干涉仪进行比较，形成横断面图像，从而判断病变浸润深度。OCT 能穿透大约 4 mm 的组织，空间分辨率为 10 μm，它的分辨率是超声内镜的 10~100 倍，能比超声内镜更清晰地显示食管壁的各层次结构，能更为客观地区分黏膜层和黏膜下层，准确地判定黏膜下层的层次，对指导临床治疗有非常重要的意义。目前，国内外应用 OCT 对早期食管癌进行诊断的研究报道较少，有待进一步的深入研究。

7. 共聚焦激光内镜

共聚焦激光内镜由共聚焦激光显微镜和传统电子内镜组合而成，是检查紧邻表面下区的一项技术，通过该技术能看到最大深度约 500 μm 的细胞结构及其形态特征，其分辨率在当前可获得实时显像的技术中是最高的，不到 1 μm。其最大优点在于内镜检查时无须行活检和组织病理学检查，即可获取活体内表面及表面下结构的组织学图像，对黏膜做高分辨率的即时组织学诊断，并根据组织学诊断及时采取治疗措施。

8. 食管癌标记物检测

（1）组织肿瘤标记物：肿瘤标记物可以为食管癌的诊治和预后判断提供指导，因此不断有食管癌组织标记物受到关注，如 G 蛋白偶联受体 56（G-protein coupled receptor 56，GPR56）、周亡抑制蛋白生存素基因。

（2）血清肿瘤标记物：血清肿瘤标记物的检测具有简便、无创的优点，是适用于人群普查的诊断方法，如鳞状细胞癌抗原（SCC-Ag）、癌胚抗原（CEA）、细胞角蛋白 19 片段抗原 21-1（CYFRA 21-1）、P53 抗体等，已应用于临床诊断。

9. P53 基因检测

P53 基因具有在食管癌高表达，在正常组织与单纯组织增生无表达的特性，这提示 P53 基因有可能成为一个新的肿瘤诊断标记物，P53 基因和雌激素受体联合检测可能有助于食管癌的早期诊断，判断预后，指导治疗。

10. T 淋巴细胞亚群分析

国内外很多研究结果指出，多种肿瘤患者有 T 细胞亚群状态异常和比例失调，其 CD_4/CD_8 比值的降低与病变程度相关。而食管癌组与正常人群组、轻、中度不典型增生组、重度不典型增生、原位癌组相比，CD_4^+ 水平明显降低，CD_8^+ 水平明显升高，CD_4/CD_8 比值显著下降且组间比较差异均具有显著统计学意义。

二、分期

评估食管癌的分期对判断手术能否达到根治，采取不同综合治疗措施，以及提高生存率和生存质量有重要意义。由美国癌症联合会（AJCC）和国际抗癌联盟（UICC）联合制定的恶性肿瘤 TNM 分期标准，将恶性肿瘤按肿瘤大小（T）、区域淋巴结转移（N）和远处转移（M）情况进行分期，是目前国际通用的决定癌症病期、选择治疗方案、判断预后、比较疗效的"金标准"。该分期标准数年修订一次。2013 年 9 月，在美国重新修订了食管癌 TNM 分期标准和分期，为第七版分期，目前仍沿用。除传统钡餐造影、内镜、CT 等，尚有 EUS、MRI、PET、胸腔镜介入等应用于食管癌分期。例如，EUS 可明确判断癌浸润深度和淋巴结转移，为预测食管癌 T 和 N 分级的重要工具，而 PET 正应用于食管癌术前分期，准确率高。这些诊断技术的进步使食管癌的分期评定更准确，更有利于外科医生选择最佳的术式和治疗方案。

三、治疗

1. 早期食管癌的治疗

（1）内镜下黏膜切除术（EMR）：EMR 方法包括大块活检法，即双管道内镜法；帽吸引式 EMR 法（EMR-C），即透明帽法；结扎式 EMR 法（EMR-L）。内镜下黏膜切除是目前效果较好的一种早期食管癌治疗方法，但仍存在一定的局限性，如缺少判定早期食管癌病变浸润深度及淋巴结转移的客观标准。虽然超声内镜及 OCT 可以解决病变浸润深度的问题，但对于淋巴结转移的判定不够理想，这在很大程度上影响对于黏膜切除适应证的掌握。另外，EMR 对于多发病变及大面积病变的治疗仍有一定的困难。

（2）激光治疗：①Nd：YAG 激光治疗。Nd：YAG 激光照射的组织反应与输出功率、照射距离、脉冲时间及所用总能量有关，当照射病变部位产生灰白色凝固斑时，可使癌细胞产生凝固性坏死，对局限于黏膜层或黏膜下层的早期食管癌可起到有效治疗且不致发生穿孔等严重并发症。②钬激光治疗。钬激光是一种新型高能脉冲固体激光，具有单脉冲汽化、穿透深度浅（0.5 mm）、热损伤宽度小（0.4~0.8 mm）的特点，对病灶可逐层汽化切除，容易控制切除范围，不易发生穿孔，且止血效果可靠，在临床上适用于早期食管癌，尤其适用于年老体弱无法行外科手术或不愿意接受手术的患者。

（3）光动力学疗法（PDT）：PDT 是利用光敏剂可选择性潴留于肿瘤组织中的特点，在特定波长的光照激发下，光敏剂产生氧自由基或单价态氧，导致细胞毒性作用，杀伤肿瘤组织，从而达到治疗肿瘤的目的。PDT 的光化学反应主要作用在肿瘤细胞，对正常组织创伤较少。因此，PDT 可使早期食管癌达到微创根治，提高患者的生活质量，目前多用于治疗 Barrett 食管并重度增生或表浅癌、病变范围大且不能耐受其他治疗的患者，但对于光敏药物过敏、凝血功能异常及肝肾功能差的患者不适用。

（4）氩离子凝固术（APC）：APC 是一种非接触性电凝固技术，主要原理是氩气在 APC 探头远端电极与组织之间的电场中产生离子化，氩气离子束可以自动导向未治疗的组织表面，一旦由于局部组织干燥导致该区域的电阻增加，氩离子束便转向电阻较低的非干燥区域发挥作用。APC 具有不产生粘连且可连续止血的优点，电凝深度限于 2~3 mm 内（早期食管癌及癌前病变主要位于食管的上皮质，上皮全层的厚度仅为 0.3~0.4 mm），可防止食管穿孔，且无炭化，利于组织修复。

（5）微波凝固治疗：内镜微波治疗食管病变的原理是当微波天线探头接触食管病变时，病灶组织内水分子和血液分子将在频率为 2540 MHz 的微波场作用下做高速运动，互相摩擦产生热量而凝固组织。微波凝固组织的程度与微波的功率、作用时间，以及天线与靶组织的密切接触呈正相关。

（6）内镜下黏膜剥离术（ESD）：ESD 是治疗消化道早期肿瘤的一种新型内镜微创技术，与 EMR 相比，ESD 在切除病变的大小、范围和形状上所受限制较小，对多发病变、病变的直径≥3 cm 及全周的早期食管病变可弥补 EMR 及 APC 的不足。但目前该技术尚未普及，在该技术发展的初期，出血及穿孔发生率较高，因此操作者不仅需具备熟练的 EMR 操作经验，一定数量的动物实验培训也是必需的。

（7）射频消融（RFA）：RFA 是利用电磁波生物物理中的热效应发挥治疗作用，使组织脱水、干燥和凝固坏死，从而达到治疗目的。这项技术在治疗多发、病变较长或累及食管全周的早期食管癌及癌前病变上有明显的优势，且其治疗的深度控制在 1000 μm 左右，避免了治疗后狭窄、穿孔的发生。

（8）内镜下局部注射：内镜下于肿瘤局部注射抗癌药物，尤其是注射抗癌药物油脂悬浮液，具有肿瘤局部药物浓度高、作用时间长、疗效好、全身不良反应小等特点，能实现靶向化疗，而且抗癌药物可通过淋巴管引流至局部淋巴结，从而对转移的淋巴结亦有效。

（9）手术治疗：对于早期食管手术切除是最为有效的治疗方法。国内最大的两宗手术治疗早期食管癌的报道：一是邵令方等的 204 例早期病例，术后 5 年生存率为 92.6%，10 年生存率为 71.6%；另一个是河南省肿瘤防治研究队的 170 例早期病例，术后 5 年生存率为 90.3%。这两宗报道在国际上引起了广泛重视和高度评价。

2. 中晚期食管癌的治疗

（1）传统手术治疗：对于中、晚期食管癌的手术切除范围及手术方法，国内外专家看法不一。欧美一些学者认为，食管癌手术切除的组织应包括双侧胸膜，前面的心包，后面的奇静脉、胸导管、主动脉分支和所有区域的淋巴结、纤维组织和脂肪组织，仅留下椎体、心肌、双肺、游离的主动脉和气管。日本学者多数主张行颈、胸、腹三区域淋巴结清除。国内大部分同行对食管癌发生于气管隆嵴以下部位的病变，多采用左后外侧开胸径路，胸内食管部分切除，主动脉弓上吻合；对于肿瘤发生在隆突以上部位者，多采用右侧开胸及开腹行颈部吻合，均为二野清扫，不赞同手术损伤过大的三野清扫术。国内镇江、福建等地亦有开展三野清扫者，其治疗效果尚在进一步观察中。

①经左胸切除食管后食管-胃主动脉弓下吻合术。目前多数学者认为，此术式适用于位于气管隆嵴水平以下的中下段食管癌，经此切口可直接看清食管肿瘤与主动脉弓及左右支气管的关系，决定手术能否切除；在病变与主动脉有粘连、外侵时，分离或切除主动脉外膜较为方便；当食管癌经探查不能切除而有必要经胸内食管-胃转流吻合时也较为方便。但此切口对食管中上段癌的显露，尤其对侵及奇静脉肿瘤的切除，以及清除上纵隔及隆突部位的淋巴结，不如右胸后外侧切口满意。

②经左胸切除食管后食管-胃颈部吻合术。王国范等认为，此术式的适应证为颈段或胸中

段食管癌，特别是病灶位于气管分叉以上者，并认为胸段食管癌无论发生在何处，只要病变大于 6 cm，外侵到食管外膜或食管周围组织，有可能发生局部淋巴结转移者，均可实施本术式。

③经右胸和上腹正中径路切除食管后胸腔内食管-胃吻合术。此术式主要适用于胸中上段食管癌。因为左侧主动脉弓遮挡，此术式对上纵隔气管隆嵴下及食管旁淋巴结的清扫较为方便，切除病灶及清扫纵隔淋巴结彻底。但该手术创伤大，胸部切口对胃底部显露相当困难，手术过程中需变换患者体位，从而延长手术时间；并且难以显露胸主动脉，一旦发生胸主动脉撕裂出血等意外情况，很难处理；同时，胃的提升较经左胸困难，发生胃扭转的危险性较大。

④经右胸-腹正中-颈部三切口食管切除术。20 世纪 80 年代初期，日本一些外科学者开始提倡对胸部食管癌采用比传统胸腹部淋巴结清扫更为广泛的胸腹颈三野淋巴结清扫。其主要根据是有统计表明，为数不少的胸部食管癌（包括局部较早期的 T_2 癌）甚至贲门癌病例，在手术时已有颈部淋巴结转移。该术式几乎适用于各段食管癌的手术治疗，手术切除最为彻底，能做到全食管切除及广泛的区域淋巴结清扫，最为符合食管癌治疗根治性要求。

⑤经左胸切除食管后食管-胃主动脉弓上吻合术。这种手术方法主要适用于胸下段食管癌的切除，对于胸中段食管癌切除往往难以达到彻底。也有学者认为，此手术适宜各段食管癌。该手术的优点是只需一个左胸切口施术，简单方便，术中不需变换患者体位，可充分显露整个胸主动脉，有利于控制大出血等意外情况。其不足之处是由于主动脉弓的存在，这种手术不可能做到真正打开纵隔，难以进行彻底的纵隔淋巴结清扫；主动脉弓上间隙狭小，左胸顶的游离和吻合较困难；吻合后主动脉弓对替代食管的脏器（胃或结肠）的位置有一定的影响。

⑥食管癌切除及结肠移植重建术。从 1911 年 KeLing 报道用结肠移植代替食管手术以来，现已被广泛采用。其优点是有足够的长度可以移植至任何高度与食管或咽部做吻合；结肠系膜长，血管弓发育恒定、完全，单独的结肠动脉可供给从升结肠到降结肠的全部血运，移植后不易发生缺血坏死；结肠抗酸性强，不易发生消化性结肠炎。其缺点是结肠污染较重，术前需进行必要的检查和肠道准备，增加了患者的负担；手术操作复杂，术后并发症及死亡率高。目前大多数学者认为，只有当胃因各种原因不能被应用时，才选用结肠作为食管的替代物。

（2）微创手术：1992 年，Cushieri 为降低肺炎的发生率，增加纵隔清扫术可视性，并提高肿瘤清扫的质量，引入了电视胸腔镜和（或）电视腹腔镜。这也是最早的腔镜技术在食管癌中应用的报道。接着，1995 年，DePaula 又第一个报道了全腔镜结合经膈肌的食管癌切除手术。2003 年，Luketich 第一次报道了 222 例腔镜下经腹、经右胸和颈部吻合的食管癌手术，这也是迄今为止，最大宗的腔镜食管手术报道，极大地推动了全世界的胸外科医生开始关注微创食管癌手术这一全新的领域。近 10 年来，食管癌的微创外科已积累了丰富的经验，手术技巧日趋完善，且取得了良好的临床疗效。

食管微创外科主要是指运用腔镜及相应的器械代替传统的开胸、开腹的开放性手术，其主要是胸腔镜及腹腔镜在术中的运用。食管癌微创手术起步时适应证很窄，主要用于高级别上皮内瘤变和早期食管癌（T≤2）的治疗。随着腔镜技术和器械的发展，适应证逐渐扩展。目前，比较认同的适应证是：第一胸椎、第二胸椎及部分第三胸椎下段食管癌，肿瘤长度<5 cm；肿瘤长度>5 cm 者，以腔内生长为主，外侵肿瘤和肿大淋巴结与邻近组织无粘连固定，心肺功能差不能耐受常规开胸手术者；以及晚期食管癌姑息性手术。食管癌微创手术与开放手术相比有其特有的禁忌证，比较认同的有：胸腹腔严重粘连，不能忍受单肺通气，肿瘤和淋巴结与周围组织粘连紧密分离困难，过度肥胖。国内部分医生也将术前放化疗作为禁忌证，尤其是放疗，因为放疗后粘连导致肿瘤和淋巴结更难剥离，手术风险高。但国外很多食管癌患者术前都进行过辅助治疗。总的来说，随着技术的发展，微创手术适应证越来越宽，禁忌证越来越少。

随着一些新设备的出现和吻合方法的创新，更加速了腔镜下食管癌手术的开展，如管状胃的应用，延长了胃的长度，减少了吻合口张力及胃潴留，缩小了胸腔胃。CT 模拟合成，制作一套手术导航系统来协助食管癌微创手术，可以使术者明确肿瘤边缘、淋巴结转移情况和特定的组织结构，精度已达到 1 mm 水平。切口保护器的应用减少了切口感染和肿瘤细胞的种植转移，使切口扩张方便操作。

微创食管外科手术方式也经历了很大的变化，从单纯胸腔镜结合开腹到胸腹腔镜联合食管癌根治术，标志着微创食管外科的巨大进步。

①胸部小切口辅助胸腔镜食管切除术。小切口辅助胸腔镜食管切除术具有开放术式和微创术式相结合的特点。其有着术者所熟悉的三维视觉和手感信息，可沿用开放手术的手法和习惯，同时也具有相对创伤小的特点。与传统开放手术相比，小切口辅助胸腔镜食管切除术对胸壁破坏小，减轻了术后疼痛，减少了对呼吸功能的影响。因腔镜视野放大，提高了手术的精确度，有利于对双侧喉返神经旁淋巴结的清扫，同时减少了对迷走神经的支气管支、支气管动脉及胸导管的损伤。此方法在一定程度上减少了常规开胸手术带来的创伤，但仍需一小切口，不是真正意义上的胸腔镜下手术。

②手辅助胸腔镜下食管切除术。为使在胸腔镜下操作更加简便直观，更加安全，有学者采用了手辅助胸腔镜下食管切除术。该方法是指在使用胸腔镜的同时，通过开腹经膈肌裂孔插入手指进行辅助操作。日本学者 Okushiba 及国内的杜贾军等均采用了此种方法。他们认为纯腔镜手术难度较大，不利于缩短手术时间。用手通过膈肌裂孔辅助胸腔镜的胸内操作，既避免了开胸手术带来的创伤，也使得胸腔镜手术变得简单，更能缩短手术时间。但在理论上，此方法有可能加重膈肌和纵隔的损伤；同时，手术体位需照顾到胸部和腹部同时操作，对胸内淋巴结清扫亦带来不便。

③全胸腔镜下食管切除术。全胸腔镜手术是指不辅助任何小切口，仅凭胸腔镜下通过 2~3 个套管针（Trocar）操作孔进行食管游离及胸部淋巴结清扫。此方法对机体创伤更小，术后恢复快，但对术者要求较高，要求术者对胸部解剖结构非常熟悉，且有丰富的开放性食管癌手术经验。大部分学者认为此方法安全可行，与开放手术相比，总手术时间、胸部操作时间及切除淋巴结数目相同，但手术失血少于开放手术。随访后发现，胸腔镜下食管癌手术术后生活质量下降较开放手术少，术后并发肺炎和喉返神经损伤发生率较开放手术高，但自从采用腹腔镜行腹部操作后，肺炎发生明显减少。另外，对于游离食管时的体位，不少学者认为俯卧位是最佳方式；也有学者认为左侧卧位或俯卧位对手术效果影响不大，俯卧位的优势仍需进一步观察研究。

④腹腔镜下胃游离术。腹腔镜在治疗胃食管反流中积累的丰富经验为食管癌的腹部微创外科的开展提供了先驱条件。有学者用腹腔镜游离胃，同时经膈肌裂孔行食管癌切除。此方法可减少因开胸带来的创伤，但因暴露较差，无法系统清扫胸部淋巴结，仅适用于早期或无法耐受开胸手术的食管癌患者。

⑤联合胸、腹腔镜下食管癌根治术。腹腔镜游离胃联合胸腔镜行食管癌手术，既能减少开胸带来的创伤，又能将开腹创伤降至最低。但对术者的技术要求较高，不但要求术者熟悉开胸开腹的传统术式，还要有运用胸腔镜和腹腔镜的技能和经验，故只有少数有条件的大医院开展该手术。从目前的报道来看，多数学者认为联合胸、腹腔镜下食管癌根治术是安全可行的，不但加快了术后恢复，减少了术后并发症，而且术后患者生命质量明显提高。

⑥电视纵隔镜。手术步骤为在左颈部沿胸锁乳突肌前缘做一手术切口，上腹正中切口，再经颈部切口和膈肌食管裂孔放置纵隔镜，游离胸段食管，再游离胃，最后行颈部吻合。此术式最大优点是：手术不破坏胸膜腔，无须肺萎陷，对肺功能极度不良的患者适用。最大缺点是：对隆突

下和下肺韧带淋巴结清扫困难，肿瘤病理分期要求不超过 $T_2N_0M_0$，手术适应证窄。

⑦达芬奇手术系统。20 世纪 90 年代末发展的达芬奇手术系统已成功实施食管癌切除术多例。它由外科医生操作的控制台、双光源组成的三维摄像系统、3 个机械臂和 1 个摄像臂组成的患者平车三部分组成。手术步骤同全胸、腹腔镜下食管癌手术。主要优点是：三维成像能提供更加清晰和准确的视野，使术者容易辨别解剖结构，进行准确操作，减少手术误伤；机械臂活动超越了人手活动的极限，可以完成人类无法完成的超精密动作。此种术式的缺点是机械臂没有力反馈，术者术中把握不好力度。手术时间过长，设备和手术费用昂贵，也是其得不到广泛推广的重要原因。

（3）化疗：以往认为食管癌的化疗效果较差，单药化疗有效率仅为 15%～30%，缓解期为 2～5 个月。常用药物包括氟尿嘧啶（5-FU）、丝裂霉素、顺铂（DDP）、博来霉素、氨甲蝶呤、米托恩醌、阿霉素和长春地辛等。自 20 世纪 80 年代铂类药物应用于食管癌的联合化疗后，疗效有所提高。近年来，紫杉醇（paclitaxel）、伊立替康（CPT211）、吉西他滨（gemcitabine）等新型药物开始应用于晚期食管癌的联合化疗，其有效率可达 50% 以上。

①术前化疗。过去认为，癌的手术治疗效果在于能否成功地把最后残存的癌组织完全切除，但从现代外科肿瘤学的观点来看，这一点难以成立。手术只能切除临床可见的肿瘤，而亚临床病变则需要全身治疗。在理论上，新辅助化疗对微小转移灶给予了早期治疗，通过降低肿瘤分期有助于手术切除，患者在术前较术后也更能耐受化疗。基于这些理论，许多关于新辅助化疗的 II 期试验相继开展并取得了可喜的结果。但遗憾的是，目前尚无可靠的方法预测化疗效应。我们正期待利用分子生物标记方法，配合外科微创定期的方法，早期判断患者的治疗效应，同时进一步开发新的更有效的化疗药物。

②术后化疗。对于预防和治疗全身转移而言，化疗是目前为止唯一确切有效的方法。术后化疗对许多实体瘤是一种常见而有效的治疗方法。然而，食管癌患者术前多有营养不良状态，术后化疗通常不易实施，因而食管癌术后化疗的随机试验极少。根据文献资料表明，术后病理证实有较高的淋巴结转移率的患者，给予适当的术后化疗是有益的。

③减积性化疗。晚期或复发的食管癌的化疗，随着新型药物的应用，疗效也得到改善，其标准方案尚有待探索。

（4）放疗

①术前放疗。对癌已外侵或是与邻近器官有癌性粘连者，外科手术都不易做到彻底切除或不能切除，同时手术有增加癌扩散和种植的危险。若术前进行适量的放疗，可以使瘤体缩小，与周围器官的癌性粘连转为纤维性粘连而便于切除。局部淋巴结转移癌也可能消失，适量的放疗能使癌体周围的淋巴管和小静脉闭合，从而减少手术后的扩散和转移。另外，大量瘤体内乏氧的癌细胞对放射线不敏感，因而放疗后复发率高，在这种情况下，用外科疗法将瘤体切除，既可减少放射剂量，又可降低局部复发问题。从理论上讲，术前放疗通过提高切除率，降低转移和复发，从而提高生存率。然而，长期以来，人们对术前放疗的作用评价不一。有的作者认为它可使肿瘤消退，消灭转移的淋巴结，减少术中癌细胞的播散，提高生存率，主张术前放疗；但也有作者因其不能提高长期生存率，而否定放疗的作用。大多数随机试验结果均显示，术前放疗不能提高食管癌患者的生存率，可能由于放疗和外科手术均属局部治疗，而大多数患者后期死亡多由于全身转移。因此，术前放疗目前仅适用于癌已外侵或是与邻近器官有癌性粘连者，外科手术不易做到彻底切除或不能切除者，通过术前放疗可以使一部分不适宜手术的患者重新获得手术机会。

②术后放疗。术后放疗分为两种情况：一种是手术未能将癌组织彻底切除（R_1 或 R_2），术

后放疗进一步消灭残存的癌组织；另一种情况是根治术后预防性放疗。对于根治术后预防性放疗是否有临床价值，目前各家看法各异。肖泽芬等的研究发现，当淋巴结转移≥3枚时，采用单一手术治疗的患者均在4年内死亡，而采取术后放疗的患者5年生存率为19.3%，明显高于单一手术组；淋巴结转移为1～2枚时，两组5年生存率分别为43.4%和22.6%，有差异但无显著性。因此认为，淋巴结转移个数是影响食管癌患者生存率的因素之一，淋巴结转移≥3枚的患者术后给予放疗，能提高患者生存率。而且，当淋巴结转移≥3枚时，血行转移率高，是全身化疗的指征。然而，国外多组随机试验显示，术后预防性放疗与单纯手术相比并未提高患者的生存期。因此，术后放疗目前仅限于手术未将癌组织彻底切除的患者，对根治术后预防性放疗仍然存在争议。

(5) 同步放化疗

①术前同步放化疗。目前为止，在食管癌的辅助治疗中同期放化疗所取得的效果最为显著。首先，放化疗同时可以兼顾肿瘤局部和可能存在的微转移灶；其次，一些化疗药如顺铂、氟尿嘧啶等具有放射增敏作用，同期使用可减少放疗剂量以减低不良反应，提高治疗的依从性和疗效。术前同步放化疗是目前研究的热点，但各个随机试验所采用的化疗方案、放疗及手术术式各不相同，有些试验组患者的病理类型（鳞癌或腺癌）不够明确，术前分期的依据也各不相同，给综合分析这些资料带来很大的困难。术前同步放化疗是否有益于提高患者的生存期，几大组随机试验的结果各异，但病理完全缓解（CR）的患者术后远期生存率明显提高，这一点基本达成共识。因此，如何早期识别这一类患者，进一步提高病理CR率是下一步研究的关键所在。

②术后放化疗。多篇文献报道，对N_1期食管癌的患者进行术后辅助性化疗或放疗或放化疗，均能提高N_1期食管癌患者的3年生存率和5年生存率，而最理想的治疗模式是手术后放疗+化疗。尽管多数试验的结果肯定了术后放化疗的价值，但大多数食管癌患者术后全身条件较差，难以耐受放化疗，所以术后放化疗的实施应根据患者的具体情况，综合考虑后有选择地进行。

(6) 化疗与放疗结合的综合治疗：对于晚期不能手术的患者，化疗与放疗的结合要优于单纯放疗。一般认为，同步放化疗在提高局部控制和降低远处转移方面优于序贯放化疗，但不良反应也较大。另外，有报道放化疗结合的疗效与单纯手术近似。

(7) 靶向药物治疗：尽管国内外学者对食管癌的治疗进行了不断地研究，但食管癌患者长期存活的预后仍然很差，行综合治疗5年生存率也仅能达到30%～35%。在有远处转移的情况下，化疗成为治疗的主要手段，但治疗的客观反应率（ORR）仅为20%～40%，中位总生存期（OS）为8～10个月。近来的研究焦点已经转移到新的分子靶点，最近研究比较多的有表皮生长因子受体（EGFR）、血管内皮生长因子（VEGF）或其受体，其他的分子靶点包括环氧化酶-2（COX-2）、哺乳动物西罗莫司靶蛋白（mTOR）和细胞周期的调节因子。

(8) 内镜治疗：随着内镜技术的发展，食管癌的内镜介入治疗已成为晚期食管癌伴有严重梗阻症状的主要治疗方法，内镜下扩张和支架置入技术能够显著缓解患者的吞咽困难，改善进食和提高生活质量。对于晚期或无法手术的进展期食管癌患者，食管狭窄是影响生活质量的关键因素，如果不能得到迅速缓解，会影响营养摄入，加速患者消耗和死亡。内镜下扩张和支架置入技术是处理此类患者的主要措施。单纯扩张一般用于生存期较短或暂时无法置入支架的患者，可以起到短期的治疗效果。而中晚期食管癌、贲门癌伴食管贲门狭窄及癌性瘘比较适合支架置入，可以较长时间缓解狭窄症状。目前根据支架材料的不同，有金属支架、塑料支架和生物可降解支架3种。置入支架后，部分患者会出现严重的反流症状。因此，部分学者设计了多种抗反流支架并广泛应用于临床，减轻了支架扩张后的反酸和胃灼热症状。由于一般支架仅能起到支撑和扩张作用，对肿瘤本身无治疗作用，近年来，有学者将放射性粒子安装在食管支架上制成新型支架,不仅缓解了患者的进食状况,而且起到了一定的放疗作用,能够一定程度地延长患者的生存时间。

(9) 中医药治疗:将中医药与现代医学相结合取长补短,能极大地提高治疗效果。根据食管癌的病因病机,可以将治则整理归纳为扶正培本法、清热解毒法和涤痰化瘀法。放化疗是现代医学治疗癌症的主要手段,能够有效杀死癌细胞,但同时也带来许多不良反应,给患者带来新的痛苦。临床结合中医药进行治疗,能有效改善症状,提高患者的生存质量。但由于中医治疗缺乏客观性,中医用药缺乏统一的标准等,限制了中医治疗的发展。随着临床研究的深入和学科间的相互渗透,相信中医药治疗食管癌的理论和实践会有新的成果不断出现,更好地指导临床实践。

(10) 光动力治疗(PDT):随着光敏剂及激光发生系统的发展,PDT治疗各期食管癌患者均已取得明显疗效,对于中晚期患者,则不仅可明显改善其临床症状(如食管梗阻),而且可明显延长其中位生存期。同时,PDT也有可能提高机体的抗肿瘤免疫水平。由于PDT治疗的优点,使PDT在食管癌的治疗上成为手术、放疗、化疗之外的另一有效手段。目前,临床上最常用的是血卟啉(Photofrin)/DIOMED 630 PDT半导体激光系统,其治疗适应证为:经超声内镜检查确认为浅层损害的早期病灶,采用镜下PDT可达到完全治愈;无法实施外科切除的阻塞性病灶,采用镜下PDT,必要时与放疗协同或者辅以食管支架,可达到缓解梗阻、控制病情、延长生命的目的。

(11) ^{125}I放射性粒子组织间植入:应用^{125}I放射性粒子组织间植入是食管癌综合治疗的一种新颖手段,有以下几种植入方法:①术中直视下^{125}I粒子植入术,该法常用;②内镜下^{125}I粒子植入术;③^{125}I粒子覆膜支架植入术。

第二节 肺癌

随着工业化进程导致的空气污染加剧,肺癌的发生率、病死率逐渐升高。据全球统计,在恶性肿瘤新发病例总数中,肺癌为男性癌症第一位,在女性居乳腺癌、宫颈癌、直肠癌之后,位于第四位。肺癌的首选治疗方法是外科手术,手术是唯一有可能将肺癌治愈的方法。

一、临床表现

肺癌患者的症状与体征:①肺内原发肿瘤侵犯局部肺组织和邻近组织、器官引起的咳嗽、咯血、胸痛、声音嘶哑等;②肿瘤转移到胸腔外其他器官引起的症状和体征,包括锁骨上淋巴结肿大、头痛、恶心、骨痛等;③肿瘤内分泌引起的肺外综合征和全身症状,如杵状指、离子紊乱等。

二、分期

自1968年UICC颁布第一版肺癌TNM分期以来,肺癌TNM分期系统共进行了6次修订。在2009年7月于美国旧金山举行的第13届世界肺癌大会上,国际肺癌研究协会(IASLC)公布了新修订的肺癌TNM分期系统,为目前最新的肺癌分期系统。

三、诊断

1. 影像学检查

(1) 胸部低剂量螺旋CT:是在满足肺部图像诊断质量的前提下,尽可能降低X线放射剂量的检查方法,使用<30 mA的低剂量(常规剂量的10%~25%)进行胸部CT扫描,结节灶发现

率无明显变化，同时可减少受检查者单次所承受的辐射量，减少因放射线检查导致疾病的风险。应用此法可发现更多的早期肺癌及无法明确性质的肺结节。

（2）MRI：在肺癌诊断与分期中，MRI 更能清晰显示中心型肺癌与周围脏器、血管的关系，而且无须使用造影剂。借助于空气流动现象，能良好地显示大血管的解剖，从而判断肿瘤是否侵犯血管或者压迫包绕血管。目前，MRI 主要用于判断血管、胸壁和纵隔软组织及神经是否受侵；鉴别肺上沟瘤是否侵及血管和臂丛神经；中心型肺癌是否侵及心脏及纵隔大血管结构；在区分肿瘤组织块与其产生的肺不张或放疗后纤维化等方面具有明显优势。

（3）核素骨显像（骨 ECT）：由于骨病灶血流增加，成骨活跃和新陈代谢旺盛，亲骨的二亚甲基二磷酸在骨病灶上出现浓聚。因此，骨显像可以更早发现骨转移灶。据报道，无骨症状的骨转移病例骨显像阳性率为 4%，当患者出现骨痛症状时，阳性率可达 35.7%。

（4）正电子发射计算机断层显像（PET-CT）：应用 ^{18}F 标记脱氧葡萄糖作为肿瘤显像剂，注射入患者体内后，基于肿瘤细胞生长代谢旺盛，摄取葡萄糖较多，由于 ^{18}F 标记的脱氧葡萄糖完成磷酸化后生成的 6-磷酸氟代葡萄糖无法通过细胞膜到达细胞外继续分解，因此在肿瘤细胞内滞留较长时间并浓聚，其正电子与细胞内负电子结合发出 γ 射线，利用 γ 射线探测仪结合计算机技术可显示肿瘤内部代谢和功能情况。同时结合 CT，可将肿瘤细胞的代谢功能和解剖形态结合起来，PET-CT 的融合图像不但能清晰显示肿瘤的准确部位、内部特征、边缘特点和周围结构，还能显示肿瘤内部代谢和功能状况。因此，PET-CT 在肿瘤的诊断和分期中起重要作用，可以发现其他诊断手段难以发现的胸外转移灶和纵隔内转移淋巴结，能为术前 N、M 分期提供更为准确的结果。

2. 痰脱落细胞学检查

痰脱落细胞学检查无创伤，简单易行。痰检是否阳性与病灶是否位于支气管密切相关。因此，此方法适合于对高危人群进行普查，对于肺内孤立结节或原因不明的咯血，有一定的确诊价值。中心型和伴有咯血的患者细胞学检查阳性率较高，周围型无症状的早期肺癌阳性率低。

3. 有创检查

（1）纤维支气管镜：纤维支气管镜分为白光支气管镜、超细纤维支气管镜、超声支气管镜和荧光支气管镜。通过普通白光支气管镜的光学纤维照明放大影像，使其阳性检出率远优于硬质气管镜。强调在进行纤支镜检查时注意声带活动度、隆突外形和移动度及各级支气管状况。直接改变包括结节状、息肉状肿物或乳头状肿物结节、黏膜粗糙、肿胀增厚、颗粒样改变、溃疡，以及管腔狭窄等。间接改变包括支气管管口出血、管腔外压性狭窄或管腔变形等。对于普通白光支气管镜不能观察到的周围病变，可以利用超细支气管镜进行观察。对于早期癌变或追踪癌前病变，可以利用荧光支气管镜来进行观察。荧光支气管镜的原理是利用不同组织的密度和细胞排列，其吸收和反射出来的荧光不同，对正常组织与癌前病变或早期癌组织进行区分。在蓝光照射下，正常组织发出绿色荧光，而早期癌变组织则发出轻微的红色荧光。通过上述几种支气管镜检查，除直接观察支气管腔内病变外，还可以进行刷检细胞学、钳取活检、局部支气管肺泡灌洗和经支气管镜肺穿刺针吸活检等操作，以明确病变性质。经超声支气管镜或超声食管镜对气管和支气管旁纵隔淋巴结进行穿刺针吸细胞学检查，以明确肺癌期别。纤支镜一般比较安全，但活检后有可能并发出血。对于疑似癌并直观血供丰富的肿瘤，纤支镜检查应谨慎从事，最好避免活检创伤，以免造成严重出血的危险。

（2）经皮肺穿刺：经皮肺穿刺适用于周围型病变，且由于种种原因不适于手术治疗的病例。多用于内科和放疗科进行放疗、化疗之前，以及用其他方法未获得明确细胞学或组织学诊断者。穿刺活检可在 CT 或超声引导下进行。视肿物大小、部位和周围包绕的血管、神经等结构而选用适当的穿刺方法和针具。目前多于 CT 引导定位下用细针穿刺，操作安全，并发症较少。

（3）纵隔镜检查：标准颈前纵隔镜检查是在距胸骨上切迹 1 cm 处做横切口，切开皮肤、皮下组织和颈阔肌，钝性分离颈前肌群和软组织到达气管前间隙，打开颈前筋膜，用手指钝性游离出气管前通道并适当探查周围组织结构，置入纵隔镜，缓慢通过无名动脉后方，观察气管旁、气管支气管角及隆突下等部位的肿大淋巴结，先用细长针试行抽吸，证明不是血管后，用特制活检钳解剖、剥离取得活组织。经左前第二肋间或第三肋间胸骨旁切口的纵隔镜检查可达到第五、六组淋巴结。纵隔镜不能检查的区域包括隆突下后方及下纵隔第八、九组纵隔淋巴结。操作需在全身麻醉情况下进行。并发症包括气胸、喉返神经麻痹、出血、发热等。

四、治疗

1. 手术治疗

手术治疗是公认的治疗肺癌的首选方法。到目前为止，根治性切除是唯一有可能达到治愈效果的治疗手段。

（1）手术适应证：①临床分期为 Ⅰ、Ⅱ 及 ⅢA 期的非小细胞肺癌。T 分级最高 T_3，肿瘤仅侵及膈肌、胸壁、胸膜、心包等。淋巴结分期上线为 N_2，同侧纵隔淋巴结转移。M_0，尚无远处转移。②小细胞肺癌要求严格，手术仅限于 Ⅰ、Ⅱ 期患者，小细胞肺癌术后一律行化疗。③尚无病理结果的肺内肿物，根据病史、查体及影像学结果考虑恶性可能性较大时，可建议患者行手术治疗，术中行快速冷冻病理检查，根据病理结果确定手术切除范围。④如病期较晚，对于无法控制的肺内并发症，如高热、咯血等危急情况，保守治疗效果不佳，为减轻症状、改善患者状态，也可考虑行姑息性手术。

（2）手术禁忌证：超出以上适应证的情况即为手术禁忌证。此外，还包括以下情况：①患者存在较严重合并症，如肺部严重感染、肺气肿、通换气障碍等严重影响呼吸功能。②心力衰竭影响循环功能。③3 个月内的心绞痛发作史或心肌梗死病史，3 个月内的脑血管意外等。

（3）手术原则：①Ⅰ期、Ⅱ期、部分选择的 ⅢA 期患者，行标准肺癌根治术，即肺叶切除＋肺门纵隔淋巴结清扫，累及局部者行局部扩大切除；部分 Ⅰ 期患者若心肺功能差、高龄，可行楔形切除或肺段切除。②磨玻璃样病变（GGO）、原位腺癌无浸润，大楔形切除或肺段切除＋前哨淋巴结采样，若淋巴结转移阳性，行标准肺癌根治术。

（4）手术方式：①对于早期周围型非小细胞肺癌，全胸腔镜肺叶切除术为首选手术方式。随着器械及手术技术的发展，全胸腔镜肺叶切除术治疗周围型非小细胞肺癌可达到传统开胸肺叶切除术同样的治疗效果。同时，全胸腔镜肺叶切除术在患者术后疼痛、引流管带管时间、术后住院时间、术后并发症出现等方面较传统手术有着极大的优势。因此，全胸腔镜肺叶切除术是目前肺癌根治术的主流选择。但是，胸腔镜下手术器械费用高昂，也给患者带来了一定的经济负担。②对于中央型肺癌，目前仍以传统开胸手术为主，一般情况下，单纯肺叶切除及纵隔淋巴结廓清即可以达到根治性手术目的。如果肿瘤包绕血管或肿瘤于气管管腔内生长侵及中间段支气管或邻近肺叶气管开口，则需行全肺切除术或袖式肺叶切除术。但是，全肺切除术对于患者基础肺功能要求较高，对患者术后生活质量有较大影响；袖式肺叶切除术需手工吻合支气管，因此术后出现并发症的可能性更大，手术风险更高。

2. 辅助治疗

（1）术前、术中、术后辅助放疗：①术前放疗。其目的在于：清除手术区域外的病变，如纵隔转移淋巴结；减小肿瘤体积，以及与相邻结构组织间的浸润，增加可供解剖的组织平面；削弱肿瘤细胞的活力，减少肿瘤种植和远处转移的可能。术前中等剂量的放疗并不增加手术操作之难度和组织愈合的过程。但是，大剂量放疗可能造成广泛纤维化，使解剖难度加大，与愈合有关的并发症也增加。②术中放疗。将医用放射性核素^{125}I、^{222}Rn置入开胸探查不能切除的肿瘤中，取得了满意疗效。这两种放射性核素比较，^{125}I的肿物消失率与局部控制率均优于^{222}Rn。③术后放疗。对于非小细胞肺癌切除术后加用放疗，不同分期疗效不同。对于早期患者，术后放疗对患者生存率有害无益；而对于无法完全手术患者，或术后短时间内出现纵隔淋巴结或肺内孤立复发病灶者，术后放疗可获得较好收益。

（2）术前、术后辅助化疗：①术前辅助化疗。术前应用新辅助化疗可对原本无法手术或手术难度大的肿瘤降低分期，增加患者手术机会。同时，化疗后加用手术清除残存病变的综合治疗可获得较高的生存率。目前，新辅助化疗广泛开展，并取得了良好效果。对于同期别患者，术前应用新辅助化疗与单纯手术治疗病例相比较，生存率有极大的提高。目前，新辅助化疗多为2~3周期，增加化疗周期将增加手术并发症和手术风险，并且只有术前应用新辅助化疗获得TNM降期的患者才能从化疗中获益。②术后化疗。术后含铂类方案化疗一般在术后4~8周后进行，4~5周期化疗可改善完全切除的非小细胞肺癌病例5年生存率，但是仍有部分患者在化疗中无法获得收益。同时，较大的药物不良反应也影响术后化疗患者的生存质量。

（3）经气管化疗药物灌注或经支气管动脉化疗药物灌注：对于中央型肺癌患者，如肿物侵及相邻肺叶气管或隆突，可经气管灌注化疗药物，使化疗药物直接作用于肿瘤细胞，完成对肿瘤细胞的杀伤作用。如果肿瘤包绕血管，也可经支气管动脉进行化疗药物灌注，使药物通过肿瘤滋养血管直接进入肿瘤组织，作用于肿瘤细胞，使肿瘤细胞凋亡。灌注药物可较好控制病情发展，对于缩小肿瘤组织有较好效果，给更多患者带来手术机会。

3. 靶向治疗

（1）表皮生长因子受体（EGFR）抑制剂

40%~80%的非小细胞肺癌表达EGFR，一旦与适宜配体结合，EGFR的酪氨酸激酶末端就会发生磷酸化，激活多条下游途径，促进细胞增殖，抑制细胞凋亡，促进血管生成。因此，ECFR是非小细胞肺癌治疗的重要靶点之一。EGFR抑制剂分为小分子酪氨酸激酶抑制剂（吉非替尼、厄洛替尼）和膜外区单克隆抗体（西妥昔单抗）。

（2）血管内皮生长因子（VEGF）抑制剂

VEGF是影响新生血管生成的重要因素，很多实体瘤都能分泌VEGF。因此，VEGF是抑制肿瘤生长和远处转移的药物作用靶点。VEGF抑制剂分为单克隆抗体（贝伐单抗）和酪氨酸激酶抑制剂（舒尼替尼）。

（3）蛋白酶体抑制剂硼替佐米（bortezomib）

在细胞增殖、分化、凋亡和血管生成过程中，泛素-蛋白酶体途径有重要的调节作用。蛋白酶体抑制剂能影响多条代谢途径和调定点，从而导致恶性细胞的凋亡。

（4）蓓萨罗丁（bexarotene）

维A酸类似物，竞争性与维A酸X受体（RXR）结合，调节细胞增殖、发育、分化。

（5）曲妥珠单抗

一种人源化抗HER-2/NEU单克隆抗体，与肿瘤细胞的HER-2/NEU高度特异性结合，抑制肿瘤细胞生长，并诱导体内自然杀伤细胞的活性。

目前，靶向药物控制或与一线、二线、三线等化疗方案序贯治疗的应用广泛。在美国国立综合癌症网络（NCCN）指南中提出，将吉非替尼作为EGFR基因突变的非小细胞肺癌治疗的一线用药。

4. 肺癌的分期治疗模式

（1）Ⅰ期

①首选手术治疗，标准肺癌根治术；若心肺功能差或高龄，可行肺大楔形切除或肺段切除（要求肺切缘距肿瘤>2 cm）+淋巴结廓清。②无法耐受手术或不愿手术者，可行单独放疗。③完全性切除的Ⅰ$_A$期肺癌，术后不行辅助放疗或化疗；对于Ⅰ$_B$期肺癌，术后观察，高危者辅助化疗。

（2）Ⅱ期

①首选手术治疗，标准肺癌根治术+术后化疗。②T$_3$患者，行肺癌扩大根治术+术后化疗；肺尖（Pancoast）肿瘤，术前同步放化疗+手术。③无 N 转移的Ⅱ$_A$期（T$_2$B），术后观察或高危者行化疗；有 N 转移的Ⅱ$_A$期，术后化疗。

（3）Ⅲ$_A$期

①T$_3$N$_1$，手术+辅助化疗。②T$_{1\sim3}$N$_2$，新辅助放/化疗+手术+术后辅助放/化疗。③T$_4$N$_1$~0，术前同期放化疗+手术+术后辅助化疗。④不可手术者，根治性放化疗。

（4）Ⅲ$_B$期

根治性同期放化疗。

（5）Ⅳ期

①化疗为主的治疗，目的为延长生命，提高生活质量。②EGFR 基因突变者，EGFR-TKI 一线。③一般情况较差的患者，不主张化疗，仅给予支持治疗。④单发转移灶（脑或肾上腺）而肺部病变为可切除的非小细胞肺癌患者，脑或肾上腺病变可手术切除，肺部原发病变按分期治疗原则进行。原发性非小细胞肺癌行肺切除术后发现孤立性脑转移者，且无其他手术禁忌证，开颅切除脑转移瘤；肺原发癌和孤立脑转移瘤同期发现，且两处均可彻底切除，先切除脑转移瘤，短期内再切除原发肿瘤。

5. 肺癌治疗新靶点的研究进展

（1）骨桥蛋白

骨桥蛋白带负电荷，属于分泌型磷酸化糖蛋白，是重要的非胶原分泌蛋白质。骨桥蛋白在机体多个器官、组织表达。骨桥蛋白可激发细胞间的黏附；增加细胞外基质的交流；促进免疫细胞、骨细胞、肿瘤细胞的迁移，抑制活性氧和一氧化氮（NO）的产生而减少细胞的凋亡；刺激 B 细胞产生免疫球蛋白；诱导黏着斑激酶和桩蛋白磷酸化位点的改变，激活磷脂酰肌醇激酶活性来改变细胞内钙离子水平；影响组织矿物化；促进磷酸钙在骨的沉淀。①骨桥蛋白促进肺癌血管生成。血管生成是肺癌细胞增殖和转移所需的一个重要环节。研究发现，在肿瘤血管生成期，骨桥蛋白明显上调，因此推测骨桥蛋白发挥促进血管生成的作用。②骨桥蛋白促进肺癌细胞转移与黏附。骨桥蛋白可直接激活尿激酶型纤溶酶原激活剂、基质金属蛋白酶等，促使正常细胞向肿瘤细胞转化，降解细胞外基质，促进肿瘤细胞转移、黏附，形成新的肿瘤病灶。③骨桥蛋白促进肺癌细胞免疫逃避。骨桥蛋白通过精氨酸-甘氨酸-天冬氨酸（RGD）序列与受体结合后，促使肿瘤细胞逃避免疫系统；同时，骨桥蛋白通过分支伪装可使肿瘤细胞逃避机体免疫系统识别。因此，骨桥蛋白可作为新的肿瘤标记物，以及判断预后的指标和潜在的生物治疗靶点。

（2）生存素（survivin）

肺癌组织生存素高表达，阳性表达患者总生存率明显低于阴性表达患者，且阳性病例血管浸润概率明显高于阴性患者。生存素表达增强可作为非小细胞肺癌早期诊断指标。

（卢　晨）

第六章 胸外科诊治技术

第一节 支气管镜

支气管镜不仅可以观察病变的形态特征，还可经支气管镜进行肺活检、针吸细胞学等检查。近年来，许多新技术与电子支气管镜相结合，如自动荧光支气管镜、支气管内超声、电磁导航、窄波光成像、光学相干断层成像及荧光共聚焦显微镜等，从不同角度和层面解决了传统技术存在的缺陷。

一、自动荧光支气管镜

自动荧光支气管镜（AFB）是利用细胞自发性荧光和电脑图像分析技术开发的新型纤维支气管镜，实时采集图像，帮助检测气管和支气管黏膜的荧光变化，对异常荧光区域黏膜进行活检，以增加癌前病变或原位癌的检出率。相关研究结果提示，在白光支气管镜的基础上增加荧光支气管镜检查，提高了支气管癌前和癌性病变诊断的敏感度和阴性预测值，尤其是对支气管癌前病变的敏感度显著增加。荧光支气管镜检查能够发现侵袭前的支气管黏膜上皮损伤和早期的中央型肺癌，与普通支气管镜相比，对气道黏膜不典型增生和原位癌检出的敏感度明显提高，能降低早期肺癌患者的漏诊率。将 AFB 应用于中心型肺癌患者的气道检查，敏感度和阴性预测值显著优于普通白光电子支气管镜（WLB），但 AFB 直观范围有限，故对周围型肺癌诊断意义不大。

二、支气管内超声

支气管内超声（EBUS）是在支气管镜引导下通过超声探头对支气管腔内、气管及其周围组织进行检查和治疗的方法。EBUS 显示支气管壁为 7 层结构，从管腔内面到外膜分别为黏膜（高回声）、黏膜下层（低回声）、软骨层内面（高回声）、软骨层（低回声）、软骨层外面（高回声）、结缔组织（低回声）、外膜（高回声）。通过对黏膜下超声解剖结构的观察，EBUS 可发现 CT 和支气管镜不能发现的气管内肿瘤；应用不同波长的超声，EBUS 可以发现黏膜下浸润（原位癌）。目前，临床使用的 EBUS 分为径向型和凸面型两种形式。径向 EBUS 超声探头通过软体支气管镜的工作通道进入气道腔内，可进行 360°成像扫描，探头直径 1.7~2.6 mm，工作频率通常采用 20 MHz，轴向分辨率为 0.1 mm，组织穿透深度为 4~5 cm，可进入亚段以下支气管检查肺外周病变，可清楚显示气道壁分层，但不能够进行实时引导经支气管镜针吸活检术（TBNA）和多普勒鉴别血管。凸面 EBUS 探头嵌入光学纤维结构，镜体远端融合了 5~12 MHz 的探头，顶端外径 6.9 mm，可做平行于长轴 60°的扫描，分辨率较差，组织穿透深度为 5 cm，不能确认气道分层，但可在超声实时引导下对气道腔外邻近病灶进行穿刺活检和多普勒鉴别血管，可观察病灶的血供和周围血管情况，主要用于大气道周围组织的探查和穿刺活检。

研究发现，以气道壁层状结构破坏作为诊断恶性肿瘤的标准，与病理诊断相比，EBUS 诊断恶性肿瘤的准确率达 97%，明显高于自动荧光支气管镜（69%）。EBUS 可清晰显示气道壁、纵隔及其周围组织的细微结构，判断肿瘤是否累及纵隔、主动脉、腔静脉、肺动脉及其大分支，其诊断肺门淋巴结侵犯肺动脉的准确率可达94%。EBUS对肺部周围型病灶，尤其是孤立肺结节（SPN）的定性诊断有重要价值，是周围型肺癌早期诊断的强有力工具。通过可弯曲支气管镜进行经支气管肺活检（TBLB）被认为是诊断肺部周围型病灶的"金标准"。但TBLB需在X线透视引导下进行；检查结果受病变大小、病变距肺门距离的影响；对于<2.5 cm的病变，诊断率仅为30%。

支气管内超声引导针吸活检术（EBUS-TBNA）在超声图像的实时监视下对气管支气管周围病变进行穿刺活检，大大扩展了常规气管镜技术的诊断能力，其除了可成功获取位于气管旁及支气管周围区域原发肿瘤的活检标本外，主要用于纵隔和肺门淋巴结的穿刺活检，对肺癌纵隔淋巴结分期有重要价值。与传统TBNA相比，EBUS-TBNA不仅具有操作简单、微创等优势，而且定位更加精确，可以发现直径2～3 mm的淋巴结，显著提高了穿刺的准确性和安全性，其穿刺成功率不受淋巴结大小、位置的影响，可用于治疗后复查，并可避免不必要的手术探查。在肺癌纵隔淋巴结的分期方法中，EBUS-TBNA精确度非常高，优于胸部CT和正电子发射断层显像（PET）的诊断。纵隔镜是传统纵隔淋巴结定性诊断的金标准，但有手术创伤，涉及纵隔淋巴结区域局限，且不易重复进行。EBUS-TBNA因其技术操作简单微创，涉及纵隔淋巴结区域广及可重复性强，与纵隔镜相比，具有一定的优势。即使在化疗后或肿瘤复发的患者中，EBUS-TBNA仍可轻松再次进行，且其敏感度及特异性仍保持在较高水平。EBUS联合内镜超声（EUS）实时引导几乎可对所有纵隔淋巴结进行活检，有可能取代纵隔镜成为纵隔淋巴结分期新的金标准。EBUS-TBNA对中央型气管周围肿瘤及纵隔淋巴结肿大患者有很高的诊断价值。

EBUS因腔内超声特异性较高，具有快速、可以进行床旁操作、不需要注射造影剂、无放射线等优点，因此可能是一个可行的替代检测方法。德国汉堡大学医学院对EBUS检测肺栓塞进行一项试验性研究，患者行EBUS检测后24 h内连续进行CT血管造影，将EBUS图像与CT表现进行了比较。结果：32例患者CT血管造影显示101个栓子，其中EBUS检测到97个（96%）。没有检测到的4个栓子中，1个在中叶，3个在左肺上叶动脉。EBUS在每一个患者至少检测到1个栓子，这表明EBUS能对肺栓塞进行诊断，并且无支气管镜检查并发症。

三、电磁导航支气管镜

电磁导航支气管镜（ENB）由电磁定位板、定位传感探头、工作通道、计算机软件系统与监视器（将CT图像进行虚拟仿真三维支气管重建）组成，其将物理学、信息学、放射学技术和支气管镜检查相融合，使得对传统支气管镜无法检测到的周围肺组织病变的检测成为现实。研究认为，ENB可安全地获得具有诊断意义的纵隔淋巴结和肺部周围病灶的组织标本。ENB结合CT/PET导航设备可以更好地扩展这种新的技术。EBUS和ENB联合应用可提高对周围型肺部疾病的诊断率，并且是安全的。电磁导航系统具有导航定位精确、无射线辐射伤害、使用方便、无须使用造影剂等优点。

四、窄波光成像支气管镜

窄波光成像（NBI）是一种新型内镜检查设备，可采用高对比度观察黏膜表层，为血管病变的诊断提供重要的细微图形。利用专用的光学滤光器，可以发生窄波光，其是被血红蛋白强烈吸收的波长，最适宜描绘血管图像。在波长415 nm和540nm以实现最佳化的同时，通过将其光谱窄带化，415 nm的窄波光以茶色的色调描绘出黏膜表层的血管图像，540 nm的窄带光以青绿色的色调描绘出黏膜表层下的血管图像。由于这些颜色的不同，可以丰富地表现出血管的走行状态。NBI能够显示支气管树内的癌前病变。恶性病变、癌前病变和异型增生都具有异常血管生成，可以通过检测支气管黏膜内的血管异常分布与血管内皮鳞状异型增生而诊断。当前，NBI 支气管镜技术的确切用途还不十分清楚，NBI 的应用指征还没有建立，需要进一步的研究以明确其在早期支气管肺癌诊断中的作用。

五、光学相干断层成像

光学相干断层成像（OCT）是将红外线分为两束光，一束直接照射，另一束经过反射再照射，两束光重叠产生光干涉现象，检测各层光反射的强弱和时间延迟，经计算机处理，得出与 B 型超声、CT 类似的二次断层图像，其获得的反射图像高于以往任何方法的分辨率和敏感性。有研究对人的气管行 OCT 检查，并与组织学检查进行对照，结果发现在波长 1100~1300 nm 时，OCT 的扫查深度达 1~3 mm，可清晰显示支气管上皮、黏膜、软骨和腺体的细微图像，与组织学检查吻合率极高。OCT 可实时显示内镜下黏膜的病理变化，对早期肺癌的诊断和治疗均具有重要意义。加拿大学者在 AFB 引导下进行 OCT，结果表明，OCT 与 AFB 结合应用可以发现支气管癌前病变，OCT 可以作为一种非活检手段监测癌前病变的演变过程和监测化疗效果。

六、肺的荧光共聚焦显微镜

肺的荧光共聚焦显微镜（FCFM）也称为"肺泡镜"，是应用共聚焦显微镜成像原理，用可弯曲的光纤放大探头替代共聚焦显微镜的物镜，对支气管黏膜结构进行扫描，获得活组织的显微图像。通过支气管镜的工作孔道进一步深入到远端的肺泡管。图像的放大倍数和分辨率足以使肺泡的结构和肺泡内细胞（巨噬细胞）清晰显影，可实时观察活组织变化，诊断早期黏膜病变；利用特定波长的激光，激发组织的荧光特性，判断病变性质。但 FCFM 检查范围小，需先行 AFB，联合应用 FCFM 和 AFB 可在最小的组织损伤下观察与癌前期病变有关的支气管基底膜变化，甚至是原位癌。该技术目前仍处于试验阶段，对肺癌检测的病理学表现及检测的准确性仍有待研究。

七、光动力气管镜

少数早期支气管肺癌极其微小，气管镜肉眼不易观察到，或在黏膜下生长者较难发现。近来采用光动力气管镜检查法有可能解决上述不足。光动力气管镜检查术是将光敏剂于检查前 48~96 h 做静脉注射，然后在激发光的照射下做气管镜检查，恶性组织出现红色荧光而周围的正常组织呈暗色。此法的优点是：①光敏剂的荧光能显示出癌前期细胞，利于早期诊断。②能发现极其微小的，甚至肉眼看不到的肿瘤。由于所用的激发光（紫光）和所发射出的荧光对组织有一定的穿透力，因此即使在黏膜下所隐藏的癌肿，亦能被发现。③癌组织最强的荧光出现在肿瘤的边缘，故通过此法能精确了解病灶侵犯的程度，以决定治疗方案。④不同类型的癌肿，其荧光强度也不一致，以鳞癌的光最强，腺癌次之，肉瘤最弱，良性肿瘤的荧光假阳性者很少。因此，光动力气管镜技术大大有利于肺癌的早期诊断。

第二节　液基细胞学检查

目前，常用的传统细胞学涂片（CS）制片技术质量不甚满意，使早期肺癌的患者未得到及时的诊治。液基细胞学检查（LCT）技术在 20 世纪 90 年代末出现，因其标本的收取、制片技术及 ThinPrep 2000 系统程序化处理等诸多优势而逐渐被使用，目前较多应用于妇科阴道及宫颈上皮内病变的诊断与筛查，在非妇科的各个细胞学领域也得到了应用。对涎腺肿瘤标本运用细针穿刺抽吸标本（FNAC）联合LCT进行诊断，也证明了其可提高诊断结果的准确性及可靠性。在肺癌诊断方面也有相关研究，从不同层面证实了其可提高肺癌的早期诊断率。

一、痰液的脱落细胞学检查

支气管黏膜上皮通常为支气管肺癌的起始部位，黏膜上皮癌变后可有部分肿瘤细胞脱落，可随痰液排出体外。痰涂片法诊断肺癌已经应用了近100年，但影响因素很多，国内外报道的阳性率差异均较大，制片方法的不同是其主要的原因。传统痰脱落细胞学检查的敏感度受诸多因素影响，阳性检出率较低，造成敏感度低的因素主要有以下两个方面：①标本的质量不佳。传统痰脱落细胞学检查常存在痰液不新鲜、易变质，唾液较多，且含有食物残渣，不易分离。②涂片技术本身缺陷。表现在盲点取材，标本利用率不高，涂片因为过大、过厚，常导致视觉疲劳，影响诊断，且涂片中存在大量的黏液、红细胞等干扰诊断，操作人员需经过专业培训且应保持高度责任心及耐心。

LCT技术优于传统细胞学制片技术，较之于传统脱落细胞学技术，LCT处理标本具有3个不同点：①具有标本保存的功能，不但保证标本的新鲜，同时可嘱患者多取一定量的痰液于保存瓶中。通常嘱患者漱口后深咳收集第三至第五口富带黏液的痰液于盛有专用固定液的标本瓶中，痰量少的患者可采取多次收集或经过雾化后再收集，从而提高了标本质量。②涂片技术的改进，能够最大限度地利用标本，并能通过消黏、分层等技术保存痰液中比重大的成分如癌细胞，而将比重小的成分如黏液、血液和炎性细胞分离；特有的薄层涂片技术，可将细胞自然沉降于附有贴附剂的玻片上，由于无人为的涂抹、牵拉和挤压，细胞分布均匀，重叠较少且三维立体感明显，比重小的细胞不易沉淀，相反，比重大的癌细胞更容易沉淀而被发现；涂膜面积明显缩小，涂片效率高。③LCT先由自动图像分析系统进行初步诊断，然后再由人工复核。有研究对207例标本比较传统痰细胞学检查（CS）与LCT的结果发现，两种检查方法对于一般痰液检出率一致性较高，没有统计学差异，所有CS检查呈阳性的标本，LCT无一漏诊；两例早期肺癌病例的痰标本，CS一个判断为涂片不满意，另一个诊断为中度核异质，但用LCT均得到诊断。目前的研究证明，LCT是一种优于CS的更可靠的细胞学检测方法。基于上述优势，在阳性检出率方面，LCT较传统脱落细胞学检查有明显提高。

二、胸腔积液的脱落细胞学检查

在胸腔积液中找到肿瘤细胞是确诊恶性胸腔积液的一种快速、可靠且经济的方法。通常只有当肿瘤侵犯到胸壁且有肿瘤细胞脱落到胸腔积液中，才可能在胸腔积液中找到。文献报道，采用传统涂片的胸腔积液细胞学检查时，高达12%的病例会遇到间皮细胞与肿瘤细胞难以鉴别的状况。传统涂片中常有大量炎性细胞、红细胞、坏死渗出物及黏液混杂在一起，难以做出满意的标本。LCT技术则避免了这些情况，不仅除去了炎性细胞、红细胞、坏死渗出物及黏液干扰，而且可使细胞保存完整，使细胞均匀地分布在玻片上，可提供质量较高的玻片，减少诊断者的视觉疲劳。LCT技术由于应用了制片机程序化制片，严格控制了涂片的质量，使细胞在涂片上均匀分布，而且涂片面积比传统涂片明显缩小，便于阅片。除了细胞学检查外，LCT处理的标本切片还可进一步用于免疫组织化学染色、聚合酶链反应（PCR）等分子诊断学检测。

三、肺部占位病变穿刺中使用液基技术

LCT技术在获取组织标本的前提下，能将附于组织表面，甚至是穿刺针上数量稀少但仍具有诊断价值的细胞全部有效地收集，提高了穿刺价值。同时，LCT技术相比穿刺取得的组织病理学

检查，假阴率较低，可能原因有：①鳞癌的肿瘤组织变性坏死，得到有诊断价值组织较困难；②穿刺活检组织挤压严重，可能无法明确诊断，此多为腺癌；③小细胞癌的小细胞较密集，缺少结缔组织的支持，组织相对较脆弱，活检组织过小，仅为少量肌肉组织或结缔组织等。同样，LCT 也有一些缺点，比如：①存在一定假阴性（一些高分化癌因为标本细胞数量太少或细胞异形性较小而造成漏诊）。②组织病理学分型与 LCT 液基细胞学分型符合率较低，液基由于细胞标本数量太少而受限，而活检组织标本可进一步做免疫组化等辅助诊断和鉴别诊断等。液基技术已被证明可适用于肺部病变穿刺，但不能完全取代病理检查，应将两种方法联合应用，这样可以互补，提高阳性率。

四、支气管刷片脱落细胞学检查

纤维支气管镜检查目前是诊断肺癌的主要方法。自 20 世纪 50 年代以来，直接涂片法一直是我国经纤支镜刷片后脱落细胞检查的主要手段。但采用直接涂片法制作的涂片厚薄不一，且常有其他杂质的影响，背景不清晰，易发生人为的异常变化，影响对恶性细胞的观察，延误临床诊断与治疗。随着 LCT 技术的出现，目前国内关于肺癌 LCT 检测的标本主要采用纤维支气管镜刷片。LCT 制片时涂片范围小，细胞分布均匀，镜检省力、省时、快捷，根据需要可以制作多张涂片，同时可进行免疫细胞化学检查及荧光原位杂交（FISH）检测表皮生长因子受体（EGFR）和人表皮生长因子受体-2（HER-2）基因，为靶向治疗提供参考。LCT 在肺癌诊断中具有较高的敏感度、特异性及分型诊断符合率，但低分化腺癌是分型诊断的一个难点。

与传统细胞学检查相比，LCT 技术有以下优势：有一套标准化的程序和质控系统，并有自动阅片系统，可进行专家复诊，这样就大幅度提高了准确性。传统细胞学检查中最常见的问题是涂片的厚薄、稀疏程度难以达到满意效果，造成细胞重叠或背景干扰。LCT 基本不会出现上述情况，良好地将细胞标本保存，减少了细胞的形态改变，从而不浪费取材，得到更完整、准确的细胞信息。有关文献报道，细胞在液基保存液中于常温下保存 1 年后，仍可用于免疫细胞化学检查。薄层液基细胞学方法处理的玻片可以用于免疫细胞化学研究，而保留在标本瓶中的细胞由于污染较少，也可用于 PCR 等生化检查。综上所述，LCT 技术相对于传统细胞学检查技术具有明显优势；但因为价格问题，尚不能完全代替传统涂片，可与传统涂片联合诊断，结合病理，提高肺癌的早期诊断率，以使肺癌患者尽早得到治疗。

（卢　晨）

第四篇　妇产科与新生儿科

第一章　妇科常见症状

第一节　异常白带

白带是由阴道黏膜渗出液、宫颈管、子宫内膜及输卵管黏膜腺体分泌物混合而成，正常白带呈白色稀糊状或蛋清样，高度黏稠，无腥臭味，量少。白带量的多少与雌激素相关，月经前后2~3 d量少，排卵期增多，青春期前、绝经后少，妊娠期量多。生殖道炎症或有肿瘤时，白带量明显增多且特点有改变。

一、原因

主要见于两类疾病：生殖器炎症和生殖器肿瘤。

（一）生殖器炎症

阴道炎（较常见的有滴虫阴道炎、假丝酵母菌阴道炎、细菌性阴道病、萎缩性阴道炎），宫颈炎，盆腔炎等。

（二）生殖器肿瘤

子宫黏膜下肌瘤、阴道癌、宫颈癌、子宫内膜癌、输卵管癌等。

（三）其他

阴道腺病、卵巢功能失调、阴道内异物、放置宫内节育器等。

二、鉴别要点

（1）灰黄色或黄白色泡沫状稀薄白带：为滴虫阴道炎的特征，多伴外阴瘙痒。

（2）凝乳或豆渣样白带：为假丝酵母菌阴道炎的特征，多伴外阴奇痒或灼痛。

（3）灰白色匀质白带：常见于细菌性阴道病，有鱼腥味，可伴外阴瘙痒。

（4）透明黏性白带：外观正常，量明显增多，应考虑卵巢功能失调、阴道腺病或宫颈高分化腺癌。

（5）脓性白带：为细菌感染所致，色黄或黄绿，黏稠，有臭味，可见于阴道炎、急性宫颈炎及宫颈管炎，宫腔积脓、阴道内异物、阴道癌或宫颈癌并发感染。

（6）血性白带：白带中混有血液，血量多少不定，可考虑宫颈癌、子宫内膜癌、宫颈息肉、子宫黏膜下肌瘤、放置宫内节育器。

（7）水样白带：持续流出淘米水样白带，伴奇臭者，一般为晚期宫颈癌。间断性排出清澈黄红色水样白带，应考虑为输卵管癌。

第二节 急性下腹疼痛

一、病因

急性下腹疼痛是妇科急诊常见主诉,其原因有如下几种。

(一) 与妊娠有关疾病

1. 异位妊娠

停经后一侧下腹隐痛后突然剧烈疼痛,或突然于停经后发生剧烈腹痛,为撕裂性锐痛,有下坠感、便意、休克症状。阴道有不规则出血,妇科检查宫颈举痛,子宫大小与孕周不符,一侧附件有触痛性肿块,血红蛋白下降等。血尿 HCG(人绒毛膜促进腺激素)阳性。

2. 难免流产

停经月份与子宫大小相符,阵发性腹痛,阴道出血,或有组织物流出,HCG 阳性或阴性。

(二) 与炎症有关疾病

主要有急性盆腔炎、附件积脓、盆腔脓肿、子宫积脓、急性出血性输卵管炎等,均有炎症史、发热、下腹压痛、反跳痛、肌紧张,妇科检查可触及附件包块或子宫增大、压痛或附件增厚压痛等,血象升高,血沉加快或似宫外孕内出血症状等。

(三) 与肿瘤有关的疾病

1. 卵巢囊肿扭转

有肿瘤史,发生于体位突然改变后,有腹膜刺激症状,恶心、呕吐等,腹部压痛、妇科检查患侧触痛等。

2. 卵巢肿瘤破裂

有肿瘤史,有外伤、妇科检查、性交等诱因下突然腹痛或自发性破裂,常伴有胃肠道症状,腹部或盆腔检查肿块轮廓改变或消失,有腹膜刺激症状,或出现移动性浊音。

3. 子宫肌瘤红色变性

有肌瘤史,好发于妊娠、产褥期,下腹疼痛,有时伴发热,子宫增大压痛。

4. 滋养细胞肿瘤穿孔

葡萄胎或产后不规则阴道出血,子宫增大,HCG 增高,突然腹痛,内出血症状等。

(四) 其他原因

1. 子宫穿孔

刮宫、放置宫内节育器等时突然出现腹痛,腹膜刺激症状或内出血症状,使用探针等探查时大于原测量长度,伴有出血等。

2. 痛经

青年妇女原发性痛经,周期性、月经期出血,疼痛数小时或数日后缓解,痛时可有恶心呕吐等现象,妇科及腹部检查无特殊指征。

3. 其他

需与急性阑尾炎、肾结石、胆囊炎、急性胰腺炎、急性肠梗阻、脏器穿孔等内外科疾病相鉴别。

二、诊断要点

（一）病史

1. 现病史

疼痛开始时间、与经期关系、疼痛部位、疼痛性质、疼痛有无放射性等，有无发热、寒战、昏迷、阴道异常出血、排液等，有无进行治疗，有关药物的名称、剂量、效果等。

2. 月经史

初潮年龄、周期、经期、痛经、末次月经。

3. 孕产史

孕次、产次、异常孕产史、节育方法、时间。

4. 既往史

炎症、肿瘤、手术史。

（二）体格检查

1. 一般检查

观察患者的生命体征，了解其一般情况。

2. 腹部检查

有无手术瘢痕、妊娠纹、腹部膨隆、压痛、反跳痛、肌紧张、肿块大小、质地、形状、部位、压痛、活动度等，有无移动性浊音。

3. 妇科检查

宫颈有无着色、宫颈举痛；子宫大小、形状、质地、位置、压痛、活动度；附件肿块有无增厚、压痛，质地如何、活动度等。

（三）实验室检查

（1）血常规、血小板计数、血沉。
（2）妊娠试验。
（3）抽出液涂片、培养。

（四）特殊检查

（1）后穹隆穿刺。
（2）B超检查，区别宫内、宫外孕，肿块性质。
（3）腹腔镜检查，直视肿块性质，区分输卵管妊娠、输卵管炎、阑尾炎等。

第三节 慢性下腹疼痛

一、分类

慢性下腹疼痛分类如下。

(一) 痛经

原发性或继发性痛经，可由宫颈峡部狭窄、子宫收缩、子宫内膜分泌前列腺素或子宫肌瘤、盆腔子宫内膜异位症、子宫腺肌瘤等器质性病变引起，也可因精神因素引起痛经。

(二) 月经中期痛

又称排卵痛，常于排卵前后感到一侧髂窝剧痛，持续20~30 min后逐渐消失，少数排卵时有腹内出血，出现腹胀气、肩痛和眩晕。

(三) 子宫内膜异位症

可有脏器痛、腹壁痛、内脏牵连痛和卵巢巧克力囊肿或破裂等。

(四) 慢性盆腔炎

慢性宫颈炎感染引起慢性子宫旁组织炎症，慢性附件炎，结核性输卵管炎。

(五) 卵巢痛

滤泡囊肿、黄体囊肿、黄素囊肿引起卵巢胀大、破裂、扭转、出血等，卵巢巧克力囊肿、硬化性囊性卵巢炎，卵巢残余综合征，保留卵巢组织综合征，慢性卵巢炎及卵巢旁组织炎，卵巢性性交痛，及少数接受抗凝治疗患者，卵巢胀大出血和发生疼痛。

(六) 性交痛

指性交时或性交后疼痛，是妇科常见症状之一，也是慢性盆腔痛患者的症状之一。可分原发性和继发性两种，也可分为浅表性性交痛（指阴唇及阴道口）、阴道性性交痛（阴道壁平面的疼痛）及深部性交痛（指盆腔浅部组织发生疼痛）。深部性交痛常由盆腔结缔组织炎、子宫周围炎，盆腔子宫内膜异位症，后倾后屈子宫，子宫切除后阴道瘢痕或精神因素等引起。

(七) 生殖器官脱垂及子宫后倾

与肠道、泌尿系和妇科肿瘤等引起的盆腔疼痛有关。

二、诊断要点

基本同急性下腹痛。

第四节 阴道出血

女性生殖道任何部位，如外阴、阴道、宫颈、宫腔甚至输卵管，均可发生出血。除正常月经外，均称"阴道流血"。可表现为点滴状、淋漓不尽、白带带血、大出血。

一、病因和发病机理

(一) 生殖道炎症、损伤、异物

如外阴炎、外阴溃疡、阴道炎、宫颈炎、宫颈息肉、子宫内膜炎、出血性输卵管炎等，由外力损伤、性交所致的外阴、阴道、宫颈创伤，如外阴、处女膜、阴道裂伤、外阴、阴道血肿；生殖道异物，如阴道异物、放置宫内节育器等。

(二) 与妊娠有关的阴道出血

(1) 妊娠早期流产、异位妊娠、妊娠滋养细胞疾病如葡萄胎、胎盘部位滋养细胞肿瘤，也可在妊娠早期和中期出现阴道流血。

(2) 妊娠中晚期流产、早产、胎盘早剥、前置胎盘。
(3) 分娩期胎盘早剥、前置胎盘、生殖道损伤、子宫收缩乏力、胎盘组织残留。
(4) 产褥期胎盘组织残留、胎盘息肉、感染、子宫复旧不良，子宫血管畸形包括先天性及后天获得性。

（三）卵巢内分泌功能失调

卵巢排卵功能或黄体功能紊乱引起的出血，如功能失调性子宫出血、月经间期出血。

（四）使用外源性性激素

当使用不当，可引起突破性出血、撤退性出血。

（五）生殖道肿瘤

子宫肌瘤、具有分泌雌激素功能的卵巢肿瘤、恶性肿瘤（包括外阴癌、阴道癌、宫颈癌、子宫内膜癌、子宫肉瘤、绒毛膜癌）。

（六）与全身性疾病有关的阴道流血

影响全身凝血功能的疾病和药物，均可导致阴道出血，如白血病、再生障碍性贫血、血小板减少性紫癜、肝功能损害，抗凝血药物有华法林、肝素等。

二、临床表现

（一）症状

阴道流血的形式有如下几种情况：
(1) 经量增多（大于 80 mL）或经期延长，但周期基本正常。
(2) 周期不规则的阴道流血。
(3) 无任何周期可辨的长期持续阴道流血。
(4) 停经后阴道流血。
(5) 绝经多年后阴道流血。
(6) 经前或经后点滴出血。
(7) 经期出血。
(8) 性交后出血。
(9) 外伤后阴道流血。
(10) 阴道流血伴白带增多。
(11) 间歇性阴道排出血水。
(12) 阴道出血伴有鼻出血、牙龈出血、皮下瘀斑。
(13) 反复阴道大出血。

（二）体征

1. 全身情况

有无贫血面容，有无皮下出血、瘀斑、瘀点。

2. 生命体征

检测血压、脉搏、呼吸、四肢末梢血液循环，判断失血程度。

3. 腹部体征

有无压痛、反跳痛、包块、移动性浊音等。

4. 妇检

了解出血部位，发现相关阳性体征。

三、诊断

根据不同年龄段的阴道出血、性生活史、生育史可以确定阴道出血是否与妊娠有关，了解孕周以判断可能的出血原因及月经史、外伤史；有无性交、骑跨伤；有无服用药物：是否使用过性激素、避孕药、抗凝剂；伴随症状：腹痛、肛门坠胀、白带异常、尿频尿痛、其他部位出血、贫血、乏力、头昏等；全身疾病史：有无全身出血倾向、血液系统疾病、肝脏疾病史。

实验室检查：根据病情选择相关检查，如血、尿、粪便常规检查；尿妊娠试验；血β-HCG水平；凝血功能检查；宫颈细胞学；阴道后穹隆穿刺或腹腔穿刺；外阴、阴道、宫颈或子宫内膜活检；超声检查；胸部X线片；阴道镜检查；宫腔镜检查；子宫血管造影等。

四、鉴别诊断

（一）不同年龄段阴道出血的特点有助于诊断

1. 新生女婴

出生后数日有少量阴道流血，多为脱离母体后雌激素骤然下降引起的子宫内膜剥离出血。

2. 婴幼儿

出血多因外阴阴道炎症、损伤或异物所致，同时要注意排除外源性激素、幼女性早熟和生殖道肿瘤的可能。

3. 青春期

少女阴道出血以无排卵性功能失调性子宫出血最为常见。

4. 育龄期

妇女阴道出血首先应考虑与妊娠有关的疾病，或卵巢功能失调有关的阴道流血，以排卵性月经失调多见，子宫内膜异位症、子宫腺肌症也可出现阴道流血。

5. 绝经过渡期

以无排卵性功能失调性子宫出血最多见，要注意排除生殖道恶性肿瘤的可能，如宫颈癌、子宫内膜癌。

6. 绝经期

阴道流血多见于阴道炎、子宫内膜恶性肿瘤、宫颈癌。

（二）阴道流血的特点有助于诊断

1. 经量增多

为子宫肌瘤的典型症状，其他如子宫腺肌瘤、排卵性月经失调、放置宫内节育器，均可有经量增多。

2. 周期不规则的阴道流血

多为无排卵性功能失调性子宫出血，应注意排除早期子宫内膜癌、子宫内膜间质肉瘤和宫颈癌的可能。

3. 无任何周期可辨的长期持续阴道流血

多为子宫黏膜下肌瘤、宫颈息肉、生殖道恶性肿瘤，如宫颈癌、子宫膜癌。

4. 停经后阴道流血

发生于育龄妇女，应先考虑与妊娠有关的疾病，如流产、异位妊娠、葡萄胎、滋养细胞肿瘤、胎盘早剥、前置胎盘等。发生于围绝经期妇女者多为无排卵性功能失调性子宫出血，但应排除生殖道恶性肿瘤的可能。

5. 绝经多年后阴道流血

若流血量极少，历时2~3 d即净，多为绝经后子宫内膜脱落引起的出血或老年性阴道炎，若流血量较多，流血持续不净或反复阴道流血，应考虑子宫内膜癌的可能。

6. 经前或经后点滴出血

月经来潮前数日或来潮后数日持续少量阴道流血，或极少量阴道褐红色分泌物，可见于排卵性月经失调或放置宫内节育器的不良反应，子宫内膜炎、子宫内膜异位症亦可出现类似情况。

7. 经间出血

若发生在下次月经来潮前14~15 d，历时3~4 d，且血量极少时，多为排卵期出血。

8. 性交后出血

性交后出血可能由损伤、炎症所致，尤其是绝经妇女，常伴随外阴、阴道疼痛。也可能系宫颈炎、宫颈息肉、子宫黏膜下肌瘤或宫颈癌所致。

9. 外伤后阴道流血

因撞击、骑跨损伤造成的生殖道损伤出血，流血量可多可少，常伴发外阴、阴道的血肿。

10. 阴道流血伴白带增多

一般应考虑晚期宫颈癌，子宫内膜癌或子宫黏膜下肌瘤伴感染。

11. 间歇性阴道排出血水

应警惕有输卵管癌的可能。

12. 阴道出血伴有鼻出血、牙龈出血、皮下瘀斑

多系凝血功能障碍所致。

13. 反复阴道大出血

若排除损伤、肿瘤或与妊娠有关的出血，要注意子宫血管畸形。

（王静静）

第二章 生殖系统炎症

第一节 外阴及阴道炎症

外阴及阴道炎症是妇科最常见疾病，各年龄组均可发病。外阴及阴道与尿道、肛门毗邻，局部潮湿，易受污染；生育年龄妇女性活动较频繁，且外阴阴道是分娩、宫腔操作的必经之道，容易受到损伤及外界病原体的感染；绝经后妇女及婴幼儿雌激素水平低，局部抵抗力下降，也易发生感染。外阴及阴道炎症可单独存在，两者也可同时存在。

1. 阴道正常微生物群

正常阴道内有微生物寄居，形成阴道正常微生物群，包括：①革兰阳性需氧菌及兼性厌氧菌，如乳杆菌、棒状杆菌、非溶血性链球菌、肠球菌及表皮葡萄球菌等。②革兰阴性需氧菌及兼性厌氧菌，如加德纳菌（此菌革兰染色变异，有时呈革兰阳性）、大肠埃希菌及摩根菌等。③专性厌氧菌，如消化球菌、消化链球菌、类杆菌、动弯杆菌、梭杆菌及普雷沃菌等。④支原体及假丝酵母菌。正常妇女阴道内可分离出20余种微生物，平均每位妇女可分离出6~8种微生物，其中以细菌为主。

2. 阴道生态系统及影响阴道生态平衡的因素

虽然正常阴道内有多种微生物存在，但由于阴道与这些微生物之间形成生态平衡并不致病。在维持阴道生态平衡中，乳杆菌、阴道pH及雌激素起重要作用。生理情况下，雌激素使阴道上皮增生变厚并增加细胞内糖原含量，阴道上皮细胞分解糖原为单糖，阴道乳杆菌将单糖转化为乳酸，维持阴道正常的酸性环境（pH≤4.5，多在3.8~4.4），抑制其他病原体生长，称为阴道自净作用。正常阴道菌群中，以产生过氧化氢（H_2O）的乳杆菌为优势菌，乳杆菌除维持阴道的酸性环境外，其产生的H_2O及其他抗微生物因子可抑制或杀灭其他细菌，同时通过竞争排斥机制阻止致病微生物黏附于阴道上皮细胞，维持阴道微生态平衡。体内雌激素下降或阴道pH升高，如频繁性交（性交后阴道pH可升至7.2，并维持6~8小时）、阴道灌洗等，均不利于乳杆菌生长；此外，长期应用广谱抗生素抑制乳杆菌生长，或机体免疫力低下，阴道微生态平衡破坏，均可使其他致病病原体成为优势菌，引起炎症。

一、非特异性外阴炎

非特异性外阴炎是由物理、化学因素而非病原体所致的外阴皮肤或黏膜的炎症。

（一）病因

外阴与尿道、肛门邻近，经常受到经血、阴道分泌物、尿液、粪便的刺激，若不注意皮肤清洁易引起外阴炎；其次，糖尿病患者糖尿的刺激、粪瘘患者粪便的刺激，以及尿瘘患者尿液的长期浸渍等；此外，穿紧身化纤内裤导致局部通透性差，局部潮湿，以及经期使用卫生巾的刺激，均可引起非特异性外阴炎。

(二) 临床表现

临床表现为外阴皮肤瘙痒、疼痛、烧灼感，于活动、性交、排尿及排便时加重。检查见局部充血、肿胀、糜烂，常有抓痕，严重者形成溃疡或湿疹。慢性炎症可使皮肤增厚、粗糙、皲裂，甚至苔藓样变。

(三) 治疗

1. 局部治疗

局部治疗可用 0.1% 聚维酮碘或 1:5000 高锰酸钾溶液坐浴，也可选用其他具有抗菌消炎作用的药物外用。坐浴后涂抗生素软膏或紫草油。此外，可选用中药煎水熏洗外阴部，每日 1~2 次。急性期还可选用红外线等局部物理治疗。

2. 病因治疗

积极寻找病因，若发现糖尿病应及时治疗糖尿病，若有尿瘘、粪瘘应及时行修补术。

二、前庭大腺炎

前庭大腺炎是指病原体侵入前庭大腺而引起的炎症。

(一) 病因及病原体

因前庭大腺位于两侧大阴唇下 1/3 深部，腺管开口于处女膜与小阴唇之间，病原体容易侵入而引起炎症。此病以育龄妇女多见，幼女及绝经后妇女少见。主要病原体为内源性病原体（如葡萄球菌、大肠埃希菌、链球菌、肠球菌）及性传播疾病的病原体（如淋病奈瑟菌及沙眼衣原体）。急性炎症发作时，病原体首先侵犯腺管，腺管呈急性化脓性炎症，腺管开口往往因肿胀或渗出物凝聚而阻塞，脓液不能外流、积存而形成脓肿，称前庭大腺脓肿。

(二) 临床表现

炎症多为一侧。局部肿胀、疼痛、灼热感，行走不便，有时会致大小便困难。检查见局部皮肤红肿、发热、压痛明显。当脓肿形成时，可触及波动感，严重者直径可达 5~6 cm，也可自行破溃，有脓液流出，患者可出现发热，以及腹股沟淋巴结胀痛等全身症状。

(三) 治疗

急性期需卧床休息，局部保持清洁。可取前庭大腺开口处分泌物做细菌培养，根据病原体选用敏感抗生素。在获得培养结果之前，可选择广谱抗生素。此外，可选用清热、解毒中药局部热敷或坐浴。脓肿形成者可切开引流并做造口术，并放置引流条，尽量避免切口闭合后反复感染或形成囊肿。

三、前庭大腺囊肿

前庭大腺囊肿是因各种原因（慢性炎症、先天性腺管狭窄、损伤等）导致前庭大腺管开口部阻塞，分泌物积聚于腺腔而形成。

(一) 临床表现

前庭大腺囊肿大小不等，多由小逐渐增大，有些可持续数年不变。若囊肿小且无感染，患者可无自觉症状，往往于妇科检查时方被发现；若囊肿大，患者可感到外阴有坠胀感或有性交不适。检查见囊肿多为单侧，也可为双侧，囊肿多呈椭圆形。囊肿可继发感染形成脓肿而反复发作。

(二)治疗

治疗行前庭大腺囊肿造口术。

四、滴虫阴道炎

滴虫阴道炎是由阴道毛滴虫引起，多以泡沫状黄白色稀薄液体为特征的阴道炎症。

(一)病原体及致病特点

阴道毛滴虫是常见的性传播疾病病原体，其适宜在温度25~40 ℃、pH5.2~6.6的潮湿环境中生长，在pH5以下或7.5以上的环境中则不生长。月经前、后阴道pH发生变化，月经后接近中性，隐藏在腺体及阴道皱襞中的滴虫得以繁殖，引起炎症发作。滴虫能消耗、吞噬阴道上皮细胞内的糖原，并可吞噬乳杆菌，阻碍乳酸生成，使阴道pH升高。滴虫阴道炎患者的阴道pH5~6.5。滴虫不仅寄生于阴道，还常侵入尿道或尿道旁腺，以及男方的包皮皱襞、尿道或前列腺中。滴虫能消耗氧，使阴道成为厌氧环境，易致厌氧菌繁殖。美国报道，约60%的患者同时合并细菌性阴道病。

(二)传播方式

(1)经性交直接传播：是主要的传播方式。与女性患者有一次非保护性交后，约70%男性发生感染，通过性交男性传染给女性的概率可能更高。由于男性感染滴虫后常无症状，易成为感染源。

(2)间接传播：经公共浴池、浴盆、浴巾、游泳池、坐式便器、衣物、污染的器械及敷料等传播。

(三)临床表现

潜伏期为4~28日。10%~50%患者无症状。主要症状是阴道分泌物增多及外阴瘙痒，或有灼热、疼痛、性交痛等。若尿道有感染，可有尿频、尿痛，有时可见血尿。阴道毛滴虫能吞噬精子，并能阻碍乳酸生成，影响精子在阴道内存活，可致不孕。检查见阴道黏膜充血，严重者有散在出血斑点，甚至宫颈有出血点，形成"草莓样"宫颈，后穹隆有多量分泌物，呈灰黄色、黄白色稀薄液体或黄绿色脓性分泌物，常呈泡沫状、有臭味。分泌物呈脓性是因分泌物中含有白细胞，若合并其他感染则呈黄绿色；呈泡沫状有臭味是因滴虫无氧酵解糖类，产生腐臭气体。带虫者阴道黏膜无异常改变。

(四)诊断

对有阴道炎症状和体征的患者，阴道分泌物中找到滴虫即可确诊。临床常用的是生理盐水悬滴法，显微镜下见到呈波状运动的滴虫及增多的白细胞被推移，敏感性60%~70%。对可疑患者，多次悬滴法未能发现滴虫时，可送培养，准确性达98%左右。取分泌物前24~48小时避免性交、阴道灌洗或局部用药，取分泌物时窥器不涂润滑剂，分泌物取出后应及时送检并注意保暖，否则滴虫活动力减弱，造成辨认困难。

(五)治疗

因滴虫阴道炎可同时有尿道、尿道旁腺、前庭大腺滴虫感染，欲治愈此病，需全身用药。主要治疗药物为抗滴虫药物甲硝唑及替硝唑。

1. 全身用药

推荐方案：甲硝唑2 g，单次口服；或替硝唑2 g，单次口服。甲硝唑的治愈率为90%~95%，替硝唑的治愈率为86%~100%。替代方案：甲硝唑400 mg，每日2次，连服7日。

2. 性伴侣的治疗

对目前性伴侣及症状出现前 4 周内的性伴侣均应进行治疗，并告知患者及性伴侣治愈前应避免无保护性交。

3. 随访

应对症状持续存在或症状复发的患者进行随访及病原体检测。由于滴虫阴道炎患者再感染率很高，可考虑对患有滴虫阴道炎的性活跃女性在初次感染治疗后 3 个月重新进行筛查。

4. 治疗失败的处理

对初次治疗失败且排除再次感染者，增加甲硝唑剂量及疗程仍有效。若初次治疗失败，可重复应用甲硝唑 400 mg，每日 2 次，连服 7 日；若再次治疗失败，给予甲硝唑或替硝唑 2 g，每日一次，连服 5 日，建议同时进行耐药性监测。

（六）妊娠合并滴虫阴道炎

通常不建议对所有孕妇进行滴虫阴道炎的筛查，但对有异常阴道分泌物的孕妇应进行滴虫的检测。妊娠期滴虫阴道炎可导致胎膜早破、早产及低出生体重儿。目前认为甲硝唑治疗并不能改善围生期并发症，仅可能缓解阴道分泌物增多的症状，防止新生儿呼吸道和生殖道感染，阻止滴虫传播，推荐方案：甲硝唑 400 mg，每日 2 次，连服 7 日或甲硝唑 2 g，顿服。目前国外研究证实妊娠期使用甲硝唑未增加胎儿的致畸率，但因国内药物说明书仍注明妊娠期禁用。因此，应用甲硝唑时，最好取得患者及其家属的知情同意。分娩时，女性新生儿通过产道时很少感染滴虫及出现阴道分泌物异常的情况，但可能导致产妇产褥感染。甲硝唑能通过乳汁排泄，用药期间及用药后 12~24 小时内不宜哺乳。服用替硝唑者，服药后 3 日内避免哺乳。

五、外阴阴道假丝酵母菌病

外阴阴道假丝酵母菌病（VVC）是由假丝酵母菌引起，以白色稠厚分泌物为特征的一种常见外阴阴道炎，曾称外阴阴道念珠菌病。国外资料显示，约 75% 妇女一生中至少患过一次 VVC，其中 40%~45% 的妇女经历过 2 次或 2 次以上的发作。

（一）病原体及诱发因素

80%~90% 病原体为白假丝酵母菌，10%~20% 为光滑假丝酵母菌、热带假丝酵母菌等。酸性环境适宜假丝酵母菌的生长，有假丝酵母菌感染的阴道 pH 多在 4.0~4.7，通常<4.5。白假丝酵母菌为双相菌，有酵母相及菌丝相，酵母相为芽生孢子，在无症状寄居及传播中起作用；菌丝相为芽生孢子伸长成假菌丝，侵袭组织能力加强。假丝酵母菌对热的抵抗力不强，加热至 60 ℃，1 小时即死亡；但对干燥、日光、紫外线及化学制剂等抵抗力较强。

白假丝酵母菌为条件致病菌，10%~20% 非孕妇女及 30%~40% 孕妇阴道中有此菌寄生，但菌量极少，呈酵母相，并不引起症状。只有在全身及阴道局部免疫能力下降，尤其是局部细胞免疫能力下降，假丝酵母菌大量繁殖，并转变为菌丝相，出现阴道炎症状。常见发病诱因主要有妊娠、糖尿病、大量应用免疫抑制剂、广谱抗生素及接受大量雌激素治疗。妊娠及糖尿病时，机体免疫力下降，阴道组织内糖原增加、酸度增高，有利于假丝酵母菌生长。大量应用免疫抑制剂如皮质甾体激素或免疫缺陷综合征，机体抵抗力降低。长期应用抗生素，抑制乳杆菌生长，有利于假丝酵母菌繁殖。其他诱因有胃肠道假丝酵母菌、含高剂量雌激素的避孕药、穿紧身化纤内裤及肥胖，后者可使会阴局部温度及湿度增加，假丝酵母菌易于繁殖引起感染。

(二) 传染途径

(1) 主要为内源性传染，假丝酵母菌除寄生阴道外，也可寄生于人的口腔、肠道，这3个部位的假丝酵母菌可互相传染，一旦条件适宜可引起感染。

(2) 少部分患者可通过性交直接传染。

(3) 极少患者可能通过接触感染的衣物间接传染。

(三) 临床表现

临床主要表现为外阴瘙痒、灼痛、性交痛，以及尿痛，部分患者阴道分泌物增多。外阴瘙痒程度居各种阴道炎症之首，严重时坐卧不宁，异常痛苦。尿痛的特点是排尿时尿液刺激水肿的外阴及前庭导致的疼痛。阴道分泌物由脱落上皮细胞和菌丝体、酵母菌和假菌丝组成，其特征是白色稠厚呈凝乳或豆腐渣样。妇科检查可见外阴潮红、水肿，常伴有抓痕，严重者可见皮肤皲裂，表皮脱落；小阴唇内侧及阴道黏膜上附有白色块状物，阴道黏膜充血、水肿，擦除后露出红肿黏膜面，少部分患者急性期可能见到糜烂及浅表溃疡。

(四) 诊断

对有阴道炎症状或体征的妇女，若在阴道分泌物中找到假丝酵母菌的芽孢或菌丝即可确诊，可用10%KOH湿片法或革兰染色涂片法显微镜下检查分泌物中的芽孢和假菌丝。若有症状而多次镜检为阴性或为顽固病例，为确诊是否为非白假丝酵母菌感染，可采用培养法，同时行药物敏感试验。pH测定具有重要鉴别意义，若pH<4.5，可能为单纯假丝酵母菌感染，若pH>4.5，可能存在混合感染，尤其是合并细菌性阴道病的混合感染。

(五) 治疗

消除诱因，选择局部或全身应用抗真菌药物，根据患者的临床分类，决定疗程长短。

1. 消除诱因

若有糖尿病应给予积极治疗，及时停用广谱抗生素、雌激素及皮质甾体激素。勤换内裤，用过的内裤、盆及毛巾均应用开水烫洗。

2. 单纯性VVC

单纯性VVC可局部或全身应用抗真菌药物。唑类药物的疗效高于制霉菌素，治愈率80%~90%。

(1) 局部用药：局部用药可选择下列药物放于阴道内。①咪康唑栓剂，每晚1粒（200 mg），连用7日；或每晚1粒（400 mg），连用3日；或1粒（1200 mg），单次用药。②克霉唑栓剂，每晚1粒（100 mg），塞入阴道深部，连用7日或1粒（500 mg），单次用药。③制霉菌素栓剂，每晚1粒（10万U），连用14日。

(2) 全身用药：对不能耐受局部用药者、未婚妇女及不愿采用局部用药者可选用口服药物，常用药物为氟康唑150 mg，顿服。

3. 复杂性VVC

(1) 复发性外阴阴道假丝酵母菌病（RVVC）：一年内有症状的VVC发作4次或以上称为RVVC，发生率约5%。多数患者复发机制不明。抗真菌药物治疗前要积极寻找并去除诱因，同时行真菌培养及药物敏感试验，根据结果选择抗真菌治疗。抗真菌治疗分为强化治疗及巩固治疗。在强化治疗达到真菌学阴性后，给予巩固治疗至半年。

强化治疗具体方案：若阴道用药可选咪康唑栓或软胶囊400 mg，每晚一次，共6日；或咪康唑栓1200 mg，第1日、第4日、第7日应用；或克霉唑栓或片500 mg，第1日、第4日、第7

日应用;若口服用药可选氟康唑 150 mg,顿服,第 1 日、第 4 日、第 7 日应用。巩固治疗方案:目前国内、外没有较为成熟的方案,建议对每月规律性发作者,可在每次发作前预防用药一次,连续 6 个月。对无规律发作者,可采用每周用药一次,如氟康唑 150 mg,每周一次,连续 6 个月。对于长期应用抗真菌药物者,应检测肝、肾功能。治疗期间定期复查监测疗效及药物副作用,一旦发现副作用,立即停药。

(2) 严重 VVC:无论局部用药还是口服用药均应延长治疗时间。若为局部用药,选择 7~14 日长疗程方案;若为口服用药,选择氟康唑 150 mg,72 小时加服一次。症状严重者,外阴局部应用低浓度糖皮质激素软膏或唑类霜剂。

4. 性伴侣治疗

性伴侣无须常规治疗,约 15% 男性与女性患者接触后患有龟头炎,对有症状男性应进行相关检查及治疗。RVVC 患者的性伴侣应同时检查,必要时给予治疗。

5. 随诊

若症状持续存在或诊断后 2 个月内复发者,需复诊。对 RVVC 在治疗结束后 7~14 日、1 个月、3 个月和 6 个月各随访一次,3 个月及 6 个月时建议同时进行真菌培养。

(六) 妊娠合并 VVC

妊娠期由于机体免疫力下降,阴道组织内糖原增加,雌激素增高,有利于假丝酵母菌生长,故妊娠期更易发生 VVC,并且临床表现重,治疗效果差,易复发。新生儿通过产道可发生新生儿鹅口疮。妊娠合并 VVC 的治疗时禁用口服唑类药物,可选择对胎儿无害的局部唑类药物,7 日疗法效果较好。

六、细菌性阴道病

细菌性阴道病 (BV) 是阴道内正常菌群失调所致的一种混合感染。在不同年代由于对其病原体的认识不同曾被命名为非特异性阴道炎 (1894)、嗜血杆菌阴道炎 (1955)、棒状杆菌阴道炎 (1963)、加德纳菌阴道炎 (1980),1984 年在瑞典召开的专题会上命名为细菌性阴道病,称细菌性是因阴道内有大量不同的细菌,称阴道病是因为临床及病理特征无炎症改变。

(一) 病因及病理生理机制

正常阴道内以产生过氧化氢的乳杆菌占优势。BV 时,阴道内产生 H_2O_2 的乳杆菌减少而其他微生物大量繁殖,主要有加德纳菌、厌氧菌 (动弯杆菌、普雷沃菌、紫单胞菌、类杆菌、阴道阿托波菌等),以及人型支原体,其中以厌氧菌居多,这些微生物的数量可增加 100~1000 倍。随着这些微生物的繁殖,其代谢产物使阴道分泌物的生化成分发生相应改变,pH 升高,胺类物质 (尸胺、腐胺、三甲胺)、有机酸,以及一些酶类 (唾液酸酶、黏多糖酶等) 增加。胺类物质可使阴道分泌物增多并有臭味。酶和有机酸可破坏宿主的防御机制,如溶解宫颈黏液,促进微生物进入上生殖道,引起炎症。但微生物群发生改变的机制目前仍不清楚,可能与多个性伴侣、频繁性变或阴道灌洗使阴道碱化有关。碱性环境不利于乳杆菌的黏附和生长,而利于加德纳菌等厌氧菌的生长,从而引发 BV。

(二) 临床表现

本病多发生在性活跃期妇女。10%~40% 患者无临床症状,有症状者主要表现为阴道分泌物增多,有鱼腥臭味,性交后加重,可伴有轻度外阴瘙痒或烧灼感。分泌物呈灰白色,均匀一致,稀薄,常黏附于阴道壁,但黏度很低,容易将分泌物从阴道壁拭去,阴道黏膜无充血的炎症表现。

（三）诊断

目前有两种诊断标准，Amsel 临床诊断标准，以及革兰染色 Nugent 评分诊断标准，前者临床应用较多，后者多用于研究及有条件的单位。BV 的 Amsel 临床诊断标准，下列 4 项中有 3 项阳性即可临床诊断 BV。

（1）匀质、稀薄、白色的阴道分泌物。

（2）阴道 pH>4.5。

（3）胺臭味试验阳性：取阴道分泌物少许放在玻片上，加入 10% 氢氧化钾 1~2 滴，产生一种烂鱼肉样腥臭气味，这是由于胺遇碱释放氨所致。

（4）线索细胞阳性：取少许分泌物放在玻片上，加一滴生理盐水混合，高倍显微镜下寻找线索细胞。线索细胞即阴道脱落的表层细胞，于细胞边缘贴附颗粒状物即各种厌氧菌，尤其是加德纳菌，细胞边缘不清。BV 为阴道正常菌群失调，细菌定性培养在诊断中意义不大。目前研究显示厌氧菌代谢产物的检测可用于 BV 的辅助诊断，但尚未得到公认。该病应与其他阴道炎相鉴别。

（四）治疗

有症状者均需治疗，无症状者一般不需治疗。但因 BV 可能导致子宫内膜炎、盆腔炎性疾病及子宫切除后断端感染，对无症状但需进行宫腔手术操作的患者均需治疗。BV 的治疗选用抗厌氧菌药物，主要有甲硝唑、克林霉素。局部用药与口服用药疗效相似，治愈率 80% 左右。

1. 具体方案

推荐方案：甲硝唑 400 mg，口服，每日 2 次，连服 7 日；或甲硝唑阴道栓（片）200 mg，每晚 1 次，连用 5~7 日；或 2% 克林霉素软膏阴道涂布，每次 5 g，每晚一次，连用 7 日。替代方案：替硝唑 2 g，口服，每日一次，连服 3 日；或替硝唑 1 g，口服，每日一次，连服 5 日；或克林霉素 300 mg，口服每日 2 次，连服 7 日。

2. 性伴侣的治疗

本病虽与多个性伴侣有关，但对性伴侣给予治疗并未改善治疗效果及降低其复发，因此，性伴侣不需常规治疗。

3. 随访

治疗后若症状消失，无须随访。对症状持续存在或症状反复出现者，需接受随访。

（五）妊娠合并细菌性阴道病

BV 与不良妊娠结局（如绒毛膜羊膜炎、胎膜早破、早产、产后子宫内膜炎等）有关，对妊娠合并 BV 进行治疗唯一确定的益处是缓解阴道感染的症状和体征，潜在的益处是降低 BV 相关感染的并发症和减少其他 STD 感染或 HIV 的风险。目前认为，无须常规对孕妇进行 BV 筛查，但对有症状的 BV 孕妇及无症状早产高风险孕妇均需筛查及治疗。治疗方案为甲硝唑 400 mg，口服，每日 2 次，连用 7 日；或克林霉素 300 mg，口服，每日 2 次，连用 7 日。治疗后需要随访。

七、萎缩性阴道炎

萎缩性阴道炎是因体内雌激素水平降低，阴道黏膜萎缩，乳杆菌不再为优势菌，其他病原体过度繁殖或入侵而引起的阴道炎症。

(一) 病因

萎缩性阴道炎常见于自然绝经，或人工绝经后妇女，也可见于产后闭经或药物假绝经治疗的妇女。常见病原体为需氧菌、厌氧菌或两者的混合感染。

(二) 临床表现

本病主要症状为阴道分泌物增多及外阴灼热感、外阴不适、外阴瘙痒，可伴有性交痛。阴道分泌物稀薄，呈淡黄色，严重者呈脓血性。检查见阴道呈萎缩性改变，上皮皱襞消失，变平，萎缩，菲薄。阴道黏膜充血，有小出血点，有时见浅表溃疡。溃疡面可与对侧粘连，严重时造成狭窄甚至闭锁，炎症分泌物引流不畅可形成阴道积脓或宫腔积脓。

(三) 诊断

根据病史及临床表现，诊断一般不难，但应排除其他疾病才能诊断。应取阴道分泌物检查，显微镜下见大量基底层细胞及白细胞而无滴虫及假丝酵母菌。对有血性白带者，应与子宫恶性肿瘤鉴别，需常规做宫颈刮片，必要时行分段诊刮术。对阴道壁肉芽组织及溃疡需与阴道癌相鉴别，可行局部活组织检查。

(四) 治疗

治疗原则为补充雌激素增加阴道抵抗力，用抗生素抑制细菌生长。

1. 增加阴道抵抗力

针对病因，补充雌激素制剂是治疗萎缩性阴道炎的主要方法。可局部给药，也可全身给药。可用雌三醇软膏局部涂抹；或选用以阴道局部黏膜作用为主，较少全身吸收的雌激素制剂如普罗雌烯；或兼有广谱抗菌作用和局部雌激素样作用的复合制剂如氯喹那多普罗雌烯阴道片。为防止阴道炎复发，亦可全身用药，对同时需要性激素替代治疗的患者，可给予替勃龙 2.5 mg，每日一次，也可选用其他雌、孕激素制剂连续联合用药。

2. 抑制细菌生长

阴道局部应用抗生素抑制细菌生长。对阴道局部干涩明显者，可应用润滑剂。

八、婴幼儿外阴阴道炎

婴幼儿阴道炎常见于 5 岁以下幼女，多与外阴炎并存。

(一) 病因及病原体

由于婴幼儿的解剖特点（幼女外阴发育差，不能遮盖尿道口及阴道前庭）、生理特点（新生儿出生 2~3 周后体内雌激素水平逐渐降低，阴道内 pH 上升）及不良卫生习惯（外阴不清、大便污染、外阴损伤或蛲虫感染）等，容易发生炎症。常见病原体有大肠埃希菌、葡萄球菌及链球菌等。此外，淋病奈瑟菌、滴虫、白假丝酵母菌也为常见病原体。病原体常通过患病母亲或保育员的手、衣物、毛巾、浴盆等间接传播。

(二) 临床表现

主要症状为阴道分泌物增多，呈脓性。临床上多由母亲发现婴幼儿内裤上有脓性分泌物而就诊。部分患儿有泌尿系统感染症状。若有小阴唇粘连，可出现尿流变细或分流。检查可见外阴及阴道口黏膜充血、水肿，有脓性分泌物自阴道口流出。病变严重者，外阴表面可见溃疡，小阴唇可发生粘连，遮盖阴道口或尿道口，有时将其误诊为生殖器畸形。在检查时还应做肛诊排除阴道异物及肿瘤。

(三) 诊断

婴幼儿语言表达能力差，采集病史常需详细询问女孩母亲，同时询问母亲有无阴道炎病史，结合症状及查体所见，通常可做出初步诊断。用细棉拭子或吸管取阴道分泌物做病原学检查，以明确病原体，必要时行细菌培养。

(四) 治疗

治疗原则为：①保持外阴清清、干燥、减少摩擦。②针对病原体选择相应抗生素治疗。③其他相应处理，有蛲虫者，给予驱蛲治疗；有阴道异物者及时取出异物；对小阴唇粘连者，外涂雌激素软膏后多可松解。

第二节 盆腔炎性疾病

盆腔炎性疾病（PID）是病原体感染导致女性上生殖道及其周围组织（子宫、输卵管、卵巢、宫旁组织及腹膜）炎症的总称，包括子宫炎、输卵管炎、卵巢炎、输卵管卵巢炎、盆腔腹膜炎及盆腔结缔组织炎，以输卵管炎、输卵管卵巢炎最常见。PID 大多发生于性活跃期妇女，月经初潮前、绝经后或未婚者很少发生 PID，若发生往往是邻近器官炎症的扩散。PID 可引起弥漫性腹膜炎、败血症、感染性休克，严重者可危及生命。既往 PID 被分为急性或慢性盆腔炎两类，但慢性盆腔炎实际为 PID 的后遗症，如盆腔粘连、输卵管阻塞，从而导致不孕、异位妊娠、慢性盆腔疼痛，目前已摒弃慢性盆腔炎的称呼。PID 严重影响妇女身体健康，增加家庭及社会经济负担。可喜的是美国疾病控制中心的近年数据显示：与 20 世纪 70 年代至 80 年代每年 1000000 例 PID 相比，近年发病率减少 22%，每年 PID 大约 780000 例。

一、输卵管卵巢炎、盆腔腹膜炎、盆腔结缔组织炎

在 PID 中以输卵管炎最常见，因此在临床上有时将急性输卵管炎等同于 PID，代表内生殖器的急性感染。由于解剖结构邻近的关系，输卵管炎、卵巢炎，以及盆腔腹膜炎甚至结缔组织炎往往同时并存，相互影响。

(一) 发病机制

1. 病原体

PID 的病原体可达 20 多种，主要有两个来源：①内源性病原体，99% 的 PID 是由于阴道或宫颈的菌群上行性感染引起，包括需氧菌和厌氧菌，以两者混合感染多见。主要的需氧菌和兼性厌氧菌有溶血性链球菌、金黄色葡萄球菌、大肠埃希菌和厌氧菌。厌氧菌有脆弱类杆菌、消化球菌、消化链球菌。厌氧菌的感染容易引起盆腔脓肿。②外源性病原体，主要为性传播疾病的病原体，如淋病奈瑟菌、沙眼衣原体，支原体，前两者只感染柱状上皮及移行上皮，尤其衣原体感染常导致严重输卵管结构及功能破坏，并引起盆腔广泛粘连。在美国，40%~50% 的 PID 是由淋病奈瑟菌引起，10%~40% 的 PID 可分离出沙眼衣原体。在我国，淋病奈瑟菌或沙眼衣原体引起的 PID 明显增加，但目前缺乏大宗流行病学资料。性传播疾病可同时伴有需氧及厌氧菌感染，可能是淋病奈瑟菌或衣原体感染造成输卵管损伤后容易继发需氧菌和厌氧菌感染。其他病原体包括放线菌、结核分枝杆菌、病毒（如巨细胞病毒、腮腺炎病毒），以及寄生虫亦可引起盆腔炎性疾病。

2. 感染途径

（1）沿生殖道黏膜上行蔓延：病原体经宫颈、子宫内膜、输卵管黏膜至卵巢及腹腔，是非

妊娠期、非产褥期PID的主要感染途径。淋病奈瑟菌、衣原体及葡萄球菌常沿此途径扩散。

（2）经淋巴系统蔓延：病原体经外阴、阴道、宫颈及宫体创面的淋巴管侵入盆腔结缔组织及生殖器其他部分，是产褥感染、流产后感染及宫内节育器放置后感染的主要感染途径。链球菌、大肠埃希菌、厌氧菌多沿此途径蔓延。

（3）经血液循环传播：病原体先侵入人体的其他系统，再经血液循环感染生殖器，为结核菌感染的主要途径。

（4）直接蔓延：腹腔其他脏器感染后，直接蔓延到内生殖器引起相应器官的感染，如阑尾炎可引起右侧输卵管炎。

（二）病理

1. 急性输卵管炎、卵巢炎、输卵管卵巢脓肿

急性输卵管炎症因病原体传播途径不同而有不同的病变特点。炎症经子宫内膜向上蔓延时，首先为输卵管内膜炎，输卵管黏膜血管扩张、瘀血、黏膜肿胀、间质充血、水肿及大量中性多核白细胞浸润，黏膜血管极度充血时，可出现含大量红细胞的血性渗出液，称为出血性输卵管炎，炎症反应迅即蔓延至输卵管壁，最后至浆膜层。输卵管壁的红肿、粗大，近伞端部分的直径可达数厘米。管腔内的炎性分泌物易经伞端外溢导致盆腔腹膜炎及卵巢周围炎。重者输卵管内膜上皮可有退行性变或成片脱落，引起输卵管管腔粘连闭塞或伞端闭塞，如有渗出物或脓液积聚，可形成输卵管积脓，肿大的输卵管可与卵巢紧密粘连而形成较大的包块，临床上称之为附件炎性包块。若病原体通过子宫颈的淋巴管播散至子宫颈旁的结缔组织，首先侵及输卵管浆膜层再到达肌层。输卵管内膜受侵较轻或不受累。病变以输卵管间质为主，由于输卵管管壁增粗，可压迫管腔变窄，轻者管壁充血、肿胀，重者输卵管肿胀明显、弯曲，并有炎性渗出物，引起周围组织的粘连。

卵巢表面有白膜，很少单独发炎，卵巢多与输卵管伞端粘连，发生卵巢周围炎，也可形成卵巢脓肿，如脓肿壁与输卵管粘连穿通形成输卵管卵巢脓肿。

急性盆腔腹膜炎盆腔腹膜的受累程度与急性输卵管炎的严重程度及其渗出物多少有关。盆腔腹膜受累后，充血明显，并可渗出含有纤维蛋白的浆液，而形成盆腔脏器的粘连，渗出物积聚在粘连的间隙内，可形成多个小的脓肿，或积聚于直肠子宫陷凹内形成盆腔脓肿。

（三）临床表现

可因炎症轻重及范围大小而有不同的临床表现。衣原体感染引起PID常无明显临床表现。炎症轻者无症状或症状轻微。常见症状为阴道分泌物增多、下腹痛、不规则阴道流血、发热等；下腹痛为持续性，活动或性交后加重。若病情严重可有寒战、高热、头痛、食欲缺乏。月经期发病可有经量增多、经期延长。若有腹膜炎，则出现消化系统症状如恶心、呕吐、腹胀、腹泻。若有脓肿形成，可有下腹包块及局部压迫刺激症状；包块位于子宫前方可出现膀胱刺激症状如排尿困难、尿频，若引起膀胱肌炎，可出现尿痛等；若包块位于子宫后方可有直肠刺激症状；若在腹膜外可导致腹泻、里急后重和排便困难。若有输卵管炎的患者同时有右腹上区疼痛，应怀疑有肝周围炎存在。

PID患者体征差异大，轻者无明显异常发现，或妇科检查仅发现宫颈举痛或宫体压痛或附件区压痛。严重病例呈急性病容，体温升高，心率增快，下腹有压痛、反跳痛及肌紧张，叩诊鼓音明显，肠鸣音减弱或消失。盆腔检查：阴道内可见脓性分泌物；宫颈充血、水肿，若见脓性分泌物从宫颈口流出，说明宫颈管黏膜或宫腔有急性炎症。穹窿触痛明显，须注意是否饱满；宫颈举痛；宫体稍大有压痛，活动受限；子宫两侧压痛明显，若为单纯输卵管炎，可触及增粗的输卵

管，压痛明显；若为输卵管积脓或输卵管卵巢脓肿，可触及包块且压痛明显，不活动；宫旁结缔组织炎时，可扪及宫旁一侧或两侧片状增厚，宫旁两侧宫骶韧带高度水肿、增粗，压痛明显；若有盆腔脓肿形成且位置较低时，可扪及后穹窿或侧穹窿有肿块且有波动感，三合诊能协助进一步了解盆腔情况。

若有输卵管炎的症状及体征同时有右腹上区疼痛，考虑肝周围炎存在，即被称为 Fitz-Hugh-Curtis 综合征。

（四）实验室检查及辅助检查

外周血白细胞计数仅在 44% 的患者中升高，非特异性；炎症标志物如 CRP 及血沉的敏感性为 74%~93%，特异性为 25%~90%。

阴道分泌物生理盐水涂片检查：每高倍视野中 3~4 个白细胞，对上生殖道感染高度敏感为 87%~91%，涂片中未见白细胞时，阴性预测值可达 94.5%。

阴道超声：特异性为 97%~100%，但敏感性较低，为 32%~85%，但若是超声无异常发现，并不能因此就排除盆腔炎性疾病的诊断。

（五）诊断

根据病史、临床症状、体征及实验室检查可做出初步诊断。但由于 PID 的临床表现差异大，临床诊断准确性不高。

目前尚无单一的病史、体格检查或实验性检查对盆腔炎性疾病的诊断既高度敏感又特异。2006 年美国疾病与预防控制中心（CDC）制定的盆腔炎性疾病临床诊断标准如下。

（1）基本标准：宫体压痛，附件区压痛或宫颈触痛。

（2）附加标准：体温超过 38.3 ℃（口表），宫颈或阴道异常黏液脓性分泌物，阴道分泌物生理盐水涂片见到白细胞，实验室证实的宫颈淋病奈瑟菌或衣原体阳性，红细胞沉降率升高，C-反应蛋白升高。

（3）特异标准：子宫内膜活检证实子宫内膜炎，阴道超声或磁共振检查显示充满液体的增粗输卵管，伴或不伴有盆腔积液、输卵管卵巢肿块，腹腔镜检查发现盆腔炎性疾病征象。基本标准为诊断 PID 所必需，附加诊断标准有利于提高 PID 诊断的特异性，特异标准基本可诊断 PID，但除超声外，均为有创检查或费用较高，特异标准仅适用于一些有选择的病例。腹腔镜被认为是诊断 PID 的金标准，具体包括以下几点：①输卵管表面明显充血。②输卵管壁水肿。③输卵管伞端或浆膜面有脓性渗出物。腹腔镜诊断输卵管炎的准确率高，并能直接采取感染部位的分泌物行细菌培养，但仅针对抗生素治疗无效，以及需要进一步明确诊断的患者，所以临床应用有一定的局限性。

PID 诊断明确后应进一步明确病原体。宫颈管分泌物及后穹窿穿刺液的涂片、培养及核酸扩增检测病原体，虽不及剖腹或腹腔镜直接采样行分泌物检测准确，但临床较实用。

（六）鉴别诊断

需与急性阑尾炎、卵巢囊肿扭转、异位妊娠、盆腔子宫内膜异位症等鉴别。

1. 急性阑尾炎

右侧急性输卵管卵巢炎易与急性阑尾炎混淆。一般而言，急性阑尾炎起病前常有胃肠道症状，如恶心、呕吐、腹泻等，腹痛多初发于脐周围，然后逐渐转移并固定于右下腹。检查时急性阑尾炎仅麦氏点压痛，左下腹不痛，体温及白细胞计数升高的程度不如急性输卵管卵巢炎。急性输卵管卵巢炎的腹痛则起于下腹左右两侧。右侧急性输卵管卵巢炎常在麦氏点以下压痛明显，妇科检查宫颈举痛，双附件均有触痛。偶有急性阑尾炎和右侧急性输卵管卵巢炎两者同时存在。

如诊断不确定，应尽早剖腹探查。

2. 卵巢肿瘤蒂扭转

卵巢囊肿蒂扭转可引起急性下腹痛伴恶心，甚至呕吐。扭转后囊腔内常有出血或伴感染，则可有发热，故易与输卵管卵巢炎混淆。仔细询问病史及进行妇科检查，并借助B超可明确诊断。

3. 异位妊娠或卵巢黄体囊肿破裂

异位妊娠或卵巢黄体囊肿破裂均可发生急性下腹痛并可能有低热，但异位妊娠常有停经史，有腹腔内出血，甚至出现休克，尿 HCG 阳性，而急性输卵管卵巢炎多无这些症状。卵巢黄体囊肿仅限于一侧，块物边界明显。

4. 盆腔子宫内膜异位症

患者在经期有剧烈下腹痛，多合并不孕病史，须与输卵管卵巢炎鉴别，妇科检查子宫可增大，盆腔有结节状包块，可通过B超及腹腔镜检查做出诊断。

（七）治疗

治疗的目的首先是减轻急性期症状，减少远期并发症；而保留生育能力是盆腔炎性疾病治疗中的另一个重要目标。

治疗原则：选择广谱抗生素，联合抗厌氧菌药物治疗，根据药敏试验选择最有效的抗生素，疗程应持续14日。美国 CDC 推荐对于符合 PID 基本诊断标准的性活跃期妇女应立即开始经验性治疗，兼顾杀灭淋病奈瑟菌或沙眼衣原体，同时对性伴侣进行积极治疗。2006年美国 CDC 推荐的 PID 治疗方案如下。

1. 门诊治疗

若患者症状轻微，一般情况良好，能耐受口服抗生素，具备随访条件，可在门诊给予治疗。

常用方案：①氧氟沙星400 mg，口服，每日2次，或左氧氟沙星500 mg，口服，每日一次，同时加甲硝唑400 mg，每日2~3次，连用14日。②头孢西丁钠2 g，单次肌内注射，同时口服丙磺舒，然后改为多西环素100 mg，每日2次，连用14日；或选用其他第三代头孢菌素如头孢曲松钠与多西环素、甲硝唑合用。

2. 住院治疗

若患者一般情况差，病情严重，伴有发热、恶心、呕吐或有盆腔腹膜炎，或输卵管卵巢脓肿，或门诊治疗无效，或不能耐受口服抗生素，或诊断不明确，均应住院给予抗生素为主的综合治疗。

（1）支持治疗：卧床休息，半卧位有利于炎症局限，加强营养，补充液体，注意维持水电解质平衡。避免不必要的妇科检查以免引起炎症扩散。

（2）抗生素治疗：建议静脉途径给药收效快，常用的配伍方案如下。

①第二代头孢菌素或相当于第二代头孢菌素的药物及第三代头孢菌素或相当于第三代头孢菌素的药物：如头孢西丁钠1~2 g，静脉注射，每6小时一次。头孢替坦二钠1~2 g，静脉注射，每12小时一次。其他可选用头孢呋辛钠、头孢唑肟、头孢曲松钠、头孢噻肟钠。第二代头孢菌素及第三代头孢菌素多用于革兰阴性杆菌及淋病奈瑟菌感染的治疗。若考虑有支原体或衣原体感染，应加用多西环素100 mg，12小时一次口服，持续10~14日。对不能耐受多西环素者，可服用阿奇霉素，每次500 mg，每日一次，连用3日。对输卵管卵巢脓肿的患者，加用克林霉素或甲硝唑，可更有效对抗厌氧菌。

②克林霉素与氨基糖苷类药物联合方案：克林霉素900 mg，每8小时一次，静脉滴注；庆大

霉素先给予负荷量（2 mg/kg），然后给予维持量（1.5 mg/kg），每 8 小时一次，静脉滴注。临床症状、体征改善后继续静脉应用 24~48 小时，克林霉素改口服，每次 450 mg，每日 4 次，连用 14 日；或多西环素 100 mg，每日 2 次口服，连用 14 日。

③喹诺酮类药物与甲硝唑联合方案：氧氟沙星 400 mg，每 12 小时一次，或左氧氟沙星 500 mg，静脉滴注，每日一次。甲硝唑 500 mg，静脉滴注，每 8 小时一次。

④青霉素与四环素类药物联合方案：氨苄西林/舒巴坦 3 g，静注，每 6 小时一次，加多西环素 100 mg，每日 2 次口服，连用 14 日。

(3) 手术治疗：主要适用于抗生素治疗不满意的输卵管卵巢脓肿等有盆腔脓肿形成者。

(4) 中药治疗：主要为活血化瘀、清热解毒。

根据美国疾病预防和控制中心（CDC）推荐的治疗方案，临床治愈率达 90%。若治疗失败，则可能因为依从性差，误诊或盆腔包块形成，需要进一步检查。对合并炎性包块的患者，如抗生素治疗无效，应立即考虑手术治疗。对放置宫内节育器的患者，抗生素治疗后建议将其取出。PID 患者在治疗期间应被告知禁止性生活，所有近 60 天内有性接触的性伴侣都应进行衣原体及淋病奈瑟菌的检查，并进行经验性治疗。门诊治疗的患者应于 48~72 小时复诊以评估疗效、患者的依从性。

二、子宫内膜炎

子宫内膜炎虽常与输卵管炎同时存在，但子宫内膜炎具有某些独特的临床特征。

(一) 病因

子宫内膜炎多与妊娠有关，如产褥感染及感染性流产；与宫腔手术有关如黏膜下肌瘤摘除、放置宫内节育器及剖宫产中胎盘人工剥离等。子宫内膜炎特殊的高危因素包括近 30 天内阴道冲洗、近期宫内节育器的放置等。病原体大多为寄生于阴道及宫颈的菌群，细菌突破宫颈的防御机制侵入子宫内膜而发生炎症。

若宫颈开放，引流通畅，可很快清除宫腔内的炎性分泌物。各种引起宫颈管狭窄的原因如绝经后宫颈萎缩、宫颈物理治疗、宫颈锥形切除等，可使炎症分泌物不能向外引流或引流不畅，而形成宫腔积脓。

(二) 临床表现

主要为轻度发热、下腹痛、白带增多，妇科检查子宫有轻微压痛。炎症若未及时治疗，则向深部蔓延而感染肌层。在其中形成小脓肿，可形成子宫肌炎、输卵管卵巢炎、盆腔腹膜炎等，甚至可导致败血症而有相应的临床表现。

(三) 诊断

子宫内膜炎的症状和体征比较轻微，容易被忽视。因此有时可能需要行子宫内膜活检来协助诊断。子宫内膜活检是诊断子宫内膜炎的金标准，组织学的诊断标准为 120 倍的视野下子宫内膜间质中至少有一个浆细胞，以及 400 倍视野下浅表子宫内膜上皮中有 5 个或更多的白细胞。

(四) 治疗

子宫内膜炎的治疗同输卵管炎患者的门诊治疗方案，持续 14 天。2006 年美国疾病预防和控制中心（CDC）推荐的治疗方案如下：①氧氟沙星 400 mg，口服，每日 2 次，或左氧氟沙星 500 mg，口服，每日一次，连用 14 日。②头孢曲松钠 250 mg 单次肌内注射，多西环素 100 mg，每日 2 次，连用 14 日。若患者有细菌性阴道病，加甲硝唑 500 mg，每日 2 次，连用 14 日。

若宫颈引流不畅，或宫腔积留炎性分泌物时，需在大剂量抗生素治疗的同时清除宫腔内残留物、分泌物或扩张宫颈使宫腔分泌物引流通畅。若怀疑有感染或坏死的子宫黏膜下肌瘤或息肉存在时，应摘除赘生物。

三、输卵管卵巢脓肿、盆腔脓肿

输卵管卵巢脓肿和盆腔脓肿是盆腔炎性疾病最严重的并发症。输卵管积脓、卵巢积脓、输卵管卵巢脓肿也属于盆腔脓肿，但各有特点，亦有相同之处。输卵管卵巢脓肿是输卵管、卵巢及其周围组织的化脓性包块。在需要住院治疗的 PID 患者中约 1/3 形成输卵管卵巢脓肿。盆腔脓肿多由急性盆腔结缔组织炎未及时治疗或治疗不彻底而化脓形成。这种脓肿可局限于子宫的一侧或双侧，脓液流入于盆腔深部，甚至可达直肠阴道隔中。

（一）临床表现

患者多有高热及下腹痛，常以后者为主要症状。亦有部分患者发病迟缓，缓慢形成脓肿，症状不明显，甚至无发热。Landers 等发现 50% 的输卵管卵巢脓肿有寒战及发热，常常伴有恶心，阴道分泌物增多，以及不规则阴道流血；但值得注意的是约 35% 的输卵管卵巢脓肿患者无发热。妇科检查可在子宫一侧或两侧扪及包块，或在子宫后方直肠子宫陷凹处触及包块，并向后穹窿膨隆，有波动感和触痛明显。此外直肠受脓肿刺激可有排便困难、排便疼痛及便意频数等。常伴外周血白细胞计数升高。但 Landers 等发现，23% 的患者白细胞计数正常。

脓肿可自发破裂引起严重的急性腹膜炎甚至脓毒血症、败血症以致死亡。偶见盆腔脓肿自发穿破阴道后穹窿或直肠，此时患者症状可迅速缓解。

（二）诊断

典型的临床表现为盆腔疼痛、包块形成，以及发热、白细胞计数增多。

超声和 CT 是最常见的协助诊断输卵管卵巢脓肿的影像学检查手段。超声作为一种简便、无创的辅助检查手段能有效辨认输卵管卵巢脓肿，超声的影像图为一侧或双侧附件结构消失，可见囊性或多房分隔的包块，其中无法辨认输卵管或卵巢，斑点状液体与积聚在腹腔及直肠子宫陷凹的脓液有关。

与超声（75%~82%）相比，CT 具有更好的敏感性（78%~100%），但价格相对昂贵。CT 可见增厚、不规则及回声增强的脓肿壁，多房，囊内液稠厚，同时可发现输卵管系膜增厚，肠壁增厚。

（三）治疗

盆腔脓肿建议住院治疗，警惕脓肿破裂的症状。输卵管卵巢脓肿以往多行经腹全子宫及双附件切除术，近 30 年来随着广谱抗生素的发展，初步治疗从手术治疗转变为抗生素治疗。抗生素的选择强调针对感染的病原体，应能渗透入脓腔，且疗程更长。大多数研究提示保守性药物治疗的成功率约 70% 或更高，某些研究的结果为 16%~95%。药物治疗的成功率被认为与脓肿的大小有关，Reed 等在 119 例输卵管卵巢脓肿的研究中发现脓肿直径大于 10 cm 者 60% 以上患者需要进一步手术治疗，而脓肿直径 4~6 cm，约少于 20% 的患者需要手术治疗。文献报道，老年输卵管卵巢脓肿患者对抗生素的敏感性差。

是否需要手术治疗除了需要评估抗生素的治疗效果外，还取决于临床症状和是否有脓肿破裂。约 25% 的输卵管卵巢脓肿经药物保守治疗失败将采取手术治疗。手术治疗仅限于脓肿破裂者或抗生素治疗不敏感者，可行手术切除脓肿或脓肿切开引流，原则以切除病灶为主。手术指征如下。

1. 药物治疗无效

盆腔脓肿或输卵管卵巢脓肿经药物治疗 48~72 小时，体温持续不降，患者中毒症状加重或包块增大者，白细胞计数持续升高，应及时手术。脓肿持续存在经药物治疗病情有好转，继续控制炎症数日（2~3 周），包块未消失，但已局限，应手术切除。

2. 脓肿持续存在

经药物治疗病情有好转，继续控制炎症数日（2~3 周），包块未消失，但已局限，应手术切除。

3. 脓肿破裂

突然腹痛剧烈、寒战、高热、恶心、呕吐、腹胀，腹部拒按或有中毒性休克表现，考虑脓肿破裂应立即剖腹探查。

多数学者认为对于抗生素治疗 48~72 小时无效者应积极手术切除脓肿，手术中注意操作轻柔，避免损伤肠管或脓液溢入腹腔内。因输卵管卵巢脓肿常发生于年轻妇女，应努力保留生育功能，可行输卵管卵巢脓肿造口术；为防止复发，可行一侧附件切除术联合有效抗生素治疗，尽可能保留卵巢功能；对于无生育要求的年龄较大患者，应行全子宫及双附件切除术减少复发。

随着影像学检查技术的进步，以及引流技术的提高，盆腔脓肿的手术治疗发生了很大的改变。对复杂的盆腔脓肿可采取腹腔镜下脓肿抽吸引流，减少脓肿切除导致的周围组织的损伤。对位置已达盆底的脓肿常采用阴道后穹窿切开引流，可自阴道后穹窿穿刺，如能顺利吸出大量脓液则在局部切开排脓后插入引流管，如脓液明显减少可在 3 日后取出引流管。此种方法对盆腔结缔组织炎所致的脓肿，尤其是子宫切除术后所形成的脓肿效果好。一旦脓液全部引流，患者即可达到治愈。但如形成腹腔脓肿，即使引流只能达到暂时缓解症状，常需进一步剖腹探查切除脓肿。据报道，在积极抗生素和手术治疗后因为盆腔脓肿破裂引起的死亡率为 5%~10%。

目前对于穿刺引流后的不孕和异位妊娠发生率尚难以定论。有资料表明若脓肿未破裂，药物治疗联合 24 小时内腹腔镜下脓肿引流，日后妊娠率为 32%~63%，明显较脓肿行单纯药物治疗（4%~15%）或脓肿破裂后行保守性手术者（25%）增加，因此，腹腔镜下脓肿引流术术后恢复快，且缩短住院时间，可减少日后不孕的发生。

四、盆腔炎性疾病后遗症

约 1/4 的盆腔炎性疾病会发生一系列后遗症，即盆腔炎性疾病后遗症。主要因为组织的结构破坏、广泛粘连、增生及瘢痕形成，导致输卵管阻塞、积水、输卵管卵巢囊肿，盆腔结缔组织增生导致主韧带、宫骶韧带增生、变厚，子宫固定，从而引起不孕、异位妊娠及慢性盆腔疼痛及盆腔炎性疾病的反复发作。有 PID 病史的患者日后异位妊娠的风险增加 6~10 倍，不孕的发生率为 6%~60%，慢性盆腔痛的风险增加 4 倍。根据后遗症的不同选择不同的治疗方案。不孕患者则需辅助生育技术协助生育。但对慢性盆腔痛则无有效的治疗方法。对输卵管积水者可行手术治疗。

五、预防措施

国外关于 PID 的高危因素包括：患有性传播性疾病，年轻（15~24 岁），既往 PID 病史，多个性伴侣，细菌性阴道病，宫腔手术史，以及月经期性生活、IUD、阴道冲洗、吸烟及吸毒史等。因此相关预防措施包括宣传安全的性行为，适当的避孕方法，以及卫生保健措施如月经期避免性生活。积极治疗下生殖道感染如细菌性阴道病，常规衣原体筛查有助于明显减少 PID 的发生。淋病奈瑟菌和衣原体感染的患者和阴道毛滴虫感染患者应同时行性传播性疾病的检查。但老年患者并不一定存在同盆腔炎性疾病的高危因素，多与生殖道恶性肿瘤、糖尿病及伴随的消化道疾病如阑尾炎有关。

六、临床特殊情况的思考和建议

（一）Fitz-Hugh-Curtis 综合征

即急性输卵管卵巢炎伴发肝周围炎，发生率为 1%~30%，在不孕患者中多见，在衣原体及淋球菌感染相关的盆腔炎性疾病中比较常见。临床表现为右上腹或右下胸部痛，颇似胆囊炎或右侧胸膜炎的症状。其病理特点是在腹腔镜或剖腹探查直视下可见到肝脏包膜有纤维素样斑，横膈浆膜面有小出血点，而最典型的表现是在肝脏表面和横膈间见琴弦状粘连带。当盆腔炎性疾病患者出现右腹上区疼痛，CT 提示肝包膜形成时应考虑肝周围炎。

（二）开腹或腹腔镜下切除盆腔脓肿的比较

约 25% 的盆腔脓肿患者抗生素治疗失败仍需采取手术治疗。因盆腔组织充血、水肿、互相粘连，手术中易导致周围组织损伤，尤其是肠管、膀胱的损伤，既往多主张开腹行脓肿切除更安全。但近年来随着腹腔镜的广泛应用和操作技能的提高，腹腔镜下盆腔脓肿切除术逐渐增多，与开腹手术相比，众多的资料表明两组手术时间、手术并发症、手术风险、安全性类似，但腹腔镜组切口愈合不良明显减少，术后体温恢复快，康复快，住院时间短。且 PID 多发生于年轻患者，腹腔镜手术对日后的生育能力影响小。因此手术可根据病变情况及医生的经验选择经腹手术或腹腔镜手术。首选腹腔镜下脓肿切除术，但相关人员必须具备娴熟的腹腔镜操作技术。

（三）行盆腔脓肿穿刺引流或切除的思考

多数学者认为对于抗生素治疗无效的盆腔脓肿主张行脓肿切除术，尽可能去除病灶，减少脓肿复发。但因此手术风险将明显增加。随着更多有效抗生素的囊生，影像学技术的进步，以及穿刺、引流技术的提高，盆腔脓肿的手术治疗方式发生了很大的改变，药物治疗联合超声或 CT 引导下脓肿穿刺、引流，以及腹腔镜下脓肿引流应用逐渐增加，治愈率达 85% 以上，而并发症明显减少。但选择脓肿穿刺、引流或切除术，仍应根据脓肿位置、波动感、大小，结合药物治疗的敏感性采取最合适的手术方式，原则以切除病灶为主。术中谨慎分离，轻柔操作。手术时可能肠管损伤等严重并发症时并非一定需切除输卵管或卵巢。

第三节 生殖器官结核

结核病是由结核分枝杆菌引起的慢性传染病，严重危害人民健康。全世界约 1/3 人口感染结核菌，每年约 900 万人口患结核，发展中国家更常见。我国属世界上 22 个结核病高流行国家之一，全国约有 3 亿以上人口受到结核分枝杆菌感染的威胁。据卫健委统计，我国目前约有 500 万活动性结核病患者，其中传染性肺结核患者数达 200 余万人，每年新增 113 万新结核病患者。由于流动人口的增加、HIV 感染、耐药性结核增多，使结核病的治疗遇到了巨大的挑战。女性生殖器官结核（FGTB）是全身结核的一种表现，常继发于肺结核、肠结核、腹膜结核等，约 10% 的肺结核伴有生殖器结核。生殖器结核的发病率在过去 10 年成倍增加，占肺外结核的 11.9%，占盆腔炎性疾病的 37%，占所有结核病患者 1.32%，占所有妇产科疾病的 45%，占不孕症患者的 4.2%~15%。80%~90% 的患者为 20~40 岁生育年龄妇女。有报道显示，发病年龄有后延趋势。

一、发病机制

(一) 病原菌

结核分枝杆菌属放线菌目分枝杆菌科分枝杆菌属。因涂片染色具有抗酸性,故称抗酸杆菌。对人类有致病力的结核分枝杆菌有人型及牛型两种;其中以人型结核分枝杆菌为主要致病菌。人型结核分枝杆菌首先感染肺部,牛型结核分枝杆菌首先感染消化道,然后再传播至其他器官。由于对食用牛的严格检疫,目前人类的牛型结核分枝杆菌感染已极少见。但近年来非结核性杆菌感染引起的结核样病变有增加趋势。

机体初次遭结核菌感染后,随即产生两种形式的免疫反应,即细胞介导免疫反应和迟发超敏反应。结核菌的致病性、病变范围及发病时间常取决于人体免疫状态,尤其是过敏性与免疫力两者间的平衡。免疫力强,结核菌可被吞噬清除,免于发病或病变趋于局限。

结核菌亦可长期潜伏于巨噬细胞内,待日后复苏时播散致病。若免疫力不足或入侵菌量大、毒力强,又因迟发超敏反应,则导致结核发病或病变扩散。目前多认为再次感染的结核菌几乎全部为初次感染灶内细胞经内源性播散所引起。

绝大多数生殖器结核属继发性;感染主要来源于肺或腹膜结核。据文献报道,生殖器结核合并肺部或胸膜结核者占 20 % ~ 50 % 不等。部分患者发病时虽未见肺部或其他器官的结核病灶,但不排除原发结核病灶已消失的可能。是否有原发性生殖器结核尚有争论。

(二) 传播途径

生殖器结核的主要传播途径包括以下三点:

1. 血行传播

血行传播是主要的传播途径。结核菌首先侵入呼吸道,在肺部、胸膜或淋巴结等处形成病灶,随后在短期内进入血液循环,传播至体内其他器官。青春期正值生殖器官发育,血供丰富,结核分枝杆菌多经血行传播累及内生殖器。但各个器官受感染的机会不等,这与器官的组织构造是否有利于结核分枝杆菌的潜伏有关。输卵管黏膜的构造有利于结核分枝杆菌潜伏,结核分枝杆菌可在局部隐伏 1 ~ 10 年甚至更长,一旦机体免疫力低下,方才重新激活而发病。输卵管结核多为双侧性,双侧输卵管可能同时或先后受到感染。

2. 直接蔓延

结核性腹膜炎、肠道或肠系膜淋巴结结核的干酪样病灶破裂或与内生殖器官广泛粘连时,结核病变可直接蔓延至生殖器官面。输卵管结核与腹膜结核亦可通过直接蔓延而相互感染。生殖器结核患者中约 50 % 合并腹膜结核。

3. 淋巴传播

肠结核可能通过淋巴管逆行传播而感染内生殖器官,但较少见。

二、病理

女性生殖器结核大多数首先感染输卵管,然后逐渐蔓延至子宫内膜、卵巢、宫颈等处。

(一) 输卵管结核

最多见。女性生殖器结核中输卵管受累者占 90 % ~ 100 %。病变多为双侧性,两侧的严重程度不一定相同。血行播散者,首先累及输卵管内膜,黏膜充血肿胀,黏膜皱襞有肉芽肿反应及干酪样坏死,在镜下可见到典型的结核结节。直接蔓延者先侵犯输卵管浆膜,在浆膜面散布灰白色粟粒状样小结节。随病情发展，可表现为两种类型。

1. 增生粘连型

较常见。输卵管增粗、僵直，伞端肿大、外翻，状如烟斗嘴，管腔狭窄或阻塞，黏膜及肌壁见干酪样结节样病变，浆膜表面散布多量黄白色粟粒样结节。病程迁延的慢性患者可能发生钙化。输卵管、卵巢、盆腔腹膜、肠曲及网膜等可有广泛紧密粘连，期间可有渗液积聚，形成包裹性积液。严重者可并发肠梗阻。

2. 渗出型

输卵管显著肿胀，黏膜破坏明显，伞端粘连闭锁，管壁有干酪样坏死，管腔内充满干酪样物质及渗出液，形成输卵管积脓，或波及卵巢形成输卵管卵巢脓肿。此时容易合并化脓性细菌感染。急性期输卵管浆膜面及盆腔腹膜散布粟粒结节，可有草黄色腹腔积液。

（二）子宫结核

子宫结核占女性生殖器结核的50%~60%，多由输卵管结核蔓延而来。主要侵犯子宫内膜，常累积内膜基底层。因此，即使部分结核病灶随着子宫内膜周期性脱落而排出，增生的功能层内膜仍会再度感染，致使病程迁延。

病程早期内膜充血水肿，仅散在少量肉眼肿性结节。随着病情进展，可出现干酪样坏死及表浅溃疡，进而大部分内膜层遭破坏，甚至侵及肌层。子宫腔内大量瘢痕形成，致使宫腔粘连、变形、挛缩。子宫内膜结核结节周围的腺体对性激素的反应不良，表现为持续性增生期或分泌不足状态。

（三）卵巢结核

由于卵巢表面其感染率较低，在女性生殖器结核中占20%~30%。一旦感染常双侧受累。可表现为两种类型：①卵巢周围炎。由输卵管结核蔓延而来，卵巢表面或皮质区有结核性肉芽肿，可见干酪样坏死。②卵巢炎。通常经血行感染。在卵巢深部间质中形成结核结节或干酪样脓肿。但少见。

（四）宫颈结核

较少见，占5%~15%。大多数由子宫内膜结核直接蔓延，可表现为不规则的表浅溃疡，其边界清晰，基底呈灰黄色，高低不平，触之出血。亦有呈乳头状或结节状增生，状如菜花。

（五）外阴、阴道结核

少见，仅占1%~2%。由子宫及宫颈结核向下蔓延或由血行感染。病灶表现为单个或多个浅表溃疡，经久不愈，可能形成窦道，偶尔可见灰白色肉芽肿或灰黄色结节。

三、临床表现

生殖器结核的临床表现同急性PID后遗症，依病情轻重而异。

（一）症状

1. 不孕

生殖器结核患者基本上均有原发或继发性不孕，尤其以原发不孕多见。有研究结果显示，在1878例原发性不孕症患者中发现FGT 350例（18.64%）；在继发不孕症患者1422例中发现FGT 122例（8.58%），总体生殖器结核性不孕的患病率为14.30%。以不孕为唯一症状者占生殖器结核患者的40%~50%。不孕主要由于输卵管黏膜遭结核破坏，伞端或管腔粘连闭锁；或纤毛受损、管壁僵硬、周围粘连致蠕动输送功能障碍。子宫内膜受累，也是导致不孕的原因。

2. 月经异常

与病情严重程度及病程长短有关。早期因子宫内膜炎症充血及溃疡形成而有经量增多、经期延长或不规则子宫出血。随着内膜破坏逐渐加剧,渐次表现为经量减少,乃至闭经。据国内早期报道,闭经者占29.9%,然而国外报道及近年所见,则以经量增多、经期延长等早期症状多见,约占40%。

3. 下腹疼痛

由于盆腔炎症和粘连,约35%的患者有轻中度的下腹坠痛,经期腹痛加重,甚至可有较重的痛经。

4. 全身症状

结核病变活跃者,可有发热、盗汗、乏力、食欲缺乏、体重减轻等症状。发热多表现为午后低热,部分患者可有经期发热。

5. 其他症状

宫颈或阴道结核患者可有白带增多、血性白带或接触性出血等症状。外阴结核者则可因溃疡而伴有阴部疼痛。

(二) 体征

由于病变轻重程度及受累范围不同,体征差异颇大。约50%的患者可无异常发现。伴有腹膜结核存在时,腹部有压痛、柔韧感或腹腔积液征。形成包裹性积液时,可扪及不活动包块,包块多与肠管粘连,可有轻度触痛。若发育期即遭结核感染,子宫小于正常大小。随病情进展,可在附件区扪及呈索条状增粗的输卵管或大小不等、质地不均的肿块,与子宫粘连甚紧,固定而有触痛,其周围组织增厚,甚至质硬如板状。

四、辅助检查

(一) 病理组织学诊断

(1) 诊断性刮宫、子宫内膜病理检查:是诊断子宫内膜结核可靠而常用的方法,有重要的诊断价值。在月经期前1~3天进行诊断性刮宫,注意刮取子宫两侧角部的内膜,将部分组织送结核分枝杆菌培养并做动物接种,其余部分可进行病理组织学检查。但阴性结果亦不能排除结核可能,必要时可重复刮宫2~3次。闭经时间长、内膜大部分破坏者可能刮不出内膜。为预防刮宫导致结核病变扩散,应在手术前后每日肌内注射链霉素0.75 g各3天。

(2) 宫颈、外阴及阴道结核均通过活检组织病理检查确诊。

(二) 影像学诊断

1. B型超声检查

发现腹腔积液、包裹性积液、腹膜增厚、附件包块或子宫内膜受累等征象时,应警惕生殖器结核的可能。

2. X线检查

(1) 子宫输卵管碘油造影:有助于内生殖器结核的诊断。实用价值较大。造影显示内生殖器结核较典型的征象有以下几点。①子宫腔呈不同程度的狭窄或变形,边缘不规则呈锯齿状。②输卵管腔内有多处狭窄呈串珠状或管腔细小、僵直,远端阻塞。③对比剂进入子宫壁间质或宫旁淋巴管、血管。④卵巢钙化,呈环状钙化影或盆腔散在多个钙化阴影。

碘油造影检查前后肌内注射链霉素数日，防止病变扩散。有发热或附件炎性包块者不宜行子宫输卵管碘油造影检查。

（2）盆腔 X 线平片：发现多个散在的钙化阴影，即提示盆腔结核可能。但阴性不能排除结核。

（3）胸部 X 线片，必要时行消化道或泌尿道造影检查。

3. CT、MRI

有一定的参考价值，但无特异性。

（三）腹腔镜和宫腔镜检查

对于根据病史和体格检查高度怀疑结核性不孕伴细菌学或病理学检查阴性者，可考虑行腹腔镜检查，这对经常规方法诊断困难的、非活动期结核患者尤为适用。腹腔镜用于诊断盆腔疾患直观而又准确。对于除不孕外无其他明显症状、体征的早期结核病变，其诊断价值高于内膜活检。但腹腔镜检查属于有创伤性检查，有一定的风险性，特别是盆腔、腹腔广泛粘连时更有损伤脏器之虞。故应严格掌握指征，并由有经验的医师操作。宫腔镜检查已成为多数医院诊断结核性不孕的常规手段之一，可评价宫腔和内膜情况并进行定点活检，其诊断效能较盲目诊断性刮宫大为提高。采用低压膨宫技术一般不会导致结核播散。

（四）实验室检查

1. 结核菌素试验

结核菌素试验阳性表明曾经有过结核感染，其诊断意义不大。若为强阳性，则提示有活动性病灶存在，但不表明病灶部位。阴性结果亦不能排除结核病。

2. 血清学诊断

活动性结核病患者血清抗体水平明显升高，其升高的程度与病变活动程度成正比，且随病情好转而恢复。特异性强的 DNA 探针技术与灵敏性高的 PCR 技术结合，形成诊断结核病的新途径。但开发敏感性与特异性俱佳的方法仍旧是个棘手问题。

3. 结核菌培养与动物接种

可用月经血或刮宫所获的子宫内膜进行结核菌培养或动物接种。但阳性率不高，耗时长，临床很少采用。

4. 其他

白细胞计数一般不高，分类计数中淋巴细胞增多。结核活动期血沉可增快，但血沉正常亦不能除外结核。

五、诊断

重症患者有典型症状、体征，诊断一般无困难。但生殖器官结核大多为慢性炎症，缺乏典型的结核中毒症状，腹胀、腹腔积液、盆腔包块易被误诊为卵巢肿瘤、子宫内膜异位症或盆腔炎性疾病，又因临床上相对不多见，认识不足，警惕性不够，因此早期诊断很困难，误诊率可达 85%。应注意详细询问病史，拓宽诊断思路。若患者对抗生素治疗无效时应怀疑生殖器结核可能。原发不孕患者伴月经改变：经量增多、经期延长或月经稀少甚至闭经；盆腔炎久治不愈；未婚女青年有低热、盗汗、盆腔炎或腹腔积液，皆应高度怀疑生殖器结核。既往曾患有肺结核、胸膜结核、肠结核或有结核接触史者应警惕。根据可能的病史、体征，进一步借助子宫内膜病检及子宫输卵管造影等辅助检查可明确诊断。经血和内膜组织的结核分枝杆菌培养是诊断的"金标准",但技术要求高、阳性率低、需时也较长。

六、鉴别诊断

临床上常需与生殖器结核鉴别的病变有以下几种。

(一) 盆腔炎性疾病后遗症

既往多有急性 PID 病史,有宫腔手术史或流产史,月经量减少和闭经少见。诊断性刮宫、子宫输卵管碘油造影及腹腔镜检查有助于明确诊断。

(二) 子宫内膜异位症

两者亦有很多相似之处。但子宫内膜异位症患者痛经更明显,妇科检查可在子宫后壁或骶韧带处扪及有触痛的小结节,输卵管大多通畅。

(三) 卵巢肿瘤

结核性包裹性积液应与卵巢囊性肿瘤鉴别。卵巢囊性肿瘤大多表面光滑、活动,再结合病程、临床表现、B 超特征等予以鉴别。卵巢恶性肿瘤伴盆、腹腔转移时,患者可有发热、消瘦,检查可发现与子宫粘连的不规则肿块,可有乳头状或结节样突起,伴腹腔积液。血清 CA125 值明显升高。此时与严重内生殖器结核或合并腹膜结核者常难以区分。诊断困难时,应及早剖腹探查,以免延误治疗。

(四) 宫颈癌

宫颈结核可有乳头状增生或溃疡,出血明显,肉眼观察与宫颈癌不易区分。通过宫颈活检即可明确诊断。

七、治疗

生殖器结核一经明确诊断,不论病情轻重均应积极治疗,由于分枝杆菌的特性,对结核病的治疗应坚持长期用药。

(一) 一般治疗

适当休息,加强营养,增强机体抵抗力,提高免疫功能有利于恢复。急性期有发热或重症患者需卧床休息住院治疗。

(二) 预防性治疗

结核菌素试验阳性而无临床症状阶段应给予预防性治疗,可防止具有明显临床症状的活动性病例出现,又可阻止细菌的传播。可选择异烟肼每日 300 mg 和维生素 B6 每日 50 mg 同服,持续服用 3~6 个月。已证实异烟肼预防活动性结核的有效率为 60%~90%,甚至高达 98%。

(三) 活动性结核的治疗

抗结核药物对绝大多数生殖器结核有效,是最重要的首选治疗。抗结核药疗效好、不良反应少的药物有异烟肼、利福平、乙胺丁醇、吡嗪酰胺及链霉素等,多作为初治的首选药物,称为一线药。对氨基水杨酸钠、乙硫异烟胺、丙硫异烟肼和卡那霉素等为二线药物。异烟肼联合利福平可治愈 85% 的结核患者,但对耐多药结核病无效。近年研究表明,氟喹诺酮类药物具有抗分枝杆菌活性,疗效良好。某些品种(如环丙沙星、司帕沙星、氧氟沙星和左氧氟沙星)被作为二线抗 TB 药物,在治疗耐多药结核病,以及对耐受一线抗 TB 药物的患者使用中发挥着重要作用。

1. 常用抗结核药

(1) 异烟肼(H):对结核分枝杆菌有选择性抗菌作用,对生长旺盛的结核菌有杀灭作用,能杀灭细胞内外的结核菌，但对静止期结核菌仅有抑制作用。其用量较小，疗效较好，毒性相对较低。口服吸收快而完全，生物利用度为90%，服药后1~2小时血药浓度达峰值。通常每日300 mg，1次顿服，需要时可肌内注射或静脉注射。不良反应可有周围神经炎、肝损害等，多在大量或长期应用时发生。加服维生素B6 30 mg/d可预防神经炎。用药时注意监测肝功能。

(2) 利福平（R）：为利福霉素的半合成衍生物，是对结核菌有明显杀菌作用的全效杀菌药。对增生期结核菌作用最强，浓度较高时对静止期结核菌亦有杀菌作用。能渗入细胞内，对吞噬细胞内的结核菌亦有杀灭作用。口服吸收迅速而完全，生物利用度90%~95%。每日0.45~0.60 g空腹顿服。不良反应轻，可有胃肠道症状、药疹热、皮疹等，少数有肝损害、粒细胞和血小板减少等。

(3) 乙胺丁醇（E）：对增生期结核菌有较强的抑制作用。口服吸收约80%，常用剂量15~25 mg/(kg·d)，一次顿服。不良反应较少，大剂量长时间用药偶可见视神经炎，用15 mg/(kg·d)则很少发生。

(4) 吡嗪酰胺（Z）：对细胞内结核分枝杆菌有杀灭作用，在酸性环境中杀菌作用更强。口服易吸收，每日剂量0.75~1.50 g。不良反应少，可有高尿酸血症及肝毒性。

(5) 链霉素（S）：对细胞外结核菌的杀灭作用大于对细胞内菌群的作用。其抗结核菌作用弱于异烟肼和利福平，口服不吸收，剂量0.75 g肌内注射，疗程以2~3个月为宜，主要不良反应为听觉器官及前庭功能损害，偶见肾脏损害。

2. 氟喹诺酮类药物

氧氟沙星、左氟沙星、环丙沙星等为常用药物。该类药物主要通过抑制结核菌的DNA旋转酶（拓扑异构酶Ⅱ）A亚单位，从而抑制细菌DNA的复制和转录，达到抗菌目的。氟喹诺酮类药物对细胞内外的结核菌均有杀灭作用，且有在巨噬细胞内聚积的趋势。与其他抗结核药多呈协同或相加作用。氧氟沙星用量300~800 mg/d，口服吸收迅速，生物利用度，不良反应少。

3. 其他新型抗结核药

如利福霉素类药物中的利福喷汀、克拉霉素、阿奇霉素、罗红霉素，以及近年开发的5-硝基咪唑衍生物等均具有肯定的抗结核作用。

抗结核治疗应严格遵照"早期、联合、适量、规律、全程"的原则，制定合理的化疗方案。20世纪70年代以来，短疗程方案日益盛行，其用药时间短，剂量减少，患者经济负担减轻，疗效好。大多以异烟肼、利福平和吡嗪酰胺为基础，在开始2个月内可加用链霉素或乙胺丁醇，进行6~9个月的短程化疗。

活动性结核病常用治疗方案有：①2SHRZ/4HRE，WHO提出的短程化疗方案即每天用链霉素（S）、异烟肼（H）、利福平（R）、吡嗪酰胺（Z）2个月，以后用异烟肼（H）、利福平（R）、乙胺丁醇（E）4个月。在此基础上改良的服药方法有多种。②2HRSZ/6 h3R3E3，即每日用HRSZ 2个月后再改为HRE，每周3次，用6个月。③2SHR/2S2H2R2/5S2H2，每天用药SHR 2个月，每周用SHR 2次2个月，每周用SH 2次5个月。④2SHRZ/4~6TH，每天给SHRZ治疗2个月，以后4~6个月给硫胺脲（T）和异烟肼。⑤2SHRE/4H3R3，每天链霉素、利福平、异烟肼乙胺丁醇口服，连续应用2个月，然后每周3次给予异烟肼、利福平，连续应用4个月。

(四) 手术治疗

由于药物治疗可获得满意疗效，大多数生殖器结核患者不需手术治疗。手术治疗主要适用于：①输卵管卵巢炎经药物治疗无效或治疗后又反复发作者。②多种药物耐药。③瘘管形成，药物治疗未能愈合。④怀疑有生殖道肿瘤并存。

手术范围依据患者的年龄及病灶范围而定。为求彻底治疗，一般以双附件及全子宫切除为宜，年轻患者应尽量保留卵巢功能。术前做好肠道准备，术时注意解剖关系，细心分离粘连，避免损伤邻近脏器。为了避免手术导致感染扩散，减少炎症反应所致手术操作困难，术前应给予抗结核药物1~2个月，术后视结核活动情况及手术是否彻底而决定是否继续抗结核治疗。若盆腔病灶已全部切除，又无其他器官结核并存者，术后再予抗结核药物治疗1~2个月即可。有生育要求的宫腔粘连患者可行宫腔镜下宫腔粘连松解术。

八、预防

生殖器结核多为继发性感染，原发病灶以肺结核为主，因此积极防治肺结核，对预防生殖器结核有重要意义。加强防痨宣传，新生儿接种卡介苗，3个月以后的婴儿直至青春期少女结核菌素阴性者应行卡介苗接种。结核活动期应避免妊娠。此外，生殖器结核患者其阴道分泌物及月经血内可能有结核菌存在，应加强隔离，避免传染。

九、生殖器结核与妊娠

绝大多数生殖器结核患者均并发不孕。个别早期轻症输卵管结核或腹膜结核患者偶尔受孕，但妊娠可能使原已静止的结核病变再度活动甚至经血行播散，同时导致流产。

十、临床特殊情况的思考和建议

（一）生殖器官结核的早期诊断

因生殖器官结核多发生于年轻女性，疾病的迁延不愈导致输卵管结构和子宫内膜组织破坏严重，严重影响日后的生育功能。因此提高该病的早期诊断尤为重要。生殖器官结核发病部位90%~100%在输卵管，多为双侧性，一般始发于输卵管壶腹部，逐渐向近端扩散，约50%累及子宫内膜。病程早期，局限于输卵管的结核多为粟粒状结节，病灶主要在输卵管的表面，由于期别早，结核分枝杆菌的数量相对较少、耐药菌株少等，此时得以早期诊断并及时治疗，治疗效果是最理想的。仍强调仔细询问病史，对既往有结核病史或有接触史者应警惕，对原发不孕患者伴有月经改变：经量增多、经期延长逐渐月经稀少甚至闭经；盆腔炎久治不愈；未婚女青年有低热、盗汗、盆腔炎或腹腔积液，皆应高度怀疑生殖器结核。传统的病原学诊断阳性率低，临床意义不大。随着分子生物学的发展，将特异强的DNA探针和灵敏度高PCR技术相结合，有利于早期诊断生殖器官结核。对不孕患者尽早进行子宫输卵管碘油有助于协助早期诊断。及时进行腹腔镜检查有助于疾病的早期诊断和及时治疗。采取月经血进行PCR检测因其无创、方便有望成为未来结核分枝杆菌检测的重要方法。

（二）耐药结核病及其治疗

目前抗结核药物治疗的难点是迅速出现的耐药，尤为多重耐药性问题。结核病治疗不当或治疗管理不当是多重耐药的关键。耐多药结核病（MDRTB）是指对两种或更多的一线抗结核药耐药；泛耐药结核病（XDRTB）是指在耐多药结核病的基础上，同时对氟喹诺酮类药物中的其中1种和对3种二线注射药物（硫酸卷曲霉素、卡那霉素和阿米卡星）中至少1种具有耐药的结核病。由于耐多药结核的出现，美国CDC推荐初始治疗应同时应用5种药物，直至结核分枝杆菌培养结果明确后将抗结核药减少至2~3种。对于MDR-TB者应给予5种药物抗结核治疗。

（三）生殖器结核与不孕

生殖器官结核可导致生殖道解剖学的异常、胚胎着床障碍和卵巢功能的异常而严重影响生育能力，绝大多数患者均并发不孕。对导致不孕的患者除了抗结核的药物治疗、手术治疗外，必要时需助孕治疗。但因双侧输卵管的结构及功能往往严重受损，人工授精不能提高妊娠率，IVF-ET 虽能提高受孕能力，但明显低于非生殖器结核合并不孕者。生殖器结核患者能否恢复生育能力，取决于治疗是否及时彻底。病变轻微者，经积极治疗可能恢复生育能力，但由于早期诊断不易，正常妊娠机会少。有学者综合 7000 余例患者的妊娠，获正常宫内妊娠者仅 31 例，占 0.44%，其余为输卵管妊娠 125 例，流产 67 例。张丹等研究表明，早期生殖器结核中妊娠率为 42.11%（16/38），中晚期结核患者妊娠率仅 6.19%，流产率高达 39.29%。因此须强调结核的早期诊断和严格遵照"早期、联合、适量、规律、全程"的原则。

第四节 盆腔瘀血综合征

盆腔瘀血综合征（PCS）是一类由于盆腔静脉回流受阻引起以慢性下腹痛、坠胀感，以及腰骶痛为主诉的妇科疾病。该病最早在 1949 年由 Taylor 首先总结 105 例患者的临床表现及手术所见，用"盆腔血管的瘀血和充血"为题，对盆腔瘀血综合征的病因学、病理学、病理生理、临床表现及预防、治疗等方面给予系统全面的阐述，所以又将本病称为 Taylor 综合征。但该病提出后并未立刻得到一致认可，不少学者把盆腔瘀血综合征的临床表现归因于炎症、子宫骶韧带的痉挛状态、盆腔组织的痛觉过敏，以及盆腔血管功能障碍等，应用过各种诊断名称。直到 1958 年以后随着盆腔静脉造影的应用，直观地显示出患者盆腔静脉充盈、扩张，以及血流明显减慢的特征，才使盆腔瘀血综合征这一疾病得到认可。

现已公认为盆腔瘀血综合征为引起女性慢性盆腔痛的最重要的原因之一。

一、流行病学

本病好发于生育年龄妇女，尤其是生育过的妇女，最常见于 25～40 岁妇女，未生育过的妇女有报道本病的，而绝经后妇女则罕见本病。曾报道本病发生与输卵管绝育术相关，有资料显示 60 例盆腔瘀血综合征患者中 58 例接受过输卵管绝育术，认为绝育术改变了盆腔静脉血流分布，造成了本病的发生。但由于现有关于输卵管绝育术的研究并未比较患者在术前、术后盆腔静脉血流的变化，故不能肯定其患盆腔瘀血综合征与手术直接相关。有关本病的确切发生率并无权威统计，国内曾报道 2000 年 1 月至 2007 年 11 月在浙江大学医学院附属妇产科医院行腹腔镜手术的住院病例约 39882 例，其中排除生理性血管扩张（如妊娠、引产）诊断为盆腔瘀血综合征共 26 例（0.065%）。而从本病的诊治情况看，多数患者选择在门诊接受药物治疗，住院比例本来就低，故该数值不能代表盆腔瘀血综合征真正的发病率。国外也未见有关盆腔瘀血综合征的发病率报道，只能从与它密切相关的慢性盆腔痛的发病率间接了解。英国有报道表明慢性盆腔痛是行诊断性腹腔镜检查的第一位病因，而妇科门诊就诊的患者中 10% 为慢性盆腔痛患者，由于慢性盆腔痛中约 60% 归为盆腔瘀血综合征引起，故而可间接推断盆腔瘀血综合征的就诊率。而推测盆腔瘀血综合征的发病率是远远高于其就诊率的，这一方面与本病缺乏特异性的临床表现，患者的认知程度不够有关；另一方面还与本病缺乏简便易行的诊断方法，以及医务人员对本病的重视程度不够有关。

二、病理生理

盆腔瘀血综合征的病因目前尚不明确。和男子相比，女性盆腔循环在解剖学、循环动力学和力学方面有很大的不同。任何使盆腔静脉血流出盆腔不畅或受阻的因素，均可致成盆腔静脉瘀血。它可能与盆腔静脉机械性扩张造成血流瘀滞有关，也可能与卵巢分泌激素失调有关，目前更公认的是机械因素与内分泌因素共同作用的结果。

（一）女性盆腔静脉解剖学特点

主要表现为静脉丛数量增多和构造薄弱。

1. 盆腔有丰富的静脉丛

往往数条盆腔静脉伴行一条盆腔动脉，呈丛状分布；盆腔的中等静脉，如子宫静脉、阴道静脉和卵巢静脉，一般是 2~3 条静脉伴随一条同名动脉，卵巢静脉甚至可多达 5~6 条，形成蔓状静脉丛，弯曲在子宫体两侧后方，直到它们流经骨盆缘前才形成单一的卵巢静脉。

2. 盆腔静脉之间有丰富的吻合支

盆腔各静脉之间有较多的吻合支，形成蔓状静脉丛，如阴道静脉丛、子宫静脉丛、卵巢静脉丛、膀胱静脉丛和直肠静脉丛；盆腔静脉丛之间又存在纵向和横向的吻合支，例如在子宫、输卵管、卵巢静脉间有许多吻合支，在输卵管系膜内，有子宫静脉与卵巢静脉的吻合支，并形成网状的静脉分布，再与外侧的卵巢静脉丛吻合。起源于盆腔脏器黏膜、肌层及其浆膜下的静脉丛，汇集成两支以上的静脉，流向粗大的髂内静脉丛。所以盆腔脏器之间的静脉循环互相影响。一个静脉丛内血流异常会引流到其他静脉丛，通过其他静脉丛发挥代偿功能，例如，膀胱、生殖器官和直肠三个系统的静脉丛彼此相通，由于缺少瓣膜，故三者间任何一个系统的循环障碍，皆可影响到其他两个系统。而一旦失代偿，则出现盆腔瘀血综合征。

3. 盆腔静脉壁薄且缺乏瓣膜

与四肢静脉相比，盆腔静脉缺乏一层由筋膜组成的静脉外鞘，使得其弹性减低，盆腔的中小静脉只在它进入大静脉前才有瓣膜，且超过 1/3 的经产妇还常有瓣膜功能不全。盆腔静脉穿行在盆腔疏松的结缔组织之中，受压后易扩张，加之盆腔静脉内血流缓慢，易发生血流瘀滞甚至逆流。

4. 卵巢静脉的解剖特点

从解剖上看，卵巢静脉有其特殊性，右侧卵巢静脉直接在肾静脉水平回流入下腔静脉，而左侧卵巢静脉丛汇总至左卵巢静脉，再流入左肾静脉。两根卵巢静脉都有非常多的交通支，而通常左侧卵巢静脉内压力高，且约 15% 缺乏静脉瓣，而右侧的约 6% 缺乏静脉瓣，故左侧更易发生静脉血流瘀滞。此外，部分患者由于腹膜后静脉解剖学变异，产生胡桃夹综合征，而引起左肾静脉高压，导致左卵巢静脉反流而致病。

（二）引起盆腔静脉血流瘀滞的原因

1. 特殊生理时期盆腔器官供血增加的需要

在某些生理情况下，例如月经期、排卵期、妊娠期，以及性生活过程中，盆腔器官充血，需要静脉引流的血液总量增多，导致盆腔瘀血。但是需指出的是：孕妇与产褥期妇女虽然盆腔静脉血流瘀滞，却很少有盆腔痛的症状。

2. 某些病理状态下的盆腔充血

例如盆腔子宫内膜异位症、盆腔炎症（尤其是慢性盆腔炎形成输卵管卵巢囊肿者），以及中、重度子宫颈柱状上皮异位、盆腔肿瘤（包括子宫肌瘤等）及盆腔手术后等，盆腔充血、盆腔血流量增加而引起盆腔瘀血。而输卵管绝育术后发生的盆腔瘀血综合征可能与实施的绝育术式是否损伤了输卵管系膜内的静脉有关。EL-Millaw 采用经子宫盆腔静脉造影，对 Pomeroy 法、电凝法、Falope 环、Uchida 法和经阴道 Pomeroy 法 5 种不同绝育方法进行比较。16 例 Pomeroy 结者术前盆腔静脉造影显示静脉循环正常，术后有 12 例发生阴道、子宫静脉曲张，7 例卵巢静脉曲张。经腹腔镜电凝法绝育术后，盆腔瘀血症发生率也很高。以 Uchida 抽心包埋法对盆腔静脉循环的影响最小。

3. 体位或呼吸变化引起盆腔瘀血

例如长期站立位、慢性咳嗽、便秘和屏气搬重物等，都会直接或间接导致中心静脉压增高，盆腔静脉扩张迂曲，引流受阻，可引起局部组织及相关器官的瘀血、水肿。有报道 26 例盆腔瘀血综合征有 8 例患者为教师，估计其患病与长时间站立有关。此外，报道显示子宫后位也是导致盆腔瘀血综合征的重要因素。子宫后倾在妇科患者中占 15%～20%，而 75%～100% 的盆腔瘀血综合征患者体检时都发现子宫呈后位改变，活动但可伴有触痛。认为子宫后位时子宫卵巢血管丛随子宫体下降屈曲在骶凹的两侧，使静脉压力增高，回流受阻，以致静脉处于瘀血状态。而通过各种手段使子宫复位后往往可以使盆腔疼痛好转或消失。

4. 雌激素的影响

有学者报道在盆腔瘀血综合征的发病中雌激素起一个静脉扩张剂的作用，妊娠期间因大量雌、孕激素的影响，再加上增大的子宫对子宫周围静脉的压迫，可引起子宫周围静脉及输卵管-卵巢静脉显著扩张、增粗。故早婚、早育及孕产频繁，产后或流产后得不到适当的休息和恢复者，易患盆腔瘀血综合征。除流行病学证据外，抗雌激素治疗有一定疗效也支持该理论。

5. 精神因素

盆腔瘀血综合征的某些症状，如抑郁、忧伤、心情烦躁、易疲劳、慢性疼痛、腰痛、性感不快等，在很大程度上与患者的精神状态有关，可能是因自主神经功能紊乱的结果。但精神因素是否在盆腔瘀血综合征的发病中起作用尚存争议。Taylor 曾指出精神紧张会引起自主神经系统功能失调，表现为平滑肌痉挛，以及子宫卵巢静脉血流瘀滞，经子宫静脉造影也显示对比剂滞留在子宫与卵巢静脉里。

三、病理

病理诊断在盆腔瘀血综合征的诊断中并非必须，因本病而行全子宫与双附件切除术的病例也不多，相应的病理特征并不显著。大体病理所见可无特异性病变发现，子宫可表现为均匀增大，子宫肌层及浆膜下静脉瘀血，宫颈水肿增大；卵巢往往水肿；子宫静脉和卵巢静脉扩张迂曲。镜下，典型的盆腔瘀血综合征表现为：子宫内膜间质水肿，静脉充盈、扩张；卵巢一般较大，囊状，水肿样。

四、临床表现

本综合征的主要特点是慢性盆腔疼痛，疼痛往往是在月经前一周就开始加重，一般为钝痛，久坐、久站、劳累，性交后更明显，月经来潮第一、二天则明显减轻。有少数患者为慢性持续性疼痛，或表现为继发性痛经，可自排卵时起，到月经末期结束。除慢性盆腔疼痛外，白带多、便秘、心情烦躁、夜梦多、多噩梦，亦为本综合征的常见症状。几乎 90% 以上的患者不同程度地有上述症状。部分患者还出现肠道激惹症状。此外，患者还常有月经过多，经前期乳房胀痛，经前期排便痛，以及膀胱刺激症状等。症状分述如下。

（1）慢性下腹痛：盆腔瘀血综合征患者多数表现为慢性耻骨联合上区弥漫性疼痛，或为两侧耻区疼痛，常常是一侧较重，并同时累及同侧或两下肢，尤其是大腿根部或髋部酸痛无力，开始于月经中期，有少数患者偶尔表现为急性发作性腹痛。

(2) 低位腰痛：疼痛部位相当于骶臀区域水平，少数在骶骨下半部，常伴有耻区疼痛症状。经前期、长久站立和性交后加重。

(3) 瘀血性痛经：几乎半数以上患者有此症状。特点是月经前数天即开始出现下腹痛、腰骶部痛或盆腔内坠胀痛，有的还逐渐转为痉挛性疼痛，到月经来潮的前一天或第一天最严重，月经第二天以后明显减轻。

(4) 性感不快：患者可有深部性交痛，严重者可持续数天，难以忍受，以致对性生活产生恐惧或厌倦。

(5) 极度疲劳感：患者往往整天感到非常疲劳，劳动能力明显下降。

(6) 白带过多：一半以上的患者有白带过多的症状。白带多为清晰的黏液，无感染征。

(7) 月经改变：部分患者有月经过多的改变，还有一部分患者表现为月经量反较前减少，但伴有明显的经前期乳房痛。

(8) 瘀血性乳房痛：70%以上的患者伴有瘀血性乳房疼痛、肿胀，多于月经中期以后出现，至月经前一天或月经来潮的第一天达高峰，月经过后症状减轻或完全消失。有的患者乳房疼痛较盆腔疼痛为重，以至成为就诊的主诉。

(9) 外阴阴道坠痛：部分患者有外阴和阴道内肿胀、坠痛感，或有外阴烧灼、瘙痒感。

(10) 膀胱刺激症状：约有1/3以上患者在经前期有明显的尿频，常被怀疑为泌尿道感染，但尿常规检查正常。对某些症状严重的患者进一步做膀胱镜检查，可发现膀胱三角区静脉充盈、充血和水肿。个别患者由于瘀血的小静脉破裂可导致血尿。直肠坠痛：部分患者有不同程度的直肠坠感、直肠痛或排便时直肠痛，以经前期较明显，尤以子宫后位者较多见。

(11) 自主神经系统的症状：绝大多数盆腔瘀血综合征患者都伴有程度不等的自主神经系统的症状，表现为心情烦躁、易激惹、情绪低落、夜梦多、枕后部痛等神经系统症状；或有心悸、心前区闷胀不适等心血管系统症状；或觉气短、呃气、腹胀及排气不畅等；或全身各处不明的酸痛不适，如肩关节痛、髋关节痛、手指发紧感，或眼球胀感等。

五、检查

（一）体格检查

患者的体征与上述主观症状的严重程度不相称，腹部检查的唯一体征是压痛，多数位于耻骨联合与髂前上棘连线的中外2/3的范围，疼痛一般不显著，无腹肌紧张及反跳痛。大腿与臀部可有静脉曲张。妇科检查时会阴可见静脉充盈甚至曲张，阴道黏膜常有紫蓝着色，宫颈肥大、水肿，周围黏膜紫蓝着色，有时可在宫颈后唇看到充盈的小静脉，分泌物多，子宫后位，可稍大呈球形，也可正常大小；卵巢可囊性增大，子宫、宫旁、宫骶韧带有触痛是本综合征最突出的征象。部分患者自觉乳房内有硬结，但检查只是扪及乳头下方弥漫性肿大的乳腺组织，多伴有不同程度的触痛。

（二）辅助检查

(1) 彩色超声多普勒：可观察子宫旁动静脉的血流信息，静脉丛的分布范围、形态，测量管径与静脉流速。由于该检查无创伤、直观、简便、重复性好，已成为诊断盆腔瘀血综合征和观察疗效的首选方法之一。

经腹二维超声检查应用较早，但由于受膀胱充盈程度、肠道气体的干扰及腹壁脂肪厚等因素的影响，检出率较低。经阴道超声由于高频探头直接靠近宫颈，其对盆腔瘀血综合征的检出率要优于经腹超声。近年来，随着超声技术的发展，三维超声成像可对盆腔血管进行全面扫查立体成像，通过3天工具对所获取的原始三维数据进行重复编辑、切割和处理，可从不同角度或空间动态观察血管分布、形态和范围,以判断盆腔静脉曲张的病变程度。

本病典型的二维超声表现为:子宫可轻度增大,肌层内可见较细管道样不均质表现,部分病例卵巢体积增大,子宫、宫颈静脉、两侧卵巢静脉迂曲扩张;表现呈"串珠状"或"蜂窝状"无回声区;增多、迂曲、扩张的盆腔静脉呈"蚯蚓"状聚集成团,血管直径增粗。彩色多普勒血流显像(CDFI)为红、蓝相间的彩色血流团块信号,血流较缓,色彩较暗,彩色斑块之间以交通支连接形成不规则的"湖泊"样彩色斑。脉冲多普勒显示为连续、低速、无波动静脉频谱。加用能量图(CDE)能补充彩色多普勒在低速血流和取样角度不好等血流信号不佳的图像,同时能区分盆腔内血管与其他血液性病变。

盆腔瘀血综合征在 B 超下可分为轻、中、重度。正常情况下盆腔静脉走向规则,无明显迂曲,直径<0.4 cm。①轻度:可见静脉平行扩张,静脉丛较局限,静脉内径 0.5~0.7 cm,静脉丛范围≤2.0 cm×3.0 cm,静脉流速 7 cm/s,子宫静脉窦<0.3 cm。②中度:静脉聚集成类圆形蜂窝状团块,静脉内径 0.7~0.9 cm,静脉丛范围(3.0 cm×4.0 cm)~(4.0 cm×5.0 cm),静脉流速 4~7 cm/s,子宫静脉窦 0.3~0.4 cm。③重度:为静脉不规则囊状怒张,静脉丛团增大,并可见 2~3 组静脉丛同时受累,相互连通成大片的静脉丛,静脉内径 0.9~1.1 cm,静脉丛范围≥4.0 cm×3.0 cm,静脉流速≤3.0 cm/s,子宫静脉窦 0.5~0.6 cm。

(2)盆腔静脉造影:可直观显示盆腔静脉丛的轮廓,是盆腔瘀血综合征的确诊手段。

具体做法:在月经干净后 5~7 天内,使用 16 号 18 cm 长穿刺针,刺入子宫底肌壁 0.4~0.6 cm,然后连接到高压注射器上,以 0.7 mL/min 的速度连续注射 76% 的复方泛影葡胺溶液 20 mL。当对比剂注射完毕后充盈最佳时快速照片 1 张,然后每隔 20 s 摄片 1 张,直到注射完毕后 60 s,至少 4 张,也可以拍到盆腔对比剂完全廓清为止。

正常情况下对比剂在盆腔内的廓清时间为 20 s 内,而盆腔瘀血综合征时盆腔静脉曲张,造影剂在盆腔的廓清时间延长。根据盆腔静脉造影的结果,Beard 等将盆腔瘀血综合征分为轻型和重型两类,前者卵巢静脉直径 5~8 mm,对比剂廓清时间 20~40 s,后者卵巢静脉直径>8 mm,对比剂廓清时间超过 40 s。另有学者将盆腔瘀血综合征分为轻、中和重三型,具体标准如下:轻型指卵巢静脉直径 10~15 mm,对比剂廓清时间 20~40 s;中型指卵巢静脉直径 16~20 mm,对比剂廓清时间 40~60 s;重型指卵巢静脉直径>20 mm,对比剂廓清时间超过 60 s。用卵巢静脉最大直径、对比剂廓清时间,以及卵巢静脉丛瘀血程度等三项指标进行评分诊断盆腔瘀血综合征的敏感性和特异性分别为 91% 和 89%。

盆腔静脉造影还可以通过数字减影技术。将动脉导管插入髂内动脉,注射泛影葡胺等造影剂,录制造影显像全过程或在盆腔血管开始显像时开始拍摄第 1 张片,每 10~20 s 拍摄 1 张,直到对比剂注射后 60 s。两种方法的判断标准基本相同。该检查较普通的盆腔静脉造影更为清晰全面,诊断明确,但操作复杂,费用较高,故临床应用尚未推广。

有学者经比较造影与盆腔超声、MRI 及腹腔镜等检查方法后,认为造影更为经济有效。且造影除用于本病的诊断外,还可用于静脉栓塞治疗。

(3)逆行卵巢静脉造影术:该方法采用经股静脉穿刺后选择性地对双侧卵巢静脉进行造影检查,可以明确盆腔静脉的充盈程度,有学者认为,逆行卵巢静脉造影术是盆腔瘀血综合征诊断的最可靠方法,此外,它还可用于治疗。逆行卵巢静脉造影诊断盆腔瘀血综合征的诊断标准下如。卵巢静脉增粗扩张,直径>10 mm;子宫静脉丛扩张;卵巢周围静脉丛扩张;盆腔两侧静脉交叉明显丰富,以及外阴阴道静脉丛充盈。

(4)腹腔镜检查:属微创检查,是目前诊断盆腔瘀血综合征最好的方法之一。本病在腹腔镜下的典型表现为子宫后位,表面呈紫蓝色瘀血状或黄棕色瘀血斑及浆膜下水肿,可看到充盈、曲张的子宫静脉，两侧卵巢静脉丛像蚯蚓状弯曲在宫体侧方，可以不对称，有时一侧卵巢静脉怒张呈静脉瘤样；阔韧带静脉增粗、曲张，可伴输卵管系膜血管增粗、充盈，直径可达 0.8~1.0 cm，举宫成前位后或可见阔韧带底部腹膜裂隙。有的裂隙较小，还有的后腹膜菲薄、裂隙较大，可见充盈、曲张的子宫静脉从裂隙处隆起膨出。但如镜检时盆部抬高，则不一定能看到上述静脉曲张的表现。

(5) 放射性核素扫描（ECT）：通过肘静脉注射放射性铟（113 min）洗脱液 74 MBq，给药后 10 分钟和延迟 1 小时后排尿后应用彩色扫描仪各扫描一次，以脐孔为热点，从耻骨联合扫描到脐。正常情况下，给药 10 分钟后扫描可见双侧髂总、髂内、髂外动静脉的清晰、匀称的显影，耻骨上可见子宫血管影；1 小时后扫描，盆腔内无局部异常放射性浓聚区。而盆腔瘀血综合征患者，盆腔内各段血管影粗糙，边缘欠光滑，可见局部异常放射性浓聚区。如果异常放射性浓聚区直径超过 25 mm，彩色色级与腹部大血管影相同，则可以诊断盆腔瘀血综合征；如果浓聚区直径 25 mm，彩色色级虽然低于大血管影但高于本底Ⅲ级者提示盆腔瘀血，结合其他临床方法可以确定诊断。本方法简单、无创，但费用高，诊断符合率高达 98.6%。

(6) 断层扫描（CT）和核磁共振（MRI）：通过 CT 或 MRI 可以直接测量盆腔内大的静脉（子宫及卵巢静脉）的直径，如果单侧或者双侧卵巢静脉直径超过 7 mm，则提示有盆腔瘀血综合征的可能，若同时合并临床症状或其他影像学指标，则可以做出诊断。但 CT 的主要缺陷是不能指明血流方向，但可判断静脉的管腔是否狭窄，以及各交通支的分布情况。相比 CT 而言，MRI 的主要优点在于无辐射，可做动态多维显影，故而能观察到卵巢静脉的血流速度与方向。

(7) 单光子发射计算机断层（SPECT）：通过静脉注射亚锡焦磷酸 10 mg，30 分钟后注射高锝（99 mTc）酸盐 740 MBq，于注射后 30、60 和 90 分钟分别采集盆腔前位、后位放射性计数各 2 分钟，在盆腔血池图像中分别勾画出盆腔静脉丛感兴趣区和髂血管区感兴趣区，求出各单位象素计数进行比较，取前、后位平均值，以注射后 90 分钟时盆腔静脉丛和髂血管每个像素内放射性计数比值确定瘀血程度，0.80~0.97 为轻度瘀血，0.98~1.15 为中度瘀血，>1.16 为重度瘀血。

六、诊断

盆腔瘀血综合征的患者往往主诉多，体征有时不明显，与症状不符，缺乏特异性的临床表现，故而给诊断带来困难，并容易造成误诊。"三痛二多一少"为其临床特点，即下腹盆腔坠痛、腰背疼痛、深部性交痛；月经量多、白带增多；妇科检查阳性体征少。本病的诊断缺乏简便易行的方法，主要依据临床表现与辅助检查。

七、鉴别诊断

如前所述，盆腔瘀血综合征的临床表现缺乏特异性，容易误诊。吴建荷曾报道 28 例盆腔瘀血综合征分别误诊为慢性盆腔炎（12 例），子宫内膜异位症（8 例），神经官能症（8 例），误诊时间为 7 天~3 个月。18 例患者经妇科盆腔 B 超检查确诊，10 例经腹腔镜检查确诊。26 例行盆腔静脉造影，其中 24 例有不同程度的对比剂廓清时间延长，余 2 例因碘过敏试验阳性未行盆腔静脉造影。临床上，最常与本病混淆的疾病如下所述。

(一) 慢性盆腔炎

与盆腔瘀血综合征同样好发于育龄妇女，可表现为下腹痛、腰骶部疼痛、痛经、白带多等症状。鉴别要点：慢性盆腔炎患者常有继发不育史及反复急性发作史，妇科检查盆腔增厚，可有炎性包块形成，抗感染治疗常有效；盆腔瘀血综合征往往患者自觉症状严重，但并不影响受孕，该病患者往往继某次生产或流产后无感染史的情况下,不久就出现上述慢性盆腔疼痛等症状,其症状与妇科检查所见不相符,抗感染治疗无效。腹腔镜检查如见到盆腔内炎性病变及粘连有助于慢性盆腔炎的诊断。

(二) 子宫内膜异位症与子宫腺肌病

子宫内膜异位症或子宫腺肌病亦多见于育龄妇女,是引起慢性盆腔痛的常见原因之一。其下腹痛、痛经、性交痛、肛门坠胀等症状与盆腔瘀血综合征相似。临床鉴别要点:子宫内膜异位症或子宫腺肌病患者痛经为进行性加剧,常伴有不育,妇科检查往往有典型的体征发现。即于子宫后壁、宫骶韧带、后穹窿常可扪及触痛性结节,有时附件区可扪及囊性包块。中度及重度子宫内膜异位症或子宫腺肌病与盆腔瘀血综合征的鉴别诊断比较容易,而轻度子宫内膜异位症无典型症状,常需借助腹腔镜检查方可确诊。

(三) 盆腔包块

如子宫肌瘤、卵巢囊肿(包括多囊卵巢综合征等)或盆腔后壁肿块压迫髂静脉或髂静脉内血栓形成引起盆腔静脉扩张时应与本病鉴别,但该病特点是单侧静脉扩张,往往妇科检查时可扪及盆腔包块,辅助超声检查不难鉴别。

(四) 神经官能症

盆腔瘀血综合征患者中部分有头晕、心悸、失眠、乏力等自主神经功能紊乱的症状,需与该病鉴别。辅以妇科 B 超检查、腹腔镜检查及盆腔静脉造影有助于鉴别诊断。

八、治疗

目前尚无有确切疗效的方法。治疗以前,应分析病因并认真判断病情的严重程度。轻症患者多不需用药物治疗。可针对其有关病因,给予卫生指导,使患者对本症的形成及防治有充分的理解,并通过休息和调节体位缓解盆腔血流瘀滞。重症患者需采用药物治疗,严重者酌情选用介入或手术治疗。

(一) 药物治疗

1. 孕激素

高剂量孕激素,如醋酸甲羟黄体酮 30 mg,口服,每天一次,治疗 3~6 个月,据报道有一定疗效,但停药后往往症状复发。国外学者报道达芙通 10 mg,口服,每天 2 次,持续 6~12 个月,在最后 3 个月,症状开始明显缓解,疼痛评分(VAS)在治疗后第 6 个月起明显降低。国内也有类似报道,但仅 4 例不能得出结论,用药期间需定期监测肝功能。

2. 避孕药

可用以孕激素为主,含有低剂量雌激素的避孕药,效果尚不明确。而一项对长效皮下埋植避孕针 implanon(地索高诺酮缓释剂)的前瞻性对照研究表明,它可有效缓解盆腔瘀血综合征患者的不适症状,自用药第 6 个月起显效,持续观察一年疗效未减。但该研究样本数较小(用药组 12 例,对照组 13 例),结论仅供参考。

3. GnRH 类似物

多数报道认为,采用 GnRH 类似物可取得与孕激素治疗相当的疗效。一项土耳其开展的前瞻性随机对照试验对 47 位确诊为盆腔瘀血综合征的患者随访了一年,比较醋酸戈舍瑞林(3.6 mg,皮下注射,6 个月)与醋酸甲羟黄体酮(30 mg,口服,6 个月)的疗效,发现无论在客观指标(血管造影)的改善上,还是在主观指标(如疼痛的缓解、性功能的改善,以及焦虑与抑郁的减轻）好转程度上戈舍瑞林都显著优于醋酸甲羟黄体酮。但 GnRH 类似物的花费更高，且长期应用可有与雌激素水平低下相关的严重副作用，故实际应用中还需慎重。而有关应用该药更远期的随访还未见报道。

4. 中药

根据"通则不痛"的道理，采用活血祛瘀的治疗原则（如丹参、红花、川芎、当归、桃仁、蒲黄、炒灵脂等）及推拿疗法，均有一定的效果。国内有关中药治疗本病取得疗效的不少，有报道对 38 例盆腔瘀血综合征，给予地奥司明（daflon，微粒化黄酮类化合物，改善微循环）1.0 g，每天 2 次，于每日午、晚饭后口服，连用 3 个月；同时静脉滴注复方丹参 16 mL+10% 葡萄糖液 500 mL，每日一次，10 天为一疗程，疗程间隔 10 天，治疗 2～3 个疗程，以疼痛缓解 4 周无复发为标准，有效率为 81.6%。但病例数较小，需扩大样本并辅以长期随访才能得出有效结论。

5. 止痛治疗

多学科的心理治疗联合镇痛治疗也是很重要的，有报道认为，醋酸甲羟黄体酮联合止痛治疗更为有效。

（二）介入治疗

适合病情较重，影响日常生活，而保守治疗无效者。

1. 卵巢静脉栓塞

经股静脉或经皮向双侧卵巢静脉内注入血管硬化剂，或采用 5～15 mm 的不锈钢圈进行卵巢静脉和临近扩张的盆腔静脉的栓塞，该方法创伤较小，但应由有经验的医生操作，文献报道的有效率在 60%～100%，其技术失败主要与解剖变异有关。有作者比较栓塞与全子宫加卵巢切除的疗效，发现栓塞更为有效，但该报道仅为一年内的疗效，更远期的疗效未见报道。有学者建议将其作为盆腔静脉瘀血综合征的首选治疗方法。

Kwon 等报道 67 例盆腔瘀血综合征患者使用卵巢静脉线圈栓塞，其中 1 例发生线圈游走至肺循环，另一例线圈游走至左肾静脉，当时即取出，并未发生临床并发症，总的疼痛显著缓解率达 82%（55/67）。

2. 卵巢动脉灌注

有人采用经皮腹壁下动脉穿刺，在 X 线透视下将导管远端置于卵巢动脉起始点、腰 1～2 水平，行动脉灌注。用 5% 葡萄糖 200 mL+复方丹参注射液 20 mL，每日灌注一次，连续 15～20 天，共治疗 30 例盆腔瘀血综合征患者，其腹痛症状缓解率达 80%，优于对照组的 30% 缓解率。

（三）手术治疗

适合病情较重，影响日常生活，而药物保守治疗，以及介入治疗无效者。

1. 圆韧带悬吊术、骶韧带缩短术及阔韧带裂伤修补术

用手术将后倒的子宫维持在前倾位，理论上能使肥大的子宫体及子宫颈缩小，盆腔疼痛等症状大为减轻。方法是，将圆韧带分为三段，一折三，将三段缝成一条加强的圆韧带子宫附着部，外侧端缝在腹股沟内环处。如术中发现阔韧带裂伤，还可同时进行修补，从宫颈与宫颈旁腹膜连接处开始，用 4 号丝线间断缝合逐渐向外修补。国内有学者对 35 例盆腔瘀血综合征患者行了电视腹腔镜辅助下的圆韧带缩短术，术后随访 6 个月至 1 年，其腹痛、白带增多等症状明显改善或全部消失，尤其性交痛与盆底坠痛的症状在术后 2 个月全部消失。但也有报道 13 例患者采用该术式，术后 2 例分别于 2 年、3 年出现复发，再次行子宫全切术而获治愈阔韧带筋膜横行修补术，术后分娩需行剖宫产，否则会使手术失败。

2. 全子宫双附件切除术

对于 40 岁以上已完成生育，而又病情严重者，可以做此选择。可同时切除曲张的盆腔静脉，特别是子宫静脉及卵巢静脉，但创伤较大，有报道约 1/3 的患者术后仍有下腹痛不能缓解，提示盆腔瘀血综合征的发病仍有更复杂的因素存在。

九、预防

采取预防措施，可避免或减少盆腔瘀血综合征的发生。

（一）提倡计划生育

早婚、早育、性生活过度及生育过多使生殖器官解剖与生理功能不能充分恢复，易引起本病。

（二）重视体育锻炼

运动，包括产后或流产后适当进行体育锻炼，能促进静脉回流，加快血液循环，有效预防盆腔静脉瘀血。

（三）注意劳逸结合

避免过度疲劳，对长期从事站立或坐位工作者，应开展工间操及适当的体育活动。

十、临床特殊情况的思考和建议

（一）影像学证据在诊断盆腔瘀血综合征的价值

盆腔瘀血综合征的诊断缺乏简洁有效的手段，需结合患者的临床表现与影像学检查结果。

但对于长期的慢性盆腔痛，多次检查未发现器质性病变的患者，B 超检查应重视宫旁血管的扩张程度。如临床表现提示本病可能，而又不能排除其他器质性病变引起的慢性盆腔痛时，均可建议患者接受腹腔镜检查，及早明确诊断，必要时可结合其他有创检查（如盆腔静脉造影）以进一步明确诊断。

（二）各种影像检查临床应用

超声简便、无创可作为盆腔瘀血综合征筛查的首选方法，B 型超声诊断盆腔瘀血综合征的手术证实符合率为 76%，而结合彩色多普勒技术的诊断符合率高达 97%，但是阴性结果并不能除外盆腔瘀血综合征的可能。X 线盆腔静脉造影、腹腔镜和 ECT 虽然也是诊断该病的可靠方法，但操作相对复杂，都有一定的损伤及限制条件；尤其 ECT 检查，设备要求较高，不易在基层医院普及开展。

（三）提高影像学检查的诊断率

应用影像学方法诊断盆腔瘀血综合征，一定要结合盆腔静脉、盆腔静脉丛和盆腔静脉血流的特点，同时不要忘记影响盆腔血流的各种因素。所以诊断时一定要注意患者体位、呼吸、妊娠史和妊娠状况、月经周期和盆腔器质性疾病。例如，为提高逆行卵巢静脉造影诊断的敏感性，患者进行检查时应该处于半立位，同时做 Valsalva 动作（即深吸气后屏气，再用力做吹气动作，并持续 10 s 以增加腹压）。

（四）治疗手段的选择

一般先采用非侵袭性的药物治疗手段，如前述的各类激素治疗，无效者采用介入治疗，更严重者采用手术治疗。手术方式的选择需考虑患者的年龄、生育要求、症状严重程度、前期是否接受过正规药物治疗等。无论采用药物或手术治疗，均需重视对患者的心理治疗。此外，目前有关本病的研究都是小样本的短期随访报道，应鼓励各大医疗机构开展各种大样本多中心的随机对照临床试验，并进行长期随访，以提供更可靠的资料指导临床医生针对性地选择最佳治疗方案。

（王静静）

第三章 生殖系统肿瘤

第一节 外阴恶性肿瘤

外阴恶性肿瘤较少见，约占女性全身恶性肿瘤的1%，占女性生殖系统恶性肿瘤的3%~5%。患病率在女性生殖器癌症中居第4位，仅次于子宫颈癌、卵巢癌、宫体癌。外阴恶性肿瘤主要发生于绝经后妇女，发生率随着年龄的增长而增加。外阴恶性肿瘤按来源可以分为：来自表皮的恶性肿瘤，外阴鳞状细胞癌、基底细胞癌、佩吉特病、汗腺癌、恶性黑色素瘤；来自特殊腺体的腺癌，前庭大腺癌、尿道旁腺癌；来自表皮以下软组织的肉瘤，纤维肉瘤、平滑肌肉瘤、横纹肌肉瘤、血管肉瘤和淋巴肉瘤等。其中以恶性黑色素瘤和肉瘤的恶性程度较高，腺癌和鳞癌次之，基底细胞癌罕见转移，恶性程度最低。外阴的各种恶性肿瘤中，以鳞状细胞癌最多见，占外阴恶性肿瘤的80%~90%，占妇科恶性肿瘤的3.5%。外阴恶性肿瘤好发于绝经后的妇女，但约有40%发生于40岁以下的妇女。

一、外阴鳞状细胞癌

外阴鳞状细胞癌是最常见的外阴恶性肿瘤，多见于60岁以上妇女。其发展过程由外阴上皮内瘤变经外阴浅表性浸润癌发展为浸润癌，浅表性浸润癌的发病年龄在50~60岁，近年发病年龄呈降低趋势，考虑与HPV感染等性传播疾病的增加有关。

（一）病因病机

外阴鳞状细胞癌的发病原因与其他癌症一样，至今仍未完全明确，但经近几十年的研究已寻找出一些与病因有关的相关因素。

（1）性传播疾病（STD）：长期以来认为外阴鳞状细胞癌的发生和VIN一样与性传播疾病有关，包括尖锐湿疣、单纯疱疹病毒Ⅱ型（HSV-Ⅱ）、淋病、梅毒和滴虫等。过早性生活、早产、多性伴导致性传播疾病发病率的上升，同时也与外阴癌的患病者日趋年轻化有关。

（2）病毒感染：人乳头状瘤病毒（HPV）可引起女性下生殖道多中心的感染。HPV-DNA整合到宿主细胞基因组中，导致癌蛋白E6和E7的表达，干扰细胞周期调控，从而导致细胞生长失控，引起癌症的发生。分子生物学的研究显示，HPV-DNA在外阴鳞状细胞癌中的检出率达60%~85%，其中以HPV-16型为主。

现已证实单纯疱疹病毒Ⅱ型在外阴鳞状细胞癌的发病中也起一定的作用。Kaufman等已在外阴癌的病灶内找到HSV-Ⅱ-DNA结合蛋白，外阴营养不良及外阴原位癌患者对HSV-Ⅱ型感染细胞特种蛋白及非结构性蛋白有强烈反应。

（3）免疫功能降低：机体免疫功能的低下导致肿瘤的发生已得到普遍认同。对于免疫功能低下或受损的患者来说，如肾移植、红斑狼疮、淋巴增生性疾病和妊娠者的外阴癌发生率较高。

（4）外阴慢性皮肤疾病：外阴营养不良为慢性皮肤疾病，近年来研究发现其发展为外阴癌的危险为5%~10%。外阴的长期慢性刺激、慢性外阴炎症均为外阴癌发生的诱因之一。

（5）其他：肥胖、糖尿病、高血压、腹股沟肉芽肿、子宫内膜癌及乳腺癌常与外阴癌合并发生，此外，吸烟也是外阴癌的高危因素之一。

(二) 病理

1. 大体

外阴鳞状细胞癌多发生在大、小阴唇和阴蒂，也有少数发生在会阴部或大阴唇外侧。外阴可见红色或白色斑块，可出现小的浅表、高起的硬溃疡或小的硬结节，或覃状乳头状瘤样生长，也可呈现大片融合伴感染、坏死、出血的大病灶。

2. 镜下

(1) 疣状型癌：有湿疣的表现，在肿瘤基底参差不齐的鳞状上皮细胞巢上方有乳头状的表面，细胞核呈明显多形性和类似于挖空细胞的特征，少数也可见角化珠。

(2) 基底细胞样癌：鳞状细胞呈小的、不成熟的片块或条索状，伴核深染和核/浆比例增高，偶有明显的角化珠形成。

(3) 角化性癌：表现出明显的角化珠和单个细胞角化。

(4) 腺鳞癌：由被覆假腺泡的单层鳞状细胞组成，内含角化不全和棘层松解细胞。此型外阴鳞状细胞癌预后差。

研究发现疣状型癌和基底细胞样癌多与 HPV 感染有关，主要出现在较年轻妇女；而仅有 4% 角化性癌有病毒存在的证据，多见于老年妇女。

对于外阴鳞状细胞癌的病理检查应注意：肿瘤大小、间质浸润范围和深度、肿瘤病理分级、浸润方式、切缘和淋巴结情况。

(三) 临床表现

1. 发病年龄

主要发生于绝经后妇女，发病率随年龄增长而增加，近年来有年轻化趋势。

2. 发病部位

任何外阴部位均可发生，以大阴唇最多见，其次为小阴唇和阴蒂，前庭部及会阴少见。

3. 症状

绝大多数的患者，在病变发生的同时或之前有瘙痒症状，主要是由外阴慢性病灶如外阴营养不良所引起的，而非肿瘤本身造成。近一半的患者有 5 年以上的外阴瘙痒病史。瘙痒以晚间为重，因搔抓致外阴表皮剥脱，更加重此症状。随病灶的位置不同，也可以出现相应的一些症状，如病灶在前庭处的患者可能出现排尿困难，这可能是排尿时尿液刺激病灶烧灼不适所致。肿瘤并发感染时可出现疼痛、出血、溃疡、分泌物增多并有臭味。癌症晚期可以出现消瘦、贫血等全身症状及转移灶的相应症状。约有 10% 的微小浸润癌可无症状。

4. 体征

早期浸润癌体征不明显，常与外阴慢性病灶共存，表现为白色粗糙斑块或小丘疹、结节、溃疡，逐渐发展为结节状、菜花状、乳头状或溃疡状肿物。如果已转移至腹股沟淋巴结，则可触及单侧或双侧腹股沟淋巴结肿大，质硬而固定不移。

5. 转移途径

中晚期外阴鳞状细胞癌可出现转移，以直接浸润和淋巴转移常见，血行转移罕见。

(1) 直接浸润：外阴前部癌灶可向尿道、会阴体和阴道蔓延；阴道后部癌灶可向阴道口和肛门侵犯。晚期可侵犯耻骨、延伸到肛门周围或膀胱颈。

(2) 淋巴转移：外阴癌最常见的转移途径，即使在原发灶很小的情况下也可能发生淋巴转移。其转移途径一是外阴各部的癌灶均先转移到同侧腹股沟浅淋巴结，经股深淋巴结，后到盆腔淋巴结，如髂总、髂内、髂外、闭孔淋巴结等，最后至腹主动脉旁淋巴结。如腹股沟淋巴结广泛浸润导致淋巴管堵塞，肿瘤栓子可伴随逆行的淋巴转移至靠近外阴的大腿、耻区和腹股沟皮内淋巴结等。如腹股沟浅、深淋巴结无转移则不会转移至盆腔淋巴结。二是阴蒂、前庭部癌灶可以直接转移至腹股沟深部淋巴结，甚至骨盆淋巴结，外阴后部癌灶可直接转移至盆腔淋巴结。

(3) 血行转移：罕见，一般晚期患者才出现，可转移至肝、肺等器官。

(四) 临床分期

目前国内多采用国际妇产科联合会（FIGO）分期法。

(五) 诊断

1. 病史

了解有无长期外阴慢性炎症或外阴营养不良病史，注意询问肿块出现的时间和增长情况，需排除来自其他生殖器官或生殖系统以外的继发肿瘤。

2. 症状和体征

详细的妇科检查和全身检查是诊断的关键，注意全身淋巴结尤其是双侧腹股沟及锁骨上淋巴结有无肿大，并检查尿道、阴道及肛门有无肿瘤侵犯。临床型的浸润癌诊断并不困难，可是对浅表浸润癌的诊断存在一定的困难。外阴浅表浸润癌常与外阴慢性良性病变和 VIN 并存，而且浸润癌灶可能不明显，早期易被漏诊。因此对可疑病变应及时做活组织检查。

3. 细胞学检查

对可疑病灶行涂片细胞学检查，常可见到癌细胞，由于外阴病灶常合并感染，其阳性率只有50%左右。

(1) 阴道镜检查：阴道镜下可见异形血管及坏死组织。

(2) 病理检查：活组织病理检查是诊断的金标准。为提高诊断的准确率，可用1%甲苯胺蓝涂抹外阴病灶，待其干后，用1%醋酸溶液洗脱，在蓝染部位取活检。

(3) 影像学检查：耻区 B 超、CT、MRI 等检查有助于了解盆腹腔及腹膜后淋巴结情况，为确定临床分期和治疗方案提供依据。

(六) 鉴别诊断

外阴鳞状细胞癌应当与以下疾病进行鉴别：

1. 外阴色素脱失病

外阴色素脱失病包括白癜风、放射后或创伤后遗留的瘢痕。是由于细胞代谢异常，引起色素脱失的一类疾病。白癜风为全身性疾病，可在身体其他部位同时发现皮肤病损。放射及创伤均有相应病史可询。

2. 外阴湿疣

本病常发生于年轻女性，是一种质地较柔软的乳头状突起，无溃疡、出血等表现，通过活检及病理可以鉴别。

3. 外阴营养不良病灶

皮肤病灶广泛和变化多样，既可有角质增厚、变硬，也可呈萎缩，既可有色素沉着，也可呈现灰白色。外阴瘙痒可以反复发作。

需注意的是，外阴湿疣和外阴营养不良同为外阴鳞状细胞癌的癌前病变，可与外阴上皮内瘤变及外阴微小浸润癌同时并存，因此，对此类疾患诊断时，应特别慎重，凡是可疑的病灶均应行活检，以排除外阴癌的可能。

4. 外阴汗腺腺瘤

外阴汗腺腺瘤发生于汗腺。具有生长缓慢，肿瘤界限清楚的特点，但是汗腺瘤发生溃烂时就不易与癌区别，必须通过活组织的病理切片检查来确诊。

（七）治疗

外阴鳞状细胞癌的治疗以手术为主，对癌灶组织分化较差及中晚期病例可辅助以放射治疗和化学药物治疗。

（1）治疗方案的选择：①0期，外阴局部切除或单纯外阴切除。单个病灶行外阴局部切除，范围包括病灶部位的皮肤及黏膜全层，以及病变边缘外5~6 mm的正常皮肤和黏膜，保留皮下组织。多灶性外阴原位癌需行单纯外阴切除，手术范围包括外阴皮肤和部分皮下组织。②Ⅰ~Ⅱ期，Ⅰ期外阴鳞状细胞癌的手术治疗应注意个体化差异。Ⅰa期行外阴广泛局部切除术，手术切除外阴原发病灶及充分的正常皮肤边缘，切除深度达泌尿生殖膈深筋膜，尽量切除至病变四周2 cm正常组织边缘处，除非危及肛门或尿道。保留正常皮肤、皮肤的淋巴管和局部淋巴结。Ⅰb期病灶位于一侧者，行外阴广泛局部切除术加患侧腹股沟淋巴结切除术，病灶位于中线者行外阴广泛局部切除术及双侧腹股沟淋巴结切除术。浸润小于等于1 mm的较小Ⅰ期病变可仅行局部病灶切除，因为扩散的危险较小，浸润更深一些的肿瘤还需行腹股沟淋巴结切除手术或放疗。Ⅰ期患者采取根治性外阴切除术生存率可达90%或更高。治Ⅱ期手术方式同Ⅰb期，如有腹股沟淋巴结转移，术后应辅助放疗腹股沟及盆腔淋巴结区域，也可加用化疗。较大的Ⅱ期肿瘤需行根治性外阴切除以获得满意的肿瘤边缘切除效果。根治性外阴切除术虽可有效控制病灶和获得长期生存，但有明显的并发症和性功能缺陷。故有研究采取保守的手术治疗Ⅰ期外阴癌获得较好的疗效及生存率，可大大降低并发症的发生，也适用于某些Ⅱ期患者。重点是对表浅腹股沟淋巴结的精确评价，或用"前哨淋巴结"术中定位以判断淋巴结的扩散情况。伤口处血肿是根治性外阴和腹股沟淋巴结清扫术后的最常见急性并发症。其他急性并发症包括尿道感染、伤口蜂窝织炎、股神经受损、血栓性静脉炎及少见的肺栓塞。腿部水肿是最常见的慢性并发症，但分开行腹股沟淋巴结切除可降低此并发症的发生率。其他慢性并发症还有生殖器脱垂、张力性尿失禁、暂时性股四头肌功能减退和阴道口狭窄等。③Ⅲ~Ⅳ期，Ⅲ期术式同Ⅱ期，同时切除尿道前部和肛门皮肤。Ⅳ期行外阴广泛切除、直肠下端和肛管切除、人工肛门成形术及双侧腹股沟、盆腔淋巴结切除术。如果癌灶浸润尿道上端与膀胱黏膜，则需切除相应部位。对一些有轻微侵犯尿道外口或肛门的Ⅲ期患者，如与关键结构邻近边缘可以被切除又不影响主要器官功能，可先行外阴单纯切除，术后放疗。④区域病变的治疗，满意的区域病变治疗对能否治愈早期外阴癌至关重要。目前认为，放射治疗对控制或根治小体积淋巴结病灶有明显效果，手术切除较大体积的淋巴结同样可以提高局部病灶的控制或提高放射治疗的机会。⑤转移肿瘤的治疗，许多报道提出对转移性或复发性外阴鳞癌患者行单剂化疗，常采用对治疗子宫颈癌有一定作用的联合化疗方案。然而，化疗对缓解已不适于局部及区域治疗的转移或复发患者的病情方面尚有待研究。

（2）手术方式、手术范围及适应证：①同侧根治性外阴切除及同侧腹股沟淋巴结切除（保守性外阴癌手术）。该术式适用于一侧病变距中线大于等于1 cm的Ⅰ期外阴癌患者。范围包括原发病灶及距病灶1~2 cm的正常边缘皮肤或黏膜，深达外阴深筋膜，同时切除患侧腹股沟浅表淋巴结。此术式又称改良性根治性外阴切除术。如果肿瘤局限在一侧大、小阴唇或会阴，可以保留阴蒂，如果肿瘤位于阴蒂或会阴，则需切除双侧腹股沟淋巴结。②广泛根治性外阴切除及双侧腹股沟淋巴结切除术。该术式称传统性或标准性外阴癌手术，适用于Ⅱ、Ⅲ、Ⅳ期原发性外阴鳞癌及伴有血管、淋巴管受侵犯的Ⅰ期患者。范围包括，侧方达生殖股褶（大阴唇和大腿间沟），向前达阴蒂上方3.5 cm，向后包括3/4的会阴（有时包括肛周区域）。若病变累及阴阜，则向前行更广泛的切口。注意需广泛切除外阴皮下脂肪组织，深达耻骨外或肌肉外的深筋膜。因外阴癌易从淋巴管转移，且首先转移至腹股沟淋巴结，故常规行双侧腹股沟淋巴结切除。③扩大外阴广泛切除术。阴阜、阴蒂包皮及系带和（或）阴蒂体、小阴唇的前1/2、前庭和（或）尿道的受累需切除适当长度的尿道。如外阴癌浸润尿道2~3 cm，则行外阴广泛切除及全尿道切除，保留膀胱内括约肌，再行膀胱肌瓣尿道成形术，保留排尿功能。对浸润尿道大于3 cm者，很难保留膀胱内括约肌，则行全尿道及部分膀胱颈切除及腹壁人工尿道术。④盆腔淋巴结切除。是否切除盆腔淋巴结要根据腹股沟淋巴结是否受累而定。近年，多数学者认为不需常规切除盆腔淋巴结。因为外阴癌的盆腔淋巴结转移率较低，为3.8%~16.1%。当腹股沟淋巴结阳性时，盆腔淋巴结转移率为25%左右，而腹股沟淋巴结阴性时，盆腔淋巴结几乎不会受累；盆腔淋巴结切除并不能提高疗效。针对盆腔淋巴结切除的问题有两种意见。一是先行双侧腹股沟淋巴结切除，术中取肿大淋巴结送冷冻病理检查，如为阳性，即行腹膜外同侧盆腔淋巴结清扫；二是认为先行双侧腹股沟淋巴结清扫及外阴广泛切除术，术后病理腹股沟淋巴结若为阳性，则术后2个月经腹膜内行同侧盆腔淋巴结清扫术。

（3）放射治疗：外阴癌的治疗是以手术为主。然而，手术对患者创伤较大，多数手术伤口不能如期愈合，术后外阴严重变形，影响患者心理健康及性生活质量。老年患者也难以耐受创伤较大的手术，且易产生各种并发症，达不到根治的目的。近年来随着外阴癌临床研究的深入，以及放疗设备和技术的改进，放射治疗已成为外阴鳞癌不可缺少的治疗手段之一。外阴癌对放射线有中度敏感性，但外阴组织对放射线耐受性差，一般外阴皮肤受量超过30~40 Gy/3~4周即可出现充血、肿胀、糜烂、疼痛等明显放疗反应，因此一般认为只能做姑息治疗。采用高能X线及电子线照射后，情况有所改善。让高剂量区集中在肿瘤处，使肿瘤上的皮肤与下面的正常组织损伤较小，从而提高耐受度及治疗效果。有许多报道表明一些不宜手术的晚期病例，经放疗后得到根治。①放疗适应证。外阴癌由于心、肝、肾功能不全，不宜做根治性手术者；病灶较广泛，欲保留器官功能，拒绝手术者；晚期外阴癌病灶大，浸润深，为缩小手术范围，减少癌细胞播散，行术前放疗，可缩小病变范围，增加病变边缘部位手术的彻底性，并有可能保留尿道及肛门；手术不彻底或标本切缘有阳性，淋巴管内有癌栓及深肌层浸润者；外阴癌手术后复发病灶或淋巴结转移者；姑息性放疗，减少患者痛苦，延长生命。②放疗方法。外阴癌的放疗以体外放射为主，必要时可加用腔内放疗或组织间放疗。为了解肿瘤范围及判断腹股沟淋巴结有否转移，治疗前可做CT或MRI检查。a. 原发灶放疗。外阴鳞癌是放射敏感性肿瘤，但所在部位对放射线耐受性差，限制了放疗的应用。放疗时所用剂量取决于治疗目的。放射野应包括全部肿瘤及病灶边缘外2 cm。原发灶放疗现常采用高能电子束或X线摄片，外阴部垂直照射，照射野面积视病灶大小而定。采用5 cm×7 cm或6 cm×8 cm，避开肛门照射。电子束照射根据肿瘤浸润深度而采用不同能量的电子线，高剂量区集中在肿瘤处。也可先用X线照射，待肿瘤变小变薄后改用电子线照射。每日照射150 cGy，每周5次，或隔日照射一次，每次300 cGy，每周3次。照射总量为60 Gy/6周左右。如照射30~40 Gy时有明显皮肤反应，可休息2~3周后继续照射，给予20~30 Gy，2~3周。休息期间可用化疗来提高疗效。治疗期间尽量保持外阴皮肤干燥，以减少放射反应。对局部病灶外突较大者亦可采用切线照射，照射摆体位时注意应将肿瘤基底切入，不要包括太多的外阴组织，以减少放疗反应。b. 区域淋巴结放疗。对于一些淋巴结阳性而未行淋巴结清扫的病例，给予淋巴引流区照射。采用左右两个腹股沟野，野中轴相当于腹股沟韧带，上、下界平行于该韧带,内侧达耻骨结节,野大小为(8~10)cm×(10~12)cm,两野每日照射,每次150~200 cGy,每周照射5次,照射总量为40~50 Gy/4~5周。最好采用加速器合并电子束照射。盆腔腹股沟区的放疗,其照射野上界为耻骨联合上缘上8~10 cm,相当于第5腰椎上缘;下界为耻骨联合上缘下4~5 cm,相当于闭孔膜处;外界为股骨头中线,内界为脐耻连线外2 cm。整个放射野为7 cm×15 cm的左右前后四野。c. 复发灶放疗。以局部病灶处照射50~60 Gy/5~6周为宜,当局部皮肤有明显反应时,可先照射30~40 Gy后休息2~3周再继续剩下的治疗。若局部病灶放疗未愈,可缩小照射野,适当增加照射剂量,也可置入组织间治疗作为体外照射的补充。d. 组织间置入放疗。用放射源针60Co,192Ir,225Ra,^{137}Cs,置入病灶组织内进行放射治疗。一般用于体外放疗后残留病灶的补充治疗。置入组织间放疗应按组织间置入放疗原则布源、计算,通常行后装治疗。e. 阴道模型治疗。针对有阴道浸润的患者,可采用阴道圆柱形容器(阴道塞子)行后装治疗,阴道受累部基底术前、术后均可给20 Gy,分3次照射,2周内完成。

(4)化学治疗:外阴癌对化疗药物不够敏感。以前认为化疗对外阴癌无效,近年来随着对铂类等化疗药物的研究应用,一些学者提出将化疗作为高危外阴癌患者的辅助治疗。主要用于晚期或复发外阴癌的综合治疗中,配合手术及放疗,可缩小手术范围,提高放疗效果,减轻手术创伤等。临床上治疗外阴癌的抗癌药物有阿霉素、博来霉素、氨甲蝶呤、顺铂、丝裂霉素C、5-氟尿嘧啶(5-FU)和环磷酰胺等。以博来霉素、阿霉素和氨甲蝶呤疗效较好,有效率在50%左右。

常用的化疗方案有下几种。①BOMP方案:BLM3.3 U/m^2,静脉滴注,第1~6天;VCR0.57 mg/m^2,静脉注射,第6天;MMC0.7 mg/m^2,静脉注射,第6天;DDP66.7 mg/m^2,静脉滴注,第6天。4周重复一次。②PBM方案:DDP100 mg/m^2,静脉滴注,第1天;BLM15 mg,静脉注射,第1天、第8天;MTX300 mg/m^2,静脉滴注,第8天;从用MTX算起24小时后用CF解毒,每6小时一次,15 mg/次,连续5次。3周后重复。③PF方案:DDP100 mg/m^2,静脉滴注,第1天;5-FU1000 mg/m^2,静脉滴注,第4天、第5天。3周重复一次。可作为放疗增敏药,用2个疗程后再放疗。④FM方案:5-FU750 mg/m^2,静脉滴注24小时,第1~5天;MMC15 mg/m^{2}静脉注射,第1天。3周重复一次。此方案可用于手术加放疗加化疗的综合治疗。

(5)综合治疗:①手术与放疗综合治疗。a. 术前放疗,对于病灶较大、浸润较深、活动变差的肿瘤患者,单纯手术难以切除干净或者边缘可能阳性,或病变累及尿道口或肛门口及其他邻近组织时,术前放疗有助于缩小肿瘤,增加肿瘤活动度,使切缘尽量干净,保留邻近器官的功能。照射剂量一般在25~30 Gy/3周,放疗后休息2~3周,待放射反应消退或减轻后再行手术。b. 术后放疗,手术不彻底、标本切缘阳性、淋巴管内有癌栓、深肌层浸润者可于术后辅助放疗,并可预防复发。体外照射剂量为40~50 Gy/4~5周。②放疗与化疗综合治疗。对于有些肿瘤过于广泛,且无法手术切除,如Ⅳ期、Ⅲ期的晚期外阴癌患者,或合并有严重内科疾病而无法耐受手术的患者,根治性放疗也可以取得一定的疗效,许多患者仍然可以获得长期的存活。如同时合并化疗,效果更好。最常用的化疗药物是5-氟尿嘧啶、博来霉素、丝裂霉素、顺铂等,给药方法有静脉或介入途径。③手术与化疗综合治疗。对于晚期外阴癌患者,给予术前辅助化疗也能使病情得到缓解,缩小瘤体,利于手术的进行。有报道采用BOMP方案治疗1例不能手术的Ⅳ期外阴癌患者,化疗3个疗程后完全缓解,随后进行根治性外阴切除及双侧腹股沟淋巴结切除,术后病理仅见微小病灶,术后追加2个疗程化疗,无瘤生存20个月。④手术、放疗及化疗综合治疗。制订个体化的治疗方案,对手术困难者,术前辅助放、化疗,可有效缩小癌灶,利于病灶边缘的彻底切除,可一定程度的减少手术的并发症。同时,因外阴局部皮肤对放射治疗的耐受性低,辅以化疗则可对手术及放疗起到补充治疗的作用。

（八）预后

外阴鳞状细胞癌的预后与肿瘤大小、部位、浸润范围、分化程度、有无淋巴结转移及治疗方法有关。外阴癌的淋巴结转移率为27%~46%，文献报道淋巴结阳性者5年生存率为21%~66%，淋巴结阴性者5年生存率为69%~100%。原发病灶大、病理分化不好的外阴癌其淋巴结转移率亦高，预后差；中线部位的肿瘤发展快，转移迅速，预后差。侵及阴道、子宫及直肠黏膜的外阴癌患者5年生存率为70%，而侵及膀胱者5年生存率仅为25%，当尿道、阴道或肛门被浸润时，5年生存率明显下降。

二、外阴基底细胞癌

外阴基底细胞癌为一种进展缓慢的外阴恶性肿瘤，占外阴恶性肿瘤的2%~13%，临床少见。本病多于绝经后的妇女，平均发病年龄在58~59岁。

（一）病因

外阴基底细胞癌真正病因不明。有报道称可能与局部放射治疗有关。

（二）病理

组织学特征与皮肤其他部位的基底细胞癌相同。

1. 大体

可分为两种最基本类型，即表浅斑块型和侵蚀溃疡型。表浅斑块型表面粗糙，带有黑色素或呈微红色，质地硬。侵蚀溃疡型呈局限性硬结，边缘隆起呈围堤状，中心为表浅溃疡状，或出现坏死组织或表面结痂。肿瘤周围可出现卫星结节，也可为多中心起源。

2. 镜下

瘤组织自表皮的基底层长出，特征为瘤组织边缘总有一层栅状排列的基底状细胞。无间变的基底细胞呈多样化结构，常呈浸润性生长。癌细胞呈椭圆形或多边形，紧密排列融合成团，细胞核呈卵圆形，染色质细小，呈深蓝色，核分裂象稀少，胞质不明显。有时癌细胞团中心可见小量、偶有大量黑色素和鳞状上皮角化珠。角化珠表明基底细胞向成熟发展，而不是恶化。

基底细胞层由毛囊或表皮的幼稚细胞发生，可向多方向分化。由于肿瘤发展阶段、分化程度和分化方向不同，可发展为许多型：实性或髓样型、梁柱型或角化型、硬化型或纤维型、表浅扩展型、色素型或黑色素型。常以一种类型为主，伴有其他一两种类型。以实性型或髓样型为常见，其余4种较少见。

（三）临床表现

1. 症状

主要症状为局部瘙痒或烧灼感，也可无症状。若出现溃疡、感染，则有局部疼痛和分泌臭味的血性分泌物。

2. 体征

常见部位为大阴唇，也可在小阴唇、阴蒂和阴唇系带出现。病灶早期呈灰色，位于变薄的上皮下，小结节直径一般不超过2 cm。外阴基底细胞癌病灶多为单发，偶为多发。约有20%的患者伴有其他癌瘤，如外阴鳞状细胞癌、恶性黑色素瘤、宫颈癌及皮肤癌等。外阴基底细胞癌以局部浸润为其特点，很少发生远处转移，区域淋巴结转移少见。合并鳞状细胞癌则淋巴结转移率较高。

(四) 诊断

根据临床表现和妇科检查所见，诊断一般不难。但需做病理组织学检查以确诊。

(五) 鉴别诊断

1. 未分化鳞状上皮癌

通常病情进展快，病史较短，易出现区域淋巴结转移。

2. 恶性黑色素瘤

有时与黑色素型基底细胞癌难以区别。恶性黑色素瘤有痣的病史和恶变过程，恶变后发展快，易出现区域淋巴结转移。

(六) 治疗

1. 手术治疗

外阴基底细胞癌以手术为主要治疗手段。因其恶性程度低，罕见转移，多采用病灶局部广泛切除。术后标本边缘阴性才认为是切除完全。对较广泛病灶，应做外阴广泛切除。有尿道、阴道或肛门的浸润时，应做相应部分的切除。一般不需外阴根治术及腹股沟淋巴结清扫术。但若怀疑腹股沟淋巴结转移，应做活检，病理证实有转移者应做腹股沟淋巴结清扫术。

2. 放射治疗

基底细胞癌对放疗敏感，但由于外阴部正常皮肤对放射线耐受性差，故放疗仅适用于早期单纯的基底细胞癌。目前所有的抗癌化疗药对基底细胞癌疗效不佳，对较晚期的病例，化疗仍可作为综合治疗的一种补充手段。

(七) 预后

外阴基底细胞癌恶性程度低，预后好。5年生存率为80%~90%。然而如处理不当，可有10%~20%的复发率。

三、外阴腺癌

外阴腺癌非常少见，主要来自外阴的腺体组织，包括前庭大腺，尿道旁腺和汗腺，以前庭大腺发生的腺癌较易见。

前庭大腺癌约占外阴恶性肿瘤的5%。前庭大腺的原发癌50%以上为腺癌，30%为鳞状细胞癌，其余多为腺样囊性癌。发病年龄通常比外阴鳞癌年轻10岁，50~60岁为高发年龄段。尿道旁腺癌非常罕见，发生于外阴前庭的尿道开口周围的尿道旁腺。外阴病汗腺癌仅占外阴恶性肿瘤的0.5%，罕见，发病年龄30~67岁。

(一) 病因

外阴腺癌的真正病因不明，前庭大腺癌患者常有前庭大腺炎病史。

(二) 病理

前庭大腺癌通常是局限性的，切面苍白，呈分叶状。晚期出现溃疡，常合并感染，分叶中有黏液和脓液。镜下见前庭大腺发生的癌瘤常见为腺癌。因前庭大腺导管在近阴道部分，其内衬以鳞状上皮，故鳞状上皮癌也多见。前庭大腺的鳞癌在组织学上与外阴鳞癌相似，根据完整的被覆鳞状上皮和邻近肿瘤有残留的正常腺泡可判断肿瘤来源于前庭大腺。其分化程度分为分化良好、中度分化和分化差3类。前庭大腺的腺癌在组织学上腺体和细胞多数分化不良。大部分腺癌产生大量黏液。前庭大腺腺癌比外阴鳞状细胞癌更易出现腹股沟和盆腔淋巴结转移，而导致预后不良。

尿道旁腺癌主要为腺癌结构，有透亮细胞型和乳头状型。尿道口可有鳞癌出现，尿道可有移行细胞癌出现。

外阴汗腺癌组织形态极像正常汗腺。癌灶侵入表皮并与旁边的大汗腺有形态学上的过渡，也可向深部浸润。癌细胞胞质丰富、嗜酸性，可产生黏液。

（三）临床表现

前庭大腺癌最常见症状为阴道疼痛和肿胀。体检时，于小阴唇内侧可见肿胀，能触及深部实性结节状的肿块，表面皮肤完好。中晚期患者，前庭大腺肿物溃破，出现溃疡，合并感染可出现渗液或出血。癌灶向周围直接蔓延可累及直肠阴道隔或会阴，可有阴道或会阴的疼痛和肿胀。前庭大腺癌可发生淋巴结转移，多数先转移至腹股沟淋巴结，也有少数直接转移至盆腔淋巴结。同时出现双侧原发性前庭大腺癌者极为罕见。

尿道旁腺癌早期症候为排尿困难，尿道出血和尿道口肿物。当瘤灶增大时，可阻塞尿道或向外阴前庭、阴道口扩散，肿瘤表面溃疡、出血、疼痛，可出现腹股沟、盆腔淋巴结的转移。

外阴汗腺癌常见外阴局部瘙痒，也可无症状。溃疡面常合并感染，可产生渗液及液性分泌物，体检可见肿瘤常位于大阴唇，病灶常为单发，偶见多发，多数为实性。直径通常小于1cm，少数可达5cm，表面皮肤完整，也可出现表浅溃疡或湿疹样改变。汗腺癌恶性度低，进展缓慢，晚期病灶可直接浸润肌层或累及阴道，或出现腹股沟淋巴结转移和血行转移至肺部。

（四）诊断

原发性前庭大腺癌的诊断：肿瘤位于前庭大腺部位时应疑及本病。前庭大腺癌可发生淋巴结转移，除腹股沟淋巴结转移外，也可直接到达盆腔淋巴结，出现闭孔淋巴结转移，因此应行盆腔淋巴结的CT扫描或淋巴造影检查以了解有无淋巴结转移。

尿道旁腺癌根据临床表现的症状和体征，可初步做出诊断，病理活检可确诊。

外阴汗腺癌罕见，一般需进行活检才能确诊。

（五）鉴别诊断

前庭大腺癌主要需与前庭大腺囊肿鉴别。后者为常见的外阴良性囊性病变。囊肿边界清楚，多年不变，或生长缓慢。并发感染时，局部出现红肿热痛，或排出脓液，抗菌治疗有效。诊断有困难时，常需做病检确诊。

早期尿道旁腺癌应与尿道肉阜区别，对有怀疑恶变的尿道肉阜，均应做活检以明确诊断。中、晚期的尿道旁腺癌应排除转移癌，原发者为腺癌，转移者为鳞状细胞癌。外阴汗腺癌依据病理组织学才能进行最后诊断。

（六）治疗

前庭大腺癌以手术治疗为主，对中晚期病例应综合应用化疗和放疗。传统术式为根治性外阴切除和腹股沟淋巴结清扫术或盆腔淋巴结清扫术。前庭大腺的腺样囊腺癌恶性程度稍低，早期患者可考虑仅做广泛性外阴切除术。化疗的有效药物有顺铂、卡铂和环磷酰胺等。凡对其他部位的黏液腺癌有效的药物，对前庭大腺癌也有效。对外阴鳞癌有效的药物，同样适用于前庭大腺起源的和转移的鳞癌。放射治疗：高能放射治疗对前庭大腺鳞状细胞癌有一定作用，但对前庭大腺癌疗效差。

尿道旁腺癌与尿道癌的治疗相同，放疗为主要治疗方法。由于尿道组织能耐受较高的放射剂量（通常耐受剂量可达每5周150~180 Gy），使该处的癌灶可达到足够的治疗剂量（一般癌灶剂量为每5周70~80 Gy）。早期的尿道旁腺癌采用组织内置入放疗可获得好的效果。较晚期的病灶，除组织内置入放疗外，还需补充病灶区的体外放疗。除了放射治疗外，手术治疗也能达到相似的疗效。早期尿道旁腺癌还可采用外阴广泛切除及部分前庭尿道切除术，如有淋巴结转移应做相应的腹股沟和（或）盆腔淋巴结的清除术。中、晚期患者视病灶范围而定式。

外阴汗腺癌手术治疗：早期病灶可行病灶广泛切除术，肿瘤完整切除则可治愈。中晚期病灶应行外阴广泛切除，腹股沟淋巴结肿大者，需行腹股沟淋巴结清扫术。中晚期外阴汗腺癌手术后辅助化疗可能会改善预后，药物的选择同外阴前庭大腺癌。

四、外阴肉瘤

外阴肉瘤很罕见，占外阴恶性肿瘤的 1.1%~3%，包括平滑肌肉瘤、脂肪肉瘤、横纹肌肉瘤、纤维肉瘤、恶性神经鞘瘤、淋巴肉瘤、血管肉瘤和表皮样肉瘤等一大组恶性肿瘤。此外尚有更罕见的隆突性皮肤纤维肉瘤、恶性纤维黄色瘤、恶性纤维组织细胞瘤、滑膜肉瘤等。此类癌瘤年龄分布较广，平均年龄 45 岁。好发于大阴唇、阴蒂和尿道周围。

（一）病因病机

外阴肉瘤的病因不明。

（二）病理

1. 大体

外阴肉瘤为实性肿块，直径通常大于 5 cm。切面可呈鱼肉样、淡红色、灰白色或暗黄色，质地糟脆，但有些纤维较多的肿瘤则质地较韧实。较大的病灶可伴有出血和坏死。

2. 镜下

依病变的组织学来源不同而有不同的表现。平滑肌肉瘤的瘤细胞细长，呈梭形，偶尔并有上皮样形态。胞质嗜伊红，染色质增多，胞核较大。核不典型性和多形性，核分裂象多于 10 个/10 个高倍视野。肿瘤细胞呈栅栏状或漩涡状排列，肿瘤存在浸润性边缘。脂肪肉瘤的细胞呈梭形、星形或圆形。胞质中可见脂滴或空泡。恶性淋巴瘤的瘤细胞多有不同程度的间变，瘤细胞呈散在或密集分布，并有核分裂象，肿瘤与周围组织分界不清。横纹肌肉瘤的瘤细胞，随分化程度的不同，而具有不同数量的核分裂象。在细胞质中用磷钨酸-苏木素染色能找到清晰的横纹。纤维肉瘤的瘤细胞呈梭形，有异常核分裂，呈不规则的栅栏束状排列，并有数量不等的胶原纤维。

（三）临床表现

多见于 30~50 岁妇女，常见于大阴唇和阴蒂，很少发生于小阴唇。主要表现为外阴结节或肿物。初起时肿块较小，位于皮下，可无任何症状。随着肿块逐渐增大可出现疼痛，侵犯皮肤形成溃疡合并感染时出血或有脓性分泌物。患者往往因肿块、出血和疼痛而就诊。通常无外阴瘙痒和外阴白色病变史。晚期肿瘤可能侵犯深部组织，而固定于耻、坐骨上或出现远处转移。

（四）诊断

凡发展较快的外阴皮下实性肿块，应怀疑为软组织恶性肿瘤，诊断依据病理组织检查。对皮肤破溃者，可锉取组织活检，对皮肤完整者，可做针吸活检或穿刺活检，也可做切取活检或切除活检。

（五）鉴别诊断

与外阴软组织良性肿瘤鉴别：良性肿瘤一般发展缓慢，恶性者发展较快。外阴的肿块，尤其位于皮下、质地较实者，通常都要做病检才能做出最后诊断。

（六）治疗

外阴肉瘤以手术治疗为主，辅以化疗或放射治疗可望提高疗效。

1. 手术治疗

采用根治性外阴切除和腹股沟淋巴结清扫术。必须彻底切除原发灶，切除不够则常会局部复发。腹股沟淋巴结阳性则行髂盆区淋巴结清扫术。采用肿瘤挖出术或保守性手术者，80%的患者出现局部复发。

2. 化疗

病期稍晚、组织上核分裂活跃的肉瘤，根治术前后结合化疗可改善预后。目前常用的化疗方案有 VAC 方案、ADIC 方案、CYVADIC 方案。恶性淋巴瘤病灶局限者，先行手术切除，术后辅助化疗，常用方案为 COP 方案和 CHOP 方案。

3. 放疗

过去认为外阴肉瘤放射治疗无效。然而软组织肉瘤于根治性手术后补充放射治疗是有益的，可减少术后局部复发率，与化疗综合应用也可达到近期治愈。

（七）预后

外阴肉瘤少见，属高度恶性肿瘤，5 年生存率在 25% 左右。治疗后 1~2 年出现局部复发，80% 复发者以上最终会出现肺转移。单纯肿瘤挖出术局部复发率可达 80%，而根治性外阴切除术仅 30%。肿瘤直径大于 5 cm，边缘呈浸润性而非膨胀性生长，核分裂象大于 10/10 个高倍视野，是预后不良的最危险因素。其中横纹肌肉瘤预后最差。

五、外阴黑色素瘤

外阴黑色素瘤（MM）是一种少见的恶性程度高的肿瘤，占外阴恶性肿瘤的 2%~3%。

（一）病因病机

日光（紫外线辐射）是外阴黑色素瘤发生的主要病因。美国的一项研究资料表明，臭氧层每减少 1%，发病率就增加 2%。MM 多由色素痣恶变而来，慢性刺激和外伤常成为恶变的诱因。

（二）病理

外阴 MM 呈深蓝、蓝黑、棕黑或淡棕色，也有无色素性。镜下见瘤细胞呈圆形、多边形、梭形或多形性的混合型。细胞核大，深染，有核分裂象，偶尔可见核内空泡。细胞内黑色素分布不均。

（三）临床表现

外阴 MM 可发生于任何年龄，最常见于 60~70 岁妇女，平均年龄 55 岁。60% 外阴 MM 发生于小阴唇和阴蒂，40% 发生于大阴唇。主要临床表现为外阴有色素沉着的肿块伴瘙痒，破溃后有出血和疼痛。有继发感染者可见味臭的脓血性分泌物流出。晚期患者可扪及肿大的腹股沟淋巴结。

（四）诊断

根据症状、体征不难诊断，需病理活检明确。取活检时应注意，切忌在病灶局部取组织，以免加速癌细胞扩散，应将病灶连同周围 0.5~1 cm 正常皮肤及皮下脂肪整块切除后送病理，以便全面评估病变深度、切缘是否适当，以及该病的组织学特征。对于范围大的病灶，则可行咬取活检。

国际妇产科协会对外阴癌的分期并不适用于黑色素瘤,相反这种分期却可用于其他皮肤癌。Clark 根据肿瘤的浸润深度提出了 MM 的组织分类法;Breslow 分期则是根据病变的垂直深度,即从皮肤的颗粒层到病变侵袭的最深部位;还有一种用淋巴结标记作为分期的方法。但目前大多数临床医生都倾向于 Breslow 分期,因垂直深度对淋巴结转移和复发都很有预测意义。

（五）鉴别诊断

应与其他色素沉着性疾病相鉴别,通过病理活检不难鉴别。

（六）治疗

1. 手术治疗

（1）局部广泛切除术：适用于病变厚度小于 1 mm 的早期患者,手术切缘距离病灶 2 cm,可不做淋巴结切除。

（2）根治性手术：适用于病变厚度为 1~4 MM 者,包括局部广泛切除和双侧腹股沟淋巴结切除,如腹股沟淋巴结阳性,需同时行盆腔淋巴结清扫。

（3）姑息性手术：中晚期 MM 患者可行姑息性手术治疗。对于病变厚度大于 4 MM 者,可暂不做淋巴结清扫,经辅助化疗或免疫治疗后,效果明显者,可行分期淋巴结切除。

2. 化疗

作为手术的辅助治疗可减少复发,对播散型 MM。化疗则为重要的治疗手段。目前常用化疗药物为：CTX、5-FU、MTX、VCR、DTIC、BCNU、CCNU 等。

3. 免疫治疗

MM 的自然消退早已被学者们注意到,这种现象提示宿主的免疫反应在疾病的发生发展中起到重要作用。因此,免疫治疗受到重视并取得较好的疗效。免疫治疗包括：卡介苗治疗、白细胞介素-2 治疗和干扰素治疗等。

（七）预后

外阴 MM 的预后较差,5 年生存率在 28.6%~35%。影响 MM 预后的因素包括患者年龄、性别、诊断时期、原发肿瘤的厚度、侵犯的水平、淋巴结有无转移和治疗手段等。

第二节 阴道恶性肿瘤

外阴癌在妇科肿瘤中不常见,占所有妇科恶性肿瘤的 1%~2%,本病是目前妇科肿瘤治疗领域中最具有挑战性的问题之一,20 世纪 30 年代末以前,本病曾被认为是不治之症,但是随着放射治疗技术及手术措施的改进,较晚期的外阴癌得到比较有效的治疗逐渐成为可能。虽然本病在生物学行为方面类似于子宫颈癌,但是其治疗的效果却远不理想,同时治疗所导致的并发症较高,另外,尽管在早期可以通过常规的盆腔检查、阴道涂片而发现本病,但是绝大多数患者就诊时已属于晚期。

一、病因学

本病的发病原因不清楚,可能和以下因素有关。

（一）HPV 感染

目前认为阴道癌的发生可能和 HPV 感染有关,但是,还没有足够的证实这个观点。

（二）阴道上皮内瘤变

阴道上皮内瘤形成（VAIN）可能是阴道癌的癌前病变，但是，其发生机制还不十分清楚，3%~5%等患者将发展为阴道癌。

（三）阴道内的慢性刺激

如带子宫托的患者阴道癌的发病率高，但目前尚缺乏足够的证据。

（四）子宫颈原位癌及浸润癌

超过30%的原发性阴道癌的患者有至少在5年前因为宫颈原位癌和浸润癌而接受治疗的历史，同时放射治疗本身也是造成阴道癌发生的原因之一。

（五）母亲妊娠期服用己烯雌酚的历史

20世纪70年代以来这个问题得到了足够的重视，目前认为阴道透明细胞癌和其母亲妊娠期应用己烯雌酚有密切的关系，但是更易发生的不是癌，而是阴道腺病。

二、病理类型

阴道癌最常见的病理类型是鳞癌，其次为腺癌，肉瘤和黑色素瘤比较少见，其他类型则更加少见。

三、临床表现

（一）年龄

鳞癌的患者发病年龄较大，平均60岁左右，约76%的患者年龄超过50岁；腺癌的发病年龄较年轻，多于14岁以后发病，19岁为高发年龄；而阴道黑色素瘤平均发病年龄为58岁；阴道的胚胎性横纹肌肉瘤却主要发生于婴儿和儿童。

（二）症状和体征

以阴道出血和白带增多为主要症状，体检时肿块为主要的体征，但是其好发部位有所不同，如阴道鳞癌大多数的病变位于阴道壁上1/3，且通常在阴道后壁；而阴道的黑色素瘤则更易发生于阴道远端，且前壁常见。

四、转移途径

阴道癌转移的途径主要包括以下几种：

（一）直接蔓延

肿瘤直接蔓延至盆腔周围组织、骨头、邻近器官（直肠或膀胱）。

（二）淋巴转移

阴道癌的淋巴转移不少见，据文献报道可达28%~42%，病变位于近宫颈时，转移的途径类似子宫颈癌；而当病变累及阴道近阴道口时，其转移途径类似外阴癌的转移途径。

（三）血行播散

肿瘤通过血行到达远处的部位，引起相应的转移瘤。

五、分期

目前广泛采用的阴道癌的分期是FIGO的临床分期体系，它是根据临床上检查的结果来决定的。当然在许多国家也有采用 AJCC 的 TNM 分期。

六、年龄段与阴道癌的关系

不同年龄段的患者可患不同类型的肿瘤，而且有不同的特点。

（一）儿童期

1. 葡萄状肉瘤、胚胎性横纹肌肉瘤

90％发生于5岁以前，表现为类似葡萄状的肿物突出于阴道，易发生盆腔、腹股沟淋巴结转移，亦易发生血行转移。

2. 内胚窦瘤

在儿童期生殖细胞来源的肿瘤时常可以遇到，有时被误认为葡萄状肉瘤。

（二）青春期和年轻妇女

透明细胞癌常伴有宫内己烯雌酚暴露史，有这种历史的患者发生透明细胞癌的危险为1：1000，阴道明显高于宫颈，据研究，阴道透明细胞癌的患者中67％有宫内己烯雌酚暴露史，宫颈透明细胞癌的33％，这种患者的平均年龄为19岁；有宫内己烯雌酚暴露史的患者阴道腺病发生机会可达33％。对于这类的患者定期的阴道镜检查、阴道涂片检查及常规的阴道检查，对于宫颈和阴道应该分别进行涂片，如果出现阴道腺病，更应该定期行阴道镜检查。

（三）成人

1. 鳞癌

多数年龄60~65岁，发生部位以阴道的上1/3最常见，且位于阴道的后壁，阴道上部的病变淋巴引流类似宫颈癌，阴道下部的病变淋巴引流类似外阴癌，这种情况常伴有HPV16的感染。

2. 恶性黑色素瘤

平均年龄为55岁，通常位于阴道的下1/3，阴道的前壁，95％着色，5％不黑。

七、诊断

对于阴道癌的诊断从道理上讲并不困难，但是初次检查的误诊率却极高，尤其是病变位于阴道的下2/3时，由于检查时容易被窥具遮盖而误诊，有关文献报道这种首次检查误诊率可达19％。

对于阴道癌确诊的办法是进行活检，一般情况下这种手术可以在门诊进行，但是对于那些老年妇女，或伴有阴道狭窄的患者，有时需要在麻醉下进行检查，以求对于病变有较彻底的估价，需要时可以将阴道的顶部切除进行病理检查。另外，由于阴道癌继发于宫颈癌和外阴癌的较多，许多学者提出单纯阴道活检不能完全肯定阴道癌的诊断，应该同时行宫颈和外阴的活检，以除外阴道的转移性癌。

八、阴道癌的治疗

在决定给予阴道癌患者治疗前，应该首先考虑分期、肿瘤的大小、病变的位置、有无子宫、是否接受过盆腔放疗等因素，因为这些因素对于治疗方案的选择有关。下面就不同分期的阴道癌进行逐一等介绍。

（一）0期

由于阴道癌通常是多点性病变，且发生于阴道顶端较常见，另外，VAIN 常伴有其他生殖道肿瘤，因此宫颈和外阴应该进行较彻底的检查。

下列治疗方法可供选择。

1. 扩大局部切除

有条件可以行皮瓣转移。

2. 部分和全阴道切除术

病变广泛和多点病变时，可行此术式。

3. 阴道内化疗

文献报道利用 5% 的 5-FU 药膏每周 1.5 g 阴道上药 10 周可以获得较好的治疗效果。

4. 放射治疗

利用腔内照射效果较好，黏膜剂量应该达到 6000~7000 cGy，且整个阴道黏膜均应该治疗。

（二）Ⅰ期

1. 鳞癌

治疗方法的选择取决于患者的病变的大小、深度等预后因素。

（1）对于病变表浅，且病变厚度小于 0.5 cm，可以选择下列方法。①腔内照射：大多数情况下，对于病变仅为 0.5 cm 的病例，6000~7000 cGy 的放射已经足够；但是如果病变较大，则需要加外照射。对于病变位于阴道的下 1/3，应该选择性加用盆腔淋巴结及/或腹股沟淋巴结的照射，剂量以 4500~5000 cGy 为益。②手术：扩大局部切除和全阴道切除并阴道再造是标准术式，尤其是对于病变位于阴道的上部分时。对于手术边缘阳性和太近，应该予以辅助放射。

（2）对于病变厚度超过 0.5 cm 的病例，可以选择以下治疗手段。①手术：对于病变位于阴道的上 1/3，广泛式阴道切除及盆腔淋巴结切除，如果情况允许且患者要求的话，可以同时行阴道重建和再造；对于病变位于阴道的下 1/3，应该行腹股沟淋巴结切除；如果手术边缘未切净或太接近手术边缘，应该给予辅助放射治疗。②放射治疗：将腔内照射与组织间插植结合起来，原发肿瘤的放射剂量应该至少达到 7500 cGy；对于分化差、浸润倾向明显的病例，由于其具有较高的淋巴转移倾向，应该加用体外照射；对于病变位于阴道的下 1/3，可以选择性给予盆腔及腹股沟淋巴结外照射。

2. 腺癌

（1）手术：由于肿瘤延上皮下向外扩散，因此，应该行广泛式全阴道切除、子宫切除及淋巴结切除；如果病变位于阴道的上部，应该行盆腔淋巴结切除；如果病变发源于阴道的下部，则应该行腹股沟淋巴结切除；如果可行的话，或患者要求，可以行阴道重建；如果切除后边缘未切净和距边缘太近，应该给予辅助放疗。

（2）放射治疗：对于阴道腺癌的放射治疗基本与阴道鳞癌相同，但是如果病变位于阴道的下 1/3，应该选择性给予盆腔及腹股沟淋巴结是标准的治疗放射治疗，剂量以 4500~5000 cGy 为益。

（3）手术放疗综合治疗：对于某些病例可以给予肿瘤病灶组织间插殖、扩大局部切除及淋巴结活检相结合的治疗方法也可以获得较好的疗效。

（三）Ⅱ期

对于本期的外阴癌来讲放射治疗是更主要的治疗手段，对于鳞癌和腺癌治疗方案相同。

1. 单纯放疗

将后装与外照射结合起来,使得肿瘤放射量达到 7000~8000 cGy,对于那些病变累及阴道下 1/3 的病例,应该行盆腔及腹股沟淋巴结放射治疗,剂量为 4500~5000 cGy。

2. 手术合并放疗

即将广泛式手术(广泛式阴道切除或盆腔廓清术)与放疗结合,当然,如果手术比较满意,则不一定加用放疗。

(四) Ⅲ期

对于本期的阴道癌的治疗应该以放射治疗为主要治疗手段,手术治疗此时用处很小了,另外,单独依靠某一种放疗方法也已经是很难的事情,本期的治疗应该是将组织间、腔内及体外放疗相结合来治疗,一般主张给予患者 5~6 周的外照射,其中包括盆腔淋巴结的照射在内,随后予以组织间及腔内照射,总的放射量应该达到 7500~8000 cGy,阴道旁(盆壁)剂量应该达到 5500~6000 cGy。

(五) Ⅳa 期

本期阴道癌的治疗实质是属于姑息治疗的范畴,一般主张给予适当剂量的放射治疗,即给予腔内、体外及组织间放疗综合治疗,对于肿瘤的生长有一定程度的控制作用,可以不同程度地缓解症状,减轻疼痛。

(六) Ⅳb 期

本期没有规范的治疗方法,也许可以将放疗与化疗相结合来治疗。

(七) 复发

阴道癌的复发常常伴有极度恶劣的预后,仅有极少数的患者可以通过手术和(或)放疗而获得较好的结果,绝大多数没有机会获得治愈。据研究大多数阴道癌复发发生于治疗的前 2 年,如果肿瘤复发于阴道的中线部位,也许可以行盆腔廓清术。目前化疗对于阴道癌复发的治疗价值十分有限,很难讲对于阴道癌应该应用何种化疗方案更好,就目前的研究结果来看,顺铂的化疗效果也不十分理想,也许以后的临床试验可以证明哪种化疗方案为阴道癌的标准治疗。

第三节 子宫肌瘤

子宫肌瘤是女性生殖系统最常见的良性肿瘤,多见于 30~50 岁之间的妇女。由于很多患者无症状,或肌瘤较小不易发现,因此,临床报告肌瘤的发生率仅为 4%~11%,低于实际发生率。子宫肌瘤确切的发病因素尚不清楚,一般认为主要与女性激素刺激有关。近年来研究还发现,子宫肌瘤的发生与孕激素、生长激素也有一定关系。

一、分类

按肌瘤生长的部位可分为子宫体肌瘤和子宫颈肌瘤,前者占 92%,后者仅占 8%。子宫体肌瘤可向不同的方向生长,根据其发展过程中与子宫肌壁的关系分为以下三类。

(一) 肌壁间子宫肌瘤

肌壁间子宫肌瘤最常见,占 60%~70%。肌瘤位于子宫肌壁内,周围均为肌层包围。

(二) 浆膜下子宫肌瘤

这类肌瘤占 20%。肌瘤向子宫体表面生长、突起,上面覆盖子宫浆膜层。若肌瘤继续向浆膜面生长，仅有一蒂与子宫肌壁相连，称带蒂的浆膜下肌瘤。宫体肌瘤向宫旁生长突入阔韧带前后叶之间，称为阔韧带肌瘤。

(三) 黏膜下肌瘤

临床较少见，约占 10%。肌瘤向宫腔方向生长，突出于子宫腔，表面覆盖子宫黏膜，称为黏膜下肌瘤。黏膜下肌瘤易形成蒂，子宫收缩使肌瘤经宫颈逐渐排入阴道。子宫肌瘤大多数为多个，称为多发性子宫肌瘤。也可为单个肌瘤生长。

二、病理

(一) 巨检

典型的肌瘤为实质性的球形结节，表面光滑，与周围肌组织有明显界限。肌瘤虽无包膜，但由于其周围的子宫肌层受压形成假包膜。切开假包膜后肌瘤突出于切面。肌瘤剖面呈灰白色漩涡状或编织状。纤维组织成分多者肌瘤质硬，肌细胞多者肌瘤偏软。

(二) 镜检

肌瘤由平滑肌与纤维组织交叉排列组成，呈漩涡状。细胞呈梭形，大小均匀，核染色较深。

三、继发变性

肌瘤失去原有典型结构和外观时，称为继发变性，可分为良性和恶性两类。

(一) 良性变性

1. 玻璃样变

玻璃样变最多见，肌瘤部分组织水肿变软，剖面漩涡结构消失，代之以均匀的透明样物质，色苍白。镜下见病变区肌细胞消失，呈均匀粉红色无结构状，与周围无变性区边界明显。

2. 囊性变

囊性变常继发于玻璃样变，组织液化，形成多个囊腔，也可融合成一个大囊腔。囊内含清澈无色液体，并可自然凝固成胶冻状。囊壁由透明变性的肌瘤组织构成。

3. 红色变性

红色变性多发于妊娠期或产褥期，其发生原因尚不清。肌瘤体积迅速增大，发生血管破裂。血红蛋白渗入瘤组织，故剖面呈暗红色，如同半熟烤牛肉，有腥臭味，完全失去原漩涡状结构。

其他良性变性还有脂肪变性、钙化等。

(二) 恶性变

恶性变即为肉瘤变，占子宫肌瘤的 0.4%~0.8%。恶变后肌瘤组织脆而软，与周围界限不清，切面漩涡状结构消失，呈灰黄色，似生鱼肉，多见于年龄较大、生长较快与较大的肌瘤。对子宫迅速增大或伴不规则阴道流血者，考虑有恶变可能。

四、临床表现

(一) 症状

肌瘤的典型症状为月经过多和继发贫血，但多数患者无症状，仅于盆腔检查时发现。症状与肌瘤的生长部位、生长速度及有无变性有关。

1. 阴道流血

阴道流血为肌瘤患者的主要症状。浆膜下肌瘤常无出血，黏膜下肌瘤及肌壁间肌瘤表现为月经量过多，经期延长。黏膜下肌瘤若伴有坏死、溃疡，则表现为不规则阴道流血。

2. 腹部包块

偶然情况下扪及包块。包块常位于下腹正中，质地硬，形态可不规则。

3. 白带增多

肌瘤使子宫腔面积增大，内膜腺体分泌旺盛，故白带增多。黏膜下肌瘤表面感染、坏死，可产生大量脓血性排液。

4. 腹痛、腰酸

一般情况下不引起疼痛，较大肌瘤引起盆腔瘀血，出现耻区坠胀及腰骶部酸痛，经期由于盆腔充血，症状更加明显。浆膜下肌瘤发生蒂扭转时，可出现急性腹痛。肌瘤红色变性时可出现剧烈疼痛，伴恶心、呕吐、发热、白细胞升高。

5. 压迫症状

压迫膀胱可发生尿频、尿急，压迫尿道可发生排尿困难或尿潴留，压迫直肠可发生便秘等。

6. 不孕

不孕占 25%~40%，肌瘤改变宫腔形态，妨碍孕卵着床。

7. 全身症状

出血多者有头晕、全身乏力、心悸、面色苍白等继发性贫血表现。

（二）体征

1. 腹部检查

较大的肌瘤可升至腹腔，腹部检查可扪及肿物，一般居耻区正中，质硬，表面不规则，与周围组织界限清。

2. 盆腔检查

由于肌瘤生长的部位不同，检查结果各异。

（1）浆膜下肌瘤：肌瘤不规则增大，表面呈结节状。带蒂肌瘤有细蒂与子宫体相连，可活动；阔韧带肌瘤位于子宫一侧，与子宫分不开，常把子宫推向对侧。

（2）肌壁间肌瘤：子宫呈均匀性增大，肌瘤较大时，可在子宫表面摸到突起结节或球形肿块，质硬。

（3）黏膜下肌瘤：窥器撑开阴道后，可见带蒂的黏膜下肌瘤脱出于宫颈口外，质实，表面为充血暗红的黏膜包围，可有溃疡及继发感染坏死。宫口较松，手指进宫颈管可触到肿瘤蒂部。如肌瘤尚未脱出宫口外，只能扪及子宫略呈均匀增大，而不能摸到瘤体。

五、诊断及鉴别诊断

根据经量增多及检查时子宫增大，诊断多无困难。对不能确诊者通过探测宫腔、子宫碘油造影、B超检查、宫腔镜及腹腔镜检查等协助诊断。

子宫肌瘤常易与下列疾病相混淆，需加以鉴别。

（一）妊娠子宫

子宫肌瘤透明变性或囊性变时质地较软，可被误认为妊娠子宫，尤其是 40~50 岁高龄孕妇。

如忽视病史询问，亦可能将妊娠子宫误诊为子宫肌瘤。已婚生育期妇女有停经史、早孕反应史，结合尿 HCG 测定、B 超检查一般不难诊断。

（二）卵巢肿瘤

多为囊性或囊实性，位于下腹一侧，可与子宫分开，亦可为双侧，很少有月经改变。而子宫肌瘤质硬、位于下腹正中，随子宫移动，常有月经改变。必要时可用 B 超、腹腔镜检查明确诊断。

（三）盆腔炎性包块

盆腔炎性包块与子宫紧密粘连，患者常有生殖道感染史。检查时包块固定有压痛，质地较肌瘤软，B 超检查有助于诊断。抗感染治疗后症状、体征好转。

此外，子宫肌瘤应与子宫腺肌病、子宫肥大症、子宫畸形、子宫颈癌等疾病相鉴别。

六、处理

应根据患者年龄、生育要求、肌瘤大小和部位、有无并发症及子宫出血程度等情况综合考虑。

（一）随访观察

围绝经期妇女，如肌瘤小、无自觉症状，一般不需治疗，可每 3~6 个月随访检查一次。

（二）药物治疗

肌瘤不超过 8 周妊娠子宫大小，症状轻，近绝经年龄，或全身情况不能承受手术者，可给药物保守治疗。

1. 雄激素

抗雌激素，使子宫内膜萎缩，减少出血，使近绝经期妇女提前绝经。常用药物有甲睾酮及丙酸睾酮。每月总量不超过 300 mg，以免引起男性化。

2. 黄体生成素释放激素类似物（LHRH-a）

LHRH-a 用于治疗与雌激素有关的疾病包括子宫肌瘤。使用后患者经量减少或闭经，肌瘤缩小，但停药后肌瘤常又逐渐增大，目前主要作为术前的辅助治疗或近绝经患者的治疗。

3. 米非司酮

米非司酮作为抗孕激素药物近年用于子宫肌瘤的治疗，也可作为术前辅助治疗或近绝经患者的治疗。

4. 其他药物

月经量多时可使用子宫收缩剂及其他止血补血药物。

（三）手术治疗

1. 手术适应证

月经量过多造成贫血、保守治疗无效者；妇科检查子宫超过孕 10 周大小；黏膜下肌瘤；肿瘤玉迫膀胱或直肠出现压迫症状者；短期内肿瘤生长迅速或疑有恶变者；肌瘤影响生育功能，患者有生育要求者。

2. 手术方式

（1）经阴道肌瘤摘除术：突出于阴道内的黏膜下肌瘤可经阴道摘除，对位于宫腔内的黏膜下肌瘤，部分病例可在宫腔镜下行电切术。

(2) 经腹肌瘤摘除术：适用于年轻、希望生育且输卵管通畅，浆膜下、肌壁间单个或数量较少的肌瘤患者。

(3) 子宫切除术：对肌瘤较大，症状明显，经药物治疗无效，不需保留生育功能或怀疑恶变者，可行子宫全切术。切除宫颈有困难者也可行子宫全切术。

第四节 宫颈癌

一、病因

与所有的肿瘤一样，本病的发生也是多种因素协同作用的结果。与宫颈癌发病有关的因素主要有性传播疾病、性生活相关因素等。

(一) 性传播疾病

易感染生殖道的病毒主要包括人乳突状瘤病毒（HPV）、单纯疱疹病毒Ⅱ型（HSV-Ⅱ）、巨细胞病毒（CMV）等。其中 HPV 感染与子宫颈癌发病关系最为密切。迄今为止，已经鉴定出的 HPV 亚型多达 100 余种，其中 HPV16、18、33、58 等亚型与子宫颈上皮内瘤样病变（CIN），以及宫颈癌的发生、发展密切相关，故称之为高危型病毒。而 HPV6、11、42、43 等亚型与宫颈癌的发生、发展无明显相关关系，故称其为低危型病毒。

学者们认为，宫颈癌是一种由病毒感染引起的恶性肿瘤。流行病学及相关研究资料显示，超过 80% 的 CIN 样本中 HPV DNA 为阳性，95% 的子宫颈癌标本中 HPV DNA 为阳性，并且 HPV DNA 含量与宫颈病变程度呈正相关。此外，研究还表明，20 岁是女性 HPV 感染的高峰年龄，25~35 岁是 CIN 发生的高峰年龄段，而 40 岁以上是宫颈癌发生的高峰年龄，提示 HPV 感染与宫颈癌的发生呈时序关系，符合生物学的时相规律。

HPV 的致瘤作用与 HPV DNA 在宿主中的状态有关。HPV 感染宿主细胞后先以游离状态潜伏于基底细胞的核内，然后病毒核酸整合到宿主细胞内，整合后的 DNA 发生致癌作用的主要部分为 E6、E7 和 E2。HPV 病毒通过 E1、E2 的开放读码框断裂并线性化插入到人体上皮细胞的染色体中，E2 开放阅读框架断裂后该片段发生丢失或失活。E2 蛋白是一种特异性的 DNA 束缚蛋白，可以调节病毒 mRNA 的转录、DNA 的复制，以及 E6、E7 的转化，故 E2 片段的缺失可导致 E6 和（或） E7 片段表达失控。此外，E6、E7 还可分别与抑癌基因 P53、Rb 基因结合，并与细胞周期调控蛋白发生相互作用，干扰正常的细胞周期调控，促进细胞的转化，从而诱发肿瘤。

(二) 与性生活相关因素

流行病学资料显示，早年性生活（即 20 岁以前有性生活者，宫颈癌的发病率比 20 岁后有性生活者高 3 倍）、早育、性生活紊乱（有多个性伴侣）、多产等均是宫颈癌发病的高危因素。

(三) 其他

(1) 自身免疫低下。

(2) 性激素（E）促进作用。

(3) 化学致癌因素：如包皮垢。动物试验也证实精液中的精液组蛋白为致癌物质。

(4) 精神刺激、吸烟、社会经济地位较低等因素。

二、组织及病理学

（一）正常子宫颈上皮生理变化

子宫颈上皮包括阴道部的鳞状上皮（即扁平上皮）和子宫颈管的柱状上皮。二者交界部即鳞-柱交接（SCJ），又称转化区或移行带，此区细胞增生活跃，是宫颈癌的好发部位。鳞-柱交接又分为原始鳞-柱交接和生理性鳞-柱交接。原始鳞-柱交接指胎儿期来源于泌尿生殖窦的鳞状上皮向上生长，到子宫颈外口与子宫颈管柱状上皮相邻所形成。原始鳞-柱交接随体内雌激素水平变化发生移位，称为生理性鳞-柱交接。

（二）子宫颈移行带柱状上皮被鳞状上皮替代的机制

1. 鳞状上皮化生

鳞状上皮化生指暴露在子宫颈阴道部的柱状上皮受阴道酸性环境的影响，柱状上皮下未分化的储备细胞增生转化为绝大多数不成熟的鳞状上皮，上皮无表、中、底层之分，且代谢活跃，易受外界刺激发生细胞分化不良、排列紊乱、核异常、有丝分裂增加，或发生子宫颈上皮内瘤样病变，甚至癌变。

2. 鳞状上皮化

鳞状上皮化指宫颈阴道部的鳞状上皮直接长入柱状上皮与其基膜间并最终替代柱状上皮。

（三）子宫颈上皮内瘤样病变及转归

1. CIN Ⅰ

CIN Ⅰ即轻度非典型增生，指上皮下 1/3 层细胞核增大，核浆比例稍增大、细胞核染色稍加深、分裂象少，细胞极性正常。60%~85% 能自然消退，但应该检测 HPV 状态，并进行随访，若病灶持续 2 年，应采用激光或冷冻治疗。

2. CIN Ⅱ

CIN Ⅱ即中度非典型增生，指上皮下 1/3~2/3 层细胞核明显增大，核浆比例增大，细胞核深染、分裂象较多，细胞数量明显增加，细胞极性存在。约 20% 发展为原位癌，5% 发展为浸润癌。

3. CIN Ⅲ

CIN Ⅲ包括重度不典型增生及原位癌（CIS），指病变细胞几乎或全部侵及上皮全层，细胞核异常增大，核浆比例显著增大，细胞核染色深、分裂象多、形状不规则，细胞拥挤、排列紊乱、极性消失。

4. 浸润癌

CIN 病变突破上皮下基膜，浸润间质，即形成浸润癌。

（四）组织学分类

常采用 WHO 宫颈恶性肿瘤组织学分类。

（五）巨检

1. 鳞状细胞癌

鳞状细胞癌是最常见的，占宫颈癌的 80%~85%，分为外生型、内生型、宫颈管型和溃疡型 4 种类型。

（1）外生型：最多见，肿瘤向外生长呈菜花状或乳头状，组织脆，易有接触出血，肿瘤多累及阴道。

（2）内生型：肿瘤浸润宫颈深部组织，多有宫颈肥大、变硬，呈桶状，肿瘤多累及宫旁组织。

（3）宫颈管型：肿瘤发生于子宫颈管，多有脉管浸润和盆腔淋巴结转移。

（4）溃疡型：在外生型和内生型的基础上继续发展并合并感染、坏死，组织脱落后形成溃疡、空洞，形成火山口样宫颈。

2. 腺癌

腺癌占宫颈癌的15%～20%，其中黏液性腺癌最多见。微偏腺癌（宫颈恶性腺瘤）约占1%，是一种少见的子宫颈腺癌；腺鳞癌占3%～5%，含腺癌和鳞癌两种成分。

（六）转移途径

宫颈癌主要以直接蔓延及淋巴转移为主，晚期可有血行播散。

1. 直接蔓延

宫颈癌的转移途径以直接蔓延最多见。

（1）向上：浸润子宫体。

（2）向下：浸润阴道。

（3）两侧：浸润宫旁组织，甚至累及盆腔侧壁，压迫输尿管，导致输尿管扩张和肾盂积水。

（4）前后：晚期可浸润膀胱或直肠（少见），形成膀胱阴道瘘或直肠阴道瘘。

2. 淋巴转移

研究报道，宫颈癌盆腔淋巴结转移率与FIGO分期呈正相关，Ⅰ期～Ⅳ期宫颈癌盆腔淋巴结转移率分别为15%、30%、50%、60%。Henrlken将盆腔淋巴结区域分为两级，即初级（1级：Ⅰstation）和次级（2级：Ⅱstation）。初级盆腔淋巴结包括：宫旁淋巴结、宫颈旁淋巴结、闭孔淋巴结、髂内淋巴结、髂外淋巴结、髂总淋巴结、骶前淋巴结；次级盆腔淋巴结包括：腹股沟深浅淋巴结和腹主动脉旁淋巴结。

3. 血行播散

宫颈癌血行播散少见，约占5%，远处受累器官常见于肺、骨、肝、肾等。

三、临床表现

1. 早期

早期可无明显症状，部分患者有白带增多、白带带血或接触性出血（同房出血）等症状。妇科检查（包括双合诊和三合诊）：宫颈柱状上皮异位或粗、硬，宫旁无增厚（无浸润）。

2. 晚期

晚期多有阴道不规则出血（或多、或少，甚至大出血），绝经后妇女可出现阴道出血，血性、脓性或水样白带并伴有特殊臭味，部分患者表现为恶病质。妇科检查（包括双合诊和三合诊）：宫颈菜花样、浸润结节型、溃疡出血或伴坏死，阴道或宫旁组织增厚浸润等。

四、诊断及鉴别诊断

（一）诊断

根据病史和体格检查、辅助检查、病理组织学检查结果确诊。

早期辅助诊断方法如下所述。

1. 宫颈脱落细胞学检查

宫颈脱落细胞学检查筛查宫颈癌的首选方法。希腊医师 Papanicolaou（巴氏）于 1941 年发明，从 20 世纪 40 年代开始沿用了近半个世纪的用于子宫颈癌筛查的传统手工方法为巴氏涂片（Pap Smear）。现发展为液基薄层细胞学技术（TCT），该技术明显提高了子宫颈癌前病变，以及宫颈癌的诊断率，降低了假阴性率。1988 年 Bethesda 应用 TBS 报告系统，创建了实验报告的标准框架，即除包含了对标本的评估外，还包括了描述性诊断。该系统统一的诊断术语，为临床处理提供了帮助，达到了细胞病理和临床的有效交流。

2. 阴道镜指导下活体组织检查

阴道镜是一座架于临床与病理形态学之间的观察活组织形态学的桥梁。它在醋酸和碘染色的帮助下，将子宫颈阴道部黏膜放大 6 倍~40 倍，通过观察肉眼看不见的表面形态和终末血管网的变化来评价局部病变，以提高早期诊断的准确性，达到早期治疗的目的。

3. 子宫颈和子宫颈管活体组织检查（ECC）

组织病理学检查结果是诊断的"金标准"。临床上对宫颈脱落细胞学检查结果异常或可疑患者可取部分子宫颈组织做病理学检查，确定病变的性质，帮助医师决定最终的治疗方法。临床上 ECC 包括点切法、子宫颈管搔刮术、子宫颈锥切术三种方法。①点切法：常用于子宫颈脱落细胞学检查可疑或异常而需进一步明确诊断者。②子宫颈管搔刮术：用于明确子宫颈管内是否有病变或癌灶是否浸润子宫颈管，和点切法联合使用可进一步提高子宫颈上皮内瘤样病变及早期宫颈癌的检出率。③子宫颈锥切术：该法不仅可用作诊断也可用于治疗。当子宫颈脱落细胞检查多次发现癌细胞而另外两种子宫颈活体组织检查法均未发现异常；或为明确已诊断的子宫颈原位癌或镜下早期浸润癌患者是否为浸润癌时，可用该法明确诊断。此外，该法可作为子宫颈上皮内瘤样病变患者的治疗方法之一。

4. 其他检查

根据患者的具体情况可选择 CT、MRI、膀胱镜、直肠镜、静脉肾盂造影、腹腔镜、穿刺活体组织检查等。

（二）鉴别诊断

病理组织学检查结果是诊断与鉴别诊断的"金标准"。

1. 子宫颈良性病变

子宫颈良性病变包括息肉、重度糜烂、乳突瘤、子宫颈结核、尖锐湿疣，以及位于子宫颈及阴道穹窿的子宫内膜异位结节等病变。

2. 子宫颈恶性肿瘤

子宫颈恶性肿瘤包括原发于子宫颈的恶性黑色素瘤、肉瘤、淋巴瘤，以及其他转移到子宫颈的恶性肿瘤。

五、临床分期

临床分期在治疗前由 2 位或 3 位妇科肿瘤专科高年资医师共同评估后作出，治疗后不能更改。

分期注意事项如下所述。

（1）不分期：子宫体浸润不列入分期。

(2) 0期：不典型细胞覆盖上皮全层，但无间质浸润。

(3) Ⅰa期：为显微镜下诊断。

(4) Ⅲ期：①肿瘤浸润到达盆腔侧壁，完全无间隙，且肿瘤呈结节状。②当其他检查确定肿瘤为Ⅰ或Ⅱ期，但肿瘤浸润输尿管引起癌性狭窄、肾盂积水或肾功能丧失时应确定为Ⅲ期。

(5) Ⅳ期：仅有膀胱泡样水肿者不能确定为本期，当膀胱冲洗液查见肿瘤细胞时，还应做活体组织检查取得病理组织学证据后方能确诊。

六、治疗

要高度重视首次治疗。首先应明确诊断及临床分期，根据患者年龄、全身情况、是否有生育要求、病理类型，以及医疗技术水平、设备等制订个体化的治疗方案。按照以放射、手术为主，辅以化疗、免疫治疗等综合治疗的原则进行治疗。

(一) 放射治疗

1. 适应证

放疗适用于：①各期子宫颈癌，且不受内科疾病的影响。②Ⅱb以上的患者首选。③术后有淋巴结转移，切缘阳性，子宫旁浸润，淋巴或血管间隙、深部间质浸润等高复发风险的患者需补充放疗。

2. 规范的子宫颈癌根治性放疗的方案

规范的子宫颈癌根治性放疗的方案是盆腔外照射加盆腔内近距离照射。此外，国际上还推荐同步放化疗。

(1) 体外照射：盆腔野包括子宫、子宫颈、子宫旁和上1/3阴道（Ⅲa患者包括全阴道）、盆腔淋巴结、腹股沟深淋巴结。扩大野主要是腹主动脉旁淋巴结范围。照射前应设定好照射野，并用铅板或多叶光栅技术保护正常组织。

照射野包括：①盆腔前后野，又称矩形野，上界为L4与L5间隙，下界为闭孔下缘或肿瘤下缘下2 cm以上，侧界为真骨盆外1.5~2 cm。②四野箱式照射，前界为耻骨联合前缘处的垂直线，后界为S2与S3间隙处的垂直线，上、下界同盆腔前后野。③扩大野照射，当髂总和（或）腹主动脉旁淋巴结受累时，照射野可从以上两野上缘向上扩大到所需照射的部位。全盆腔照射剂量为45~50 Gy；或每次1.8~2.0 Gy，5次/周。扩大野照射剂量约为45 Gy，每次1.8~2.0 Gy，5周完成。当肿瘤体积大时，先进行体外照射30 Gy后再做盆腔内近距离照射，疗效更理想。

(2) 盆腔内近距离照射：根据对"A"点（子宫颈外口上2 cm与旁2 cm的交点）的放射剂量率分为高（超过20 cGy/min）、中（3.33 cGy/min~20 cGy/min）、低（0.667 cGy/min~3.33 cGy/min）剂量率。多采用高剂量率盆腔内照射，每次6~7 Gy，一次/周，总剂量为35~42 Gy。

当局部肿瘤体积大、出血多时，可选用阴道盒、组织间插植治疗等方法。

(3) 同步放化疗：研究已证实放疗同时辅以铂类为基础的化疗可明显控制盆腔肿瘤，提高患者生存率。因为化学药物可以充当放疗的敏感剂，此外其本身还能杀死肿瘤细胞，两种治疗手段的联合，可明显阻止肿瘤细胞的修复，使肿瘤细胞更加同步化，减少了缺氧细胞的比例。同步放化疗的具体方案如下所述。顺铂（DDP）60~70 mg/m^2，静脉滴注，第1天和第29天联合放疗；氟尿嘧啶（5-FU）3~4 g/m^2，96小时持续静脉滴注，第1天和第29天联合放疗。顺铂40 mg/m^2，静脉滴注，第1天、第8天、第15天、第22天、第29天和第35天联合放疗。

3. 并发症

子宫颈癌放疗的并发症包括早期及晚期并发症。

(1) 早期并发症：早期并发症是指放疗中或放疗结束不久发生的并发症，如子宫穿孔等机械性损伤，局部感染，尿频、尿急、尿痛、血尿等泌尿道反应，以及里急后重、腹泻、便血等胃肠反应等，多较轻。经对症处理，并保证富含蛋白质和多种维生素且易消化的饮食后，患者多能坚持治疗。严重的患者可暂停放疗，经对症治疗好转后，再恢复照射。

(2) 晚期并发症：晚期并发症常见的有放射性直肠炎、膀胱炎、小肠炎、局部皮肤及皮下组织的改变、盆腔纤维化等。这里简单介绍最常见的放射性直肠炎和膀胱炎。

放射性直肠炎：多在放疗后半年至一年内发生，按直肠病变程度分为三度。①轻度，有症状，临床检查直肠无明显异常，但直肠镜检查见直肠壁黏膜充血、水肿。②中度，有明显症状，临床检查肠壁有明显增厚或溃疡。③重度，出现需要手术治疗的疾病，如肠梗阻、肠穿孔或直肠阴道瘘等。轻度和中度的放射性直肠炎以消炎、止血、对症处理的保守治疗为主，也可用药物保留灌肠；重度者一经诊断应择日手术。

放射性膀胱炎：多发生在放疗后一年以上，按临床表现分为三度。①轻度，有尿急、尿频、尿痛等症状，膀胱镜下见黏膜充血、水肿。②中度，膀胱黏膜毛细血管扩张性血尿，反复发作，甚至形成溃疡。③重度，膀胱阴道瘘的患者。轻度和中度放射性膀胱炎，采用抗感染、止血、对症治疗的保守治疗；重度者，应择日手术治疗。

盆腔纤维化：即盆腔呈冰冻骨盆状。严重者可导致输尿管梗阻及淋巴管阻塞，可采用活血化瘀类中药治疗，必要时手术。

(二) 手术治疗

手术治疗的优点是能保护年轻患者所保留的卵巢及阴道的功能。适用于早期Ⅱa以前、全身情况良好，且无手术禁忌证的患者。

1. 手术类型

根据肿瘤对子宫旁、阴道、宫骶韧带、主韧带浸润范围选择不同的手术方式。

(1) Ⅰa1期：年轻有生育要求的妇女可选择子宫颈锥形切除术，无生育要求的妇女可选子宫全切术，可保留卵巢，无须清除淋巴结（淋巴结转移率小于1%时）。

(2) Ⅰa2期：筋膜外子宫全切术及盆腔淋巴结清扫术。对渴望生育的妇女可选用子宫颈广泛性切除术及盆腔淋巴结清扫术（腹膜外或腹腔镜下），保留正常卵巢，严密随访。

(3) Ⅰb1期：次广泛子宫切除术或广泛子宫切除术及盆腔淋巴结清扫术。肿瘤病灶最长径小于2 cm，渴望生育的妇女可选用子宫颈广泛性切除术及盆腔淋巴结清扫术（腹膜外或腹腔镜下），保留正常卵巢，严密随访。

(4) Ⅰb2期~Ⅱb：先行新辅助化疗，确定有效后行广泛性子宫切除术及盆腔淋巴结清扫术，可保留正常卵巢。若术中发现髂总淋巴结有肿瘤转移者，应行腹主动脉旁淋巴结切除或取样。

(5) Ⅲ期以上：放化疗联合治疗。

2. 手术中和手术后常见并发症的预防及处理

(1) 出血：术中出血常有两处，其一是清除淋巴结时直接损伤动、静脉，其二是分离主韧带或打输尿管隧道时损伤盆膈（盆底）静脉丛。若能看清出血点，可立即钳夹、缝扎止血。否则只有用纱布压迫或使用血管收缩剂，然后再缝扎止血；髂内动脉结扎，有时也能取得较好的效果；必要时还可盆膈填塞长纱条，术后24~48小时后取出。术后出血可因出血点漏扎或结扎线松脱所致。若为阴道断端出血且可见者，可钳夹后缝扎止血；若为腹腔内出血，应立即开腹止血；若术后多日发生，多继发于感染，应加强抗感染并对症处理，积极预防出血可能导致的并发症。预防出血的关键是提高手术技能，操作轻柔，严密结扎止血。

（2）泌尿系统并发症：包括术中的直接损伤和术后的缺血性损伤两类。输尿管直接损伤多发生于处理骨盆漏斗韧带、宫骶韧带和打输尿管隧道等时，故术中应仔细解剖，避免误伤。缺血性损伤是因为局部血液循环差，造成局部输尿管缺血、坏死，故术中要注意保护膀胱、输尿管的营养血管，术后要保持输尿管通畅，积极纠正贫血、加强支持、预防感染。此外，由于手术可不同程度地损伤支配膀胱、尿道的神经；而膀胱功能麻痹也是常见的并发症之一，其发生率高达50%。因此，保留神经功能的手术方式越来越引起大家的关注。

（3）感染：随着抗生素的不断发展，感染的发生率明显降低。预防的措施包括术前仔细准备患者的阴道；术中严格无菌操作；术毕放置引流管，加强引流；术后积极支持患者全身情况，采用广谱预防性或治疗性的抗生素预防感染等。

（4）盆腔淋巴囊肿：由于腹膜后淋巴组织清除后留有无效腔，回流的淋巴液潴留在此形成囊肿。大的淋巴囊肿产生压迫症状，甚至引起输尿管梗阻。部分患者在淋巴囊肿的基础上合并感染，甚至高热，对这类患者应在抗感染的基础上行腹膜外淋巴囊肿切开引流术。子宫颈癌淋巴组织清除术中应仔细结扎淋巴管近、远端，预防盆腔淋巴囊肿的发生。

（5）其他并发症：如切口感染、肠梗阻、栓塞性静脉炎及肺栓塞等，其防治方法与其他腹部手术相同，在此不再赘述。

（三）化学药物治疗

近年来，化疗在子宫颈癌治疗中的作用得到了较大的提升。目前已知单药有效的药物包括：顺铂（DDP）、卡铂（CBP）、长春新碱（VCR）、紫杉类药物、拓扑替康、环磷酰胺（CTX）、异环磷酰胺（IFO）、氟尿嘧啶（5-FU）、博来霉素（BLM）、丝裂霉素（MMC）等，其中以顺铂效果较好。禁忌证为再生障碍性贫血、恶病质，以及有严重脑、心、肝、肾病变的患者。治疗模式包括：缓解性化疗（姑息性化疗，palliativec hemot herapy）、同步放化疗、新辅助化疗（NAC）、辅助化疗。其中，NAC最令人瞩目。

NAC主要适用于局部肿瘤体积大的Ⅰb2期~Ⅱa期子宫颈癌患者，以及较年轻的Ⅱb期子宫颈癌患者。其目的是在手术或放疗前先行1~3个疗程的化疗，能缩小肿瘤体积、降低分期，使手术更容易实施。同时可控制肿瘤的微小转移，提高疗效。目前的研究证实动脉和静脉化疗疗效相当，按照WHO实体瘤疗效评价标准，NAC总有效率大于80%，但尚未证实该方法能提高患者生存率。

（四）特殊类型的子宫颈癌的处理

1. 子宫颈癌合并妊娠

子宫颈癌合并妊娠时应综合考虑临床期别、孕周、患者及家属的要求来进行治疗。总的原则如下所述。

（1）尽快处理，否则影响预后。

（2）若孕周超过28周，估计胎儿能够存活，可先行剖宫产手术，再根据临床分期决定手术类型。

（3）若孕周不足28周，胎儿不能存活，可先行放化疗使胎儿流产后再根据临床分期决定手术类型或治疗方案。

2. 复发子宫颈癌

规范手术治疗 1 年后、根治性放疗治疗 3 个月后经体检和影像提示，病理证实的复发灶出现即为复发，多数复发灶在盆腔。治疗应根据患者的具体情况制订个体化综合治疗方案。

3. 子宫颈残端癌

子宫颈残端癌指子宫次全切除术后所剩子宫颈发生的癌变。其预防、诊断、治疗及预后与普通子宫颈癌没有明显差别，但需特别注意的是对手术的技巧要求更高，损伤发生的概率较大。

第五节 子宫内膜癌

子宫内膜癌又称子宫体癌，发生在子宫体的内膜。发病率在女性生殖道恶性肿瘤中仅次于子宫颈癌居第二位，发病年龄在 58~61 岁，其平均发病年龄为 60 岁左右。

一、病因

子宫内膜癌的病因尚不清楚，可能与子宫内膜长期受雌激素刺激而无黄体酮对抗；体质因素如肥胖、高血压、糖尿病、不孕不育、绝经延迟；子宫内膜增生性病变；遗传因素等有关。

二、病理

（一）巨检

根据病变形态和范围分为两种类型。

1. 局限型

局限型常发生于宫底部，病灶常发生于部分黏膜，呈息肉状或小菜花状，表面有溃疡，易出血。

2. 弥漫型

在内膜内蔓延，子宫内膜大部分或全部被癌组织侵犯，使之增厚或呈不规则息肉状，质脆，色灰白或浅黄色，表面有出血及坏死。

（二）镜检

按组织细胞学特征分为以下类型。

1. 内膜样腺癌

内膜样腺癌最常见，占子宫内膜癌的 80%~90%。

2. 浆液性乳头状腺癌

浆液性乳头状腺癌约占 10%，恶性程度很高，常见于年老的晚期患者。

3. 透明细胞癌

透明细胞癌约占 4%，恶性程度较高，易早期转移。

4. 其他

其他类型包括鳞状细胞癌、黏液性癌。

三、转移途径

早期病变局限于子宫内膜。其特点为生长缓慢，转移较晚。转移途径主要是直接蔓延和淋巴转移，晚期可血行转移。

1. 直接蔓延

癌灶沿子宫内膜蔓延，可侵犯输卵管、卵巢，以及盆腹腔；侵犯宫颈、阴道；侵犯肌层甚至浆膜并可广泛种植在盆腔腹膜、大网膜等。

2. 淋巴转移

淋巴转移为主要的转移途径。当癌灶浸润至深肌层，或扩散到宫颈管，或癌组织分化不良时，易发生淋巴转移。其转移途径与癌灶生长部位有关。

四、临床分期

现多采用 FIGO。

五、临床表现

（一）症状

极早期患者可无明显症状，一旦出现症状则可表现如下。

1. 阴道流血

阴道流血是最重要和最早出现的症状，常在绝经后出血，血量不多。绝经前患者月经周期紊乱，表现为不规则出血或持续性出血。

2. 阴道排液

早期往往为浆液性或浆液血性白带，合并感染可出现脓性或脓血性排液，有恶臭。

3. 疼痛

晚期肿瘤可累及盆腔，引起剧烈疼痛，多为下腹及腰骶部疼痛，并可向腿部放射。

4. 全身症状

晚期患者可出现贫血、消瘦、恶病质、全身衰竭等。

（二）体征

早期患者妇科检查子宫正常大小，稍晚子宫可增大变软。有时可扪及转移性结节或肿块。

六、诊断

对近绝经期有异常阴道流血、绝经后阴道流血或排液的妇女，特别是有高危因素者，应考虑到有子宫内膜癌的可能，需做以下检查以明确诊断。

（一）分段诊断性刮宫

确诊子宫内膜癌需根据病理检查结果，分段诊刮是最常用的刮取内膜的方法。先刮颈管，再刮子宫内膜，刮出物分别送病理检查。诊刮时操作要轻柔，以免引起穿孔，尤其是当刮出物为豆渣样组织，高度怀疑为子宫内膜癌时，只要组织已足够送病检，应停止操作。

（二）宫腔细胞学检查

用特制的宫腔吸管或宫腔刷放入宫腔，吸取分泌物做细胞学检查，可提高阳性率。可作为内膜癌的筛选手段。

（三）宫腔镜检查

宫腔镜可直接观察宫腔情况、估计肿瘤的范围，并可在直视下取材做组织学检查。

（四）B 型超声检查

子宫增大，内膜增厚，失去线性结构，宫腔内有不规则回声增强光团，内膜与肌层边界模糊，内部回声不均。有时还可判断肌层浸润等情况。

（五）其他

有条件或必要时可选用 MRI、CT、血清 CA125 等检查，以协助诊断。

七、鉴别诊断

（1）功能性子宫出血、子宫黏膜下肌瘤、子宫内膜息肉均可有不规则阴道流血，诊刮及宫腔镜检查有助于与子宫内膜癌鉴别。

（2）子宫颈癌也可有不规则阴道流血及白带增多，可行妇科检查、宫颈刮片及活检鉴别。

（3）老年性阴道炎及老年性子宫内膜炎主要表现为血性白带，妇科检查见生殖器萎缩，阴道壁充血或黏膜有散在出血点，宫腔镜检查可见子宫内膜薄，有点片状出血。抗感染治疗有效。

八、治疗

（一）手术治疗

手术治疗是治疗子宫内膜癌的主要方法。术中应探查全腹并进行腹腔积液或腹腔洗液细胞学检查，并根据临床分期选择手术范围。对 I 期癌选择行子宫全切术及双附件切除术。必要时行盆腔及腹主动脉旁淋巴结活检或清扫术。II 期癌应行广泛子宫切除术及双侧盆腔淋巴结、腹主动脉旁淋巴结清扫术。

（二）手术加放射治疗

I 期患者腹腔积液中找到癌细胞或深肌层有浸润、淋巴结可疑或已有转移，手术后都需加用放疗，以 ^{60}Co 或直线加速器外照射。II、III 期癌根据病灶大小，术前可先行腔内或体外照射，灭活癌细胞，减少手术复发及远处转移的可能，放射治疗结束后 1~2 周内手术。体外照射结束后 4 周手术。

（三）放射治疗

放射治疗包括 ^{60}Co、^{157}Cs（铯）腔内照射及 ^{60}Co、直线加速器体外照射。子宫内膜癌对放射线不甚敏感，但对老年或有严重内科并发症不能耐受手术者，以及晚期不宜手术者，可行放疗，仍有一定疗效。

（四）孕激素治疗

手术后有残余癌、复发或转移癌，宜加用孕激素治疗，可抑制癌细胞生长。常用的药物有己酸羟黄体酮、甲羟黄体酮及甲地黄体酮。一般用较大的冲击量数周。以后逐渐减至维持量，维持 1~2 年。如甲羟黄体酮每日 200~400 mg，每周治疗 2 次，至少用 10~12 周才可评价疗效。

（五）化学治疗

化学治疗疗效不肯定。主要用于晚期不能手术或治疗后复发，以及有高危因素患者的辅助治疗。常用的药物有顺铂、环磷酰胺、氟尿嘧啶、多柔比星（阿霉素）等。

九、随访与预后

完成治疗后应定期随访，了解有无复发。

（王静静）

第四章 新生儿疾病

第一节 围生期窒息与新生儿复苏

一、围生期窒息

(一) 概述

围生期窒息是指因多种原因导致胎儿气体交换异常,继发胎儿出现低氧血症及高二氧化碳血症。围生期窒息大多在第1~2产程出现,以胎儿脐血酸中毒为主要临床表现。胎儿脐动脉血pH值可提示存在足以导致脑损伤的窒息,目前虽广泛接受pH值<7.0为危险因素,但在这些患儿中发生脑损伤的可能性并不是特别高。多采用以下术语评估足月儿围生期脑损伤。

1. 新生儿抑制

新生儿抑制是指新生儿由宫内转换到宫外过程缓慢。一般在1 min、5 min Apgar评分低。

2. 新生儿脑病

新生儿脑病是一个临床专业术语,多用于描述异常神经系统表现,包括意识障碍、肌张力降低或升高等。特点是症状多在第一天出现,可伴随抽搐、通气不足或呼吸暂停、原始反射和脑干反射表现受抑制等症状。目前,尚未发现特殊病因,也无不可逆神经损伤。

3. 缺氧缺血性脑病

缺氧缺血性脑病指异常神经行为状态,其显著病理变化是脑血流异常。

4. 缺氧缺血性脑损伤

缺氧缺血性脑损伤指缺氧和(或)缺血引起神经系统病变,血生化(如CK—BB)、脑电图、神经系统影像头颅超声(HUS)、MRI、CT或尸检异常中可发现异常结果。

(二) 发生率

西方国家围生期窒息的发生率为1%~1.5%,与胎龄及体重呈负相关。胎龄>36周的活产儿发生率为0.5%,占围生期死亡的20%(如果包括死产占50%)。在糖尿病母亲、妊娠高血压综合征母亲及宫内发育迟缓、臀位、过期产儿较为多见。

(三) 病因

在足月儿中,约有90%的窒息发生在产前或产时,因胎盘气体交换异常,使氧气供应及CO_2、H^+的清除不足。约10%的发生在产后,一般由肺、心血管或神经系统疾病引起。

1. 增加围生期窒息的危险因素

(1) 母体氧合异常。

(2) 母体到胎盘血流下降。

(3) 胎盘到胎儿血流下降。

(4) 胎盘或胎儿组织气体交换异常。

(5) 胎儿需氧量增加。

2. 围生期缺血缺氧病因

(1) 母亲因素：妊娠期高血压（急或慢性）、病毒或细菌感染、糖尿病、低血压、血管病、药物及心、肺、神经系统疾病致缺氧。

(2) 胎盘坏死、纤维化、胎盘早剥或水肿。

(3) 子宫破裂。

(4) 脐带脱垂、缠绕、真结、受压。

(5) 脐血管异常。

(6) 胎儿贫血、感染、心肌病、水肿、严重心脏或循环功能不足。

(7) 新生儿疾病：严重病因有发绀性先天性心脏病、持续肺动脉高压、心肌病、其他心源性和（或）感染性休克等。

(四) 病理生理变化

1. 正常产程变化可使大多数婴儿的氧储备消耗

(1) 子宫收缩时脐带受压迫、母体脱水、母体过度通气继发碱中毒均可导致胎盘血流量减少。

(2) 胎盘血流下降使得胎儿的氧供减少。

(3) 母婴耗氧增加。

2. 产程中缺氧缺血状态

(1) 短时缺氧：心率短暂先上升后下降，血压、中心静脉压轻度上升，心输出量无变化。伴有全身血液的重新分布：脑、心脏和肾上腺血流增加（潜水反射），皮肤、胃肠道黏膜血流量减少。

(2) 长时间窒息：体循环血压（丧失脑血管自我调节能力）可以影响脑血流的稳定。心输出量减少致血压下降、脑血流异常，最终因脑消耗糖增加、糖原及磷酸肌酸和 ATP 减少使得脑内代谢衰竭。

(3) 低氧血症：继发血管扩张，可以使脑组织的葡萄糖供应短时间增加；但是由于低氧血症，无氧代谢使得乳酸产生增加。

(五) 诊断

1. 围生期危险因素

围生期的高危因素包括母亲妊娠期并发症、胎盘胎儿变化、超声影像改变、生物物理指标、神经特异性烯醇化酶（NST）和尿雌三醇检测结果等。

2. 临床表现

无特异性临床症状。常见过期产儿窒息、胎粪吸入、肺高压、气胸、产伤等。

3. 低 Apgar 评分

Apgar 评分偏低及产房复苏多见，但非特异性表现。许多 Apgar 指标与心血管完整性有关，与神经系统关系不大。

足月儿出生后第五分钟 Apgar≤3，除了围生期窒息，其他可能疾病有麻醉、创伤、感染损伤，神经肌肉疾病，中枢神经系统及心肺畸形。如果第五分钟 Apgar>6，围生窒息的可能性较小。

4. 首次脐血血气分析

目前，可明确诊断围生窒息的异常血气值标准尚未确定。在对 17000 例足月儿队列研究中，脐动脉 pH 值平均在 7.24 ± 0.07，BE 值在 -5.6 ± 0.03 mmol/L。仅有 0.4% 的患儿 pH 值 <7.0，31% 的病例有 5 min Apgar<7，8.5% 的患儿 5 min Apgar<3。单纯代谢性或混合性酸中毒多提示预后不良。

（六）缺氧缺血性脑病

围生期缺氧缺血性脑病（HIE）诊断须有出生第一天神经检查异常表现。重要的是没有证据表明新生儿期暂时窒息及严重多器官功能障碍会导致今后儿童期明显神经系统异常（如脑瘫）。

1. HIE 的分级

临床分级有轻、中、重三度。如果缺氧缺血损伤超过 72 h，婴儿可向中和（或）重度脑病进展。

2. HIE 的诊断

诊断在病因上除了围生期缺血缺氧外还有许多其他原因。如果足月新生儿出现抑制、昏迷、神经系统异常，在鉴别诊断上如出现以下情况要考虑窒息和 HIE。

（1）5 min 以后 Apgar≤3。

（2）胎心率（FHR）<60 次/min。

（3）酸中毒持续时间长（>1 h）。

（4）出生后 24~48 h 内出现惊厥（50% 病因并非窒息）。

（5）EEG 有暴发抑制表现。

（6）须正压通气>1 min，或第一声哭延迟超过 5 min。

（七）其他神经系统表现

1. 颅内压升高或脑水肿

颅内压升高或脑水肿是脑损伤的结果而非病因。损伤后 36~72 h 脑水肿程度最重；常反映脑细胞坏死严重程度而非完整细胞肿胀，故此发现提示预后不良。降低颅内压及脑水肿（大剂量苯巴比妥、激素、甘露醇及其他高渗液体）不影响预后。

2. 有 20%~50% 的 HIE 病例可出现惊厥症状

一般在损伤后 6~24 h 出现。最常见于 HIE Sarnat2 期，3 期罕见，在 1 期几乎从未发现。

（1）HIE 惊厥多表现为细微、高肌张力性或多灶惊厥。因新生儿脑髓鞘及突触形成发育不成熟，全身大发作性惊厥少见。在 1、2 期很难区别多灶惊厥及阵挛（节律性肌阵挛）。可通过握住受累肢体或轻轻牵拉、弯曲关节改变肌力受体张力来区别。这会使肌阵挛停止，但其他惊厥痉挛不能缓解。

（2）惊厥可伴脑代谢率升高，进一步加重脑损伤。

（3）惊厥可引起血氧饱和度下降，在无机械通气患儿中尤其明显。在机械通气患儿使用肌松剂时惊厥可表现为血压、心率及氧合突然变化。

（4）HIE 惊厥常很难控制。不伴有代谢、心肺异常的单独惊厥是否可致脑损伤目前结论尚不明确。

（八）多器官功能不良

除了脑以外，其他器官一般表现为缺氧性脏器损伤。某些病例可仅有脑损伤表现。在一项对 57 例患儿研究中有 14 例（24.5%）有 HIE 而无其他系统损伤。围生窒息损伤可累及各器官，其部分依赖于所用的窒息及器官功能不良的定义。对 130 例窒息儿回顾性研究中，器官功能不良发生比例为：肾 70%，心血管 62%，肺 86%，肝 85%。婴儿诊断窒息且出生时须机械通气，表现脑病，有以下一种或多种表现：①5 min Apgar<5。②出生后 1 h 内 BE≥16 mmol/L。③≥5 min 才建立呼吸。另一项对 152 例足月窒息儿的前瞻性研究中，神经系统及全身并发症分别为 43% 和 57%。器官功能不良包括呼吸异常 39%，感染 17%，胃肠不耐受 15%。有胎儿窘迫、产时抑制、表现代谢性酸中毒时应考虑婴儿有窒息。

多器官功能不良理论上认为继发于"潜水反射"。

（1）泌尿系统：肾脏是最常见的受累器官。肾脏血流灌注减少对近端肾小管影响最为明显，严重时可以引起急性肾小管坏死。

（2）循环系统：暂时性心肌缺血可致心功能不良。心电图可见心前区中部导联 ST 低下，左心前区 T 波倒置。超声心动图见左心室收缩力下降，后壁较为明显；心脏舒张末压上升；由于二尖瓣功能不良、肺动脉高压致心室功能进一步变差。在严重窒息儿，右心室功能不良最为常见。心率固定时须高度怀疑脑死亡。

（3）消化系统：包括肠道缺血、坏死性小肠结肠炎危险升高。

（4）血液系统：包括血管内皮损伤致弥散性血管内凝血，肝功能不良致凝血因子产生不足，骨髓产血小板能力下降。

（5）肝脏：表现为肝细胞酶升高，更严重损伤可引起弥散性血管内凝血，糖原储备不足致低血糖，对药物解毒或清除能力改变。

（6）呼吸系统：包括肺血管阻力升高继发持续肺动脉高压、肺出血，心功能不良致肺水肿，肺表面活性物质产生不足继发呼吸窘迫综合征及胎粪吸入等。

（九）实验室评估窒息影响

1. 心脏评估

（1）心肌钙蛋白 I（cTnI）及 T（cTnT），心脏调节蛋白控制钙介导肌动、肌球蛋白相互作用，如升高可提示存在心肌损伤。新生儿 cTnI 正常值在 $0\sim0.28\pm0.4$ μg/L，cTnT 在 $0\sim0.097$ μg/L。在有临床实验室窒息证据的患儿中这些蛋白升高。

（2）血清 CK—MB 上升超过 5%~100% 提示心肌损伤。

2. 脑损伤

（1）血清 CK—BB 在损伤后 12 h 内可上升，但与长期神经系统结局无明显相关。CK—BB 也可见于胎盘、肺、胃肠道和肾。

（2）有一项报道测定蛋白 S—100（>8.5 μg/L）加 CK—BB 升高，或 CK—BB 升高及脐动脉血 pH 值降低，敏感度 71%，特异度 95%，中重度脑病预测值 91%。

3. 肾脏

（1）血尿素氮及血肌酐在围生窒息儿可升高。典型升高发生在损伤后 2~4 d。

（2）排钠分数或肾衰竭指标有助于确诊肾脏损伤。

（3）尿 β2 微球蛋白是近端肾小管功能不良指标，不常规使用。低分子量的蛋白可从肾小球自由滤过，在近端肾小管几乎全部重吸收。

（4）肾脏超声异常与少尿发生相关。

(十) 头部影像学检查

1. 头颅超声

可以动态观察颅内变化，对颅内出血较为敏感，但是在检查脑水肿、轻微中线偏移、皮质表层或后颅窝出血及脑室受压时头颅超声不如其他方法。

2. CT

CT 有助于明确脑水肿程度，尤其在损伤后 2~4 d，但是存在辐射。

3. MRI

T1 及 T2 加权 MRI 是检查新生儿脑最佳影像方法；但标准 MRI 在损伤后前几天可能不能发现缺氧缺血变化。T2 加权高信号代表血管源性水肿。

（1）弥散加权 MRI（DWI）：可在损伤后数小时内发现有预后价值的异常信息。DWI 通过区别水质子弥散率发现水弥散受限，反映细胞毒性水肿，这在常规 MRI 不明显。但 DWI 不能区别细胞毒性水肿与细胞坏死，尤其在缺氧缺血损伤后 1 h 内的脑弥漫性损伤。

（2）局部磁共振波谱分析（MRS）：也称质子 MRS 或 1H—MRS，测各组织间不同的相对代谢浓度。乳酸升高及胆碱/全肌酐比值及 NAA/全肌酐比值异常见于新生儿缺氧缺血脑损伤，这可能有助于判断预后。

(十一) 脑电图

用于评估惊厥活动及明确异常背景活动，如暴发抑制、持续低电压或等电位。对新生儿脑电图解释不稳定，振幅整合脑电图（aEEG）用于评估惊厥及明确异常背景方式。此方法包括双颅顶电极单导脑电图，选择性过滤特殊导联（<2Hz 及>15Hz），后整合信号强度及半对数记录已处理的信号。

(十二) 脑损伤病理发现

1. 中重度窒息后

中重度窒息后可见特殊神经病理变化。

（1）影响所有细胞因素的局灶或多灶皮质坏死可因丧失一个或多个血管床灌注致脑囊性软化灶形成和（或）瘢痕脑回（脑沟变浅）。

（2）分水岭梗死见于脑动脉间分界带，尤其在严重低血压后。这些反映脑半球脑室周围易损区灌注差，产生明显白质损伤。足月儿典型部位为双侧矢状窦旁及皮质下白质损伤或顶枕部皮质损伤。

（3）选择性神经元坏死是最常见类型。这是因为细胞易损类型不同，如更易损伤神经元而非神经胶质。危险性升高区域有足月儿海马 CA1、小脑蒲肯野细胞和脑干神经核。认为丘脑及基底节神经核坏死（大理石样）是选择性神经元坏死亚型。

2. 神经病理

神经病理可反映窒息类型，但是准确度不高。

（1）慢性不完全窒息可引起弥漫性大脑（尤其皮质）坏死。临床症状常表现惊厥和轻瘫。

（2）急性完全窒息主要影响脑干、丘脑和基底节，一般皮质不受影响。临床症状一般包括意识、呼吸、心率、血压和体温调节异常，肌张力、反射异常、脑神经轻瘫。

（3）大多数病例是急性完全窒息后部分延长窒息。

(十三) 治疗

1. 高危妊娠围生处理

胎儿心率及节律异常提示窒息,尤其是伴有黏稠胎粪时,但不能确定窒息时间及严重程度。胎儿头皮血 pH 值测量较 PO_2 测定氧合更佳。周期性缺氧缺血时 PO_2 可暂时上升,但 pH 进行性下降。有学者认为胎儿头皮血乳酸的测量比 pH 值测量更容易且更可靠,但这未被广泛接受。密切监测产程进展,了解有无其他宫内窘迫表现。有典型明确的异常表现提示须立即干预,有改变分娩计划可能。对可疑胎儿窘迫者制订干预措施,应选择有复苏条件的医院分娩。

2. 产房处理

对缺氧缺血患儿在产房即应开始处理。

3. 对窒息导致神经损害的产后处理

(1) 通气: CO_2 应维持在正常水平。高 CO_2 可致大脑酸中毒及血管扩张,形成压力被动性血流。增加未损伤区的血流量,使损伤区处于相对缺血状态("偷窃现象")。CO_2 过低可使脑血流下降。

(2) 氧合: 应维持 PO_2 正常,但是周围灌注不良可以影响无创监测的准确性。可吸氧和(或)机械通气治疗低氧。缺氧可引起脑血流下降和加重自由基损伤。

(3) 体温: 维持体温稳定,避免体温过高或过低。

(4) 灌注: 心血管稳定及充分体循环平均压可以使脑灌注压维持正常水平。

(5) 维持生理代谢

①新生儿窒息后常见低钙: 血清钙偏低可以影响心脏收缩,严重者可引起惊厥,须维持血钙在正常水平。

②窒息儿常见低血糖: 足月儿应维持血糖稳定于正常水平。血糖过高会使脑内乳酸量增加而破坏细胞完整性,使脑水肿加重或血管自我调节异常。低血糖加重兴奋性氨基酸作用。

(6) 液体疗法: 避免液体过量。在窒息患儿有两种机制易使液体过量。

①抗利尿激素分泌异常常见于缺氧缺血后 3~4 d。表现低钠、低渗及尿异常浓缩(尿比重、渗透压、钠升高)。

②急性肾小管坏死可以是"潜水反射"结果。

③液量限制有助于使脑水肿减轻,不过其对没有肾衰竭患儿的远期预后不明确。

(7) 治疗惊厥: 窒息继发惊厥一般在前几天是自限性的。控制惊厥发作难度很大,完全消除症状常难以做到。一旦常规抗惊厥药剂量达到最大,不可能消除每一次"抽搐"或脑电图惊厥,除非有惊厥使心肺抑制。在机械通气并使用肌松剂患儿中惊厥可表现为血压、心率和氧合突然发生变化。是否每次惊厥均可引起脑损伤目前尚无定论。对无临床及脑电图惊厥者连续用抗惊厥药没有充分的证据。在开始抗惊厥治疗前应除外代谢紊乱,如低血糖、低钙、低钠。

①紧急抗惊厥治疗

a. 首选药物为苯巴比妥: 负荷量 20 mg/kg 静脉注射,如果惊厥持续,加量 10~20 mg/kg 静脉注射。负荷量后 12~24 h 维持量 3~5 mg/(kg·d) 口服或静脉注射每天 2 次。避免肌内注射,苯巴比妥在肌肉中很难被吸收,开始治疗时应密切监测有无呼吸抑制,该药有抑制呼吸中枢等副作用。因肾脏受抑使得半衰期延长,可致药物蓄积,须密切监测血药水平并相应调整维持量。

b. 苯妥英钠: 一般在苯巴比妥无效时加用苯妥英钠。负荷量 15~20 mg/kg,以后维持量 4~8 mg/(kg·d)。许多医院用磷苯妥英钠代替肠外用药(苯妥英钠),因低血压危险少,外渗无不良影响。计算剂量,写明苯妥英钠代替物以避免用错药。治疗水平在 200 mg/L。

②长期抗惊厥治疗在临床无惊厥症状及脑电图无异常表现时可停药。如果使用一种以上的抗惊厥药，按照加药相反顺序停药，最后停用苯巴比妥。如果脑电图有惊厥活动表现，须连续用苯巴比妥3~6个月。25%须持续抗惊厥治疗。有持续神经缺陷儿（50%）及惊厥间期脑电图异常儿（40%）在婴儿、儿童期惊厥复发率高。

（8）对其他靶器官损伤处理

①心功能不良处理包括纠正低氧、酸中毒、低血糖，限制液体入量。如果伴有肾功能不良时，那么使用呋塞米效果较差。须持续监测平均动脉压、中心静脉压（如果可能）及尿量。心脏抑制者可能须使用正性肌力药如多巴胺及周围β受体拮抗剂（如异丙肾上腺素）或磷酸二酯酶抑制剂（如米力农）降低后负荷以维持血压及灌注。

a. 维持正常动脉血压，支持充分的脑灌注。

b. 测中心静脉压有助于评估前负荷（即婴儿无血管扩张或第三腔隙致低血压）；足月儿中心静脉压应在0.7~1.1 kPa（5~8 mmHg）。

②肾功能不良应监测尿量、尿常规、尿比重、血和尿渗透压及血清电解质。

a. 有少尿或无尿者避免液体过量，依据尿量及不显性失水补液约60 mL/（kg·d），使用小剂量多巴胺≤5 μg/（kg·min）可改善肾脏血流灌注。

b. 在限制入液量前评估血容量，如无尿或少尿，补液10~20 mL/kg，随后用襻利尿剂如呋塞米可能有帮助。

c. 为避免液体过量及低血糖，可能须用中心静脉输入高浓度含糖液体。应密切监测血糖变动情况，可维持血糖在正常水平高限，避免冲击量输糖，逐渐停输含糖液以避免反应性低血糖。

③胃肠道：延迟喂养至闻及正常肠鸣音，无腹胀，大便潜血实验阴性和（或）还原物质阴性。

④血液：监测凝血指标如PT、TT、纤维蛋白原及血小板。如果异常可能需用新鲜冰冻血浆、冷沉淀物和（或）输血小板治疗。

⑤监测肝功能：转氨酶（ALT、AST），凝血分析（PT、TT、纤维蛋白原），白蛋白，胆红素和氨。监测经肝代谢或清除药物的水平。

⑥肺处理：窒息对肺影响依赖于特殊情况。

（十四）预防

加强围生期及分娩管理，早期预防窒息高危因素，减少早产及损伤性分娩。产程中加强胎儿监护：有宫内窘迫时须及时采取措施，如给产妇吸氧，静脉注射葡萄糖液或酌情终止妊娠。组织好复苏队伍；加强产科、儿科协作。

二、新生儿复苏

（一）一般原则

1. 围生生理学

出生时复苏目的是帮助新生儿出生后立即完成呼吸的循环转换：肺扩张，肺液清除，建立有效的气体交换，终止右向左分流。这些生理变化的关键时期是最初的几次呼吸，能够使肺扩张、提高肺泡及动脉中的氧分压，使氧分压从胎儿时期的约3.3 kPa（25 mmHg）提高到6.7~9.3 kPa（50~70 mmHg）。并伴有：①降低肺血管阻力。②降低通过动脉导管的右向左分流。③增加肺静脉血向左心房回流。④提高左心房压力。⑤阻断通过卵圆孔的右向左分流。最终结果是从胎儿循环模式转换为新生儿循环模式。

产妇分娩时,一些情况可能影响胎儿进行这种必要的转换能力。组织灌注和氧合状态不良最终导致心功能不全,但是胎儿对低氧的最初反应是呼吸暂停。即使是相对较短时间的缺氧即可导致原发性呼吸暂停,适当的刺激和吸氧通常可使胎儿快速从这种状态中恢复。如果持续缺氧,胎儿会出现不规则喘息并进入继发性呼吸暂停。这一状态可出现在分娩前较长时期或分娩前后,此时出生的婴儿需要辅助通气及吸氧。

2. 复苏目标

(1) 减少即时热量丢失,通过擦干、保暖降低新生儿氧耗。

(2) 建立正常呼吸及肺扩张,清理上呼吸道及必要时进行正压通气。

(3) 提高动脉氧分压,通过充分肺泡通气。不提倡常规吸氧,但吸氧在某些情况下是必需的。

(4) 维持足够的心输出量。

(二) 复苏准备

预测一个新生儿出生时可能需要复苏而做好充分准备是复苏成功的关键。据估计,10%的新生儿出生时须要一些辅助才能建立正常的呼吸。

1. 高危分娩的围生情况

理想的做法是,产科医师应在分娩前通知儿科医师。儿科医师再回顾产科病史及导致高危分娩的因素,并为预测到的可能出现的特殊情况做好准备。如果时间允许,应与其父母讨论这一可能出现的情况。出现以下产前和产时情况分娩时应有复苏团队在场。

(1) 胎儿窘迫证据
①严重胎心率异常,如持续心动过缓。
②头皮血 pH 值≤7.20。
③异常胎心率模式。

(2) 胎儿疾病或潜在严重情况的证据
①羊水胎粪污染及其他可能的胎儿异常证据。
②早产(<36周),过期产(>42周),预测低体重(<2.0 kg),巨大儿(>4.5 kg)。
③产前诊断严重的先天畸形。
④胎儿水肿。
⑤多胎妊娠。
⑥脐带脱垂。
⑦胎盘早剥。

(3) 产程和分娩情况
①明显阴道出血。
②异常胎先露。
③产程延长、异常产程或难产。
④可疑艰难产子。

2. 情况评估

以下情况无须专门儿科医师复苏小组在场,但应有具备评估和初步治疗能力的人员在现场进行评估分类。

(1) 新生儿情况
①未预测到的先天畸形。

②呼吸窘迫。

③未能预测到的新生儿窒息，如 5 min Apgar 评分<6 分。

（2）母体情况

①母体感染症状：母体发热；破膜超过 24 h；羊水异味；性传播疾病病史。

②母体疾病或其他情况：糖尿病；无胎儿水肿证据的 Rh 血型不合或其他同种免疫问题；慢性高血压或妊娠高血压疾病；肾脏、内分泌、肺或心脏疾病；滥用乙醇或其他物质。

3. 必需设备

必须具备并能正常应用。每一间产房都应具备以下设备。

（1）配有热辐射器的操作床或操作台。必须在分娩前打开热射床并检查其状态是否正常。还应有对极低体重儿额外加热的加热灯。

（2）氧源（100%，纯氧），有可调节的气流表及足够长的氧气管，可加湿、加温最好。早产儿（<32 孕周）应有脉搏血氧饱和度测定仪及能够提供可调节的空气—氧气混合气体的系统。

（3）复苏气囊通过可调节阀门的麻醉气囊或连接储气罐的自动充气气囊。气囊大小应适合新生儿（通常是 750 mL），并可输送纯氧。

（4）面罩大小适合即将出生的新生儿。

（5）吸痰器。

（6）带有新生儿或早产儿听诊器头的听诊器。

（7）急救箱

①配有 0 号、1 号喉镜片的喉镜。

②备用电池。

③直径一致的气管插管（内径 2.5 mm、3.0 mm、3.5 mm）各 2 套。

④药物包括肾上腺素（1∶10000）、碳酸氢钠、钠洛酮、生理盐水。

⑤脐插管盘，有 3.5 号、5 号插管。

⑥注射器（1.0 mL、3.0 mL、5.0 mL、10.0 mL、20.0 mL），针头（18~25 号），T 形接头，三通接头。

⑦如果产房距新生儿监护室距离较远，应有电池电源的转运暖箱及便携氧气。

⑧在产房使用持续心肺功能监测设备有困难，因很难有效安置监测导线。脉搏测氧仪能够提供氧饱和度及心率状态，并且容易使用，早产儿可应用。

⑨呼气末 CO_2 监测仪/指示仪可证实插管后气管插管的位置是否正确。

4. 设备准备

到产房后，检查转运暖箱是否插上电源、加热，是否有充足的氧气。专家应向产科医师、麻醉师、母亲（如果她清醒）、父亲（如果在场）做自我介绍。在了解病史或当时情况后，应采取以下措施。

（1）确认辐射热床开启，有干燥温暖的毯子。

（2）打开氧气或空气—氧气混合气体，调节气流在 5~8L/min。

（3）检查复苏气囊阀门控制情况及是否有充分气流。确定有合适的面罩。

（4）确定喉镜光源明亮，有合适的喉镜片（足月儿使用 1 号片，早产儿使用 0 号片，极低体重儿使用 00 号片）。

（5）拿出适当的气管插管（足月儿 3.5 mm，体重>1250 g 早产儿 3.0 mm，更小的婴儿 2.5 mm）。NRP 推荐较大婴儿使用 4.0 mm，但很少用到。插管应有 13 cm 长。可使用气管插管导丝，应使尖端距气管插管远端至少 0.5 cm。

(6) 如果临床情况提示要更进一步复苏,可能需要以下措施。
①使用脐插管进行静脉穿刺。
②准备 1∶10000 肾上腺素、碳酸氢钠、生理盐水冲管并用于扩容。
③检查是否备有其他可能用到的药物,并准备使用。

5. 隔离防护

在产房接触血液或其他胎儿体液是不可避免的。必须戴帽子口罩、护目镜或眼镜、手套、不透水的手术衣,直至剪断脐带,将婴儿擦干并包裹好。

(三) 新生儿复苏

复苏团队应知道麻醉类型及持续时间,母体失血量,新发现的问题如脐绕颈或羊水粪染。
复苏方案和复苏过程中的评估

分娩后即时处理,开始评估、决定、行动(复苏),复苏方案包括 ABCDE 5 个步骤。A(airway)尽量吸净呼吸道黏液,建立通畅的呼吸道;B(breathing)建立呼吸,增加通气,保证供氧;C(circulation)建立正常循环,保证足够心脏搏出量;D(drug)药物治疗;E(evaluation & environment)评估,监护,保暖,减少氧耗。该法强调 ABCDE 这 5 个步骤严格的顺序性,不能颠倒,前 3 项最为重要,其中 A 是根本。大多数窒息新生儿只用 A 清理呼吸道和触觉刺激,即可啼哭和正常呼吸,如果经过 A 处理后无呼吸或呼吸不充分,心率<100 次/min,再用 B 正压通气给氧,少数患儿心率仍<60 次/min,还须要 C 胸外心脏按压,可达到满意复苏,仅少数患儿须要 D 用药,E 评估则贯穿于 ABCD 每个步骤执行的前后,根据评估结果做出下一步所要执行的操作。

(1) 快速评估:出生后立即用几秒钟的时间快速评估 4 项指标:①足月吗?②羊水清吗?③有哭声或呼吸吗?④肌张力好吗?以上 4 项有 1 项为"否",则进行初步复苏。

(2) 初步复苏

①保暖:这是复苏最重要的措施之一,保持新生儿适应的体温,对新生儿的存活与健康成长至关重要。保暖措施:擦干与包裹,保持室温,治疗、护理时必须保暖。将新生儿放在辐射保暖台上或因地制宜采取保暖措施,如擦干后的湿毛巾应及时去除,用预热的毯子裹住新生儿以减少热量散失等。对于体重<1500 g 的极低体重儿,有条件的医疗单位可将其头部以下躯体和四肢放在清洁的塑料袋内,或盖上塑料薄膜置于辐射保暖台上,摆好体位后继续初级复苏的其他步骤。因会引发呼吸抑制,也要避免高温。

②体位:置新生儿头轻度仰伸位(鼻吸气位)。

③清理气道:肩娩出前助产者用手挤出新生儿口、咽、鼻中的分泌物。娩出后,用吸球或吸管(12 F 或 14 F)清理分泌物,先口咽后鼻腔。应限制吸管的深度和吸引时间(10 s),吸引器负压不宜超过 13.3 kPa(100 mmHg)。对有胎粪污染羊水患儿娩出后,应迅速吸净口咽喉内羊水并立即给予气管插管,进行气管内吸引,力争在呼吸建立之前 1 min 内把气管下部残余的胎粪污染羊水全部吸除。

④触觉刺激:出生后的各种刺激,均可反射性地引起呼吸。娩出后的擦干和对口、鼻腔的吸引对许多正常婴儿或轻度窒息儿已能恢复或建立呼吸,但窒息较重患儿经过上述处理可能仍不能立即出现呼吸,则应给予附加的触觉刺激,拍打足底或摩擦背部。注意触觉刺激不能超过 2 次。如果经过 2 次触觉刺激或 30 s 后患儿仍不能出现有效的自主呼吸,可能为继发性呼吸暂停,应立即给予面罩或气囊正压通气。其他的触觉刺激如摩擦头部、躯干、四肢等不同的刺激作用,可以增加呼吸频率和加深呼吸深度,对呼吸浅弱的患儿可增进呼吸功能,但不能达到激起窒息患儿呼吸的作用。注意在刺激新生儿时,要避免太用力的方法,因为这样不能帮助引起呼吸,还

可能伤害新生儿。不能使用的刺激方法包括用力拍背、用力将大腿搬向腹部、应用热敷或冷敷、向新生儿面部或身体吹冷的氧气、挤压肋骨、摇动新生儿、给新生儿洗冷水浴或热水浴等。

（3）建立呼吸，增加通气，保证供氧：新生儿经过清理呼吸道及触觉刺激等初始复苏后仍无自主呼吸，或虽有自主呼吸，但不充分，心率仍低于100次/min者，均应立即应用复苏气囊和面罩或气管插管正压通气给氧，以建立和改善呼吸。正压通气的指征：呼吸暂停或喘息样呼吸；心率<100次/min。

经30 s充分正压通气后，如有自主呼吸，且心率>100次/min，可逐步减少并停止正压通气。如自主呼吸不充分，或心率<100次/min，须继续用气囊面罩或气管插管施行正压通气，并检查及矫正通气步骤。如心率<60次/min，气管插管正压通气并开始胸外按压。

气囊面罩正压通气：通气压力需要2.0~2.5 kPa（20~25 cmH$_2$O），少数病情严重的患儿可用2~3次3.0~4.0 kPa（30~40 cmH$_2$O）。频率40~60次（按压30次/min）。有效的正压通气应显示心率迅速增加，由心率、胸廓起伏、呼吸音和血氧饱和度评价。如正压通气达不到有效通气，须检查面罩和面部之间的密闭性，是否有气道阻塞（可调整头位，清除分泌物，使新生儿口张开）或气囊是否漏气。面罩型号正好封住口鼻，但不能盖住眼睛或超过下颌。通气效果的评估及措施，如果面罩封闭良好，气道通畅，送气压力和胸动适当，持续正压通气给氧15~30 s后观察反应。有效指标如下：①心率稳定在100次/min以上，接近正常或正常。②出现自主呼吸，呼吸频率和深度达到正常。③肤色好转至粉红色。在有效通气下，心率最先恢复，心输出量及含氧量随之增加，肤色好转，随后出现自主呼吸。如果心率在60~100次/min，应检查肺充气和复苏方法是否适当，并进行必要的调整。若心率<60次/min，应立即进行心脏按压，按压频率120次/min，每进行正压通气1次，按压3次，若心率<60次/min继续复苏气囊通气和心脏按压，加用药物治疗，并进行监护。

给氧原则：产后新生儿呼吸已稳定，SaO$_2$≥85%不应给氧，如心率>100次/min，但表现为持续中枢性发绀，且明显加重，持续SaO$_2$<85%应给氧维持SaO$_2$在88%~93%。给氧的一般方法采用面罩法和头罩法较好。面罩法给氧受面罩边缘与面部之间空隙的影响，空隙小时，吸入浓度可达60%~80%，空隙大时仅40%左右。给氧时尽量给予低流量（5 L/min及以上）的氧，使FiO$_2$在0.4~0.5以下，为防止体热丧失和呼吸道黏膜干燥，应加湿及适当加温（31~33 ℃），同时也要避免高流量10 L/min，因为空气对流可引起新生儿丢失大量的热量。同时监测血气值，调整吸入氧浓度或决定是否继续给氧，目前提倡对轻度窒息儿只给室内空气。复苏用氧推荐：建议县级以上医疗单位创造条件在产房添置空气—氧气混合仪及脉搏氧饱和仪。无论足月儿或早产儿均在氧饱和仪的监测指导下进行。足月儿可以用空气进行复苏，早产儿用30%~40%的氧，用空气—氧气混合仪根据氧饱和度调整氧浓度，使氧饱和度达到目标值，如暂时无空气—氧混合仪可用接上氧源的自动充气式气囊去除储氧袋（氧浓度40%）进行正压通气。如果有效通气90 s心率不增加或氧饱和度增加不满意，应当考虑把氧浓度提高到100%。

气管插管指征：①须要延长正压通气时间，气囊和面罩通气效果不佳。②应用气囊和面罩正压通气，胸部不抬起，或正压通气15~30 s，心率仍低于80~100次/min，或1 min内仍无自主呼吸。③胸外按压时或需要气管内注药时。④须要气管内吸引，羊水胎粪污染，或有胎粪自声门涌出，或吸入血液等，应立即气管插管，清除呼吸道内分泌物，进行正压通气。⑤疑诊膈疝，先天性膈疝由于腹部器官移入胸腔压迫心肺，应用气管插管正压通气，可防止气体进入胃肠，影响肺扩张。

（4）建立正常循环，保证足够的心搏出量：新生儿窒息引起低氧血症早期对心脏的影响是功能性的，可以通过增快心率以增加心输出量以提高对组织供氧，当窒息缺氧继续，心率下降，心肌收缩力低下，心脏泵血功能低下，不能维持生命所需的最低循环血量，应立即进行胸外按压，以增加对重要生命器官的血液供应量。胸外按压维持正常心搏量的30%~40%，与此同时必须应用正压通气给氧，保证循环血量进行氧合及排除CO_2，改善通换气功能。

指征：窒息患儿应用纯氧正压通气15~30 s，心率仍低于60次/min或在60~80次/min之间不再增加。

方法：有双指按压法和拇指按压法。按压部位都在胸骨的下1/3。按压频率120次/min（每按压3次，间断给予加压给氧1次，每2 s完成一个循环，按压者应大声喊出1——2——3——吸……），按压深度约为1.5 cm，然后放松，使心脏充分充盈，如果按压有效可摸到股动脉搏动。注意在按压之前应建立有效的通气。拇指法（推荐使用）：2个拇指并排放在乳头连线下方的胸骨上。当新生儿过小或复苏者的手过大时，2个拇指可以重叠放置，其余4指托患儿背后。双手环绕患儿胸部。双指法：将一只手的中指和环指放在乳头连线下方的胸骨上，另一只手托住患儿的背部。当心率达到60次/min以上停止胸外按压；如果心率仍低于60次/min，继续胸外按压，可经静脉、骨髓腔、脐或气管途径给予肾上腺素。

(5) 药物治疗：如果对有症状的新生儿不断进行评估并做出迅速反应，复苏过程中很少给药。心动过缓通常继发于肺膨胀不全和低氧血症。因此充分的通气对于纠正缓慢的心率是最重要的。在100%纯氧进行充分的通气和胸外按压下30 s以上心率仍低于60次/min或无反应或心脏停搏，应给予药物。给药途径：脐静脉、外周静脉和气管内注射3种。

①肾上腺素：具有α—肾上腺能受体和β—肾上腺能受体激动作用。对于心搏骤停和α—受体激动作用引起血管收缩作用更重要。血管收缩可以增加胸外按压时的灌注压，将氧气运送到心脏和脑。肾上腺素还可以增强心肌收缩力，刺激自主收缩，增加心率。应用肾上腺素1/10000肾上腺素0.1~0.3 mL/kg（0.01~0.03 mg/kg），快速静脉注射或气管内滴注。如果心率仍小于100次/min，可能存在容量不足或代谢性酸中毒，根据病情可每5 min重复给药；如果给药后30 s内，心率≥100次/min，提示有效。因为气管内给药途径效果有限，肾上腺素仍为首选静脉给药。

②扩容剂：有急性失血病史和伴有血容量低下患儿，窒息复苏后应给予扩容剂治疗；常用制剂有全血、血浆、5%白蛋白溶液或其他血浆代用品、生理盐水溶液等；扩容剂的剂量为每次10 mL/kg，5~10 min内重复给药；如果血容量低下的表现持续存在，如血压持续低下应加用多巴胺等改善循环治疗。

③纳洛酮：在过去4 h内母亲有麻醉剂应用史患儿，与之前的麻醉镇痛药竞争阿片类受体。出生时有呼吸抑制表现，应快速给予纳洛酮0.1 mg/kg，静脉注射或气管内注射，观察心率和呼吸，如再次出现呼吸抑制表现，可重复用药。

(6) 复苏注意事项

①快速评估复苏指标。

②快速按步骤复苏和熟练掌握复苏技术。

③把握好复苏药物的应用：忌用中枢呼吸兴奋剂；不用高渗葡萄糖；建议静脉应用纳洛酮；不适合应用肾上腺皮质激素；慎用$NaHCO_3$。

④防治并发症。

(7) 复苏后监护：每一个还未达到稳定或复苏后的新生儿都须要持续的监测、护理和恰当的诊断性评估。复苏后半部的监测包括以下几点：监测心率、呼吸频率、血压、体温、吸氧浓度和动脉血氧饱和度，做血气分析；判定血糖水平和对低血糖进行治疗；动态监测血糖和血钙水平；拍胸片X射线片来评估肺的扩张情况、气管插管和脐静脉导管的位置，明确心搏骤停的潜在病因，或检查是否存在并发症，如气胸；通过扩容或应用血管加压剂治疗低血压；治疗可能存在的感染或惊厥；建立静脉通道，给予合理的液体治疗；记录观察的情况和相应的处理；将新生儿转运到更有条件的地方（如新生儿监护病房）进一步护理。转运过程须要接受过新生儿复苏培训的一组人员来完成。

（四）特殊情况

1. 胎粪吸入

产科医师应在生产过程中快速对任何羊水胎粪污染的婴儿进行评估。不推荐对所有胎粪污染的婴儿常规吸痰，但当有大量羊水或分泌物时，在胎头娩出后、开始呼吸前应使用球形吸痰器清理口咽。应立即评估新生儿是否有活力，如有力的呼吸、良好的肌张力及心率>100次/min。尽管存在羊水粪染，对有活力婴儿的处理应同正常婴儿一样。如果在场的产科医师和儿科医师均认为婴儿有活力，就不必在出生后将婴儿从其母亲身边带走。如果婴儿无活力（无呼吸或哭声，且肌张力低下，且心率<100次/min），应立即气管插管吸出胎粪，最好在第一次呼吸前进行。在许多情况下即使婴儿已经有了喘息，直接气管插管吸痰仍能吸出一些胎粪。吸痰可通过连接气管插管和吸痰器的连接管进行。复苏人员应避免使用可能被血或阴道分泌物污染的吸痰方法。

对最初呼吸抑制的婴儿，应在产房及新生儿重症监护病房全程监护，并充分吸氧，防止出现低氧血症。

2. 休克

某些婴儿在产房表现出苍白、休克。休克可源于大量产时失血，由于胎盘分离、胎—母输血、胎盘处脐带撕裂、前置胎盘或血管、剖宫产时切开前壁胎盘、难产时腹腔内脏破裂（如肝、脾）所致。也可由败血症或低氧血症酸中毒所致的血管舒张、血管张力降低引起。这些新生儿表现为：苍白，心动过速（>180次/min），呼吸急促，低血压伴毛细血管灌注不良，脉搏微弱。

如为不明原因的急性失血，在开始呼吸支持后可能需立即输入O型浓缩红细胞、0.5%白蛋白。可通过脐插管给予20 mL/kg。如临床症状无改善，应进一步查找失血原因，并继续使用更有力的血液或胶体扩容剂。应记住，产时急性失血分娩后即时血细胞比容可能正常。

除急性大量失血外，无须急用血液替代品，使用晶体溶液即可达到稳定状态。盐溶液是首选。如果之后需要血液替代品，晶体液为从血库获得更适合的产品赢得了时间。

除非极其危急情况且无其他治疗方法可用，否则不推荐从胎盘自体输血。

3. 气漏

如果在经过充分有效通气、胸外按压、使用药物后，婴儿情况仍未改善，应考虑气漏综合征的可能。气胸（单侧或双侧）、心包积气可通过透视或诊断性胸穿来除外。

4. 早产

早产儿在产房需要更多的特别护理，包括空气—氧气混合气体及氧饱和度监测，防止因较薄的皮肤和较高的体表面积或体重比例所致的热量丢失。呼吸功能不充分所致的呼吸暂停更易发生于低胎龄的婴儿，并应提供支持治疗。对肺表面活性物质缺乏致肺脏顺应性差的新生儿，第一次及之后的呼吸时须提高通气压力。在早产的原因中，围生期感染更能够增加早产儿窒息风险。

第二节 新生儿高胆红素血症

一、概述

新生儿高胆红素血症，即新生儿黄疸，是由于血清胆红素浓度升高导致肉眼可见的皮肤和巩膜的黄染。多数成人当血清总胆红素浓度超过 34 μmol/L 时即可发现黄疸；而新生儿由于毛细血管丰富，血清总胆红素浓度超过 86~119 μmol/L 才出现黄疸。

由于新生儿胆红素代谢的特点，新生儿黄疸的发生率很高，可见于 60%~70% 的足月新生儿，早产儿的发生率可能超过 80%，早产儿的血清总胆红素升高往往更加明显，持续时间也更长，因此比足月儿更易发生神经系统的损伤。

1. 胆红素的来源

（1）红细胞血红蛋白：是主要的含血红素的蛋白质。75% 的胆红素来源于衰老红细胞在网状内皮系统释放的血红蛋白。1 g 血红蛋白产生 34 g 胆红素。

（2）早期标记（旁路）胆红素：其余 25% 的胆红素来源于早期标记胆红素。早期标记胆红素是由骨髓无效造血释放的血红蛋白、其他组织所含血红素和游离血红素降解形成。

2. 胆红素代谢

（1）转运：胆红素无极性、不溶于水，结合血清白蛋白后被转运到肝细胞。结合胆红素一般不进入中枢神经系统，是无毒性的。

（2）吸收：非极性、脂溶性的胆红素（与白蛋白分离）通过肝细胞浆膜，主要结合胞浆配体（γ蛋白），转运至平滑网状内皮系统。

（3）结合：未结合胆红素（间接胆红素）在网状内皮系统尿苷二磷酸葡萄醛酸转移酶（UDPG—T）作用下转化为水溶性胆红素（直接胆红素）。

（4）排泄：直接胆红素由胆道进入胃肠道（GI），通过含有大量胆红素的粪便排出体外。正常情况下直接胆红素不会有粪便中重吸收，除非经肠道 β—葡萄醛酸酶作用转化为间接胆红素。胆红素肠道重吸收、转运到肝细胞再次结合称为"肠肝循环"。

3. 新生儿胆红素代谢特点

（1）胆红素生成过多：新生儿每日生成的胆红素明显高于成人（新生儿 8.8 mg/kg，成人 3.8 mg/kg），其原因是胎儿血氧分压低，红细胞数量代偿性增加，出生后呼吸建立，血氧分压升高，过多的红细胞被破坏；新生儿红细胞寿命短为 70~90 d（成人为 120 d），血红蛋白的分解速度是成人的 2 倍；肝脏和其他组织中的血红素及骨髓红细胞前体较多。

（2）血浆白蛋白联结胆红素的能力不足：单核吞噬细胞系统的胆红素进入血循环，与白蛋白联结后，运送到肝脏进行代谢。刚娩出的新生儿常有不同程度的酸中毒，可减少胆红素与白蛋白联结；早产儿胎龄越小，白蛋白含量越低，其联结胆红素的量也越少。

（3）肝细胞处理胆红素能力差：新生儿出生时肝细胞内 γ 蛋白含量极微（出生后 5~10 d 达正常），UDPGT 含量也低（生后 1 周接近正常）且活性差（仅为正常的 0~30%），因此，生成结合胆红素的量较少；出生时肝细胞将结合胆红素排泄到肠道的能力暂时低下，早产儿更为明显，可出现暂时性肝内胆汁淤积。

（4）肠肝循环的特殊性：新生儿出生时，因肠腔内具有 β—葡萄糖醛酸苷酶，可将结合胆红素转变成未结合胆红素，加之肠道内缺乏细菌，导致未结合胆红素的产生和重吸收增加。此外，胎粪含胆红素 80~180 mg，若排泄延迟，可使胆红素重吸收增加。

当饥饿、缺氧、脱水、酸中毒、头颅血肿或颅内出血时，更易出现黄疸或使原有黄疸加重。

二、新生儿高胆红素血症的分类与病因

1. 新生儿高未结合胆红素血症

（1）生理性黄疸：主要由新生儿胆红素代谢的特点所造成。

（2）母乳性黄疸：分为母乳性黄疸（由于乳汁本身导致黄疸）与母乳喂养性黄疸（由于能量摄入不足引起的黄疸）。

①母乳性黄疸：一般晚期出现。在出生后 1 周，胆红素不是通常的下降，而是持续的上升，到 14 d 可达 342~513 μmol/L。如果继续母乳喂养，胆红素水平会持续上升，在 2 周后逐渐下降，4~12 周恢复至正常。如果停止母乳喂养，胆红素水平会在 48 h 内迅速下降。如果恢复母乳喂养，胆红素会升高 34~68 μmol/L，但不会升高到以前的水平。这种婴儿体重增长良好，肝功能正常，没有溶血证据。真正母乳性黄疸的病因不明，可能与母乳中某种物质干扰了胆红素的代谢有关。

②母乳喂养性黄疸：母乳喂养性黄疸儿在出生后 3 d 后胆红素水平高于配方奶喂养儿，在临床上胆红素水平差别不显著。母乳喂养性黄疸主要是由于能量摄入不足致肠肝循环增加。

（3）新生儿溶血病：是导致新生儿高未结合胆红素血症最常见的病理性原因。包括 Rh 血型不合、ABO 血型不合和稀有血型不合引起的溶血。

（4）红细胞酶缺乏症：在新生儿早期发生自发性溶血而导致高胆红素血症，这种溶血可持续终身。如葡萄糖—6—磷酸脱氢酶（G—6—P—D）缺乏症、丙酮酸激酶缺乏症等。

（5）红细胞膜缺陷：包括遗传性球形红细胞增多症、遗传性椭圆形红细胞增多症等。

（6）血管外溶血：严重挤压伤、头颅血肿、消化道出血、颅内出血等。

（7）红细胞增多症：常见于脐带结扎延迟、唐氏综合征、糖尿病母亲的婴儿。

（8）先天性甲状腺功能减退症。

（9）先天性葡萄糖醛酸转移酶缺乏症。

（10）母亲疾病：如妊娠高血压综合征、糖尿病等。

（11）药物：母亲使用催产素、地西泮、异丙嗪等；新生儿用水合氯醛、吲哚美辛、噻嗪类利尿剂等。

2. 新生儿高结合胆红素血症

（1）肝外胆管疾病：胆管闭锁、胆总管囊肿、胆管狭窄等。

（2）肝内胆管疾病：肝内胆管缺如、进行性肝内胆汁淤积、胆汁黏稠综合征。

（3）遗传性代谢缺陷：半乳糖血症、肝脑肾综合征。

（4）感染：宫内病毒感染、败血症。

（5）特发性新生儿肝炎。

（6）全静脉营养所致的胆汁淤积。

（7）染色体病：17 三体综合征、18 三体综合征、唐氏三体综合征。

三、新生儿高胆红素血症的诊断与鉴别诊断

1. 诊断要点

新生儿黄疸的诊断是比较复杂的。应根据病史、体格检查、实验室检查等方面的资料进行全

面分析。

2. 病史

要仔细询问病史，母亲妊娠史，胎次，有无流产、死胎和输血史，临产前有无感染和羊膜早破，分娩过程、用药史，同胞兄姐中有无同样患病史，有无接触过萘、樟脑丸，家族中有无患同样疾病和畸形史，有无感染史。对婴儿要注意喂养方式、食欲、呕吐、尿和粪便颜色等消化道症状，对黄疸出现的时间应追问清楚。

(1) 出生后 24 h 内出现的黄疸，应考虑新生儿母婴血型不合引起的溶血，其次为宫内感染、隐匿性出血或败血症。

(2) 黄疸出现在第 2~3 天，多为生理性的，如黄疸重、持续时间长，应考虑病理性的，如 Lucey Driscoll 综合征、C—N 综合征和早发型母乳喂养性黄疸。在我国广东、广西地区要警惕 G—6—P—D 缺陷的发病。

(3) 出现于 3 d 之后和 1 周之内的黄疸，应当考虑细菌性败血症或尿路感染，也可是其他感染如梅毒、弓形虫、巨细胞病毒或肠道病毒感染。继发于头颅血肿、胎粪延迟排出、红细胞增多症所致的黄疸，以生后第 4~5 天较为明显。

(4) 出生 1 周以后开始的黄疸，提示母乳性黄疸、败血症、先天性溶血性贫血急性发作（球形红细胞增多症、丙酮酸激酶缺陷）或药物诱发的溶血（如 G—6—P—D 缺陷）。

(5) 出生 1 个月不退的黄疸，未结合胆红素升高者仍要考虑母乳性黄疸、甲状腺功能低下和幽门狭窄所致的生理性黄疸的延长、遗传性非溶血性高胆红素血症。结合胆红素升高可继发于新生儿溶血性疾病或静脉营养之后的胆汁淤积、宫内病毒感染或先天性胆道闭锁。

(6) 母乳喂养史。

3. 体格检查

指压皮肤，观察皮色、皮下组织颜色。黄疸发展方向由头至尾，黄疸水平最高时，膝关节以下及手掌出现黄疸。注意是否有贫血，皮肤有无出血点，肝脾是否肿大；有无神经系统症状体征。但是，肉眼看到的不能可靠地反映血清胆红素水平。

4. 实验室检查

(1) 孕妇血型、Rh 表型及孕期血中抗体检测。

(2) 血常规和网织红细胞计数，周围血涂片红细胞形态，了解 Coombs 试验阴性婴儿溶血的原因（如球形红细胞病）。

(3) 婴儿血型，Rh 表型，直接 Coombs 试验，检查同种免疫性溶血。

(4) 红细胞比容：检查是否有红细胞增多症或隐性失血。

(5) 婴儿红细胞抗体（如果直接 Coombs 试验阳性）。

(6) 肝功能：转氨酶、血清胆红素检测。

(7) 黄疸时间延长：应进行肝病、先天性感染、败血症、代谢缺陷、甲状腺功能减退症的试验。

(8) 影像学检查：肝胆 B 超、头颅 CT、MRI 胆管成像等。

(9) 病理检查：经皮肝穿活检，腹腔镜检查，剖腹探查，尤其疑为胆道闭锁者。

5. 鉴别诊断

如为非生理性黄疸应从黄疸出现的时间、临床表现、实验室检查等方面加以鉴别。

(1) 新生儿溶血症：出生后 24 h 内出现黄疸者，或黄疸程度超过生理性黄疸者，有明显贫血、黄疸、肝脾大、水肿、心力衰竭等表现，重者可出现核黄疸症状。实验室检查可有未结合胆红素升高。抗红细胞抗体及母婴血型的检查有助诊断。

（2）新生儿败血症：常伴有感染中毒症状，并可能找到感染病灶。血培养有助于病原菌的确定。

（3）新生儿肝炎：有食欲缺乏、恶心、呕吐等消化道症状，病前大便正常，经综合治疗后多能痊愈。实验室检查结合胆红素及未结合胆红素均升高。

（4）先天性胆道畸形：生后不久即排白色大便，肝大明显，常超过肋下 4 cm，且质地较硬，经综合治疗后继续加重，若黄疸有轻重变异应考虑胆汁淤积综合征，先天性胆道闭锁时结合胆红素升高，^{131}I 玫瑰红排泄试验可鉴别新生儿肝炎及胆道畸形。

（5）其他原因所致的皮肤黏膜黄染：长期服用某些黄色药物可使皮肤黄染，严重者巩膜黄染，但以角膜缘周围最明显，离角膜越远，黄染越轻；过多食用胡萝卜、南瓜、桔子汁等可使胡萝卜素含量增高，可使皮肤黄染，但新生儿期罕见，发黄部位多在手掌及足底皮肤，黏膜黄染不明显，血清胆红素无升高。

（6）胆红素脑病的鉴别诊断：①新生儿缺氧缺血性脑病：有窒息史，生后即出现明显神经精神症状，症状轻重不等，严重者惊厥、昏迷，病情于生后 3 d 左右达高峰，头颅 CT 或 B 超可见脑水肿和（或）脑出血。②新生儿颅内出血：有围生期脑损伤史，多发生于生后 3 d 以内，多伴有惊厥，头颅 B 超或 CT 可以确诊。③新生儿感染（中枢神经系统感染、败血症）：如发生在宫内或产时，新生儿生后 1 周内可表现为反应低下、拒乳、肌张力增高、惊厥等，并常伴有黄疸。鉴别要点为感染患儿可有发热或体温降低，末梢循环欠佳，血白细胞增多或减少，杆状核增高，C 反应蛋白明显增高，血培养阳性及脑脊液检查为感染性表现。

四、新生儿高胆红素血症的治疗与预防

1. 病因治疗

（1）新生儿肝炎：保肝治疗为主，供给充分的热量及维生素。禁用对肝脏有毒性的药物。

（2）新生儿败血症：早用药、足疗程，一般 10~14 d，联合应用抗生素，静脉给药治疗，同时注意药物的副作用。

（3）先天性胆道闭锁：强调早期诊断，早期手术治疗。

（4）其他：注意防止低血糖、低体温，纠正缺氧、贫血、水肿和心力衰竭等。

2. 对症治疗

（1）光疗

①光疗原理：光照疗法简称光疗，是降低血清未结合胆红素简单而有效的方法。光照疗法原理为未结合胆红素在光的作用下，转变成水溶性的异构体，经胆汁和尿液排出。波长 425~475 的蓝光和波长 510~530 的绿光效果较好，日光灯或太阳光也有一定疗效。新生儿裸体卧于光疗箱中，光照时除了遮盖双眼避免损伤视网膜外，男婴会阴部用小型尿布，其余尽量暴露。

②光疗指征：a. 胆红素水平升高至会对患儿造成危害时应开始光疗，但还未达到换血水平。b. 在特殊情况下可进行预防性光疗，如极低出生体重儿、严重瘀血婴儿。对于溶血病婴儿，血清胆红素一旦升高，在等待换血时即应开始光疗。c. 光疗禁忌证一般为肝病致高结合胆红素血症、梗阻性黄疸，因为此种情况下间接胆红素水平并不高，且光疗可导致"青铜症"。如果直接、间接胆红素均升高，换血可能较光疗更安全，因尚不知青铜物质是否有害。

③光疗副作用：a. 光疗时不显性失水增加，尤其对于置于辐射台的婴儿，在足月儿可达 40%，早产儿为 80%~190%。严格控制温度的暖箱可降低此液体丢失，必须额外补充丢失的液体。b. 血流重新分布。c. 水样便、粪便中水分丢失增加也会发生。d. 早产儿光疗时可能会出现

低钙血症。e. 光疗可能会造成视网膜损害、结膜充血、角膜溃疡等，因此光疗时应用眼罩遮蔽眼睛。f. 黑种人婴儿皮肤会晒黑。g. "青铜症"。

（2）换血

①换血指征：a. 光疗失败，不能预防胆红素上升至毒性水平。b. 纠正贫血，改善溶血病导致水肿患儿的充血性心力衰竭。c. 清除抗体及致敏红细胞，终止继续溶血及胆红素生成。d. Rh致敏婴儿胆红素自然升高而未光疗，对溶血者通常有以下指征须立即换血：脐血中胆红素>80 μmol/L，Hb<110 g/L；光疗时胆红素上升>17 μmol/（L·h）或根据其增长速度估计可达342 μmol/L。其他方法（如光疗）充分控制胆红素时贫血仍在加重。重复换血时，指征同初次换血。所有婴儿在决定换血时应进行严密光疗。

②换血血液：a. 换用新鲜（<7 d）浓缩红细胞（PRBC）配置的照射后重组全血（HCT45~50）及柠檬酸磷酸盐溶解新鲜冰冻血浆。b. Rh溶血是用Rh血型同母亲、ABO血型同患儿的血。c. ABO溶血是ABO血型不合用O型血细胞及AB型血浆重组血。主要是换出部分血中游离抗体和致敏红细胞，减轻溶血；换出血中大量胆红素，防止发生胆红素脑病；纠正贫血，改善携氧，防止心力衰竭。d. 换血量以2倍患儿血量为宜，即"双倍输血"，一般为400~600 mL/次。

③换血并发症：a. 低钙、低镁。b. 低血糖。c. 酸碱失衡。d. 高钾血症。e. 心血管系统疾病。f. 出血。g. 感染。h. 溶血。i. 移植物抗宿主病。j. 混杂因素，低体温、高体温和坏死性小肠结肠炎。

（3）其他治疗方法

①静脉用免疫球蛋白：用法为1 g/kg，于6~8 h内静脉滴入，可阻断网状内皮系统Fc受体，抑制吞噬细胞破坏致敏红细胞，早期应用临床效果较好。

②供给白蛋白：白蛋白1 g/kg或血浆每次10~20 mL/kg，以增加其与未结合胆红素的联结，减少胆红素脑病的发生。

③肝酶诱导剂：常用苯巴比妥5 mg/（kg·d），分2~3次口服，共4~5 d，也可加用尼可刹米100 mg/（kg·d），分2~3次口服，共4~5 d，以提高苯巴比妥的疗效。

④纠正代谢性酸中毒：5%碳酸氢钠提高血pH值，以利于未结合胆红素与清蛋白的联结。

3. 预防

（1）妊娠期及哺乳期母亲，应注意饮食、起居的保养，不滥用药物。

（2）孕母有黄疸史，有不明原因死胎、流产、新生儿黄疸史者，应及早检查，防止黄疸发生。

（3）保护新生儿皮肤、脐部、臀部清洁，避免损伤，防止感染。

（4）注意观察患儿皮肤色泽，黄疸出现时间、程度变化、大小便颜色及全身情况，以便早期诊治。

（5）新生儿生后尽早做到频繁有效地吸吮，促进胎便顺利排出，减少高胆红素血症发生。

（6）抚触新生儿背部，刺激背部皮神经，兴奋脊髓排便中枢，加快胎粪尽早排泄，降低血清胆红素水平，减少新生儿病理性黄疸的发生率以及核黄疸发生的危险性。

五、新生儿胆红素脑病

新生儿胆红素脑病是指在新生儿期非结合胆红素在基底节和脑干的神经元沉积所导致的神经系统损伤的一组综合征。胆红素水平增高可造成早期神经功能障碍，如果未能及时治疗，可能造成永久性神经损伤。胆红素脑病和核黄疸分别用于描述胆红素中枢神经系统毒性的临床表现和病理改变。

1. 病因

高胆红素血症的严重程度、持续时间、白蛋白结合胆红素的能力、血脑屏障的完整性及神经元细胞损伤的易感性等因素，对于胆红素脑病的发生都是重要的。胎龄和体重越小，发生胆红素脑病的危险性越大。其他因素，如窒息、颅内出血、溶血可能与胆红素竞争白蛋白位点的药物，都会增加胆红素脑病的易感性。很难对所有的新生儿设定一个精准的安全胆红素水平，但胆红素脑病很少会发生在健康的、胆红素水平低于 428 μmol/L 的新生儿。胆红素脑病常常在生后 1 周发生，但也有可能延迟至 2~3 周。

2. 临床表现

（1）警告期：活动减少、吸吮减弱、嗜睡、激惹、哭声改变等为先兆症状。一旦进入痉挛期，其预后往往不良。

（2）痉挛期：四肢强直、双手握拳、两腿伸直交叉及高声尖叫，可伴有角弓反张、抽搐，出现呼吸困难或暂停。发热与抽搐同时发生。此期症状持续加重可导致死亡；存活的患儿进入恢复期，以后可能留下严重的后遗症。一般出现在生后 1 周，持续 2~3 个月。

（3）恢复期：肌张力增高症状逐渐减轻，吃奶及对外界的反应逐渐恢复。

（4）后遗症期：第一年常表现为角弓反张、肌肉强直、不自主运动及反复发作的抽搐。第二年不规则、不自主运动及肌张力减弱。到 3 岁时，大部分神经系统症状已经十分明显了，包括舞蹈手足徐动症，锥体外系症状，抽搐，智力障碍，构音障碍，高频失聪，斜视，眼球上转困难。

3. 治疗

（1）监测血清胆红素，全面评估患儿的临床状态，尽可能在神经可逆性损伤之前或早期进行积极干预治疗，包括光照疗法、药物疗法和换血疗法。

（2）对于出现急性胆红素脑病的患儿，在生命体征稳定 48 h 后采用脑细胞代谢激活剂和改善脑血流的药物及高压氧治疗，及时阻断神经细胞凋亡，恢复神经细胞能量代谢，促使神经细胞的修复与再生。

（3）根据 NBNA 评分，进行有目的、有计划的外界刺激，可使一些损伤的神经所支配的肌肉更协调地运动，调节肌张力，促进正常姿势出现，抑制异常姿势的形成。

4. 胆红素脑病的磁共振影像诊断

（1）累及部位：基底神经节区，特别是苍白球区，其次为丘脑下核群、海马。

（2）急性胆红素脑病常见双侧苍白球区对称性 T_1WI 高信号，T_2WI 等信号或稍高信号。早产儿的表现与足月儿相似。

（3）慢性胆红素脑病主要表现为苍白球对称性 T_2WI 上高信号，T_1WI 上无明显变化。

第三节 新生儿感染性疾病

一、新生儿败血症

（一）概述

新生儿败血症，是指新生儿期致病菌经各种途径侵入新生儿血循环，并在其中生长繁殖、产生毒素而造成全身性的感染。新生儿时期该病的发生率和病死率均较高。随着全身炎症反应综合征（SIRS）研究的深入，败血症的定义也在不断地扩大，包括内源性感染因子启动以后所引起的全身炎症与感染。在新生儿中尽管已有 SIRS 的报道，但败血症一般主要是指血液中有细菌存在并持续繁殖，通过血培养可获得阳性细菌结果的一种病理过程，在具有细菌—免疫学诊断方面的证据，而并未获得阳性血培养结果时也可做出诊断。

1. 感染途径

新生儿败血症可发生在出生前、出生时和出生后。宫内主要是通过胎盘传播感染；分娩过程中由产道细菌感染引起；生后感染最常见，细菌可侵入皮肤、黏膜，如消化道、呼吸道、泌尿道，脐部是最易受感染的部位。新生儿产时有呼吸抑制而经过复苏干预、羊膜破水时间过长（>24 h），母亲有产时感染或发热。

（1）宫内感染：母亲在孕期有感染（如败血症等）时，细菌可经胎盘血行感染胎儿。

（2）产时感染：产程延长、难产、胎膜早破时，细菌可由产道上行进入羊膜腔，胎儿可因吸入或吞下污染的羊水而患肺炎、胃肠炎、中耳炎等，进一步发展成为败血症。也可因消毒不严、助产不当、复苏损伤等使细菌直接从皮肤、黏膜破损处进入血中。

（3）产后感染：最常见，细菌可从皮肤、黏膜、呼吸道、消化道、泌尿道等途径侵入血循环，脐部是细菌最易侵入的门户。

2. 临床特点

新生儿败血症的临床表现在早期以非特异性症状为主，包括精神不好、反应不佳、哭声减弱及奶量减少等。在疾病进展时的主要表现为体温改变、黄疸、肝脾肿大、激惹与四肢肌张力改变。由于新生儿败血症临床表现具有非特异性的性质，因此对新生儿在出现任何非特异疾病征象时，特别在有多系统受累征象或有心血管—呼吸系统的多种征象时，应考虑此病。

（二）实验室检查

一旦考虑败血症，应尽可能在全身抗生素应用前做实验室检查。

1. 非特异性检查

（1）周围血象：新生儿周围血象的白细胞总数波动很大，白细胞总数可高可低，因此只有在明显增高（>20×10^9/L）并出现杆状核细胞（≥20%）时才具有诊断意义；而白细胞总数减少（<5×10^9/L）伴杆状核细胞增多则意义更大，有核左移和中毒颗粒。贫血和血小板计数减少（<50×10^9/L）也提示败血症的可能性。血小板计数<100×10^9/L 有意义。

（2）血沉：血沉加快。

（3）急性时相反应物：包括 C—反应蛋白（CRP）定量法>8 μg/mL 时，有助于诊断，反映炎性反应的存在。触珠蛋白、α_1—酸性糖蛋白增高。

（4）血清降钙素原（PCT）测定：其出现常早于 CRP，较 CRP 及白细胞计数等临床常用指标更具有敏感性和特异性。其一般临界值为 PCT>2.0 μg/L。

（5）微量血沉：≥5 mm/h 常提示败血症。

2. 病原菌检查

（1）血培养：血培养和病灶分泌物培养查到同一细菌，更具有临床意义。细菌培养应同时做药敏，以指导治疗。多部位采血与多次血培养有助于提高细菌培养的阳性率；应用特异性抗生素中和血培养瓶贮血增敏，也能有效提高阳性率。

（2）涂片及其他部位细菌培养：①直接涂片找细菌。出生后感染可取脐分泌物等直接涂片找到细菌。如疑有宫内感染，于出生后 1 h 内取外耳道内液体或胃液做涂片找细菌，若阳性表示宫内羊水被污染，但小婴儿不一定发病。②尿液以及脑脊液细菌培养。可用耻骨联合上穿刺法取尿液做细菌培养，以及取脑脊液做细菌培养，如细菌培养结果与血培养结果一致，对诊断更具可靠性。

（3）血棕黄层涂片：细菌被中性粒细胞吞噬后，可在涂片染色后检出。

3. 其他血清学诊断

（1）检测细菌学的特异抗体：用对流免疫电泳和乳胶凝集试验，检测细菌学的特异抗体，包括特殊细菌的单克隆抗体对细菌抗原的检测。

（2）早期诊断指标：最近国内外已有人研究提出细胞间黏附分子—1增高，纤维结合蛋白（Fn）下降，NO水平及血清肿瘤坏死因子（TNF）的增高均可作为其早期诊断的指标。

（三）其他辅助检查

1. X射线检查

胸部X射线检查在有呼吸系统症状的患儿均应进行，主要表现为肺部浸润性改变、胸腔积液、肠壁囊样积气症以及腹腔游离气体。

2. 头颅B超和CT的检查

可以帮助诊断脑室管膜炎、脑脓肿等诊断。

3. 放射性核素脑扫描

对多发性脑脓肿有价值。

4. 磁共振成像

对多房性及多发性小脓肿价值较大。

（四）药物治疗

1. 一般治疗

卧床休息，加强营养，补充适量维生素。维持水、电解质及酸碱平衡。高热时可给予物理降温。

2. 抗生素疗法

一般采用静脉内用药。

（1）一线用药：主要针对感染原和感染途径比较明确的一般感染病例。可选用青霉素类与第一、二代头孢菌素。

（2）二线药物：主要针对一些感染途径、发病期或感染原不明确以及严重感染的病例。应用青霉素合并第三代头孢菌素（如头孢噻肟、头孢曲松等）。青霉素为40万~60万U/（kg·d），每8h应用1次。头孢噻肟、头孢曲松（头孢三嗪）为80~100 mg/（kg·d），每12h应用1次。头孢曲松（头孢三嗪）对早产儿及<2周的足月高胆红素患儿不适宜。如为院内感染菌株或多重耐药的菌株则可应用第三代头孢菌素、碳青霉烯类合并糖肽类［如万古霉素20~30 mg/（kg·d），分2次静脉滴注］。

3. 血浆置换

用于严重感染的病例。新鲜血浆一方面可置换出细菌毒素和炎性介质，另一方面可补充凝血因子，防止弥散性血管内凝血。可用新鲜冰冻血浆20~30 mL/kg，分2~3次置换，或10 mL/（kg·d）输入。

4. 免疫支持

应用大剂量静脉用人血丙种球蛋白400 mg/（kg·d），连续用4~5 d。

5. 其他治疗

适量的经口与经静脉营养疗法；水、电解质的合理补充；各种维生素与微量元素的补充；防治休克与弥散性血管内凝血。

二、病毒感染

（一）概述

TORCH 是可导致先天性宫内感染及围生期感染而引起围生儿畸形的一组病原微生物的英文名称缩写，其中：T 是弓形虫，R 是风疹病毒，C 是巨细胞，H 即是单纯疱疹 Ⅰ/Ⅱ 型。这组微生物感染有着共同的特征，即可造成母婴感染。孕妇由于内分泌改变和免疫力下降易发生原发感染，既往感染的孕妇体内潜在的病毒也容易被激活而发生复发感染。孕妇发生病毒血症时，病毒可通过胎盘或产道传播感染胎儿，引起早产、流产、死胎或畸胎等，以及引起新生儿多个系统、多个器官的损害，造成不同程度的智力障碍等症状。

1. 感染方式

（1）宫内感染：可发生于妊娠的任何阶段。孕母病毒血症阶段可经母血透过胎盘屏障感染胎儿；孕母体内的病毒可引起胎盘绒毛膜炎，后经胎盘血液、淋巴循环或污染羊水而引起胎儿感染；孕期病毒可经阴道上行引起羊水污染，从而感染胎儿。

（2）分娩时感染：经阴道分娩时接触、吸入或吞咽母亲带有病毒的产道分泌物或血液而感染。

（3）出生后感染：这与新生儿出生后接触含有病毒的食物、医疗器械、衣服、包被等或接触带有病毒的母亲及护理人员有关。其中最重要的感染途径是与带病毒的母亲的亲密接触。

2. 临床特点

不同病毒感染的新生儿既有相似的表现，又有各自不同的特征。同一病毒在不同时间感染胎儿或新生儿，其表现及严重程度也各不相同。大多数病毒宫内感染尤其是早期感染的共同特征是流产、死胎、死产；先天畸形多与胎儿早期感染有关；胎儿期宫内感染的常见表现是宫内发育迟缓；另外还有急性期病毒感染的表现；不同病毒所致的器官受损的症状也各有其特征。

（二）诊断

1. 病史

孕母过去有死胎、流产、死产史者；孕期有病毒感染史者；新生儿接触病毒携带者；母孕期、新生儿出生后输血史；新生儿出生后反应差、哭声低、喂养困难、体重不增；新生儿肝脾大，结合和未结合胆红素增高的病理性黄疸等，凡有以上病史者均应考虑新生儿病毒感染的可能性。

2. 实验室检查

（1）病毒分离：①传统的试管培养法，该方法特异性高，被称为金标准，但需要时间较长，且要求必须是活的病毒，其阳性率和敏感性均较低。②微量培养法，标本接种于盖玻片上的人成纤维细胞，用抗早期抗原 Ag 的单克隆抗体以免疫荧光方法检测。③定量培养法，固定量的白细胞接种于盖玻片中的培养细胞，计数阳性细胞数，阳性细胞数多说明病毒负荷大。

（2）病毒 DNA 检测：采用 DNA 杂交技术，具有快速、特异性强、敏感度高的特点。

（3）病毒 mRNA 检测：阳性说明有病毒的复制，可于临床症状出现前显示阳性，利于近期活动性感染的确定，但操作复杂，难度较大。

（4）血清中病毒抗体检测：IgG可透过胎盘，只有恢复期血清抗体效价升高4倍以上，才具有诊断意义；IgM、IgA抗体，若从患儿血清中检测出，可诊断近期患儿感染，若脐血或出生1周内检出则为先天感染。

（5）病毒抗原检测：可采用多种免疫学方法检测体液或分泌物中的可溶性抗原，一般来说，检测出病毒抗原即可诊断。

（6）FQ—PCR技术：是近几年发展起来的新技术，具有高敏感性、高特异性、高精确性的特点，克服了传统PCR技术存在的假阳性污染和不能准确定量的特点。

（三）治疗

目前尚无疗效肯定的治疗，仍以对症治疗、保护受损器官系统功能，帮助其恢复为主。一些抗病毒药物及免疫功能调节药物仍在探索中。对于明确诊断的患儿给予保肝、退黄、抗生素、支持治疗。

1. 巨细胞病毒感染无特别治疗法

目前多采用更昔洛韦治疗，各家报道说法不一，大致是更昔洛韦 5~10 mg/kg，每12 h1次，持续2~3周停止治疗或是继续维持治疗 5 mg/kg，每天1次，连续1~3个月不等。另外根据每个患儿的具体情况给予相应治疗，如保肝、祛黄、营养神经、防治并发感染、营养支持、应用白蛋白、丙种球蛋白治疗。

2. HSV、EBV的治疗

更昔洛韦 10 mg/kg，每12 h1次，静脉滴注连用 12~20 d，干扰素每次 10 mg/kg，每天肌内注射1次，连用7 d。无环鸟苷 20~30 mg/（kg·d），分3次静脉注射或阿糖胞苷 30 mg/（kg·d），每天持续 12 h 静滴治疗 HSV，可降低死亡率和后遗症的发生率。

3. 弓形虫的治疗

乙酰螺旋霉素 50~100 mg/（kg·d），分2~3次口服，3周后加红霉素 30 mg/（kg·d），每天1次，2个月为1个疗程。

4. 乳铁蛋白

是一种天然的铁结合白蛋白，在人和动物体内分布广泛。现已证明其有广谱抗病毒作用。主要通过与铁的结合作用，调节病毒等病原体引起的炎症反应，加强宿主对病毒的清除，减轻病毒性疾病引起的自身免疫损伤。以及直接与细胞或病毒上的受体结合达到抗病毒的目的。但是，目前其对病毒感染的保护作用主要见于体外实验研究，临床应用研究较少。但其有望成为新一代抗病毒制剂。

5. 病毒感染的治疗

目前也有人根据其病因及临床表现采用中医药辨证治疗。

6. 其他感染

由于对多器官及系统有损害且易并发感染，所以对每个患儿的治疗要因人而异、对症治疗，抗感染的同时亦要加强支持及保护治疗。

三、危重患儿抗菌药物应用策略

（一）儿科危重病的基本特点

儿科危重病患儿往往病情危重，无论原发病是否与感染有关，一旦发生感染，病情凶险；此外，入住新生儿重症监护病房、PICU后，由于有创诊疗措施的采用，易导致院内感染；感染成为危重患儿死亡的首要原因。

1. 危重病感染的特点

(1) 存在多种易感因素

①机体非特异性防御系统不成熟或被破坏：如机械通气导致呼吸道破坏；全胃肠道外喂养导致胃肠道破坏；各种导管留置（动静脉置管、导尿管、引流管等）使皮肤破坏。

②感染源与感染途径多。

③宿主特异性免疫功能下降。a. 机体防御：新生儿及婴幼儿机体防御功能不成熟。b. 薄弱的物理屏障：皮肤薄嫩，黏膜损伤，静脉通路的建立，胃液的ｐｈ值较高。c. 多重免疫功能受损：IgA、IgG及IgM水平低，循环中趋化因子水平低，中性粒细胞存在量上的不足及功能受损。

(2) 感染病灶和致病菌不明确。

(3) 多部位、混合感染发生率高。

(4) 耐药菌株多。

(5) 脏器功能障碍妨碍抗菌药物的选择。

2. 新生儿感染的临床特点

症状和体征非特异性，如体温改变、呼吸暂停、奶量下降、呼吸窘迫、黄疸、硬肿、出血、反应差、嗜睡等，易与非感染性疾病如早产儿呼吸暂停、RDS、CNS疾病、贫血、环境温度改变或急速加重的慢性肺病混淆；易导致病情迅速恶化，甚至发生PPHN、感染性休克、弥散性血管内凝血，引起死亡。

(二) 常见致病菌

1. 致病菌的分类

(1) 革兰氏阳性需氧球菌：金黄色葡萄球菌、表皮葡萄球菌、α型溶血链球菌、β型溶血链球菌、非溶血链球菌、肺炎球菌、肠球菌属等。

(2) 革兰氏阴性需氧球菌：脑膜炎球菌、淋球菌、卡他莫拉菌等。

(3) 革兰氏阴性需氧杆菌：又称非发酵菌，是指一大群不发酵糖类，专性需氧，无芽胞的革兰氏阴性杆菌；包括不动杆菌属（鲍曼不动杆菌）、假单胞菌属（铜绿假单胞菌、恶臭假单胞菌）、嗜麦芽窄食单胞菌、军团菌属。

(4) 革兰氏阴性兼性厌氧杆菌：种类多，肠杆菌科中有埃希菌属（大肠埃希菌）、枸橼酸杆菌属、克雷伯杆菌属、肠杆菌属、沙雷菌属、变形杆菌属、沙门菌属、志贺菌属。

(5) 厌氧球菌：消化球菌、费氏球菌。

(6) 革兰氏阴性厌氧杆菌：脆弱类杆菌、核酸杆菌等。

(7) 形成芽胞与不形成芽胞的革兰氏阴性杆菌：前者包括破伤风杆菌、产气荚膜杆菌、难辨梭菌等，后者如单核细胞增多性李斯特菌。

(8) 分枝杆菌与棒状杆菌科。

(9) 各类真菌：包括外源性吸入肺部的（曲霉菌、隐球菌等）和寄生在体表、体内的（念珠菌）。

(10) 其他微生物：包括放线菌、支原体、衣原体、病毒、原虫等。

2. 致病菌的变迁

近年来，致病菌为了抵御人类抗菌药物的应用，已经发生了巨大的变迁。①革兰氏阴性感染率显著增高。②社区获得性肺炎与医院获得性肺炎的病原菌越来越相似。③真菌感染呈上升趋势。④耐药菌株与多重耐药菌增加。⑤耐药机制日益复杂。

(三) 儿科常用抗菌药物

1. 青霉素类

(1) 天然青霉素：主要针对革兰氏阳性菌、革兰氏阴性球菌、螺旋体。

(2) 耐酶青霉素：如苯唑西林。

(3) 氨基青霉素：如氨苄西林、阿莫西林等，对革兰氏阴性杆菌活性增强。

(4) 抗假单胞菌青霉素：如哌拉西林、替卡西林等。

2. 头孢菌素类

(1) 第一代：对青霉素酶稳定，对β—内酰胺酶不稳定，对革兰氏阳性菌、革兰氏阴性杆菌有效。

(2) 第二代：对β—内酰胺酶稳定，对革兰氏阴性杆菌活性增强。

(3) 第三代：对革兰氏阴性杆菌活性强，对肠杆菌科、假单胞菌属有效。

(4) 第四代：对β—内酰胺酶稳定，对革兰氏阳球菌活性增强。

3. 碳青霉烯类

(1) 广谱抗菌药物：对革兰氏阴性菌作用与三代头孢类似，对革兰氏阳性菌、厌氧菌活性强。

(2) 耐酶：对β—内酰胺酶（ESBL 和 AmpC 酶）高度稳定。

(3) 高效：重症感染一线用药（对嗜麦芽单胞菌、肠球菌无效）。

4. β—内酰胺酶抑制剂

克拉维酸、舒巴坦、他唑巴坦。

5. 头霉素类和氧头孢类

前者包括头孢西丁、头孢美唑，后者包括拉氧头孢、氟氧头孢，相当于第二代、三代头孢菌素，抗厌氧菌作用强。

（王红霞）

第五篇　精神科护理

第一章　精神科护理概述

第一节　精神科护理的基本概念

一、精神活动与精神障碍

精神（psyche）又称心理，是人脑的功能，即客观世界在人脑中的反映。精神是通过精神活动表现出来的，是人的意识、思维活动和心理状态的总称。精神活动的物质基础是人脑，脑的功能结构健全是产生精神活动的基础，如果因某种原因破坏了脑组织，精神活动也就随之发生障碍。大脑的结构非常复杂，大脑包含约1000亿个神经元和更多的神经胶质细胞，更为复杂的是神经元间的联系和细胞内的信号传导，据研究，平均每个神经元与其他神经元能形成1000多个突触联系，人脑内有几万亿至10万亿个突触联系。大脑的不同部位与不同的精神活动有关，如颞叶与记忆和情感有关，颞叶病变会出现颞叶癫痫，表现为发作性记忆力障碍、神志恍惚、言语错乱、精神运动性兴奋、情绪和定向力障碍、幻觉、错觉等；海马与记忆有关，有研究发现，创伤后应激综合征患者有海马萎缩，功能活动下降，造成陈述性记忆损害；丘脑通过感觉获取信息，然后进行过滤并传送到脑部的一定区域，有研究发现，早期精神分裂症患者的丘脑小于正常人，这与精神分裂症患者在发病期间会出现幻觉有关。但人脑对客观事物的反映受遗传、文化教育、发育水平等个体多种主观因素以及社会、历史、传统、文化等诸多客观因素的影响而有差异，并非是机械被动的，而是一个积极主动的过程。

精神障碍（mental disorder）是以精神活动失调或紊乱为主要表现，出现认知、情感、意志和行为等精神活动不同程度的异常，常伴有生理功能的障碍。其发病机制极其复杂，多与遗传、神经生物化学因素以及心理和社会等因素有关。

二、精神健康

精神健康又称心理健康，是指一个人的生理、心理与社会处于相互协调的和谐状态，是自我与他人之间的一种良好的人际关系的维持，即不仅能获得确保自我安定感和安全感，还能自我实现，具有为他人的健康贡献和服务的能力。

国内外有关专家对精神健康的标志有如下论述：

（1）对自我的肯定态度。精神健康的人能客观地看待自我，能对自我的体验、感情、能力和欲望等做出正确的判断和认知。能够正确地认识到自身的价值，认识到自己在他人心目中的位置，既不高估自己，也不会自卑，过分地贬低自己。

（2）有健全的人格。精神健康的人，其人格结构，包括气质、能力、性格、理想、信念、动机、兴趣、人生观等各方面都能平衡发展。有适中的思考问题的方式；有良好的反映自己特色的精神风貌；待人接物能采用恰当的态度；对外界环境的刺激不偏不激，保持良好的情绪和行为；能够与社会的节奏合拍，与集体融为一体。当产生心理压力或自己的欲望未能达到时，有较高的抗压力和坚韧的忍耐力。

（3）不断地成长及发展，达到自我实现。一个精神健康的人总是热爱人生，热爱生活，珍惜生命。他们乐观地对待人生，对未来充满希望，不怕困难，不怕挫折，踏踏实实地向着他既定的目标前进，成功地度过人生的每个发展阶段，努力去实现自己内在的潜能。即使遇到挫折，也会振作精神，去追求和实现人生真正的价值。

（4）具有一定的自我调节能力。一个精神健康的人有较强的独立性，智力活动正常，头脑清醒，思维清晰、敏捷，逻辑性强，并且有较强的判断和决定的能力，不盲从依附他人，善于调节自我的情绪，能果断地决定自己的发展方向。

（5）具有良好的社会适应能力。精神健康的人能够面对现实，适应环境。能够审时度势，对周围的事物和环境能够做出客观的认识和评价，并以积极的态度去对待现实环境。同时能够积极地改变环境，使之更适应人的生存。当发现自己处于不利境地时，能够冷静对待，化困境为顺境，并且在这个过程中锻炼自己的聪明才智。乐于与他人交往，保持良好的人际关系，能有效地处理和解决问题，从中体会到人生的快乐。

三、精神科护理

精神科护理（psychiatricnursing）是研究对精神障碍患者实施护理以及研究和帮助健康人保持精神健康和防止精神疾病发生的一门科学。它是建立在护理学基础上的一门专科护理学，即以护理学的理论原则为基础，从生物、社会、心理3个方面研究和帮助精神障碍患者，促进全人类的身心健康。精神科护理属于护理学的一个分支，是随着社会的进步和人们对健康需求的新定义快速发展而建立起来的一门交叉性边缘学科，它不仅与精神病学和护理学有关，还广泛与心理学、社会学、行为医学及相关的伦理、宗教和法学等内容有着十分密切的关系。其护理活动是以患者为中心，围绕患者的个体、家庭、社区及社会情况，运用治疗性关系和治疗性技术，对患者实施系统化整体护理，以帮助患者形成健康的思维和行为模式，增进适应社会的能力，以达到促进社会、社区及个人的精神状况至最佳境界的目的。

四、精神科护理与其他科护理的关系

由于精神科护理的任务既是研究和帮助重症精神障碍患者，同时也包括帮助有轻症精神心理问题的患者，使其精神状态趋于或恢复正常，所以，精神科护理的内容将渗透于临床各科护理之中。躯体的生理问题与精神心理问题经常是并存的，如外科手术前的患者出现焦虑及强迫症状；怀疑有生育问题的夫妇对检查结果的担心；患内科疾病的患者同时有人格障碍等。一方面，可由于生理问题造成精神心理障碍；另一方面，亦可由精神心理障碍引起生理健康问题。总之，精神心理障碍和躯体生理问题常相随相伴。因此，临床科的护士除应具备本科室护理知识外，同时也应掌握必要的精神科护理知识及心理、沟通学知识，才能适应现代护理学的需要，满足患者的需求。目前在西方国家的医院，精神科护理不仅被应用在精神病院，有些综合医院在一般科室病房中也设有精神科病房，如在老年康复科设有精神科诊室，当患老年疾病的患者出现抑郁或躁狂时，便转到精神科由精神科医护人员诊治和护理，待患者的精神障碍得到缓解后再转回相关科室接受具体的治疗和护理。由此可见，精神科护理不仅局限在精神病院，而且还渗透到一般综合性医院以及家庭和社区之中。

第二节 精神科护理发展简史

精神科护理是随着精神医学和护理学的发展及人类文明的进步逐渐形成并完善的。由于精神疾病的特殊性,人们对它的认识不像对待一般疾病那样容易被接受,致使精神科护理经历了漫长而艰难的历程。

中世纪以前,由于人们对精神疾病的解释没有摆脱迷信和超自然的观念,故对精神病患者的处理是用非人道主义的态度和方式,负责患者的管理人员几乎与监狱的看守相似,根本没有经过训练,更谈不上对精神病患者的护理。

文艺复兴时期,韦耶((Johan Weyer,1515—1588年)致力于人类行为的探讨,他认为那些所谓的"着魔中邪"者实际上是患了精神疾病的患者,应由医生给予治疗,而不应由教士们肆意破坏他们。因此,他被认为是最早的精神医师。

18世纪后期,法国医生菲力普·比奈尔(Phillippe Pinel,1745—1826年)作为第一位精神病院院长,他主张用人道主义的态度对待精神病患者,反对以酷刑折磨和惩罚精神病患者的传统观点,包括放血、殴打和不分青红皂白地用药等手段,他把"猛然入水"休克法称为"比患者的疯狂更为严重的医学疯狂"。他提出要清除禁制,砸碎锁链,此为精神医学的第一次革命,从而开创了精神科护理的先河。

19世纪的Bethlem医院中,除了对精神病患者采取约束看护外,至少存在某些人道的护患治疗关系。James Norris当时被描述为该医院中最具有暴力倾向的患者,被约束在一个铁笼子里长达9年,但在这9年的住院过程中,Norris仍能读书、看报、与宠物玩逗。另一个病例是James Tilly Mathews,他当时有夸大妄想,认为他是这个世界的皇帝。但Mathews具有非凡的绘画天赋,他经常坐在烛光边绘画到半夜。

1860年,护理学创始人南丁格尔(Florence Nightingale,1820—1910年)在英国开办了第一所护士学校,致力于发展一般性的护理,同时她强调在发展一般性护理的同时,也应重视心理护理,但由于当时的资金紧缺和精神科护理人员水平低等原因,她未能将精神科护理向前推进一步。

精神科护理作为一种职业是在19世纪后期才开始出现的。1873年,美国的琳达·理查兹(Linda Richards)女士从波士顿New England Hospital毕业,从此,精神科护理的角色开始建立。她提出了对精神病患者的服务项目,发展出改善精神科护理的计划,首次提出评估患者时应注重身体和精神(心理)两方面内容,主张对精神病患者的照顾质量应与一般躯体疾病患者的照顾质量相同,从而奠定了精神科护理的基础模式,因此她被称为英国精神科护理的先驱。1882年,在美国马萨诸塞州的马克林医院,创立了第一所精神科护士学校,学制两年,但学习内容很少涉及有关精神科护理的技能,而主要是对患者的躯体和生活方面的管理。直到19世纪末期,精神科护士的角色有了明显的变化,他们经过专门的精神科护理培训,强调在护理精神病患者时要有爱心和耐心。

19世纪末20世纪初,出现了大批精神病学专家,如德国的克雷丕林(Emil Kraepelin,1856—1926年),分析了大量的临床病例,率先提出,重症精神疾病的根源是大脑的生物病理的改变,并将精神疾病进行分类,对精神病的病因、诊断、治疗进行了大量的研究,因此,克雷丕林被称为现代精神病学之父。弗洛伊德(Sigmund Freud,1856—1939年)利用梦的解析和自由联想治疗精神病患者,他通过精心设计与患者之间的对话,使患者回顾过去的经历,将一些过去的症结讲出来,体现了精神病学治疗中医患之间的治疗关系,从而创立了精神心理分析学派,首次从心理学的角度探讨精神障碍的病因，提倡"心因性病因论"，发动了精神医学的第二次革命。

20世纪30年代，随着多种精神医学躯体疗法的出现，如胰岛素休克治疗（1935年）、精神外科治疗（1936年）、电抽搐治疗（1937年）等，精神科护理在治疗中成为更有意义的角色，需要更有经验的精神科护理人员照顾精神病患者。应用上述治疗方法，能有效地控制患者的行为，有助于患者进一步接受心理治疗。

1947年，维斯（Weiss）在《美国护理杂志》上发表了一篇文章，向社会呼吁：缺乏精神科护士，并描述了精神科护士与普通护士的区别。强调应改进对待精神病患者的态度，注意患者每时每刻的变化，要表现出接纳、尊重、理解患者，把患者看作是带有问题的个体，设法调动患者的兴趣，使之参与到社会现实中去。

1952年，佩普勒（Hildegard Peplau，1909—1999年）在前人的基础上，经过大量的临床实践，形成了精神科护理人际关系理论，首次在精神科护理史上，将精神科护理建立在科学的基础上。她认为，护理就是护士与患者互相作用的过程。护理是有意义的、治疗性的人际关系，护理就是进一步完善患者的人格。佩普勒首次将精神科护理人际关系理论写进精神科护理的教科书中。

1953年，美国全国护理联盟（The National League for Nursing）提出按照收集资料、判断患者、采取行动和评价的步骤护理精神病患者，这一过程是按照护理程序进行的。

1953年，英国医生仲斯（Maxwell Jones）撰写了《治疗性社区》一书，书中鼓励患者利用社会环境，积极参与自我照顾。1964年，美国通过了《社区心理卫生中心法案》。半个世纪以来，美国每年精神病患者住院数量明显减少，在社区精神卫生运动的推动下，精神科护理不仅局限在医院，而且逐渐走向社区和家庭，越来越多的社区心理治疗中心、家庭跟踪护理、各种形式的心理咨询诊所及日间护理等项目的出现，为精神病患者提供了多种医治场所，从而带来了精神医学的第三次革命，其工作范围也由单纯的对传统精神病患者的治疗和护理，发展到对精神障碍的预防保健和康复。

1954年，俄罗斯医生普金撰写的《精神病护理》一书，详细阐述了对精神病患者的护理。强调关心、尊重、爱护患者，恢复患者的权利，废除约束，改善生活，组织管理患者开展文娱活动和劳动治疗等，从此，使精神科护理更加规范，步入新的历程。

20世纪50年代后，随着精神药物的发现，人们开始研究药物、神经递质和脑中各种受体之间的关系，使精神疾病能够以科学及客观的方法诊断和治疗。随着越来越多的神经医学和精神药物学的研究，人们趋向于用生物学的理论来解释精神病的现象。现代护士需要了解神经科学，从生物、精神药物等方面去了解和解释精神病患者。有学者指出，精神药物的发展，趋向于从微生物学和自然科学角度研究精神病。所以，生物精神医学的发展被称为精神医学的第四次革命。

我国中医学对精神医学的认识非常深刻，认为人的精神疾病与心、肝、脑等脏器有关。心藏神，主神志；肝主疏泄，与情志调节有关；脑主神明。远在殷代甲骨文中，就有关于"心疾""首疾"的记载。战国时代的医典《黄帝内经》中就有关于"精、气、神"的论述，并且论述了"五脏"与"五志"的关系，即怒伤肝，喜伤心，思伤脾，忧伤肺，恐伤肾。《黄帝内经》还系统地论述了"七情"致病的特点。东汉末年著名学张仲景著的《伤寒杂病论》是我国现存最早的临床外感杂病专著，将精神疾病归类为"狂、躁、谵妄、癫、痫"等名称，并对上述病症的病因病机和临床表现做了具体论述。明代李时珍认为脑为"元神之府"，这与现代医学脑主思维、意识活动的观点相当接近。虽然中医对精神医学的认识非常早，但精神医学始终没能独立出来形成专科。

尽管我国精神科护理事业起步较晚，但由于国家各级政府非常重视精神科护理队伍的建设和有关管理制度的制定，精神科护理事业得到了迅速发展。1990年，中华护理协会成立了全国精神科护理事业委员会。30年来，为了适应不断发展的社会需求，精神科护士可通过多种教育途径提高学历层次和业务水平。由于与国外护理教育的交流增加，大大加快了我国精神科护理教学、实践及科研的步伐，出现了大批有价值的精神科护理的书籍、论文和科研成果。随着社会的进步和人类对身心健康的需求，我国精神科护理事业一定有美好的发展前景。

（黄艺雅）

第二章 精神障碍的病因及症状学

第一节 精神障碍的病因

精神障碍的病因和症状学（psychiatric etiology and symptoms）是精神医学的基本理论，与感染性疾病不同，大多数所谓"功能性精神障碍"没有明确的病因和发病机制，但广大科研和精神卫生工作者在不断研究和探索后，现已明确精神障碍和其他躯体疾病一样均是生物、心理和社会因素相互作用的结果。

一、生物学因素

影响精神健康的主要生物学因素大致分为遗传、感染、躯体疾病、创伤、毒物类等。

（一）遗传因素

人们早就认识到基因是影响人类和动物正常与异常行为的主要因素之一。所谓的功能性精神障碍，如精神分裂症、情感障碍、神经性厌食症、儿童多动症、惊恐障碍等均具有遗传性，是基因将疾病的易感性一代传给一代，并且是多个基因的相互作用，使其危险性增加。某一个体是否发病受到遗传因素和患者当时所处社会环境因素的共同影响。

（二）感染因素

早在20世纪初期，我们就已知道感染因素能影响中枢神经系统而产生精神障碍。目前已知由细菌、病毒、螺旋体和寄生虫等导致的机体各系统的感染均可引起精神障碍，如单纯疱疹性脑炎、慢性脑膜炎等，有些儿童在链球菌性咽炎后会突然出现强迫症的表现。

（三）其他躯体因素

内脏各器官、内分泌、代谢、营养、结缔组织和血液系统疾病可致精神障碍。这些疾病易引起水、电解质代谢紊乱、酸碱平衡失调、缺氧、毒性中间代谢产物的堆积而直接或间接地损害大脑结构和功能，如肝性脑病、肺性脑病、肾性脑病、甲状腺功能亢进症、系统性红斑狼疮、糖尿病等均可产生精神症状。

（四）理化因素

精神活性物质如乙醇（酒精）、苯丙胺、大麻、吗啡等的应用，农药的使用，一氧化碳中毒等均影响中枢神经系统，导致意识和精神障碍。颅脑外伤也是引起脑器质性精神障碍的主要原因之一。近年来酒精依赖患者在我国逐年增加并呈现年轻化，应引起全社会的关注。

二、心理因素

（一）应激

任何个体都会不可避免地遇到各种各样的生活事件，这些生活事件常是导致个体产生应激反应的应激源，如亲人死亡、失业、离异、人际关系紧张等；其他社会生活中的共同问题，如地震、洪水、战争及个人的某种特殊遭遇等则是应激源的另一重要来源。在应激初期机体表现出适应性，但在长期应激状态下适应性机制最终停止，机体不能满足应激的需要，免疫力和抵抗力迅速下降，会引发各种疾病，如神经症、心身疾病等。生活事件能否引起精神障碍，除了与事件本身有关外，更重要的是与个人的心理状态有关。

（二）人格特征

人格可定义为个体在日常生活中所表现出来的总的情绪和行为特征，此特征相对稳定并可预测。不同性格特征的个体易患不同的精神疾病，如具有强迫性格的人易患强迫症，他们做事求全完美，犹豫不决，事后反复检查，穷思竭虑，对自己过于克制，易紧张焦虑。有些人的性格自幼偏离正常，适应不良，称为人格障碍，具有分裂性人格障碍者则患精神分裂症的可能性大。

三、社会因素

自然环境（大气污染、居住拥挤、噪声、环境污秽等）、社会环境（政权更替、社会变革、局势动荡等）、移民等因素均可增加应激源，使人们长期处于紧张、烦闷、焦虑、抑郁等状态下，易患心身疾病或精神障碍。

有些研究者将当今心理和情绪障碍发病率的增加归结为社会发展带来的变化，这些变化改变了传统的家庭结构，造就了大量单亲父母、问题儿童和功能不健全的家庭，他们中的许多人得不到社会资助和支持，应激水平不断升高的同时就会产生心理障碍，甚至是精神疾病。

第二节　精神疾病症状学

精神障碍的症状按照精神活动的各个心理过程，可概括为感知觉障碍、思维障碍、记忆障碍、智能障碍、情感障碍、意志行为障碍、意识障碍等类别。

一、感知觉障碍

感觉是客观刺激作用于感觉器官所产生的对事物个别属性的反映，如物体的颜色、大小、形状、光和声音等。知觉是同一事物的各种不同属性反映到脑中进行综合，并结合以往的经验，在脑中形成整体的印象。正常情况下，感知觉应与外界客观事实相一致。

（一）感觉障碍

（1）感觉过敏：指感觉阈值下降，对外界一般强度的刺激感受性增高。如轻轻地触摸皮肤会感到刺痛难忍，他人开关门的声音感到如雷贯耳，柔和的光线感觉特别刺眼。多见于神经症、更年期综合征、脑器质性疾病等。

（2）感觉减退：指感觉阈值增高，对外界一般刺激的感受性减低。患者对强烈的刺激感觉轻微或完全不能感知。见于各种程度的意识障碍、抑郁状态、木僵状态。感觉缺失如失明、失聪可见于癔症患者。

（3）内感性不适：也称体感异常，指躯体内部产生某种不舒适的感觉，性质难以表达，定位相对模糊。如感到牵拉、撕扯、挤压、游走、虫爬等。多见于神经症、精神分裂症、抑郁状态和躯体化障碍。

（二）知觉障碍

（1）错觉，指对客观事物歪曲的知觉。正常人在光线暗淡，或处于恐惧、紧张、疲惫和期待的心理状态下也可产生错觉，经验证后可很快被纠正和消除。谵妄状态的患者常会出现病理性错觉，带有恐怖色彩，如护士手持注射器欲为其打针，他错看成有人手持利刃来伤害他，为此攻击护士。

(2) 幻觉：指在没有客观现实刺激作用于感觉器官时而出现的虚幻的知觉体验。幻觉的内容是以往知觉痕迹的重现，如先天的聋人无幻听，先天盲人无幻视。幻觉是临床上最常见而且重要的精神病性症状，常与妄想同时出现。

根据涉及感官的不同分为幻听、幻视、幻嗅、幻味、幻触和内脏性幻觉。

(3) 感知综合障碍：指患者对客观事物能正确感知，但对某些个别属性产生了与实际情况不相符合的知觉。如物体的大小、形状、颜色、空间距离等，多见于癫痫所致精神障碍。

二、思维障碍

思维障碍临床表现多样，主要包括思维形式障碍和思维内容障碍。

(一) 思维形式障碍

思维形式障碍包括联想障碍和思维逻辑障碍。常见如下症状：

(1) 思维奔逸：又称观念飘忽，指联想速度加快，数量增多，内容丰富。思维有一定的目的性和完整性，但思维主题极易受到环境的吸引而改变（随境转移），也可有音韵联想（音联）或字意联想（意联）。患者表现健谈，出口成章，反应快，但给人以肤浅和信口开河之感。多见于躁狂症。

(2) 思维迟缓：指思维联想速度显著减慢，数量减少和联想困难。患者表现为语量减少，语速减慢，语音低沉，反应迟缓。患者常感到"脑子不灵了，变钝了"，思考问题很吃力，为此而苦恼。多见于抑郁症。

(3) 思维贫乏：指联想数量减少，概念词汇贫乏。患者表现为沉默少语，言语内容空洞单调，常以"不知道，没有什么"作答，与之难以进行正常的交流，但患者对此却漠然处之。见于精神分裂症、脑器质性精神障碍及精神发育迟滞。

(4) 思维散漫：指思维的目的性、连贯性和逻辑性发生障碍。患者表现为联想松散，叙述主题变化不定，多个话题之间毫无联系，以致别人听不懂他到底要表达什么。对问话的回答不切题，使人感到交谈困难。

(5) 思维破裂：指思维散漫进一步加重，思维联想缺乏内在的连贯性和应有的逻辑性，患者言语或书写内容虽有结构完整的句子，但各句含义又不相关，严重时出现语词的堆积，形成语词杂拌。多见于精神分裂症，为该病所具有的特征性症状。

(6) 病理性赘述：指思维活动停滞不前，迂回曲折，表现为对不必要的问题做过分详细的描述，讲了半天说不到问题的实质。见于癫痫、脑器质性精神障碍和精神分裂症。

(7) 思维中断：又称思维阻滞。指在无意识障碍及外界干扰的情况下，思维过程突然中断。表现为话说半句突然停止，再开口时所说内容已不是原有的话题。若患者感觉思维被某种外力抽走，则称为思维被夺。多见于精神分裂症。

(8) 强制性思维：指患者体验到强制性地涌现大量无现实意义的联想，来得快，去得也快，无法自控。多见于精神分裂症。

(9) 象征性思维：属于概念转换，以无关的具体概念代替某一抽象概念，不经患者解释，旁人无法理解。常见于精神分裂症。

(10) 语词新作：指患者自创一些文字、符号、图形或语言并赋予只有自己才能理解的特殊含义。

(11) 逻辑倒错性思维：主要特点为推理过程无逻辑性，离奇古怪，缺乏根据，或因果倒置，不可理解。可见于精神分裂症和偏执狂等。

（12）强迫观念：也称强迫性思维，指患者脑中反复出现的某一概念或相同内容的思维，明知不必要，但又无法摆脱。包括强迫性怀疑（总是怀疑自己的行动是否正确）、强迫性回忆（某些想法，反复回忆）、强迫性对立思维（脑中总是出现一些对立的思想），强迫性思维常伴有强迫动作。多见于强迫性神经症。

（13）模仿言语：指患者模仿他人的话，别人说什么，他也跟着说什么，有时伴有模仿动作。可见于精神分裂症。

（二）思维内容障碍

思维内容障碍中最常见的症状是妄想。妄想是一种在病理基础上产生的歪曲信念，病态的推理和判断。具有以下特征：一是妄想的内容与事实不符，但患者坚信不疑；二是妄想内容均涉及患者本人，与个人利害有关；三是妄想内容因文化背景和个人经历而有所差异，常有浓厚的时代色彩。

临床上通常按妄想的主要内容归类，常见的有：

（1）被害妄想：是最常见的一种妄想，患者坚信周围的人对其或其家人不利，如被跟踪、被监视、被诽谤、用仪器照射伤害其身体等。患者受妄想的支配可做出拒食、拒药、逃跑、控告、自杀、伤人等行为。主要见于精神分裂症和偏执性精神病。

（2）关系妄想：患者认为周围环境中与他无关的现象都和他有关。如认为周围人的谈话是在议论他，别人吐痰是瞧不起他。常与被害妄想伴随出现，主要见于精神分裂症。

（3）夸大妄想：患者认为自己有非凡的才智、巨额财富和至高无上的权利，是名人或伟人的后裔。常见于躁狂症、精神分裂症和部分器质性精神障碍。

（4）罪恶妄想：也称自罪妄想。患者毫无根据地坚信自己犯了严重错误或不可宽恕的罪恶，应受到严厉的惩罚。为此患者可拒食、自首或要求劳动改造，甚至自杀。主要见于抑郁症、精神分裂症。

（5）疑病妄想：患者毫无根据地坚信自己换了某种严重躯体疾病或不治之症，因而四处求医，即使通过反复详细的医学检查也不能纠正。多见于精神分裂症、更年期和老年期精神障碍。

（6）嫉妒妄想：患者无中生有地坚信自己的配偶对自己不忠，有外遇，因此采取各种方式监视配偶，如偷阅手机短信、查通话记录或跟踪日常活动，以寻求证据。可见于精神分裂症、更年期精神障碍。

（7）钟情妄想：患者坚信某异性钟情于自己，采取相应的行为追求对方，即使遭到拒绝仍毫不质疑，认为对方在考验自己。主要见于精神分裂症。

（8）物理影响妄想：也称被控制感。患者觉得自己的思想、情感和意志行为受到某种外力控制和干扰，如受到超声波或某种先进仪器控制而不能自主。

（9）被洞悉感：也称内心被揭露感。患者认为自己内心所想的事，未经言语表达却已尽人皆知，但是通过什么方式被人知道的则不一定能描述清楚。该症状对诊断精神分裂症具有重要意义。

三、记忆障碍

记忆为既往事物经验的重视。记忆是在感知觉和思维基础上建立起来的精神活动，包括识记、保持、再认和回忆四个基本过程。识记是事物或经验在脑子里留下痕迹的过程，是反复感知的过程；保持是使这些痕迹免于消失的过程；再认是实现刺激与以往痕迹的联系过程；回忆是痕迹的重新活跃或复现。对既往感知的事物不能回忆称为遗忘。根据 Ribot 定律，越是新近识记的事物越是遗忘得快，遗忘的发展总是由近事记忆逐渐发展到远事记忆。临床上常见的记忆障碍如下。

（一）记忆增强

病态的记忆增强，对病前不能回忆且不重要的事都能回忆起来。主要见于躁狂症和偏执状态患者。

（二）记忆减退

记忆减退是指记忆的四个基本过程普遍减退，临床上较多见。轻者表现为近期记忆的减退，如刚住院的患者记不住入院日期或时间。严重时远记忆力也减退，如回忆不起自己的出生地、曾经就读的小学等。可见于较严重的痴呆患者和正常老年人。神经症患者主观感觉记忆力下降，但常是愉快的事记不住，烦心的事却耿耿于怀，记忆测验记忆力正常，不属于记忆障碍。

（三）遗忘

遗忘指部分或全部不能回忆以往的经验。一段时间的全部经历或事件丧失称为完全性遗忘，仅仅是对部分经历或事件不能回忆称为部分性遗忘。顺行性遗忘即事件发生以后一段时间的经历不能回忆，遗忘的产生是由于意识障碍而导致识记障碍，不能感知外界事物和经历，如脑震荡、脑挫伤的患者回忆不起受伤后一段时间的事。逆行性遗忘指回忆不起疾病发生之前某一阶段的事件，多见于脑外伤、脑卒中发作后，遗忘阶段的长短与外伤的严重程度及意识障碍的持续时间有关。

（四）错构

错构是记忆的错误，对过去曾经历过的事件，在发生的地点、情节、特别是在时间上出现错误回忆，并坚信不移。多见于老年性、动脉硬化性、脑外伤性痴呆和乙醇中毒性精神障碍。

（五）虚构

虚构是指患者由于遗忘而以想象的、未曾亲身经历过的事件来填补自身经历的记忆缺损。由于虚构患者常有严重的记忆障碍，因而每次叙述的内容自己也不能再记住，常常变化，且容易受暗示的影响。多见于各种原因引起的痴呆。

当虚构与近事遗忘、定向障碍同时出现时称为科萨科夫综合征（Korsakoff syndrome），又称遗忘综合征。多见于乙醇中毒性精神障碍、颅脑外伤后所致精神障碍及其他脑器质性精神障碍。

四、智能障碍

智能是一个复杂的综合精神活动的功能，反映的是个体在认识活动方面的差异，是对既往获得的知识、经验的运用，用于解决新问题、形成新概念的能力。智能包括观察力、记忆力、思维能力、想象能力等。它涉及感知、记忆、注意和思维等一系列认知过程。

智能障碍可分为精神发育迟滞及痴呆两大类型。

（一）精神发育迟滞

精神发育迟滞指先天、围生期或在生长发育成熟以前（18岁前），由于各种致病因素，如遗传、感染、中毒、头部外伤、内分泌异常或缺氧等，造成大脑发育不良或受阻，智能发育停留在一定的阶段。随着年龄增长其智能明显低于正常的同龄人。

（二）痴呆

痴呆指后天获得的智能、记忆和人格的全面受损，但没有意识障碍，其发生具有脑器质性病变基础，是一种综合征。临床主要表现为创造性思维受损，后天获得的知识丧失，记忆力、计算力下降，工作和学习能力下降，甚至不能自理生活，并伴有精神症状，如情感淡漠、行为幼稚及不能意向亢进等。

五、情感障碍

情感是指个体对客观事物的态度和因之而产生的相应的内心体验，与情绪在精神医学中常作为同义词。心境是指一段时间内持续保持的某种情绪状态；而短暂的、暴风骤雨式的、非常强烈的情绪体验叫激情，如暴怒、狂喜、绝望等。在精神疾病中，情感障碍通常表现3种形式，即情感性质的改变、情感波动性的改变及情感协调性的改变。

（一）情感性质的改变

可表现为躁狂、抑郁、焦虑和恐惧等。正常人在一定的处境下也可出现上述情感反应，只有当此时的反应不能依其处境及心境来解释时方可作为精神症状。

（1）情感高涨：指情感活动显著增强，表现为自我感觉良好，有与周围环境不相符的过分愉快、乐观，喜欢与人交往，夸大自我，具有感染力，易引人共鸣。常同时伴有思维奔逸、言行增多，多见于躁狂症。

（2）情感低落：患者情绪低沉、愁眉不展、唉声叹气，各种兴趣、欲望（食欲、性欲、生存欲）和信心均有不同程度的下降或丧失，严重时出现自杀观念及行为。常伴有思维迟缓、动作减少及少语。情感低落是抑郁症的主要症状。

（3）焦虑：指在缺乏相应的客观因素刺激下，患者出现的过分担心、紧张、恐惧的情感。表现为坐立不安，搓手顿足，似有大祸临头，惶惶不可终日，伴有心悸、出汗、手抖、尿频等自主神经功能紊乱的症状。多见于焦虑症、恐惧症及围绝经期精神障碍。

（4）恐惧：作为一个症状，指对一定的、容易识别的、目前并无危险的情境或物体感到恐惧，常见的对象有动物、尖锐利器、幽闭的空间、广场等。主要见于恐惧症。

（二）情感波动性的改变

（1）情感不稳：指情感反应（喜、怒、哀、愁等）极易变化，从一个极端波动至另一个极端，显得喜怒无常，变幻莫测。常见于脑器质性精神障碍和青春型精神分裂症。

（2）情感淡漠：指对外界刺激缺乏相应的情感反应，即使对生离死别、久别重逢等重大事情仍表现出漠不关心，面部表情呆板，内心体验贫乏。可见于单纯型即慢性精神分裂症。

（3）易激惹：表现为极易因小事引起较强烈的情感反应，持续时间一般较短暂，主要为易怒，也可有易悲、易喜等。常见于疲劳状态、人格障碍、神经症或偏执型精神病患者。

（三）情感协调性的改变

（1）情感倒错：指情感表现与其内心体验或处境不相协调。如听到令人高兴的事，反而表现伤感；在描述自己遭受迫害时，却表现为愉快。多见于精神分裂症。

（2）情感幼稚：指患者的情感反应幼稚，缺乏理性控制，反应迅速、强烈无遮掩，稍遇刺激则嚎啕大哭或暴跳如雷，而略加复位则立即破涕为笑。见于癔症或痴呆患者。

六、意志行为障碍

意志是指人在社会实践活动中，为了达到既定目的而采取的各种措施和克服各种困难的主观意愿，是一种高级的心理活动。意志与认识活动、情感活动及行为紧密相连而又相互影响。认识过程是意志的基础，而人的情感活动则可能成为意志行动的动力或阻力。在意志过程中，受意志支配和控制的行为称作意志行为。

(一) 意志活动障碍

(1) 意志增强：指病理性意志活动增多。与其他精神症状密切相关，如嫉妒妄想的患者坚信配偶有外遇，而长期对配偶进行跟踪、监视、检查；疑病妄想的患者到处求医，要求解除疾病痛苦；在夸大妄想的支配下，患者可日夜从事无效的发明创造。

(2) 意志减退：指意志活动显著减少。患者表现出动机不足，常与情感淡漠或情感低落有关，对周围一切事物无兴趣以致意志消沉，不愿活动，整日呆坐或卧床不起，严重时日常生活不能自理，更不能坚持工作和学习。患者一般能意识到，但总感到做不了。常见于抑郁症及慢性精神分裂症。

(3) 意志缺乏：指意志活动缺乏，表现为对任何活动都缺乏动机，不关心事业，也不要求工作和学习，行为被动，处处需要别人督促和管理，严重时生活本能缺失。常与情感淡漠、思维贫乏同时出现，为精神分裂症的基本症状。多见于衰退期精神分裂症。

(4) 意向倒措：指意向活动与常情违背或为常人所不允许，致使其活动或行为让人难以理解。如去厕所吃大便，喝痰盂里的脏水，捞泔水桶的馒头吃。多见于青春型精神分裂症。

(二) 动作与行为障碍

简单的随意和不随意行动称为动作。有动机、有目的而进行的复杂随意运动称为行为。动作行为障碍称为精神运动性障碍。精神疾病患者由于思维和情感的障碍，常可导致动作及行为异常。

(1) 精神运动性兴奋：指动作和行为增加。可分为协调性和不协调性精神运动性兴奋两大类：①协调性精神运动性兴奋。指患者言语动作的增多与其思维、情感活动一致，和环境密切联系。患者的行为有一定目的，可以理解，整个精神活动是协调的。多见于躁狂症。②不协调性精神运动性兴奋。指患者言语动作的增多与其思维、情感活动不相协调，和周围环境无任何联系。患者动作行为杂乱无章，缺乏动机与目的，让人难以理解。如高声尖叫、做鬼脸、紧张兴奋、愚蠢淘气等。见于青春型和紧张型精神分裂症。

(2) 精神运动性抑制：指行为动作和言语活动普遍减少、抑制，主要分为以下三类：①木僵。指患者意识清晰，言语和运动行为完全抑制或减少，严重时不吃不喝、不语不动。肌张力增高的患者其肢体被动运动时阻力增加，被动运动停止时，躯体仍固定于当时的位置，出现"空气枕头"（即头部悬空）；四肢如同泥塑蜡铸的一样，任人摆布，即使是很不舒服的某种姿势，称为蜡样屈曲。患者也可出现肌张力减低。见于精神分裂症紧张型、严重抑郁症、反应性精神障碍及脑器质性精神障碍。②缄默症。患者缄默不语，不回答问题，有时可用手势作答。见于癔症及精神分裂症紧张型。③违拗症。患者并非有意地不合作，而是对所有外来吩咐的一种无意的、不由自主的对抗。被动性违拗症患者只是拒绝执行任何吩咐；主动性违拗症患者叫他张开嘴时，反而收紧牙关，要他睁眼，反而紧闭。如挪动其肢体会遇到较大的阻力，多见于精神分裂症紧张型。

(3) 刻板动作：指患者持久地重复一种单调的、不具有任何意义的动作。多见于精神分裂症紧张型。

(4) 模仿动作：指患者无目的、无意义地模仿别人的动作，常与模仿言语同时存在，见于精神分裂症紧张型。

(5) 强迫动作：指患者反复做一些违背本人意愿的动作，明知不合理也不必要，但无法摆脱。如反复检查门窗是否关严，频繁洗手，以特定姿势走路、进门等。见于强迫症。

七、意识障碍

在临床医学上，意识是指患者对周围环境及自身的认识和反应能力。当意识障碍时精神活动普遍抑制，表现为：①感知觉清晰度降低、感觉阈值升高；②注意力难以集中，记忆减退，出现遗忘或部分性遗忘；③思维变得迟钝、不连贯；④理解困难，判断能力降低；⑤情感反应迟钝；⑥动作行为缺乏目的性和指向性；⑦出现定向障碍，定向障碍为意识障碍的重要标志。但有定向障碍不一定有意识障碍，如酒精中毒性脑病患者可以出现定向障碍，而没有意识障碍。应根据以上几点综合判断有否意识障碍。

（一）嗜睡

意识清晰度水平稍有降低，患者经常处于睡眠状态，喊叫或推动其肢体可唤醒，回答问题迟缓、简单，记忆力减退，注意力涣散，定向力不全。可配合一些简单的动作，如进食、服药等。刺激一旦消失便又入睡。多见于功能性及脑器质性疾病。

（二）昏睡

意识清晰度水平明显降低，以语言反应接近消失为特征。一般刺激无反应，在强烈的疼痛刺激下可出现防御反射，如压眶反射。角膜、睫毛反射减弱，对光反射、吞咽反射仍存在，有深反射亢进、手足震颤及不自主运动。

（三）昏迷

意识完全丧失，以痛觉反应消失为特征，毫无自发运动。肌张力普遍降低或增高，生理反射消失，可引出病理反射。多见于严重的脑部疾病及躯体疾病的垂危期。

（四）朦胧状态

指意识范围缩小并伴有意识清晰度的降低。患者只对狭窄而孤立范围内的体验能够感知，对此以外的事物感知判断均有困难。可伴有定向障碍、片段的错觉、幻觉和妄想，有时在幻觉妄想的支配下产生攻击行为。常突然发生，突然中止。持续时间为数分钟至数小时，其经历事后多遗忘。见于癫痫性精神障碍、脑外伤、脑缺氧及癔症。

（五）梦样状态

指意识清晰度水平降低的同时伴有梦境样体验。患者如在做梦一样，沉溺于体验的幻想世界中，而与周围环境丧失联系。对其幻觉内容过后并不完全遗忘，可持续数日或数周。常见于感染中毒性精神障碍和癫痫性精神障碍。

（六）谵妄状态

指意识清晰度水平降低的同时产生大量的错觉、幻觉，尤以幻视多见，内容丰富，形象逼真，场面恐怖，如见到毒蛇、猛兽、血淋淋的场景，多伴有紧张、恐怖情绪和兴奋冲动行为。思维不连贯，自我定向力存在而周围环境定向力丧失。症状昼轻夜重，持续数小时至数日，意识恢复后有部分或完全遗忘。以躯体疾病所致精神障碍及中毒所致精神障碍较多见。

八、自知力

自知力又称领悟力或内省力，是指患者对自己精神疾病的认识和判断力。在临床上一般以精神症状消失，并认识自己的精神症状是病态的，即为自知力恢复。

（黄艺雅）

第三章 精神科护理基本技能

第一节 护患关系与护患沟通

一、护患关系

护患关系是指护士在特定的环境中（工作场所）运用专业知识的技能，有目的、有计划地与患者接触沟通所形成的一种治疗性关系。正确处理护患关系，护士与患者和谐相处，对患者疾病的转归、提高护理工作效率等，都有十分重要的现实意义。

（一）护患关系的发展阶段

护患关系的建立，从患者入院即已开始，整个过程可分为3个阶段，即初期、工作期和解除期。3个阶段既独立又有重叠，贯穿患者住院的整个过程。

（二）护患关系的基本模式

（1）主动—被动型：这种模式突出护士的主导作用，通常以"保护者"的形象出现在患者面前，为患者提供必要的支持与帮助，而患者则完全处于被动服从地位，一切听任护士的处置和安排。

（2）指导—合作型：这是目前临床护理工作中最常见的护患关系模式。这种模式中的护士具有相当的主导地位和一定强度的权威性，护士通常以"指导者"的形象出现在患者面前，为患者提供必要的知识和咨询，患者则根据自己对护士的信任程度有选择地接受护士的指导并合作。

（3）共同参与型：这是需要推广和重视的模式。这种模式中的护士与患者在建立平等关系的基础上，共同发挥各自的主动性，护士通常以"同盟者"的形象出现在患者面前，为患者提供合理的建议和方案，患者在自己的疾病治疗过程有较强的参与意识和行为。这种关系犹如成年人之间的关系，都有决定权，都有主动权。

（三）建立良好护患关系的要素

（1）尊重患者：护患关系应当在平等、尊重的基础上建立相互信任的合作伙伴关系。

（2）正确认识精神疾病：受到精神症状的影响，有些患者无法顺利地进行沟通，甚至有的患者有暴力倾向，护士必须理解患者的行为。

（3）熟悉、掌握患者的情况：护士除了要熟悉患者的姓名、宗教信仰、文化程度、兴趣爱好、个性特征、生活习惯、婚姻家庭、经济状况等外，还需掌握患者的精神症状、发病经过、诊断、治疗、护理要点和特殊注意事项等。

（4）护士良好的自身修养：护士在护患关系中处于主导地位，因此应该加强自身修养，树立良好的形象，做到服装整洁，仪表大方，举止从容，精神饱满。同时护士应具有高度的预见性和敏锐的观察力，及时发现并解决问题，掌握疾病的症状及发展规律，做好防范及应对措施。

二、护患沟通

(一) 护患沟通的基本技巧

（1）共情：又称"同理心"，是一个心理学概念，指的是深入到别人的内心，站在对方的角度来认识其思想，体验其情感，并产生共鸣。用通俗的话讲，就是"换位思考""将心比心"，这是护士的基本职业素质。

（2）非言语沟通：包括表情、眼神、身体姿势、手势、手的接触及语音、语调、语速。目光交流是任何沟通都不可缺少的技巧。表情、姿态、语调等，综合表现出来就反映了态度。患者对护士的态度所传达的信息的敏感程度甚至超过对言语信息的理解程度。

（3）观察：观察的内容包括患者的表情、眼神、姿势、说话与交流方式、穿着服饰、意识和一般躯体、精神状态等。每一项观察的结果对于护理及沟通都有实际的意义。

（4）倾听：希望他人倾听是人性的需求，耐心地倾听是建立信任的最简单有效的方法，也是了解患者的心理状态和需求的最直接途径。

（5）说话：说话首先在语音、语调上要给人以温暖的感觉。语言内容应简洁易懂，尽量不用专业术语，就像日常生活中心情舒畅地与朋友聊天一样。切忌使用生冷硬的伤人语言。

(二) 护患沟通的原则

（1）以患者为中心：护患关系的建立是以促进患者健康为目的，一切针对患者的临床护理决定和行为，都应当以患者的利益为中心，最大限度地保护患者的利益。

（2）做到保密、尊重、不伤害、公平公正：在工作中无论是患者主动向护士披露的，还是护士无意中发现的，护士都应当秉承保密原则。"不伤害"是不容逾越的医学伦理的底线，任何行为都不可对患者的身体和心理造成伤害。"公平公正"是指无论患者身份高低、贫贱富贵，都应当公平公正地受到关注。

(三) 与不同精神症状患者的沟通要点

（1）对妄想患者，护士要启发患者述说，以便了解患者病情。

（2）对有攻击行为的患者，应避免与患者单独共处一室，不要站在患者正面，而应站在患者的两侧。与其沟通时，要采用平和的语气，避免激惹性语言。

（3）与消极、抑郁的患者沟通，护士要诱导患者述说内心的痛苦，多给予安慰和鼓励性语言，启发患者回顾快乐的往事，以改善患者的不良情绪。

（4）遇躁狂患者口若悬河、滔滔不绝时，护士要适时中断谈话，以减少患者的体能消耗和情绪波动。

第二节 精神科基础护理

一、饮食护理

饮食安全是精神障碍患者的护理重点。由于精神症状和药物的不良反应，会引发饮食安全问题，轻则影响治疗，重则危及生命。因此，精神障碍患者的饮食安全应贯穿医疗护理全过程。

（1）餐具的管理和饮食的选择：①餐具的管理：应每人一套餐具，餐具以简单、安全、不易损坏且易清洗和消毒为宜，由工作人员统一管理，用后及时收回，就餐前后应各清点餐具一次，以防患者收藏而作为自杀或伤人的工具；②饮食的选择：饮食的种类要按医嘱执行，但饮食的调配既要能增进患者的食欲，又要注意营养价值，同时要照顾个别患者的生活习俗和民族特点。

（2）进餐前的护理：①就餐前用消毒液擦拭桌面，督促患者洗手。②安排固定座位，普通患者采用集体进餐，便于查对和观察，特殊患者采取不同的护理措施。如医嘱禁食的患者要做好解释和说服工作，必要时采取相对的隔离。

（3）进餐时的护理：①在进餐过程中，护士应维持进餐秩序，观察患者进食量、进食速度，防止患者抢食、倒食、藏食，用餐具伤人或自伤，巡查有无遗漏或逃避进餐的患者，并要提醒患者细嚼慢咽，谨防呛食、窒息。②不要让患者将吃剩的菜、点心（馒头、花卷、包子）等带回病室，防止发生进食意外。③对咀嚼无力、吞咽困难的患者给予软食或无牙饮食，酌情为患者剔去食物中的骨头，进餐时切勿催促，必要时专人照顾，严防意外。④对抢食、暴食患者，安排单独进餐，劝其放慢进食速度，以免狼吞虎咽发生噎食窒息，并适当限制进食量，以防因过饱而发生急性胃扩张等意外。⑤给卧床患者喂食时，应将患者的床头稍抬高并让其头偏向一侧，避免大口及快速喂饭，防止窒息的发生。⑥对拒食患者，应针对不同原因，设法使之进食。⑦对欲吞食异物的患者要重点观察，必要时予以隔离。⑧对院外送食的患者，要做好家属的宣教工作，确保携带的食品安全、卫生，并劝导患者进食要适量。

二、排泄护理

在精神障碍患者中，部分患者由于受疾病的影响，常不能自理大小便，如随地便溺，或受药物的影响，出现尿潴留、便秘等情况，故护士必须每天观察或询问患者的排泄情况，发现异常立即通报医生及时处理。

三、睡眠护理

睡眠是休息的一种形式，睡眠和觉醒是维持生命活动所必需的生理现象。对精神障碍患者来说，睡眠的好坏常常预示病情的好转、波动或恶化，良好的睡眠可促进患者的病情恢复，而严重的失眠可使患者焦虑、烦躁、痛苦，甚至可发生意外。由此可见，睡眠护理在精神科尤为重要。

四、沐浴护理

精神障碍患者因受精神症状的影响，会出现不讲个人卫生，失去料理生活能力，或精神药物治疗的不良反应，可导致部分患者的皮脂腺分泌亢进，容易发生囊肿或其他皮肤感染，因此做好患者的个人卫生护理非常重要。

第三节 精神科一般护理

一、入院和出院护理

（一）入院护理

由于精神科收治患者的特殊性，因此对新入院患者，除按一般的护理常规外，应做好以下护理：①护理风险评估，主要包括暴力行为风险评估、自伤自杀行为风险评估、出走行为风险评估，并在住院病号信息一览表上显示风险等级标识。②检查有无带入危险物品，携带入室的个人衣服上应写上患者的姓名。贵重物品和钱款不宜携带入室，特殊情况必须有2名护士登记与签收。③新患者入住病室后应测体温,并用手扶持体温表直至测量体温结束。④向护送人员了解患者的主要病情,解答和告知家属患者入院后的相关事宜。⑤合理安置患者。

(二) 出院护理

患者出院时,护士应遵医嘱常规办理出院手续,同时要做好以下护理:①把患者的私人物品交予家属或患者清点并签收。②根据患者的病情向患者及家属做好出院宣教和相关注意事项的告知。③告知家属药物保管及服用方法。

二、环境及物品的安全管理

精神障碍患者由于受精神症状的支配,会发生自杀、自伤、伤人和毁物等意外情况,严重时会危及生命。因此,为了确保患者的安全及为患者提供安全的治疗护理环境,做好病房的环境及物品安全管理具有十分重要的意义。

三、测量体温的安全护理

精神障碍患者由于疾病的特殊性,在给患者测量体温时,除了遵守常规的操作规程外还须注意以下几点:①测量体温前,按患者实数准备体温计数量。②测量体温时,患者均应坐于自己的床位上,使每位测量体温的患者在工作人员的视野内,以便发现异常情况能及时处理。③测量体温完毕后,必须立即清点体温计数目,发现缺少,及时追查并报告护士长,以免体温计遗留于患者处而造成意外发生。④对新入院、不合作、有消极和吞服异物史患者及一级患者等,需用电子体温计、肛表或腋下测量,以防患者咬碎体温计吞服。⑤若患者咬碎或吞服体温计,立即通知医生,并遵医嘱处置。

四、药物治疗的安全护理

药物治疗是精神科疾病治疗的主要途径,而且要维持数年,甚至需终身服药,拒绝服药或自行停药可导致疾病复发,但精神科患者由于各种因素经常会拒绝服药。

五、探视护理

众所周知,亲人探视对患者是一种强有力的心理支持,精神科的治疗因其周期长且大部分是封闭式管理,患者与社会为半隔离状态,患者对社会和家庭的了解大部分是通过探视来获得,因而探视就显得十分重要。但由于精神疾病的特殊性,家属探视的影响具有两面性,如果处理不恰当会影响患者的病情,甚至会威胁患者生命。因此,做好探视护理也是精神护理中一个重要组成部分。

六、护送患者的护理

由于住院不安心、药物引起的步态不稳等因素,精神障碍患者可发生出走、跌倒等不良事件,故当患者外出检查、活动时,要根据病情评估风险,做好相应的护理。

七、精神科约束护理

约束是精神科治疗的辅助措施之一。因医疗需要或为防止发生意外,需对住院治疗的精神障碍患者暂时采取约束性安全措施。《精神卫生法》第四十条中规定,精神障碍患者在医疗机构内发生或者将要发生伤害自身、危害他人安全、扰乱医疗秩序的行为,医疗机构及其医务人员在没有其他可替代措施的情况下,可以实施约束、隔离等约束性医疗措施。实施约束性医疗措施应当遵循诊断标准和治疗规范，并在实施后告知患者的监护人。禁止利用约束、隔离等约束性医疗措施惩罚精神障碍患者。实施约束治疗，必须遵照医嘱，按约束操作规程执行。如遇到突发事件需采取紧急约束措施时，须在约束后3小时内由医生开具医嘱。

第四节 精神疾病的观察与记录

一、精神疾病的观察

(一) 观察的原则

(1) 客观性：观察的资料要反映患者的真实情况。若不是护士自己亲眼所见，而是患者的室友或家属反映的，则应该做进一步的了解，核实后方可下结论。不可随意加入自己的主观猜测，去判断患者的病情，以免误导医生的诊断与治疗。

(2) 针对性：掌握患者的个体情况，要有针对性地进行观察，尤其是对精神障碍发病期、危重、有病情波动、年老体弱、接受特殊治疗的患者，应及早觉察病情的轻微变化，以控制病情进展。

(3) 整体性：从医疗和护理的角度考虑，观察患者的病情，在时间上要有一个连续过程，在内容上应该是多方位的。

(4) 隐蔽性：观察要在患者不知不觉的情况下进行，否则患者会掩饰自己的症状。

(二) 观察的内容

(1) 一般情况：主要是指患者的衣、食、睡、行及个人卫生的自理状况。

(2) 精神症状：依据症状学内容在知觉、思维、情感、记忆、行为、意志和意识等各方面，观察患者精神障碍的表现及严重程度。

(3) 躯体状况：观察患者的健康、营养状况，各类实验室检查指标是否正常，是否伴有躯体其他系统的疾病和症状等。

(4) 治疗情况：观察患者对治疗的依从性，接受治疗的效果，有无出现药物过敏、不适或不良反应等。

(5) 心理状况：通过观察患者的言谈举止、表情流露和行为变化情况，并对患者大脑反应客观现实的过程做出心理状态的判断，获悉患者的心理反应、需求和亟待解决的心理问题。

(6) 社会功能：包括观察患者的学习、人际交往、劳作和日常生活的能力。

(三) 观察的方法

临床护理观察的基本方法有直接观察法和间接观察法。

(1) 直接观察法：是指通过护士的感觉器官与患者直接接触观察患者情况或经过与患者的面谈，从其表象和内心等了解病情。

(2) 间接观察法：通过患者的亲朋好友、同事及病友了解患者的情况，或从患者的书信、日记、手工作品中分析、整合有关患者病情的信息。

二、护理记录

护理记录属于专业性记叙。所谓记叙，是把护理活动中对患者的主诉、临床表现或病情变化的发生、发展、处理过程运用文字形式表述出来。

(一) 护理记录的要求

(1) 准确客观的内容：护理记录，首先是反映对客观病情观察的内容，这是护理记录的最根本因素。一切护理记录的内容都是来自客观事实，但有时是客观病情在护士头脑中反映的产物。因此，护理记录的内容不能由护士凭空臆造，它只能是护士临床实践的记录。

(2) 真实的书面语言：记录离不开一定的表现形式，书面语言是一切记录的承担者。语言，包括口头语言和书面语言，人的口头语言是自然形成的产物，而书面语言则是经过了加工提炼的一种比较精粹、比较高级的形态语言。

(3) 鲜明地突出重点：即护士在反映客观内容或说明问题时，通过护理记录表达出来的内容，一定要明确、清楚。

(4) 精简详略得当：护理记录的篇幅要求短小，即在书写时必须安排好哪些内容应该详细记录，能于细微处突出重点，哪些内容应该省略书写。

(二) 护理记录的形式

护理记录的形式有记叙式与表格式。记叙式是指将记录的内容以整段的形式叙述。表格式是指将病史记录需要涉及的内容预先归类、划分，设计为表格形式，记录时选择所要表达的内容，逐项予以打"√"。

(三) 护理记录的种类与记录内容

精神科常用的护理记录种类主要有以下几种：①护理入院评估单：记录内容包括一般资料、简要病史、精神症状、躯体疾病、心理社会情况、日常生活与自理能力等。②护理记录单：分一般护理记录单和病危护理记录单。一般护理记录单记录患者某一时段病情变化和护理要点，内容包括患者的主诉、主要病情、饮食、睡眠、治疗及护理要点等，如果是突发事件，还应包括事件发生的时间、发生了什么事、事件的处理经过及事件的结果等。③病危护理记录单：记录患者的生命体征、出入水量、实施的治疗护理、简要病情和护理要点等。④护士观察量表：是以量表的方式作为观察病情、评估病情的一种护理记录方法，即把精神科患者在日常生活中的情绪、言行或精神症状的表现列项制成表格。

第五节 精神科患者的管理

一、开放管理

随着医学模式的转变及精神卫生事业的发展，对住院精神障碍患者的管理，也由封闭管理向开放管理转变，目前开放管理已成为国内精神科病房管理的发展趋势。开放管理包括全开放管理和半开放管理，全开放管理类同于综合性医院的管理，是指患者在住院期间可以自己或在家属的陪护下自由出入病房，不强制患者穿医院提供的统一服装，可穿戴自己喜爱的衣物；患者自行支配经济和上街购物，不限定所带物品。

二、封闭管理

封闭管理是指患者入院后由病房工作人员统一管理，穿医院统一的病员服，患者所有的外出检查和治疗等活动均必须由工作人员陪同，病房随手关门，患者不能自由出入病房，限制携带物品，饮食由医院食堂统一配送。

(黄艺雅)

第四章 精神疾病治疗过程的护理

第一节 精神药物的应用及护理

精神药物主要是指作用于中枢神经系统、影响精神活动的一类药物，目前在临床上依其更用目的分为4类：抗精神病药、抗抑郁药、抗躁狂药和抗焦虑药。

一、抗精神病药物的应用及护理

抗精神病药物主要用来治疗精神分裂症和其他具有精神病性症状的精神障碍。通常在治疗剂量时，并不影响意识和智能，可有效控制精神病患者的阳性症状，如幻觉、妄想、精神运动性兴奋、敌对情绪等，还可以改善精神病患者的阴性症状，如情感淡漠、社会行为退缩等。

（一）临床应用

（1）药物的选择：患者对精神药物的耐受性和疗效存在明显的个体差异，药物的选择应根据病情特点、患者的年龄、躯体情况以及既往使用精神药物的疗效和不良反应来综合考虑。兴奋躁动者宜选用镇静作用强的药物，如口服氯丙嗪、氯氮平或采取注射给药的方法；幻觉妄想明显时选用氟哌啶醇、氯丙嗪、奋乃静等；对合并有心血管疾病的患者宜选用非典型抗精神药物或氟哌啶醇；以淡漠、退缩为主要表现的患者宜选用非典型抗精神病药物，如利培酮、奥氮平；服药不合作的患者可选用长效口服药物（五氟利多）或注射的针剂，如癸氟哌啶醇、氟奋乃静癸酸酯。

（2）急性期治疗：口服是最常用、最简便的方法，一般采用从小剂量开始，1~2周逐渐增至有效治疗量并维持1~2个月，病情充分缓解后缓慢减药至维持剂量；注射法主要适用于严重兴奋躁动、拒绝口服药者，常用氟哌啶醇5~10 mg或氯丙嗪50~100 mg肌内注射，必要时5~8小时重复1次。根据使用药物的疗效和不良反应确定剂量，剂量要个体化，临床上力求以最低剂量达到最佳疗效。因为剂量过低达不到疗效，大剂量治疗不但不能提高疗效反而增加许多不良反应的发生。一般不主张联合用药，只有在单一用药无效时才可考虑联合用药。

（3）维持治疗：抗精神病药物的长期维持治疗可以显著减少精神分裂症的复发。维持剂量可以是治疗剂量的1/3~1/2，服药次数可减少。对于首发、缓慢起病的精神分裂症患者维持治疗时间至少需要2~3年，反复发作或缓解不全的精神分裂症患者常需终身服药。

（二）药物不良反应及处理

1. 锥体外系反应

为典型抗精神病药物治疗最常见的神经系统不良反应。

（1）急性肌张力障碍：是治疗期间出现最常见的不良反应，男性、儿童比女性更常见。患者表现各样，有斜颈、颈后倾、面部扭曲和怪相、舌和口腔肌的痉挛导致说话和吞咽困难、眼肌痉挛可出现动眼危象（发作性两眼球向上凝视），严重者出现角弓反张，常伴有焦虑、烦躁、恐惧等情绪。立即予抗胆碱能药物东莨菪碱0.3 mg肌内注射，即刻见效。加用盐酸苯海索（安垒）或减少抗精神病药物剂量亦能减轻此不良反应，必要时换用非典型抗精神病药物。加强心理疏导和安慰，有吞咽困难的患者做好饮食护理，严防患者发生噎食。

（2）类帕金森综合征：也称药源性帕金森病或震颤麻痹综合征，初始形式为运动过缓，体征主要是手足震颤和肌张力增高，严重者协调运动丧失，僵硬，呈佝偻姿势和慌张步态，粗大震颤，流涎及面具脸。在应用抗精神病药物几周或几个月发生，随年龄增长发生率增高。可加用抗胆碱能药物盐酸苯海索 2~4 mg，与抗精神病药物同服，或减少抗精神病药物剂量。加强患者的生活护理，严防跌倒摔伤。

（3）静坐不能：主要表现为主观体验想静坐和客观上不停的运动状态，患者感觉很不舒服、烦躁、恐惧，坐卧不宁，在室内或走廊来回走动，严重者可引发继发性抑郁、自杀行为。临床上易误诊为精神病性激越或原有精神病加剧，应注意鉴别。处理：立即给予地西泮（安定）5 mg，3 次/d，口服；或 β-肾上腺素能组织要普萘洛尔（心得安）10~20 mg，3 次/d，口服。及时进行心理疏导，缓解焦虑情绪。

（4）迟发性运动障碍（TD）：为长期应用抗精神病药物后出现异常不自主运动的综合征。主要表现为口、唇、舌、面部和肢体、躯干的不自主的怪异动作，如舌不自主的伸缩、搅拌、做咀嚼动作，不停眨眼，扮鬼脸，耸肩缩背，身体向一侧节律性摇摆。上述症状程度不定，睡眠时暂时消失，情绪激动时加重。处理：早期发现，及时减少药物剂量或换用锥体外系反应较轻的药物。在预防上应采用最低有效剂量治疗，切忌大剂量或多种药物合用。

2. 恶性综合征

为较少见但很严重的一种不良反应，高危因素有：脱水（激越、饮水少、体温升高、气候炎热均会促进脱水）；精神药物加量过快、剂量过大；长久使用约束、应用长效制剂；合并躯体疾病、营养不良等。导致恶性综合征的药物，除典型抗精神病药物外，非典型药物氯氮平、利培酮亦可引起。患者表现高热，体温骤增至 39~41 ℃，大汗，肌张力增高、震颤、心律失常、血压不稳、呼吸困难、吞咽困难、意识障碍，严重者昏迷。早期识别，早期干预，可减低病死率。处理：立即停用所有抗精神病药物，给予各种支持治疗，如降温、预防感染、保持呼吸道通畅，调节水、电解质和酸碱平衡，密切观察生命体征和患者意识状态。

3. 药源性癫痫

抗精神病药物降低抽搐阈值，患者在治疗期间突然出现全身抽搐发作，多见于使用氯氮平、氯丙嗪的患者。对于癫痫发作的患者，应做好各项保护措施，防止摔伤、舌咬伤、唾液吸入或窒息。酌情给予减药并加抗癫痫药处理。

4. 精神方面的不良反应

（1）过度镇静与意识障碍：临床常用的抗精神病药均可导致患者过度镇静，其中以氯氮平、奥氮平、氯丙嗪的镇静作用最强。患者出现思维、行为迟缓，乏力、迟钝，睡眠过多，活动减少，严重影响生活质量和工作效率。应告诫患者不宜驾驶和操作机器。在药物过度镇静作用下，可掩盖患者同时伴发的炎症或其他躯体合并症。还会出现意识混浊、谵妄状态甚至昏迷。酌情予以减药或停药，给予补液，意识障碍常可迅速缓解。

（2）抑郁状态：各种抗精神病药均可引起药源性抑郁，其中以典型精神药物氯丙嗪、氟哌啶醇、三氟拉嗪、奋乃静及氟奋乃静癸酸酯常见。患者焦虑不安，易激惹，或情绪低落伴自杀观念。应及时识别，必要时应用抗抑郁药。

（3）精神运动性兴奋：表现为兴奋、躁动、失眠、情绪急躁、敌意、言语紊乱和冲动行为。患者常伴有明显的锥体外系反应，随该反应减轻而消失。予以减药或停药，给保护性约束。

5. 心血管系统不良反应

(1) 直立性低血压：多发生在治疗初期，口服药约 1 小时、肌内注射 0.5 小时，即可出现降压反应，注射途径发生率较高。多见于使用氯氮平、氯丙嗪的患者。表现为突然改变体位（起床过快、蹲位直立）时发生头晕、眼花、心率加快、面色苍白、血压下降，易引起晕厥、摔伤。低血压反应严重时，则出现休克症状。处理：轻症患者可采取平卧或头低位，即可恢复。严重者要考虑减药或更换成对血压影响较小的药物，如氟哌啶醇。应告诫患者服药后卧床 1 小时，起床宜缓慢，站立前至少等待 1 分钟，若感觉头晕，应当就地躺下。

(2) 心电图改变：精神药物治疗过程中最常见的心律失常是窦性心动过速，其他的如窦性心动过缓、心律失常、异位心律、低电压、Q-T 间期延长、ST-T 改变和传导阻滞，严重者会导致心室颤动而猝死。由精神药物引起的心电图改变，大部分为无症状的、良性的，通过减药或停药等对症处理，多数患者可以恢复。

6. 抗胆碱能不良反应

表现为口干、出汗减少、尿频、尿急或尿潴留、便秘、视物模糊、促发青光眼等。抗精神病药合并抗胆碱能药物及三环类抗抑郁药时更易发生尿潴留、麻痹性肠梗阻和口腔感染。对于便秘患者可常规给予通便灵，鼓励多活动，多饮水；尿潴留患者尽量鼓励用力排尿，诱导排尿无效时，在无菌操作下行导尿术。

7. 造血系统不良反应

氯氮平是引起白细胞减少最常见的药物，严重时导致粒细胞缺乏症。在氯氮平开始使用阶段，应每周检查 1 次血象，16~25 周后每 2 周检查 1 次。如发现体温升高、咽痛、乏力，应随时检查血象。出现急性粒细胞下降，应立即停药，服促进白细胞增生药并应用抗生素预防感染。

8. 代谢和内分泌系统不良反应

引起食欲亢进、体重增加；男性会有乳房发育、性欲下降，女性常见溢乳、月经不调或闭经。这些反应一般不用处理，减量或停药后即可恢复。

9. 其他不良反应

在肝脏方面常引起无黄疸型肝功能障碍，胆汁淤积性黄疸较少见。轻者不必停药，重者可减药并加服保肝药或换药。还可引起药疹、接触性皮炎和皮肤色素沉着等，重者出现剥脱性皮炎，应停药，积极处理。胃肠道反应在服药初期也常见，随着时间延长可逐渐消失。

10. 过量与急性中毒

精神分裂症患者常企图服用过量精神病药物而自杀。抗胆碱能症状最多见，典型表现为谵妄、心动过速、口干、皮肤发红、肌阵挛、尿潴留、抽搐及心律失常。重者呼吸抑制、血压降低及持久性休克、昏迷。可采取立即催吐、反复洗胃、吸附、导泻、利尿和输液等措施进行抢救。

二、抗抑郁药物的应用及护理

抗抑郁药主要用于治疗和预防各种抑郁状态、强迫症、焦虑症、恐惧症等。它包括三环类和四环类抗抑郁药、单胺氧化酶抑制药及其他新型抗抑郁药。由于抑郁症的患病率不断上升，使其已成为各国情神卫生治疗和预防的重点疾病，因此，极大地促进了抗抑仰药物的迅速发展。

(一) 三环类和四环类抗抑郁药（TCAS）

1. 用药方法

临床用药应从小剂量开始，逐渐增加。根据患者对药物的反应和不良反应，1~2 周加至治疗量。一般患者用药2周左右显效，若用药4~6周仍无明显效果应考虑换药，抑郁症状缓解后应以有效治疗剂量继续巩固治疗4~6个月，随后进入维持治疗阶段，一般维持6个月或更长时间，反复频繁发作者应长期维持，可起到预防复发的作用。

2. 不良反应及处理

（1）抗胆碱能不良反应：最常见，出现时间早于药物发挥抗抑郁作用的时间。表现为口干、便秘、视物模糊等。严重者会出现麻痹性肠梗阻、尿潴留和性功能阻碍。轻者可不予处理，随着治疗的延续会逐渐耐受；重者应予减量或停药并用拟胆碱药治疗。

（2）心血管系统不良反应：常引起直立性低血压、心动过速、心律失常甚至猝死。应经常查体及心电图检查，严重者应立即停药，对症处理。

（3）神经精神方面不良反应：患者表现嗜睡、乏力，震颤，大剂量时可引起共济失调、肌痉挛、癫痫发作、谵妄状态等。轻者可减药，密切观察；重者必须停药并进行对症治疗。

（4）过量与急性中毒：多见于自杀或误服，毒性反应严重，危及生命。表现为昏迷、癫痫发作、心律失常三联征。处理方法：毒扁豆碱1~2 mg，每0.5~1小时重复给药；同时洗胃、输液和利尿，控制癫痫发作。由于三环类抗抑郁药的抗胆碱能作用使胃内容物排空延迟，即使过量服用数小时，仍应洗胃。

（二）单胺氧化酶抑制药

单胺氧化酶抑制药（MAOIs）主要分为两大类型，一类为不可逆性MAOIs，如苯乙肼，因其不良反应较大，临床已基本不用；另一类为可逆性MAOIs，以吗氯贝胺为代表的新一代单胺氧化酶抑制药。

MAOIs作为二线药物，主要用于三环类或其他药物治疗无效的抑郁症。

（三）新型抗抑郁药

新型抗抑郁药与传统抗抑郁药相比疗效相当，不良反应小，使用安全。选择性5-HT再摄取抑制药（SSRIs）是20世纪80年代后期开始应用的一类新药。目前临床常用的SSRIs有5种：氟西汀、帕罗西汀、舍曲林、氟伏沙明和西酞普兰。这类药物选择性抑制突触前膜对5-HT的回收，对NE影响很小，几乎不影响DA的回收。

这类药物的适应证包括抑郁症、强迫症、惊恐症和贪食症等。主要一点是SSRIs不良反应轻微，无明显抗胆碱能作用，无抗组胺作用，较少发生心血管不良反应，因此患者依从性好，可以长期服用。患者一旦服用超大剂量，也不会发生严重中毒症状。在某些发达国家，已成为治疗抑郁症的一线药物，尤其是老年患者。

三、抗躁狂药物的应用及护理

抗躁狂药物也称心境稳定药，是一类用于治疗躁狂和预防双向情感障碍的躁狂或抑郁发作的药物。主要包括锂盐制剂（碳酸锂）和抗癫痫药（如卡巴西平、丙戊酸盐）。

（一）碳酸锂

1. 用法

常用碳酸锂规格为每片250 mg，饭后口服给药。从小剂量逐渐增至治疗量，口服量为750~2000 mg/d。待症状好转后可酌情减量。

2. 不良反应及处理

锂在肾脏与钠竞争性重吸收，缺钠或肾脏疾病易导致体内锂的蓄积中毒。不良反应与血锂浓度有关，服药时常规配少量食盐可减少不良反应的发生。

3. 锂中毒及处理

锂盐中毒先兆表现为粗大震颤、呕吐、腹泻、呆滞、困倦、眩晕及构音不清、共济失调等；重者肌肉抽动、肢体运动协调障碍、意识模糊甚至昏迷。一旦出现毒性反应，应立即停用锂盐，大量给予生理盐水或高渗钠盐加速锂的排泄，或进行人工血液透析。一般无后遗症。

（二）抗癫痫药

部分抗癫痫如卡马西平、丙戊酸盐常用作心境稳定药使用，一些新型药物如拉莫三嗪、加巴喷丁和托吡酯也用于情感性精神障碍的治疗。

丙戊酸盐对躁狂症的疗效与锂盐相当，对混合型躁狂、快速循环型双相障碍和锂盐治疗无效者可能疗效更好。常见不良反应为胃肠道症状、镇静、共济失调及震颤等。

卡马西平对治疗和预防躁狂发作均有效，尤其对锂盐治疗无效的、不能耐受锂盐不良反应的患者效果较好。应注意卡马西平可引起剥脱性皮炎和白细胞减少等较严重的不良反应，宜早期发现并给予及时处理。

四、抗焦虑药物的应用及护理

抗焦虑药物种类较多，应用广泛，能消除或缓解患者的紧张、恐惧及焦虑情绪。临床应用较广的是地西泮，其他还有丁螺环酮、β-肾上腺素受体阻滞药（普萘洛尔）等。

（一）苯二氮䓬类（BZD）

1. 药物选择及用法

在临床治疗中，应根据患者的症状和药物半衰期的长短选用适宜药物。常用抗焦虑作用的药物有阿普唑仑、劳拉西泮、硝西泮（硝基安定）、艾司唑仑（舒乐安定）等；针对失眠患者，若为入睡困难，可选用作用快的药物，如三唑仑、咪达唑仑；如为早醒或时睡时醒，可选用作用中、长时间的药物，如劳拉西泮、艾司唑仑；老年患者不宜用半衰期长的药物，以免白天困倦，行动不稳，易跌倒而骨折。为了防止药物产生依赖，宜采用短期、交替、小剂量给药的方式治疗。当病情逐渐恢复，应缓慢减少药物剂量。过快减药或突然停用可出现戒断反应，表现为焦虑、失眠、激动、恐惧、震颤和食欲缺乏等。

2. 不良反应及处理

苯二氮䓬类药物毒性较小，安全可靠，常见的不良反应有头晕、乏力、共济失调等；妊娠初3个月内用药有致畸作用。处理方法：调整剂量，逐渐停药或换药。

（二）非二氮䓬类

丁螺环酮为选择性5-HT受体激动药，无镇静作用，不诱导睡眠。无耐药性，不引起躯体依赖，无戒断症状，亦不影响运动性操作或复杂的工作程序。主要治疗广泛性焦虑症，不良反应有轻度头痛、头晕、口干、恶心、食欲缺乏和不安等。

第二节 电抽搐治疗的应用及护理

一、概述

电抽搐治疗（ECT）是一种以短暂时间、适量电流刺激大脑，致患者暂时意识丧失、全身抽搐，从而达到治疗目的的一种方法。最早也称作电休克治疗，后来临床实践中发现，抽搐不是产生治疗作用的关键，由于抽搐反而带来许多并发症，因此，对这种传统的方法进行改良。通电前给予麻醉药和肌肉松弛药，使患者不再抽搐，减轻恐惧，患者和家属更易于接受。我国一般称为无抽搐电痉挛治疗，简称 MECT，已为各大精神病院广泛使用。

二、合并症及处理

（1）呼吸系统并发症：由于在电痉挛治疗中使用麻醉药和肌肉松弛药，会出现呼吸暂停，分泌物增多等，患者可有呼吸恢复延迟、吸入性肺炎、呼吸困难等。一旦出现，应立即进行抢救。

（2）抽搐发作：极少数患者在治疗中发生持续抽搐或治疗后发生抽搐，按照癫痫做进一步处理。

（3）认知功能损害：患者在治疗后会出现记忆障碍和短暂的意识模糊，以近记忆损害较为明显，严重程度因人而异，多数患者不需特殊处理，6个月内可恢复。

（4）其他：部分患者可出现恶心、呕吐、眩晕、头痛等症状，不必特殊处理。如发生心跳、呼吸骤停，应立即进行心肺复苏抢救。

三、治疗过程的护理

（一）护理评估

（1）精神症状是否符合电痉挛治疗的适应证。
（2）了解用药史、躯体状况，有无禁忌证。
（3）患者及家属对电痉挛治疗的态度。

（二）常见护理诊断/问题

（1）有窒息的危险：与诱导麻醉、肌肉松弛药对患者的呼吸抑制有关。
（2）有持续癫痫发作的危险：与 MECT 治疗打通电量有关。
（3）舒适的改变：恶心、呕吐、头痛。与 MECT 治疗和用药有关。

（三）护理措施

1. 治疗前的护理

（1）患者的准备：①对意识清晰的患者，应在治疗前耐心向患者解释治疗的目的、意义，争取患者合作，排除恐惧心理。②治疗前应为患者测量体温、脉搏、呼吸、血压，并逐项填写在治疗单上，有异常时报告医生。③治疗前禁食、禁水6小时。④按医嘱于治疗前15分钟给药物注射。⑤让患者排空大、小便，防止痉挛发作时便溺于床上。⑥取下活动义齿、发卡、眼镜，以防治疗中义齿坠入气管引起窒息或发生意外。⑦接受治疗患者的顺序应先易再难。对兴奋、拒绝治疗者，应排在最后执行治疗，以防患者躁动、喊叫，影响治疗环境，给其他等待治疗的患者造成恐惧心理。

（2）环境的准备：电抽搐治疗室应清洁、整齐、布局合理，无关人员不得进入，以利工作顺利进行。休息室、候诊室和治疗室各自分开，以防患者观看后紧张、恐惧，拒绝治疗。

（3）用物的准备：治疗床，床上备硬枕3个（其中凹形硬枕1个），橡皮布、急救箱（箱内备有急救药，如尼可刹米、阿托品等）、注射器、皮肤消毒用物、止血带、舌钳、开口器、压舌板、氧气、电动吸引器、毛巾、牙垫、弯盘、生理盐水、电疗机、电插座、橡皮手套。

2. 治疗中的护理

电痉挛治疗时必须精神集中，严肃认真，严格按操作规程进行。

（1）让患者仰卧于治疗床上，颈部置凹形硬枕，肩胛下方（相当胸椎中段位置）、足跟各垫一硬枕，使患者四肢自然伸直，松解领扣和腰带。

（2）建立静脉通路，进行脉搏、呼吸、血压、心电与脑电图的监护。

（3）遵医嘱依次用药并吸氧。

（4）遵医嘱静脉注射氯化琥珀酰胆碱后，肌肉完全松弛，自主呼吸停止时，用活瓣气囊给氧并做加压人工呼吸。

（5）通电治疗结束后，继续用活瓣气囊做加压人工呼吸，至患者自主呼吸恢复为止。

3. 治疗后的护理

（1）将患者抬回休息室后，使患者平卧，头转向一侧，避免舌后坠阻塞气道影响呼吸，有利口腔分泌物外流，预防吸入性肺炎。

（2）设有专人护理，若患者兴奋、躁动，应予以保护，严防坠床摔伤。

（3）观察脉搏、呼吸、血压，如出现脉快弱、面色苍白、口唇发绀、呼吸困难等异常，应及时报告医生急救处理。

（4）如患者尿床，应及时为其更换衣物并注意保暖。

（5）患者完全转醒后，可给予饮食及服药。若患者入睡，不可干扰患者或唤醒患者急促进食，以免发生噎食。

（6）个别患者清醒后可有记忆障碍，经常找不到自己的床位，要协助患者料理生活，防止发生意外。劝慰患者不要焦虑，一般在停止治疗6个月内，记忆力可恢复正常。

第三节 心理治疗与护理

一、概述

心理治疗是一种以助人为目的的专业性人际互动过程。在治疗师与来访者建立良好关系的基础上，运用心理学的有关理论和技术，引发求助者心理和躯体功能的积极变化，达到治疗疾病、促进康复的目的。

心理治疗必须由受过心理学专门训练的专业人员如心理学家、精神科医师或护士来具体实施。操作者应具备扎实、广博的心理学、医学和护理学专业知识，拥有高尚的职业道德、良好的心理素质和丰富的临床经验。护士在心理治疗中充当着不可轻视的作用，如为患者提供心理咨询和心理卫生宣教，运用心理治疗技术给患者提供支持。

二、心理治疗的方法

（一）精神分析治疗

精神分析心理治疗是指以弗洛伊德精神分析理论为基础，探讨患者的深层心理，了解患者潜意识的动机、欲望和精神动态；针对患者内在精神的结构、功能与存在问题，协助其对自身心理深入了解，认识对挫折、冲突或应激的反应方式，体会病理症状的心理意义，通过对感情与动机的分析，使患者领悟到有关心理问题和采用的心理防御机制及其真正的来源，从而改善适应困难的心理机制，消除内心的异常情结。

（二）认知疗法

认知疗法是以改变患者对某些事物的认识为主要目标的一类治疗方法，认知理论认为人们的情感、行为及其反应均与认知有关。认知是心理行为的决定因素，心理障碍产生的原因是各种内部和外部不良刺激所致，而面对同一事件，有的人出现心理障碍，有的人却没有，原因之一是人们对事件的认知和评价不同。因此，通过纠正错误的认知，便可连带改善情感与行为。例如，通过提高对自身价值的认识，使情感与行为表现得更自信。认知疗法就是通过改变人的认知和由认知形成的观念，纠正患者的心理障碍和适应不良。

（三）行为治疗

以学习心理学（如学习的条件反射理论、应激理论）为根据，通过对学习的适当奖惩，调控患者行为，达到消除不良行为、建立良好行为的目的。

（1）基本理论：①学习心理学的最重要原则是条件化。②操作性条件化的治疗原则与教育相关，所注重的是反应引起的结果。

（2）主要方法：①系统脱敏，最早用于恐惧症的治疗，当患者面对一种较弱的刺激而引起焦虑时，如果设法使自己进入一种与之对抗的、放松的状态，则可抑制原有的焦虑，焦虑伴随的行为反应也会减弱或消失。当患者对较弱的刺激不再敏感、不再引起焦虑，或较弱的刺激能够忍受时，再逐步增加刺激的强度，直至对较强的刺激也不出现焦虑反应。②刺激对抗，使患者直接置身于最能引起紧张焦虑的（最害怕的）场所，使其迅速产生强烈的紧张恐惧情绪，期间不予任何干预，在一阵极度恐惧之后，患者的恐惧情绪会自然地缓解下来。③阳性强化疗法，用于口吃、习惯性抽搐及相关障碍的治疗，对患者适应良好的、正常的行为给予奖励，即阳性强化，对不良行为或异常行为则不予关注。④厌恶治疗，通过惩罚性刺激来消除适应不良行为的治疗方法。⑤自信训练。⑥操作性条件化，适用于伴有行为障碍和孤僻症状的慢性精神分裂症患者。

（四）森田疗法

森田疗法主要适用于神经症患者。森田疗法强调现实生活对人的影响，不追溯过去，启发患者从现在开始，在现实生活中接受治疗，鼓励并指导患者像健康人一样生活，由此将患者从症状中解放出来。包括原森田疗法和新森田疗法。新森田疗法适应证比原森田疗法进一步扩大，可用于酒和药物依赖、精神分裂症及抑郁症的缓解期。

（五）生物反馈治疗

生物反馈治疗是将正常属于无意识的生理活动如内脏运动、腺体分泌，通过学习置于意识控制下。可用于各种紧张、失眠、焦虑以及某些心身疾病如紧张性头痛、高血压，也用于瘫痪患者的康复治疗。

（六）人际关系心理治疗

包括婚姻、家庭、集体等治疗方式，重点在于处理人际关系。

（七）支持性心理治疗

以建立医患良好关系为前提，应用治疗者的威信、知识、技术，通过安慰、鼓励、疏导、劝解、说服、指导等方式方法支持患者，加强其心理应对机制和精神防御能力，使患者发挥潜能，度过心理危机，更好地适应现实环境。

三、心理治疗的过程

(一) 准备阶段

治疗者应详细了解患者的情况,如生活史、家庭背景,分析烦恼产生的原因、问题的性质、程度等,并讨论可以采取的策略,以争取患者的进一步合作。

(二) 起始阶段

首先应建立相互信赖的医患关系,这是心理治疗成功的关键因素。治疗者应耐心倾听患者的诉说,护士同情和理解的态度在很大程度上能减轻患者的焦虑,并使其获得极大的支持和鼓励。患者不良情绪的宣泄使得病情得到相应程度的减轻。帮助患者建立求助动机,树立对心理治疗的信心。研究表明,对心理治疗成功有强烈期待的患者,心理治疗效果较好。治疗者与患者应就心理治疗方法、功效和要达到的目标进行交谈与指导。在会谈初期尽快决定患者是否适宜心理治疗,适宜哪种治疗方法。

(三) 治疗阶段

任何心理治疗都需要确定治疗目标、制定计划和策略。完成这些需找出问题的关键,常用的方法有询问,提出问题要求患者解释、对患者的诉说准确重述,提醒患者可能有关但易被忽略的问题。通过治疗者简明扼要、时机恰当的解释,引导患者领悟其情绪、态度和行为的真正根源,患者顿悟后会完善或重建其人格。心理治疗应连续地、有进展性地进行,要想彻底治愈一个患者,绝非一日之功。

(四) 结束阶段

治疗结束前,治疗者宜对患者做一次结论性解释,使患者更加清楚地认识自己,应对将来的心理活动。

四、心理治疗过程的护理

(1) 建立良好的护患关系:护士应仪表端庄、态度温和地与患者交谈,有目的地运用各种沟通技巧,取得患者的充分信任。

(2) 了解患者的主要病史:针对疾病的原因和性质做出令人信服的解释,对患者一视同仁,尊重患者,防止一切不良因素给患者带来精神和躯体的痛苦。

(3) 发挥患者的主观能动性,防止患者过分依赖医护人员:要让患者明确自己的责任,进行行为纠正时须征得患者的同意,分析病因时鼓励患者发表见解,对其合理部分加以肯定,治疗取得进步时主要归功于患者的积极配合和正确的努力。

(4) 针对疾病的不同特点进行护理:重症精神病患者缺乏自知力,常拒绝治疗,应耐心等待适合心理治疗的时机。神经症尤其是焦虑症患者,应及时向其解释有关疾病的基本知识,介绍心理治疗的特点,解除思想负担,鼓励患者坚持接受治疗。

受过专业培训的护士可进行一般性心理治疗,如支持心理治疗、放松训练、小组及集体形式的治疗。

(黄艺雅)

第六篇 手术室护理与医疗质量控制

第一章 手术室护理概述

第一节 护理配合原则

一、手术室护理的发展

手术室护理随着外科学的发展应运而生,手术室护理是一个具有悠久历史的专业,伴随着近代外科学、解剖学、病理生理学及麻醉学等手术相关学科的发展,手术室护理也不断发展和完善,特别是进入21世纪以来,科学技术迅猛发展,各种最新技术与研究成果转化并应用于医学领域。手术室作为外科乃至医院中一个重要部门,是手术治疗与诊断疾病的一个关键场所,因此,成为各种新技术、新方法集结之地。许多医学领域的高科技产品、设备都首先应用于手术室,这对手术室护理工作产生了很大影响,给以完成手术配合工作为中心任务的传统手术室护理带来了挑战。除此以外,经济的发展、人口结构与疾病谱的改变、全球化带来的新的文化问题以及医疗体制改革等因素均影响并将持续影响手术室护理专业的发展。

二、手术室围手术期护理

(一)手术前期护理

手术前期护理包括术前访视、手术间准备、患者交接等。手术室护士接到外科择期手术通知后应当对患者进行术前访视,了解患者的一般情况、术前准备情况,做好术前指导及心理护理。

1. 收集资料,评估病情

(1)术前宣教前,巡回护士需了解患者的基本信息,如姓名、年龄、病区、床号、住院号、术前诊断、拟定手术名称、麻醉方式、生化检查、文化教育、宗教信仰等,从而有计划地进行科学合理的术前访视。

(2)与患者的主治医师、责任护士进行详细沟通,针对患者现存或者潜在的护理问题提出合理预防措施并且强调关注点,必要时参加术前病例讨论。

2. 访视患者,术前宣教

(1)介绍沟通:接到择期外科手术通知前一天,巡回护士至病房核对手术患者信息,进行自我介绍及讲解访视目的,借助术前访视册为患者介绍手术室基本情况、手术方式、麻醉方式、手术时间、入室过程(专门专人平车接送)等,同时告知手术相关的注意事项和禁忌证。

(2)自身准备:进入手术室前应取下活动性义齿、眼镜及隐形眼镜、手表、首饰、发夹等,身上不要带任何贵重物品。

(3) 询问病史：详细询问患者既往病史、过敏史、传染病史等。

(4) 皮肤准备：嘱患者术前用含氯己定皂液沐浴（着重手术部位），修剪指甲，更换干净病号服。入手术室前仅着病号服（勿穿内衣裤及袜子），勿化妆，尤其保持嘴唇及指甲清洁。

(5) 禁食禁饮：术前6小时禁食、2小时禁饮，合理安排休息以保证充足睡眠。

(6) 手术部位标识：医师在患者及患者家属共同见证下在拟定手术部位建立直径为2~3 cm的"○"标识，手术部位标识应在患者盖好消毒布后仍清晰可见。

(7) 心理护理：与患者沟通时应积极、热情，以进一步了解患者的生理、心理需求，尽量满足其合理需求。其次，通过引导患者家属为患者提供情感支持，鼓励安慰患者缓解改善其紧张情绪。若患者紧张焦虑情绪影响手术时，必要可服用镇静剂等药物缓解。

(8) 功能锻炼及准备

(1) 适应性锻炼：长期吸烟、饮酒者入院后应立即戒烟、戒酒；若因病情需要长时间卧床者应于术前进行卧床大小便训练；腹部手术患者进行胸式呼吸训练；有效咳痰训练。

(2) 饮食准备：中小手术饮食一般不需严格控制，但仍需术前6小时禁食、2小时禁饮。

3. 手术间准备

(1) 环境准备：开启层流，术前30分钟停止打扫卫生，使用500 mg/L的有效氯擦拭手术间各个平面台。每日晨专门检查环境温、湿度，环境调节至温度21~25 ℃，湿度30%~60%。

(2) 仪器准备：检查手术间常规摆放设备，如手术床、无影灯、负压吸引装置，根据手术需要将常规设备和充气式加温仪、超声刀、摄像系统、CO_2气源等设备进行预调试，以确保正常使用。

(3) 相关物品准备：巡回护士根据访视所得信息给患者准备好保暖棉被、体位垫等。

4. 交接患者

(1) 转运交接环节：检查转运床安全带性能完好，妥善固定，使用手术患者专用电梯接送。

(2) 核对信息：应至少同时使用两种及以上的核对方式核对患者正确信息，对于神志不清或语言沟通障碍的患者在转运时应允许家属共同参与核对。核对内容为姓名、年龄、病区、床号、住院号、手术名称、手术部位、查看手术标识、随身携带物品品类及数量（如术中用药、影像学片、胸腹部手术患者备腹带等）。

(二) 手术中护理

1. 患者手术前准备

(1) 建立静脉：首选外周静脉穿刺，必要时穿刺深静脉。根据手术部位和考虑到术中不影响麻醉医师加药等因素，头、颈手术常选择外周脚踝内侧大隐静脉穿刺，深静脉则首选股静脉穿刺。其他外科手术常选外周手腕部的头静脉穿刺，深静脉选择颈内静脉或者锁骨上静脉。穿刺前需评估穿刺部位血管及皮肤情况、患者的心肺功能、用药史、过敏史等，尽量避开选择有症状侧肢体。

(2) 第一次安全核查：执行《手术安全核查制度》，麻醉开始前由麻醉医师、手术医师、巡回护士共同核对患者相关信息内容，确保正确的患者、正确的手术部位和正确的手术方式。

(3) 协助麻醉医师实施麻醉：一般全身麻醉选择经口插管。根据手术不同和医师的习惯不同会有不同的插管方式，麻醉插管需要采用加强型气管导管插管，以免在术中牵拉气管时导致导管塌陷。麻醉过程中应密切观察患者，观察其生命体征变化。

(4) 留置导尿：一般在患者麻醉后进行无痛留置导尿。对于少数年老男性患者应采取术前清醒留置导尿，有效减少患者苏醒期躁动，缓解术后尿道不适感。

（5）安置手术体位。

2. 术中配合

（1）协助器械护士和手术医师穿无菌衣，与器械护士认真清点器械、敷料，做好登记。

（2）执行第二次安全核查：手术开始前由手术医师、麻醉医师、巡回护士共同再次核对患者相关信息。

（3）体位安全：遵循手术体位安置原则，减少不必要的暴露，应与手术医师、麻醉医师共同妥善安置手术体位，必要时适当进行防护和约束，防止出现坠床、压力性损伤等并发症。术中密切关注体位变化，当变换体位后及时查看患者皮肤情况及身体位置。

（4）仪器设备：根据手术体位、手术部位调节好室温及无影灯光线，妥善粘贴电极板，正确连接吸引器、高频电刀笔等设备，腔镜手术还应连接摄像系统、电凝线、超声刀等设备。注意腹腔镜使用过程中密切保护摄像系统及镜头，不需要时及时撤离手术台并妥善安置。

（5）低体温预防：注意及时采取保暖措施。注意在不影响手术的前提下妥善用被单覆盖患者，减少过多皮肤暴露。维持环境温度在21~25℃，术中不同时间段及时调整。应采用综合保温措施，安全使用暖风机、输液加温仪等加温设备。

（6）监督无菌技术操作：督促手术间各类人员的无菌操作，保持手术间安静整洁。控制房间的参观人数及参观距离，术中应保持房间呈正压状态，减少人员进出次数。

（7）输血输液管理：巡回护士注意观察切口引流量，若患者术中出血较多，参考血红蛋白和血细胞比容值，根据患者的心血管功能、年龄、动脉血氧合情况、混合静脉血氧张力、心排血量和血容量综合考虑，由麻醉医师下达医嘱、巡回护士填写术中用血领取单（交叉配血已在病房完成），与麻醉医师核对双签名。电话通知血库取血，并与血库人员核对患者各项信息，通知取血护士取血。检查患者静脉通路，更换生理盐水进行冲管，悬挂血型牌，在患者腕带上粘贴输血红色标识。取回血后，巡回护士与麻醉医师核对血制品，核对无误后更换液体开始输血并记录。输血过程中要密切关注患者情况。输完的血袋，术后随患者返回病房，送回血库低温保存24小时。若出现输血反应立即减慢或停止输血，每4小时更换输血器，用生理盐水维持静脉通畅，通知医师，做好抢救准备，保存余血，并做好记录。对于从血库取回的血液制品应在4小时内输注完成。

（8）标本管理：遵循手术标本管理制度，与器械护士、手术医师共同核对病理及病理单的各项内容，确定标本的来源、名称和数量，妥善管理标本，督促及时送检，并及时签字记录。对于术中冰冻应于术前由手术医师填写好病历单并注明冰冻，冰冻标本切除后巡回护士与器械护士、手术医师共同核对送检标本的来源、名称、数量，无误后立即送检。

（9）特殊物品管理：对于二级库内物品使用时应与医生再次核对其名称、型号、规模，做到及时收费，实现"进-消-存"闭环式的精细化管理。

（10）坚守岗位：巡回护士不可擅离手术间，及时供应术中所需物品。密切观察患者生命体征变化，发生异常情况，积极配合抢救。若中途调换需严格执行交接班制度，做到现场详细交班。

（三）手术后护理

（1）出室前第三次核查

由巡回护士、手术医师、麻醉医师共同第三次核对患者的相关信息及术中物品清点情况等。

（2）皮肤护理

整理衣物，注意保暖。检查患者全身皮肤情况，若有损伤等异常情况，与手术医师共同确认并记录于手术护理记录单，与手术医师、病房护士交接。

(3) 管路护理

保持管路通畅，做好管路标识，妥善固定放置各管路。

(4) 护理文书

核对手术通知单上、病历中的诊断、手术方式、手术人员，规范填写护理记录单。按实际使用数量填写计费单。若有不良事件执行不良事件上报制度。

(5) 整理物品

整理患者所带物品及护理文件，将患者安全送离手术室，有资质的医护人员陪同护送，必要时备便捷式心电监护仪。

(6) 手术结束

打扫手术间、补充手术间物品，仪器设备定位归原。

(7) 术后随访

术后48~72小时内进行术后随访，了解患者术后恢复情况及对手术室工作的满意度，及时改进工作。

(四) 急诊手术护理

1. 增强防护意识，减少院内感染

(1) 接急诊手术电话通知时，手术室护士立即做好急诊手术准备，了解患者基本情况、生化结果等。加强自我防护，对于每位急诊患者都视为高危患者，严格执行标准预防。

(2) 加强人员、物品管理要求，充分准备特殊物品，减少巡回护士频繁出入手术间次数。

(3) 一般急诊手术间应安排在手术室入口较近处。

(4) 用手术专用车接患者（特别危重的患者可由急诊室护士、医师直接护送至手术室），与病区（或急诊室）护士、医师做好交接工作，送入指定手术间。

(5) 对于急诊患者应在术前进行简单准备，包括更换患者衣裤等，对患者的呕吐物、胃内容物等及时清除，减少污染。

2. 严格执行查对制度

(1) 认真核对每台手术，时刻保持高度的责任心，严格执行各项规章制度，始终把安全医疗放在首位。

(2) 严格执行 Time Out（术前暂停），主刀医师、巡回护士、麻醉医师应三方共同核对、确定。

3. 严格规范手术护理记录单的书写

手术护理记录单是手术室护理工作的文字反映，作为客观病历资料，具有法律效力。尤其对于急诊患者应高度重视手术护理记录的真实性、完整性、及时性、准确性和科学性。术语要规范，字迹要清楚，数据要统一，术中抢救及更改手术等特殊情况记录应及时、客观。

三、手术室护士岗位职责

(一) 器械护士岗位职责

(1) 手术前一日了解手术情况，做到心中有数，重大手术参加术前讨论会。

(2) 物品准备要齐全，检查手术所需敷料、器械无菌指示带是否合格、是否在有效期内；铺无菌台；提前30分钟洗手。

(3) 与巡回护士共同核对器械无菌指示卡是否合格，并保留无菌指示卡至该手术结束。执行手术室清点制度，与巡回护士共同清点台上物品。

(4) 关注手术进程,掌握手术步骤及主刀医师习惯,提前准备并正确传递手术器械,及时擦拭器械上的血迹,使用时及使用后均需检查器械完整性。对正在使用的器械、纱布、薄垫、缝针等做到心中有数,用后及时收回。手术中遇到紧急情况,能沉着配合抢救。

(5) 在手术过程中要严格执行无菌操作原则,保持无菌台手术野井然有序、清洁无菌。疑有污染,应立即更换。

(6) 做好标准预防,正确传递锐器,防止发生锐器伤。如为特殊感染手术,按特殊感染相关规定处理。

(7) 特殊情况下若术中必须调换器械护士,严格执行交接班制度,现场交接。

(8) 关腔前认真清点器械、敷料及其他用品,关腔后及缝皮后再次清点并登记。

(9) 术后将器械分类整理,按照追溯程序进行存放,精细及贵重器械应单独放置,以免碰撞。

(10) 妥善保管手术切下的标本,及时交给医师,防止遗失。

(二) 巡回护士岗位职责

(1) 术前一天了解患者基本信息,按照手术探视制度访视患者。

(2) 每日晨清洁手术房间卫生。

(3) 负责手术前物品的检查、灯光、室温的调节、吸引器、单极电刀及特殊器材仪器的准备。

(4) 核对手术患者的身份,运用两种及以上核对方法。检查患者手术部位,手术区皮肤准备情况,清点病室带来的物品,在转运交接单上签名记录,并向患者做必要的解释工作。

(5) 建立合适的静脉通路,妥善固定。

(6) 在麻醉开始前,手术切皮前以及患者离开手术间前,与麻醉医师、手术医师共同进行"手术安全核查"和"手术风险评估",协助实施麻醉,摆好体位,注意患者舒适。

(7) 协助器械护士铺置无菌台,执行手术物品清点制度,在术前、关闭体腔或深部组织前、关闭体腔后及缝皮后清点、核对手术中所需要的物品,并签字记录。

(8) 帮助手术者穿好手术衣,安排各类人员就位,要坚守岗位,随时供给手术中所需的一切物品。

(9) 正确连接,调试手术设备,随时调节灯光,在使用电灼器时,应将接触患者的电极板妥善放好,防止灼伤。

(10) 严格执行查对制度,给药输血等操作时须与手术医师或麻醉医师双人核对,抢救时协助麻醉医师给药,执行口头医嘱时必须复述确认,并保留空安瓿至手术结束。

(11) 做好护理观察,包括出血、用药、输液、输血、尿量、手术体位等。若发生异常,积极配合抢救。

(12) 严格执行并监督手术间所有人员的无菌操作技术,控制参观人数,保持手术间门关闭,环境整洁。

(13) 严格执行交接班制度,现场交接内容包括手术物品、体位、皮肤及管路等,并做好交接记录。

(14) 手术完毕后认真填写手术护理记录单,协助医师包扎伤口检查患者皮肤,整理管路,做好标识,必要时护送患者回病室,并向病室值班人员交接有关事项。

(15) 术毕清洁,整理。补充手术间内物品,物归原位,对于特殊感染要特殊处理。

(16) 术后由手术医师送检标本,填写病理申请单及手术室病理标本登记本,巡回护士查对后放规定位置并上锁。

（17）术后48~72小时进行术后随访。

第二节 常用设备

一、高频电刀

高频电刀是一种取代机械手术刀进行组织切割的电外科器械。它通过有效电极尖端产生的高频高压电流与机体接触时对组织进行加热，实现对肌体组织的分离和凝固，从而起到切割和止血的目的。临床使用的高频电刀有两种主要的工作模式：单极和双极。

（一）结构和配件

由主机、电刀笔、双极电凝镊、脚踏控制开关和回路电极（负极板）组成。

（二）工作原理

高频电刀有两种主要的工作模式：单极和双极。

1. 单极模式

在单极模式中，使用负极板构成一个完整的电流回路，电流通过有效导线和电极到患者，再用负极板线连接患者返回高频电刀的发生器。利用高频电凝释放的热能和放电使接触的组织快速脱水、分解、蒸发、血液凝固，以达到切割止血的目的。

2. 双极模式

在双极模式中，电流在双极镊的两个尖端之间通过。由于两极的电极之间已经形成回路，所以不需要使用负极板，但其作用范围只局限于镊子两端之间。无切割功能，但其凝血功能效果明显，且对周围组织影响极小。

（三）应用范围

泛用于外科手术中。单极模式禁止使用在安装起搏器的患者中，以免影响起搏器功能，但对于安装心脏起搏器和体内有金属移植物的患者却可使用双极模式。

（四）操作SOP（分单极模式和双极模式）

1. 单极模式

（1）连接电源线，接通电源，打开机器背面总电源开关。

（2）根据手术医师习惯及手术需要，调节输出模式和功率。

（3）连接负极板线路，将负极板粘贴于患者肌肉丰富的部位。

（4）连接电刀笔线路，若使用脚踏则将脚踏线路连接好，放置于手术医师方便之处。

（5）术中根据手术需要及时调整模式及输出功率，并督促安全使用电刀。

（6）使用完毕，先关主机电源，再拔电源插头。

（7）拆除电刀线、极板线，揭除患者皮肤上的电极板，并保持线路清洁。在高频电刀使用本上登记，如遇异常，情节严重的需及时处理并上报。

2. 双极模式

（1）连接电源线，接通电源，打开机器背面总电源开关。

（2）根据手术医师习惯及手术需要，调节输出模式和功率。

（3）脚踏线路连接好，放置于手术医师方便之处。

（4）连接双极电凝线，手术台上连接双极镊，用湿盐水纱布检查双极功率。

(5) 使用完毕，先关主机电源，再拔电源插头。
(6) 拆除双极电凝线，在使用本上登记，如遇异常，情节严重的需及时处理并上报。

(五) 注意事项

1. 负极板的安全使用
(1) 负极板应一次性使用，减少电灼伤的机会。
(2) 安放极板部位的皮肤应先用酒精去脂；粘贴位置应距离手术切口较近，以减少电流回路；粘贴部位的皮肤应选干燥、光滑、无瘢痕、肌肉丰富且无骨骼突出部位，避免毛发、脂肪多及瘢痕、骨突处，如小腿、大腿内外侧、臀部、腰部、背部、腹部、上肢。婴幼儿负极板的部位选择大腿、背部、腹部及平坦肌肉区。避免受压，且远离心电监护的电极。
(3) 极板必须正确连接和安放，与患者皮肤接触面要足够大。婴幼儿电极板应选择婴幼儿专用极板。

2. 电刀线的安全使用
(1) 电刀笔应一次性使用，避免短路失灵、接触不良。
(2) 避免与擦拭过乙醇等消毒液的皮肤接触，防止燃烧或爆炸。应等待皮肤干燥后使用。
(3) 正确固定电刀线，避免缠绕。

3. 单极模式的注意事项
(1) 防止患者直接与金属床接触，可形成除电极以外的低电阻道路，易发生旁路性电灼伤。
(2) 严格掌握禁忌证：安装起搏器的患者禁用，体内有金属移植物的患者慎用。

4. 双极模式的注意事项
(1) 及时清除电凝镊上的焦痂，用湿纱布擦除，不可用锐器刮除，防止破坏镊尖的涂层影响凝血效果。
(2) 使用时应不断用生理盐水冲洗，保持组织湿润无张力，减少组织焦痂与电凝镊子的黏附。
(3) 在脑干、下丘脑等结构附近电凝时，电凝输出要尽量小。

二、手术无影灯

无影灯是手术必不可少的一种照明工具。它是将灯的角度或者抛光反射面的角度调节成一种环形光照，从而达到照射部位结构凸凹形成的暗影或死角，成为亮度均匀的画片。

(一) 操作 SOP
(1) 连接电源，打开电源开关。
(2) 根据手术医师及术中需要调节照明度及位置。
(3) 手术结束，关闭电源开关，擦拭干净无影灯。

(二) 注意事项
(1) 专人定期检查无影灯各关节活动度，包括吊顶、连接杆、活动臂等，防止发生坠落事故。发现异常及时汇报维修。
(2) 非专业人员不得随意拆卸无影灯或控制线路。
(3) 术前30分钟及术后擦拭无影灯正反两面，确保无尘、无污物及血迹，避免使用腐蚀性消毒剂。
(4) 调节无影灯应注意由弱到强，禁止一下开到最大开关，以免损坏灯泡。手术结束时应将灯光调到最弱,再关闭电源开关或控制面板。

三、手术床

手术床又称为手术台,是手术室的基础设施。现代手术床根据其功能和结构的不同,可分为电动调节式、液压调节式、机械调节式三种,而且逐步向多功能、智能化趋势发展。

(一) 手术床的适用范围

(1) 俯卧位主要适用于脊椎类手术。

(2) 仰卧位适用于普外科、心胸外科等常规手术。

(3) 侧卧位适用于肾脏等手术。

(4) 截石位适用于妇产科、肛肠外科等手术。

(二) 手术床的安全使用

(1) 使用前正确掌握手术床的调节方法及不同配件的用途及安装方法。

(2) 操作手术台或者转移患者时应锁定和固定手术床,防止患者跌倒。

(3) 不宜将较重的物品放于手术床上,也勿让患者坐在手术床的头板或腿板上,手术床的重量不宜超过 150 kg。

(4) 电动调节式手术床要按时充电,防止术中电力不足。

(5) 定期检查手术床的功能,做好保养工作,确保随时手术需要。

(6) 使用完毕,将手术床降至最低限度。可用清水擦净污物及血迹,避免使用腐蚀性消毒剂。

(7) 调控手术床,应提前提醒手术医师停止操作,以免影响操作及器械损伤脏器。

四、超声刀

超声刀是通过机械振荡达到切开凝血的目的,其优越性主要在于切割精确,可控制凝血,无烟,少焦痂,无特异性组织损伤等。特别适用于重要脏器附近的组织分离或装有心脏起搏器的患者手术。

(一) 结构和配件

主要有主机、手柄、扳手、连接线、刀头系列及脚踏开关。

(二) 工作原理

超声刀不同于高频电刀,它是将电能转化为机械能,刀头做机械振动,导致与组织蛋白接触,蛋白氢键断裂和蛋白结构重组后,蛋白凝固闭合小管腔,蛋白受震动产生二级热量,可深度凝固闭合较大的管腔,从而达到自动分离组织层面的目的,避免损伤脏器。

(三) 操作 SOP

(1) 接通主机电源。

(2) 连接超声刀头和手柄,左手竖直握住手柄,右手旋转刀头柄至不能继续时,改用扭力扳手(听到咔咔两声)。

(3) 将手柄连接主机,打开主机电源。

(4) 测试超声刀,自检。

(5) 测试通过,可正常使用,如未通过,应检查各部件是否连接紧密。若使用脚踏则将脚踏线路连接好,放置于手术医师方便之处。

（四）注意事项

（1）超声刀头贵重、精密，应轻拿轻放，勿使用暴力，在装卸时要动作轻柔，以防止刀头损坏。

（2）操作手柄不要遗落或碰撞，以免改变其振动频率。防止手柄连线被尖锐器械刺破。

（3）刀头有血迹应及时擦拭，变干后影响刀头的使用效率及超声发射频率。

（4）使用后的输出线应顺其弯度盘绕，不宜过度扭曲、打折，延长使用寿命。

（5）使用后的手柄等可采用环氧乙烷或低温等离子灭菌。

五、自动气压止血仪

自动气压止血仪是快速充气于止血带，从而压迫肢体，阻止血液循环，达到止血的目的。用于肢体手术，能最大限度地阻止创面出血，提高手术视野的清晰度。

（一）结构和配件

自动气压止血仪是由主机、气囊止血带、电源线、止血带连接头、支持架组成。

（二）自动气压止血仪的操作步骤

（1）连接电源，开机自检。

（2）根据患者选择适合的止血带，绑于患者手术肢体的适当部位，一般距离手术部位10～15 cm，其应松紧适中。

（3）根据手术的情况设定工作压力及工作时间。

（4）将止血带的充气导管套于仪器的止血带接头处。

（5）按充气开关，直至压力数字达到设定值。

（6）使用完毕，按放气键放掉余气。

（7）关闭电源，拔掉电源线。

（三）禁忌证

一般情况下，使用止血带部位皮肤有严重溃乱，四肢患血管疾病及其他原因引起的血供不佳的疾病（包括血栓性闭塞性脉管炎），以及患有镰状细胞病（红细胞形态改变）的患者不能使用止血带。有严重感染或恶性肿瘤的患者在使用止血带时，禁止驱血，将该肢体抬高45°。

（四）并发症

（1）止血带麻醉

由于充气压力过大、时间过长，发生止血带麻痹性损伤，表现有明确界限的运动障碍，属严重并发症，可致长期功能丧失。

（2）止血带坏死

表现为皮肤水疱、破溃、局部皮肤的坏死。

（3）止血带休克

发生在松止血带时，患者表现为出汗、恶心、血压下降、周围血管阻力降低，血钾升高和代谢性酸中毒。

（4）止血带疼痛

止血带充气压力过大，时间过长，尤其在麻醉作用不够完全时极易出现止血带疼痛，由肢体缺血引起，多数患者难以忍受，表现为出冷汗、烦躁不安，即使用镇静药和镇痛药也难以控制。

（5）其他

如压力性水疱。

（五）使用注意事项

（1）使用前要注意检查气囊止血带是否漏气，防止影响手术。

（2）严格掌握禁忌证及使用压力和时间，严防止血带并发症。

（3）不需要仪器时，应先按放气开关，待排完气才能关闭主机电源，以免充气泵的损坏。

（4）上肢压力不超过 40 kPa，下肢不超过 80 kPa；上肢时间不超过 60 分钟，下肢不超过 90 分钟，如需继续使用，需间隔 10~15 分钟以上。婴幼儿应严格掌握压力大小，上肢在 4.5 kPa 以内，下肢在 6.1 kPa 以内。

（5）充分把握好止血带的部位及松紧度，必要时加以内衬保护皮肤。

（6）严格限制止血带充气压力及时间，及时提醒手术医师。

六、动力设备系统

动力系统广泛应用于骨科、耳鼻喉科、颌面外科、整形外科、创伤外科、神经外科等，以及术中需要切割/切开、削磨、钻孔、锯开骨质和其他组织的外科手术。

（一）操作步骤

1. 气钻

（1）术前检查氮气压力总阀，压边不能低于 0.5 MPa，打开总阀开关。

（2）将仪器妥善放置，接通脚踏开关放置于手术者脚下。

（3）手术台上选择合适的钻头安装入手柄，将手柄连接线固定好置于手术台下。

（4）分别连接手柄连接线和输气连接管。

（5）打开分压开关，一般不要超过 0.3 MPa，踩脚踏开关，检查动力钻运转是否正常。

（6）使用完毕，关掉总阀开关，启动脚控开关，排掉余气，然后再关分压开关。

（7）拆除手柄连线和输气连接管，擦净血迹，并按顺序摆放。

（8）将氮气筒及脚踏开关放在固定的地方。

（9）在氮气使用登记本上注明时间及使用情况，并签名。

2. 电钻

（1）主机连接电源。

（2）连接脚踏，并将脚踏开关置于手术者右脚下。

（3）手术台上选择合适的钻头安装入手柄，将手柄连接线固定好置于手术台下。

（4）主机连接手柄连接线。

（5）踩脚踏开关，检查动力钻运转是否正常。

（6）使用完毕，应关掉电源，拆除手柄连接线、电源线。

（7）将主机及脚踏开关放在固定的地方。

（二）使用注意事项

（1）在使用前应了解机器的结构及功能，熟练掌握各连接部分的装卸。

（2）正确连接各部件，确保钻头、锯片安装稳固，若暂不使用时，将手控开关置于关闭位置或将其安置于安全地方。

（3）气动钻输气管勿扭转屈曲，避免与锐器物品接触，以免损坏输气管。蓄电池在用完电后要及时充电。

（4）在动力设备系统使用时应不断用盐水冲洗进行局部降温，以方便仪器的正常工作。

（5）传递手柄过程中应确保患者与其他医务人员的安全状态，避免误伤。

(6) 定期专人维修保养。

第三节 常用器械

手术器械是指在临床手术中所使用的医疗器械，主要包括常规手术器械：手术刀、手术剪、血管钳、手术镊、持针器、拉钩等，还有一些专科器械：骨凿、骨剥、剥离子（骨科）、哈氏夹（血管外科）、取皮机（整形外科）等。

一、手术刀

手术时用于切割组织、肌肉等。分为手术刀柄和手术刀片。

（1）手术刀柄

手术刀柄根据大小和型号分为3#、4#、7#、9#刀柄。

（2）手术刀片

手术常用刀片有10#圆刀片、11#尖刀片、12#镰刀片、15#黏膜刀片等。

二、手术剪刀

主要用于手术中剪切皮肤、组织、脏器、血管、缝线等，根据外形结构分为弯、直、尖、钝、长、短等。根据用途分为组织剪和线剪、眼科剪、显微剪、脑膜剪、钢丝剪等。

三、手术钳

根据用途分为卵圆钳、巾钳、血管钳、血管夹等。

（1）卵圆钳又称海绵钳、持物钳，主要用于夹持纱布进行预消毒，也可用于夹持脏器。

（2）布巾钳又称巾钳，主要用于固定手术布巾，也可用于提拉骨组织或者其他坚韧组织。

（3）血管钳主要用于钳夹止血，根据钳头弯直分为直形血管钳和弯形血管钳。

（4）血管阻断夹又称哈巴狗夹，用于钳夹血管，阻断血流，可分为弹簧式血管夹、反力式血管夹。

（5）血管阻断钳根据部位和功能可分为主动脉钳、心耳钳、腔静脉钳等。

（6）持针器用于夹持缝针，进行缝合，有时也用于器械打结，基本结构类似于血管钳但是前端较短、粗，可分为普通持针器、精细持针器、带剪持针器。

四、手术镊子

用于夹持组织或部分外科用物，根据长度分为短镊和长镊，根据齿形不同可分为有齿镊和无齿镊，根据形状可分为直镊、弯镊、艾迪森镊。

五、手术拉钩

又称牵开器，有各种不同形状、大小和规格，主要用于牵拉皮肤、皮下组织，进行手术视野的暴露，有皮肤拉钩、甲状腺拉钩、阑尾拉钩、腹腔拉钩、S拉钩、Hohmann拉钩、腹腔自动牵开器等。

（孙立春）

第二章 常见手术体位安置

第一节 常见手术体位安置原则

一、概述

任何一台成功的手术都离不开显露清晰的术野，清晰术野的显露不仅取决于麻醉效果，还取决于正确合适的手术体位。在安置手术体位时要多方面考虑，既要达到满足手术的需要，又要达到满足麻醉的需要，还要达到满足患者舒适安全的需要以及方便术中观察、护理的需要。如何正确安置手术体位也是手术室护士诸多专业技能之中最基础的技能之一。正确的手术体位不但可以获得良好的术野，尤其是深部手术，还可以有效地防止气道压迫、肺不张、神经以及肢体受压等意外伤害的发生，也可以有效地缩短手术时间。反之则可能造成术野暴露不充分，从而造成手术操作困难、压迫气道、骨筋膜室综合征、甲状腺手术体位综合征、神经及肢体坏死等严重的不良后果，从而为患者带来巨大的伤害。

（一）手术体位的定义

安置手术体位是根据手术部位及手术方式决定的，包括患者体位的安置、体位垫（架）的正确使用以及手术床的使用。

（二）手术体位安置的适用范围

适用于手术室、心导管室、内镜室、介入室及其他实施有创治疗的部门。

（三）安置手术体位的目的

（1）确保患者术中舒适及安全。

（2）尊重患者，保护患者隐私。

（3）充分暴露手术野，便于外科医师手术操作。

（4）便于麻醉医师观察患者以及术中加药。

（5）便于巡回护士术中观察患者。

（6）保证输液在位通畅。

（四）手术体位安置的原则

在减少对患者生理功能影响的前提下，充分暴露手术野，保护患者隐私。

（1）保持人体正常的生理弯曲及生理轴线，维持各肢体、关节的生理功能体位，防止过度牵拉、扭曲及神经血管损伤。

（2）保持患者呼吸通畅、循环稳定。

（3）注意分散压力，防止局部长时间受压，保护患者皮肤完整性。

（4）正确约束患者，松紧度适宜（以能容纳 1 指为宜），维持体位稳定，防止术中移位、坠床。

（五）手术体位安置的标准

1. 确保患者的舒适度

手术床铺单要平整、干燥、柔软，在满足手术需求的前提下确保患者的舒适。

2. 保证患者身体各功能

安置手术体位时应充分保证患者的身体机能，不影响患者的呼吸、循环，不压迫外周神经，皮肤压力最小化，无骨骼肌肉的过度牵拉等，以保证患者的生命安全。

3. 保证体位安全

安置手术体位时要保持各肢体处于功能位，四肢不可过分牵引外展，上肢外展不可超过90°，同时还要注意眼睛及耳朵的保护，安置体位时要防压、防药物与消毒液等流入、防眼睑持续不闭合导致角膜溃疡耳道损伤等，骨隆突处、大血管、各神经无挤压，身体各部位不接触金属，确保术中电外科安全。

4. 妥善固定

在确保患者手术体位舒适、安全的前提下，用相应的约束带及固定挡板将患者妥善固定，松紧以1指为宜，防止在手术过程中因体位不稳而造成移位，从而影响手术的顺利进行、压力性损伤、坠床等意外事件的发生。

5. 充分暴露术野

在安置手术体位时，应考虑手术部位及患者的体型，以便充分显露手术野，使术者视野清晰、方便操作，同时要注意避免过多或不必要的暴露。

6. 熟练操作

巡回护士应熟练掌握各体位安置的原则及方法，正确指导手术体位的安置

7. 认真查对手术部位

在安置手术体位时应做到"三查"，即安置体位前与手术医师查对手术部位，手术开始时与手术医师再次查对手术部位是否正确，术后仔细查看、认真交接班并妥善记录。

8. 物品管理

在安置手术体位前应根据手术部位、手术方式、患者性别、体型等，备齐所需体位设备及用品，在使用时不可裸露直接与患者皮肤接触，在术后及时清洗、消毒、妥善放置。

二、相关名词术语

（一）标准手术体位（standardized patient position）

标准手术体位是由手术医师、麻醉医师、手术室护士共同确认和执行，根据生理学和解剖学知识，选择正确的体位设备和用品，充分显露手术野，确保患者安全与舒适。标准手术体位包括：仰卧位、侧卧位、俯卧位，其他手术体位都在标准体位基础上演变而来。

（二）体位设备与用品（positioning equipment）

用于患者体位和（或）最大限度暴露手术野的用物，包括体位设备和体位用品。

1. 手术床（procedure bed）

手术床是一种在手术室或操作室内使用的、带有相关附属配件、可以根据手术需要调节患者体位，以适应各种手术操作的床。

2. 手术床配件（procedure bed accessories）

手术床配件包括各种固定设备、支撑设备及安全带等，如托手板、腿架、各式固定挡板、肩托、头托以及上下肢约束带等。

3. 体位垫（positioning pad）

体位垫是用于保护压力点的一系列不同尺寸、外形的衬垫，如头枕、膝枕、肩垫、胸垫、足跟垫等。

(三) 骨筋膜室综合征（osteofascial compartment syndrome）

因动脉受压，继而血供进行性减少而导致的一种病理状态。临床表现为肿胀、运动受限、血管损伤和严重疼痛、感觉丧失。

(四) 仰卧位低血压综合征（supine hypotension syndrome）

仰卧位低血压综合征是由于妊娠晚期孕妇在仰卧时，增大的子宫压迫下腔静脉及腹主动脉，下腔静脉受压后导致全身静脉血回流不畅，回心血量减少，心排血量也就随之减少，而出现头晕、恶心、呕吐、胸闷、面色苍白、出冷汗、心跳加快及不同程度血压下降，当改变卧姿（左侧卧位）时，患者腹腔大血管受压减轻，回心血量增加，上述症状即减轻或消失的一组综合症状。

(五) 甲状腺手术体位综合征（position of thyroid operation syndrome）

在颈部极度后仰的情况下，使椎间孔周围韧带变形、内凸而压迫颈神经根及椎动脉，而引起的一系列临床症状：表现为术中不适、烦躁不安，呼吸困难，术后头痛、恶心、呕吐等症状。

三、手术体位安置的常见问题及并发症

1. 对呼吸功能的影响

呼吸障碍或窒息，在安置体位时由于机械性因素或生理性因素，使胸廓或膈肌运动受限、肺循环受限，引起肺通气不足而影响呼吸运动。

2. 对循环系统的影响

麻醉后患者循环系统代偿能力下降、血管扩张，在安置体位时骤然改变体位或肢体长时间处于被动状态使循环不稳，从而引起急性心力衰竭、肺水肿、肢体肿胀以及下肢静脉血栓形成等循环系统功能障碍。

3. 对周围神经的损伤

由于患者实施麻醉后运动感觉消失、肌肉松弛、保护性反射消失等，在安置体位时对神经过度牵拉或压迫，超过其所能承受的生理极限，造成神经的损伤，尤其是表浅的周围神经，如臂丛神经、尺神经、腓总神经等。

4. 压力性损伤

体位摆放不当是术中压力性损伤的重要因素之一，在麻醉状态下，患者感知力下降或消失，身体某部位长时间处于受压状态，血液循环受影响，从而造成组织损伤，尤其是骨隆突处，如枕部、额部、肘部、肩胛部、骶尾部、足跟部等。

5. 灾难性的意外伤害

在安置体位时，体位设备及用品长时间压迫眼眶、女性乳房、男性会阴部等，从而造成术后失明、乳房及会阴部坏死等不可逆的灾难性损伤。

四、手术体位安置的注意事项

（1）严格执行手术查对制度，确认手术部位，尤其对称器官。
（2）确保所有管路在位通畅，防止安置体位时管路脱出。
（3）安置体位时要听从巡回护士指挥，同步执行，尤其俯卧位轴线翻身时。
（4）严格执行体位安置标准，安置后按标准检查体位。
（5）根据手术部位、手术方式、麻醉要求、患者体型等选择合适的体位设备及用品，防止用物不当或不足而造成体位并发症。
（6）在满足手术部位消毒铺单的前提下，尽量减少患者身体部位的裸露，尤其是隐私部位。
（7）手术过程中保持手术床单、体位垫的整洁干燥，如有潮湿立即更换或加铺，确保电外科安全。
（8）术后与外科医师、麻醉医师共同检查患者皮肤完整性，查看有无破损、烧伤、压力性损伤等。
（9）体位设备及用品专人管理，专柜放置，定期监测避免交叉感染，定期更换。

五、常见手术体位

（一）仰卧位

主要包括标准仰卧位，头（颈）后仰仰卧位，头高脚低仰卧位，头低脚高仰卧位，人字分腿仰卧位。

（二）侧卧位

主要包括标准侧卧位，腰部手术侧卧位，45°侧卧位。

（三）俯卧位

主要包括标准俯卧位，膝胸卧位。

（四）截石位

主要指的是标准截石位。

六、常用体位设备及用品

常用体位设备及用品包括头枕、面包枕、沙袋、长沙条、头圈、膝圈（脚圈）、气圈、海绵垫、U形垫、挡板等。

第二节 常见手术体位安置方法

正确的手术体位安置可以有效地暴露手术野，利于医师操作，节省手术时间，缩短患者的麻醉时间，如何快速正确地按标准安置手术体位是每一位手术室专科护士必须掌握的技能之一。

一、仰卧位

（一）标准仰卧位安置方法

1. 用物

头枕×1、气圈×1、膝枕×1、脚圈×2、搁手板×1、约束带×2、麻醉头架×1。

2. 方法

（1）患者平卧于手术床上。
（2）头枕垫于枕颈部。
（3）气圈垫于骶尾部。
（4）膝枕垫于腘窝处。
（5）脚圈垫于足跟处。
（6）一侧上肢放于搁手板上并用约束带妥善固定。
（7）另一侧上肢自然放于身体一侧用中单包裹并固定。
（8）膝上5 cm处约束带固定。
（9）放置麻醉头架。

3. 注意事项

（1）放置头枕时注意头颈部不能悬空以及过度后仰，避免颈部过伸引起甲状腺手术体位综合征，使头和颈椎处于水平中立位置，防止颈椎过度扭曲，牵拉损伤臂丛神经。
（2）上肢外展不超过90°防止损伤臂丛神经，掌心向上，远端关节略高于近端关节有利于上肢肌肉韧带放松及静脉回流，固定时松紧1指为宜，预防骨筋膜室综合征。
（3）固定的上肢掌面贴于身体一侧。
（4）气圈放置时注意将充气阀门对向手术间房门，防止压力性损伤，同时方便交接班时检查。
（5）膝部固定时松紧1指为宜，避免腓总神经损伤。
（6）妊娠晚期孕妇在安置仰卧位时需适当左侧卧，以预防发生仰卧位低血压综合征。
（7）根据手术时间、术式、患者体型等在骨隆突处垫棉垫，以预防压力性损伤的发生。
（8）避免患者皮肤直接与金属物品接触，以保证术中电外科安全。
（9）避免患者皮肤直接与体位垫及手术床垫接触。
（10）安置体位时应保持患者头、颈、躯干处于同一水平功能位，防止身体扭曲。

（二）甲状腺手术体位安置方法

1. 用物

小沙袋×2、长肩垫×1、约束带×1。

2. 方法

（1）患者平卧于手术床上。
（2）长肩垫垫于肩部，上缘与肩平齐。
（3）小沙袋放于颈部两侧固定头部。
（4）双上肢自然平放于身体两侧并用中单固定。
（5）膝上5 cm处约束带固定。

3. 注意事项

（1）安置体位时以暴露术野为宜，避免颈部过伸引起甲状腺手术体位综合征。
（2）双上肢掌侧面贴于身体两侧。
（3）注意保护患者眼睛，防止消毒液溅入损伤角膜。
（4）如头端放置托盘，在升高手术床时注意观察面部有无触碰，防止压力性损伤，确保电外科安全。

（三）颈前路手术体位安置方法

1. 用物

小沙袋×2、面包枕×1、长肩垫×1、约束带×1、宽胶布×2、麻醉头架×1。

2. 方法

（1）患者平卧于手术床上。
（2）长肩垫垫于肩部，上缘与肩平齐。
（3）面包枕垫于颈下。
（4）小沙袋放于头部两侧固定头部。
（5）宽胶布拉肩膀并固定。
（6）双上肢自然平放于身体两侧并用中单固定。
（7）膝上 5 cm 处约束带固定。
（8）放置麻醉头架。

3. 注意事项

（1）上颈椎前路手术体位关节在于抬高下颌（不等于颈椎过伸），必要时可行头低脚高位。
（2）下颈椎前路手术体位时要注意垫高上胸椎，有利于显露术野。
（3）行颈椎间盘置换或严重颈椎病者须自然后仰，不用肩垫。
（4）宽胶布固定时注意避开各导线防止压力性损伤，不要粘贴在手术床垫上以防损坏，术后移除宽胶布时注意保护患者皮肤，避免医用粘胶相关性皮肤损伤。
（5）注意保护患者眼睛，防止消毒液溅入损伤角膜。
（6）麻醉头架置于患者左侧，以便主刀术中操作。

（四）颈动脉内膜剥脱手术体位安置方法

1. 用物

小沙袋×2、头圈×1、长肩垫×1、约束带×1。

2. 方法

（1）患者平卧于手术床上。
（2）长肩垫垫于肩部，上缘与肩平齐。
（3）头圈垫于枕部，将头转向健侧。
（4）小沙袋放于头部两侧固定头部。
（5）上半身抬高 15°。
（6）双上肢自然平放于身体两侧并用中单固定。
（7）膝上 5 cm 处约束带固定。

3. 注意事项

（1）头偏向健侧时要评估患者颈椎情况，防止加重颈椎病。
（2）抬高上半身时防止患者滑落。
（3）注意保护患者眼睛，防止消毒液溅入损伤角膜。
（4）将术侧耳郭用医用胶布贴于面部遮盖外耳道，防止消毒液流入损伤外耳道，术后移除胶布时注意保护患者皮肤，避免医用粘胶相关性皮肤损伤。

(五) 食管癌根治手术体位安置方法（麻花体位）

1. 用物

头枕×1、头圈×1、方海绵垫×1、大沙袋×1、长沙条×1、小挡板×2、气圈×1、膝枕×1、脚圈×2、可调节搁手板×1、约束带×2。

2. 方法

（1）患者平卧于手术床上。

（2）长沙条放于身体左侧固定患者，上缘与肩平齐。

（3）2个小挡板固定长沙条。

（4）将患者右半身抬高，大沙袋塞于患者右侧背部，下缘与剑突平行，方海绵垫放于沙袋上，使患者右侧胸部抬高45°。

（5）头枕及头圈垫于枕颈部。

（6）调节搁手板至适宜高度，将右手放于搁手板上并用约束带妥善固定。

（7）气圈垫于骶尾部。

（8）膝枕垫于腘窝处。

（9）脚圈垫于足跟处。

（10）膝上5 cm处约束带固定。

3. 注意事项

（1）左侧长沙条及挡板要紧贴患者，牢固固定，防止右胸抬高时患者坠床。

（2）右胸抬高后要保持头颈部处于水平功能位，防止颈部过伸引起甲状腺手术体位综合征。

（3）右上肢抬高要保持功能位，外展不超过90°、不可背伸防止损伤臂丛神经，远端关节略高于近端关节有利于上肢肌肉韧带放松及静脉回流，掌心向上，固定时松紧1指为宜，预防骨筋膜室综合征，如上臂下方有悬空可适当垫棉垫。

(六) 肝移植手术体位安置方法

1. 用物

头枕×1、头圈×1、大海绵垫×1、腰垫×1、气圈×1、膝枕×1、脚圈×2、搁手板×2、约束带×3、棉垫若干、麻醉头架×1。

2. 方法

（1）患者平卧于手术床上。

（2）双上肢外展放于搁手板上，适当抬高并用约束带妥善固定。

（3）将患者上半身抬高，海绵垫垫于背部，下缘与剑突平齐。

（4）头枕与头圈垫于头颈部。

（5）腰垫垫于腰下。

（6）气圈垫于骶尾部。

（7）膝枕垫于腘窝处。

（8）脚圈垫于足跟部。

（9）调整两个搁手板位置，保持双上肢处于功能位。

（10）用棉垫包裹患者小腿及双足为患者保暖。

（11）膝上5 cm处约束带固定。

（12）放置麻醉头架。

3. 注意事项

（1）双上肢抬高要保持功能位，外展不超过 90°、不可背伸防止损伤臂丛神经，远端关节略高于近端关节有利于上肢肌肉韧带放松及静脉回流，掌心向上，固定时松紧 1 指为宜，预防骨筋膜室综合征，如上臂下方有悬空可适当垫棉垫。

（2）上半身抬高后要保持头颈部处于水平功能位，防止颈部过伸引起甲状腺手术体位综合征。

（3）包裹棉垫时胶布不能直接粘贴在患者皮肤上，防止医用粘胶相关皮肤损伤，同时要露出脚趾方便随时观察末梢血液循环。

（4）放置麻醉头架时要略微向头端倾斜，方便主刀术中操作以及麻醉医师术中观察。

（七）乳腺癌根治手术体位安置方法

1. 用物

头枕×1、方海绵垫×1、搁手板×1、约束带×1、麻醉头架×1。

2. 方法

（1）患者平卧于手术床上。
（2）患侧略微抬高，方海绵垫垫于患侧肩胛部。
（3）调节搁手板位置，保持患侧上肢处于功能位。
（4）健侧上肢自然平放于体侧并用中单固定。
（5）膝上 5 cm 处约束带固定。
（6）放置麻醉头架。

3. 注意事项

（1）放置海绵垫时要将患侧腋后线充分暴露。
（2）头颈部处于同一水平功能位，防止颈椎过度后或扭曲。
（3）调节搁手板位置，患侧上肢抬高要保持功能位，外展不超过 90°、不可背伸防止损伤臂丛神经，远端关节略高于近端关节有利于上肢肌肉韧带放松及静脉回流，掌心向上妥善放置，不用固定。
（4）放置麻醉头架时要略微向头侧倾斜，方便主刀术中操作以及麻醉医师术中观察。

（八）肝癌切除手术体位安置方法

1. 用物

头枕×1、方海绵垫×1（右肝）、气圈×1、膝枕×1、脚圈×2、搁手板×1、悬吊带×1（右肝）、约束带×2、麻醉头架×1。

2. 方法

（1）患者平卧于手术床上。
（2）头枕垫于枕颈部。
（3）左上肢外展放于搁手板上并用约束带妥善固定。
（4）（右肝）右侧略微抬高，方海绵垫垫于右侧背部，下缘与剑突平齐。
（5）右上肢①左肝：自然平放于体侧并用中单固定，②右肝：套悬吊带固定在头架上。
（6）气圈垫于骶尾部。
（7）膝枕垫于腘窝处。
（8）脚圈垫于足跟处。

(9) 膝上 5 cm 处约束带固定。
(10) 放置麻醉头架。

3. 注意事项

(1) 右半肝手术时垫海绵垫并悬吊右手。
(2) 右手悬吊时抬高不超过 90°防止损伤腋神经，不能与金属接触以保证电外科安全，露出手指方便随时观察末梢血液循环。
(3) 头颈部处于同一水平功能位，防止颈椎过度后仰或扭曲。
(4) 麻醉头架放置在右侧方便悬吊右手。

(九) 脾切除手术体位安置方法

1. 用物

头枕×1、方海绵垫×1、气圈×1、膝枕×1、脚圈×2、搁手板×1、约束带×2、麻醉头架×1。

2. 方法

(1) 患者平卧于手术床上。
(2) 头枕垫于枕颈部。
(3) 方海绵垫垫于左侧背部，下缘与剑突平齐。
(4) 左上肢外展放于搁手板上并用约束带妥善固定。
(5) 右上肢自然平放于体侧并用中单固定。
(6) 气圈垫于骶尾部。
(7) 膝枕垫于腘窝处。
(8) 脚圈垫于足跟处。
(9) 膝上 5 cm 处约束带固定。
(10) 放置麻醉头架。

3. 注意事项

(1) 头颈部处于同一水平功能位，防止颈椎过度后仰或扭曲。
(2) 放置海绵垫后注意调节搁手板位置，外展上肢不超过 90°、不可背伸防止损伤臂神经，远端关节略高于近端关节有利于上肢肌肉韧带放松及静脉回流，掌心向上，固定时松紧二指为宜，预防骨筋膜室综合征，如上臂下方有悬空可适当垫棉垫。

(十) 普外微创手术体位安置方法

1. 用物

头枕×1、肩托×2（头低脚高位）、脚托×2（头高脚低位）、大挡板×2、搁手板×1、约束带×3、棉纸若干、麻醉头架×1。

2. 方法

(1) 患者平卧于手术床上，骶尾部超出手术床背板与腿板折叠处约 5 cm。
(2) 头枕垫于枕颈部。
(3) 左上肢外展放于搁手板上并用约束带妥善固定。
(4) 右上肢自然平放于体侧并用中单固定。
(5) 肩托固定两肩部（头低脚高位）。
(6) 大挡板固定身体两侧。
(7) 脚托固定双足（头高脚低位）。

（8）调节腿板使双下肢分开。

（9）2根约束带分别在双膝上5 cm处固定。

（10）放置麻醉头架。

3. 注意事项

（1）根据患者身高在麻醉前后使患者骶尾部略超出手术床背板与腿板折叠处。

（2）根据手术方式、手术时间、患者体型，在骶尾部垫海绵垫，防止发生皮肤压力性损伤。

（3）术前评估患者视力、眼压、心肺功能、双髋关节活动度和手术史。

（4）手术床头高脚低不宜超过30°，防止形成下肢深静脉血栓。

（5）手术床头低脚高不宜超过30°，防止眼部水肿、眼压过高、影响呼吸循环功能等。

（6）肩托固定时距离颈侧1指为宜，防止损伤臂丛神经，在肩托与患者皮肤之间垫棉垫，防止发生皮肤压力性损伤。

（7）脚托固定双足时距离足底1指为宜，在脚托与患者皮肤之间垫棉垫，防止发生皮肤压力性损伤。

（8）防止腿板折叠处夹伤患者。

（9）双膝关节处于功能位。

（10）双下肢约束带固定时松紧1指为宜，防止损伤腓总神经。

（11）双腿分开不超过90°，以站1人为宜，防止过度牵拉会阴部组织。

（十一）牵引床手术体位安置方法

1. 用物

牵引手术床、牵引架×1、头枕×1、搁手板×1、悬吊带×1、约束带×1、棉垫若干、麻醉头架×1。

2. 方法

（1）患者平卧于牵引手术床上。

（2）准备牵引架，将会阴支持柱、牵引轴及安装杆放置在患侧。

（3）抬高双腿，撤除牵引手术床腿板，使臀部与手术床背板下缘平齐。

（4）安装牵引架固定器。

（5）连接手术床与牵引架。

（6）根据患者下肢长度调节牵引杆长度并固定。

（7）会阴支持柱放置在患侧并抵挡会阴部。

（8）将健侧足部放置在外展架的牵引鞋中并8字固定。

（9）将患侧足部放置在牵引架的牵引鞋中并8字固定。

（10）调节手术床高度，放置牵引架支撑杆并妥善固定。

（11）头枕垫于枕颈部。

（12）健侧上肢外展放于搁手板上并用约束带妥善固定。

（13）放置麻醉头架。

（14）患侧上肢套悬吊带固定在麻醉头架上。

3. 注意事项

（1）术前检查牵引床各配件是否齐全，功能是否正常。

（2）固定后严格检查牵引床各关节固定是否牢固。

（3）患侧上肢抬高不超过90°，防止过度牵拉损伤腋神经，固定在头架上时避免接触金属，保证电外科安全,悬吊带包裹时注意露出手指以便术中观察末梢血液循环。

(4) 患侧肩下垫海绵垫防止肩部悬空、肌肉牵扯而造成肩部不适和损伤。

(5) 在摆放牵引体位前,会阴支持柱用棉垫包裹,以减轻牵拉后对会阴部的挤压,特别注意对男性患者会阴部的保护,患者如导尿,注意不要挤压导尿管。

(6) 足部放在牵引鞋中要用棉垫包裹并保护,注意露出脚趾方便及时观察末梢血液循环;8字固定时松紧1指为宜,防止固定过紧影响血液循环。

(7) 放置牵引架支撑架时注意方向,以免影响C臂机进出。

(8) 术中使用C臂机透视时,确保在无菌的环境下进行透视操作。

(9) 推C臂机时注意避免碰撞牵引架防止损坏。

(10) 术中操作牵引床,应采用微调模式。

(十二) 颅脑手术体位安置方法

1. 用物

脑外头架×1、气圈×1、膝枕×1、脚圈×2、约束带×1。

2. 方法

(1) 患者平卧于手术床上,肩部与手术床背板上缘平齐。

(2) 双上肢自然平放于身体两侧并用中单固定。

(3) 气圈垫于骶尾部。

(4) 膝枕垫于腘窝处。

(5) 脚圈垫于足跟处。

(6) 膝上5 cm处固定约束带。

(7) 麻醉医生固定头部,撤除手术床头板,安装脑外头架。

(8) 消毒后用脑外头钉三点式固定患者头部。

3. 注意事项

(1) 术前检查脑外头架各部件是否齐全,各螺丝是否处于功能位。

(2) 头部屈曲时注意下颌不要触碰胸骨,防止皮肤压力性损伤。

(3) 注意遮挡患者双眼,防止消毒液溅入眼睛损伤角膜。

(4) 注意遮挡患者双耳,可用棉球填塞,防止消毒液流入外耳道,术后及时取出。

(5) 双上肢掌侧面贴于身体两侧。

(十三) 心脏外科搭桥手术体位安置方法

1. 用物

头枕×1、背垫(由中单制成)×1、长沙条×2、小挡板×2、气圈×1、大海绵垫×1、搁手板×1、约束带×2、麻醉头架×1。

2. 方法

(1) 患者平卧于手术床上。

(2) 头枕垫于枕颈部。

(3) 背垫垫于患者背部胸骨下方。

(4) 左上肢外展放于搁手板上并用约束带妥善固定。

(5) 右上肢自然平放于体侧并用中单固定。

(6) 2个长沙条放于患者左侧,上缘平腋下,并用中单固定。

(7) 2个小挡板固定长沙条。
(8) 气圈垫于骶尾部。
(9) 膝上 5 cm 处固定约束带。
(10) 放置麻醉头架。
(11) 待双腿消毒并铺好腿下无菌单后,巡回护士将海绵垫塞于无菌单下。

3. 注意事项

(1) 患者平卧于手术床时应尽量靠手术床右侧,方便术者主刀医师操作。
(2) 背垫放置在胸骨正下方,使胸骨略微抬高,方便术中劈胸骨,同时使胸腔顶起方便暴露心脏。
(3) 放置长沙条时注意不要接触患者皮肤,不要挤压腋下,防止神经损伤。
(4) 腿部约束带在麻醉诱导完成后撤除,以便消毒铺单。
(5) 放置麻醉头架时,在不影响麻醉医师术中观察和操作的前提下尽量向头端靠近,方便术中主刀医师操作。
(6) 巡回护士在放置海绵垫时注意不要污染无菌单,尽量将海绵垫贴紧患者骶尾部。

(十四) 心脏外科瓣膜置换手术体位安置方法

1. 用物

头枕×1、背垫(由中单制成)×1、长沙条×2、小挡板×2、气圈×1、搁手板×1、约束带×2、麻醉头架×1。

2. 方法

(1) 患者平卧于手术床上。
(2) 头枕垫于枕颈部。
(3) 背垫垫于患者背部胸骨下方。
(4) 左上肢外展放于搁手板上并用约束带妥善固定。
(5) 右上肢自然平放于体侧并用中单固定。
(6) 2个长沙条放于患者左侧,上缘平腋下,并用中单固定。
(7) 2个挡板固定长沙条。
(8) 气圈垫于骶尾部。
(9) 膝上 5 cm 处固定约束带。
(10) 放置麻醉头架。

3. 注意事项

(1) 患者平卧于手术床时应尽量靠手术床右侧,方便术者主刀医师操作。
(2) 背垫放置在胸骨正下方,使胸骨略微抬高,方便术中劈胸骨,同时使胸腔顶起方便暴露心脏。
(3) 放置长沙条时注意不要接触患者皮肤,不要挤压腋下,防止神经损伤。
(4) 放置麻醉头架时,在不影响麻醉医师术中观察和操作的前提下尽量向头端靠近,方便术中主刀医师操作。

二、侧卧位

（一）胸部手术体位安置方法

1. 用物

头枕×1、大海绵垫×1、气圈×1、脚圈×2、搁手板×1、可调节搁手板×1、骨盆固定架×1、约束带×3、棉被×1、麻醉头架×1。

2. 方法

（1）患者健侧卧位侧卧于手术床上。

（2）头枕垫于头下。

（3）大海绵垫垫于腋下距肩峰 10 cm 处。

（4）气圈垫于髋部。

（5）健侧上肢放于搁手板上并用约束带妥善固定。

（6）患侧上肢放于可调节搁手板上并用约束带妥善固定。

（7）骨盆固定架固定患者耻骨联合处和骶尾部。

（8）双下肢自然屈曲，前后分开，两腿之间垫棉被。

（9）脚圈垫于两足跟处。

（10）约束带固定小腿部。

（11）放置麻醉头架。

3. 注意事项

（1）头枕高度平健侧肩部，保持颈椎处于水平位，健侧耳郭及眼睛避免受压。

（2）患侧上肢自然屈曲呈抱球状，远端关节略低于近端关节，约束带松紧1指为宜，避免损伤尺桡神经。

（3）健侧上肢掌面向上，远端关节略高于近端关节，约束带松紧1指为宜，避免损伤尺桡神经。

（4）肩关节外展或抬高不超过 90°，两肩连线与手术床呈 90°。

（5）骨盆固定架从患者腿部方向向上固定，以免影响术者操作，腹侧固定架安装时注意保护会阴部，防止受压，尤其男性患者的外生殖器，避免压迫腹股沟，防止下肢缺血或深静脉血栓形成，如患者导尿，避免挤压导尿管，背部固定架固定在骶尾部。

（6）注意保护患者的心肺功能。

（7）保护患者骨隆突处，必要时用海绵垫或棉垫保护，防止压力性损伤的发生。

（8）下肢约束带固定时注意避开膝外侧，在膝上或下 5 cm 处固定，松紧1指为宜，防止损伤腓总神经。

（9）安置体位后保持患者头、颈、躯干处同一水平位，身体无扭曲。

（10）术中调节手术床时先告知医师再调节，调节后需密切观察，防止体位移位，导致重要器官受压。

（11）放置麻醉头架时要略微向头侧倾斜，方便外科医师术中操作以及麻醉医师术中观察。

（二）髋部手术体位安置方法

1. 用物

头枕×1、大海绵垫×1、气圈×1、脚圈×1、搁手板×1、可调节搁手板×1、骨盆固定架×1、约束带×3、麻醉头架×1。

2. 方法

（1）患者健侧卧位侧卧于手术床上。

（2）头枕垫于头下。

（3）大海绵垫垫于腋下距肩峰 10 cm 处。

（4）气圈垫于髋部。

（5）健侧上肢放于搁手板上并用约束带妥善固定。

（6）患侧上肢放于可调节搁手板上并用约束带妥善固定。

（7）骨盆固定架固定患者耻骨联合处和骶尾部。

（8）约束带固定健侧下肢。

（9）脚圈垫于健侧足跟处。

（10）放置麻醉头架。

3. 注意事项

（1）头枕高度平健侧肩部，保持颈椎处于水平位，避免健侧耳郭及眼睛受压。

（2）患侧上肢自然屈曲呈抱球状，远端关节略低于近端关节，约束带松紧 1 指为宜，避免挤伤尺桡神经。

（3）健侧上肢掌面向上，远端关节略高于近端关节，约束带松紧 1 指为宜，避免损伤尺桡神经。

（4）肩关节外展或抬高不超过 90°，两肩连线与手术床呈 90°。

（5）骨盆固定架从患者胸背部向下固定，以免影响术者操作，腹侧固定架安装时注意保护会阴部，防止受压，尤其男性患者的外生殖器，避免压迫腹股沟，防止下肢缺血或深静脉血栓形成，如患者导尿，避免挤压导尿管，背部固定架固定在肩背部或骶尾部。

（6）注意保护患者的心肺功能。

（7）保护患者骨隆突处，必要时用海绵垫或棉垫保护，防止压力性损伤的发生。

（8）下肢约束带固定时注意避开膝内侧，在膝上或下 5 cm 处固定，松紧 1 指为宜，防止损伤腓总神经。

（9）安置体位后评估患者胸部及健侧髋部的稳定性，避免术中移位，影响双下肢的长度对比。

（10）安置体位后保持患者头、颈、躯干处同一水平位，身体无扭曲。

（11）术中调节手术床时先告知医师再调节，调节后需密切观察，防止体位移位，导致重要器官受压。

（三）肾部手术体位安置方法

1. 用物

头枕×1、大海绵垫×1、脚圈×2、搁手板×1、可调节搁手架×1、约束带×3、宽胶布×2、棉被×1、麻醉头架×1。

2. 方法

（1）患者健侧卧位侧卧于手术床上，肾区对准手术床腰桥部。

（2）头枕垫于头下。

（3）健侧上肢放于搁手板上并用约束带妥善固定。

（4）患侧上肢放于可调节搁手板上并用约束带妥善固定。

（5）大海绵垫垫于腋下距肩峰 10 cm 处。

（6）2 条宽胶布将患者固定在手术床上。

（7）健侧下肢自然屈曲，患侧下肢伸直，两腿之间垫棉被。

（8）脚圈垫于两足跟处。

（9）膝上或下 5 cm 处固定约束带。

（10）放置麻醉头架。

（11）将手术床摇成"折刀"位，使肾区充分暴露。

3. 注意事项

（1）头枕高度平健侧肩部，保持颈椎处于水平位，避免健侧耳郭及眼睛受压。

（2）患侧上肢自然屈曲呈抱球状，远端关节略低于近端关节，约束带松紧 1 指为宜，避免损伤尺桡神经。

（3）健侧上肢掌面向上，外展不超过 90°，远端关节略高于近端关节，约束带松紧 1 指为宜，避免损伤臂丛神经和尺桡神经。

（4）肩关节外展或抬高不超过 90°，两肩连线与手术床呈 90°。

（5）宽胶布固定患者时注意避开或用棉垫遮挡乳头及会阴部，不可直接将宽胶布粘贴在这两处，不要粘贴在手术床垫上以防损坏，术后移除宽胶布时注意保护患者皮肤，避免医用粘胶相关性皮肤损伤。

（6）注意保护患者的心肺功能。

（7）保护患者骨隆突处，必要时用海绵垫或棉垫保护，防止压力性损伤的发生。

（8）下肢约束带固定时注意避开膝外侧，在膝上或下 5 cm 处固定，松紧 1 指为宜，防止损伤腓总神经。

（9）摇腰桥体位时，先整体头高脚底再摇低背板，使患者凹陷的肾区逐渐展平。

（10）安置体位后保持患者头、颈、躯干处同一水平位，身体无扭曲。

（11）术中调节手术床时先告知医师再调节，调节后需密切观察，防止体位移位，导致重要器官受压。

（四）脊柱微创侧卧位手术体位安置方法

1. 用物

头枕×1、大海绵垫×1、气圈×1、脚圈×2、搁手板×1、可调节搁手板×1、约束带×3、宽胶布×2、棉被×1、麻醉头架×1。

2. 方法

（1）患者取右侧卧位。

（2）头枕垫于枕颈部。

（3）右侧上肢放于搁手板上并用约束带妥善固定。

（4）左侧上肢屈曲呈抱球状放于可调节搁手板上并用约束带妥善固定。

（5）大海绵垫垫于腋下距肩峰 10 cm 处。

（6）2 条宽胶布将患者固定在手术床上。

（7）气圈垫于髋部。

（8）双下肢自然屈曲，前后分开放置，两腿之间垫棉被。

（9）脚圈垫于两足跟处。

（10）膝上或下 5 cm 处固定约束带。

(11) 放置麻醉头架。

3. 注意事项

(1) 头枕高度平右侧肩部，保持颈椎处于水平位，避免右侧耳郭及眼睛受压。

(2) 左侧上肢自然屈曲呈抱球状，远端关节略低于近端关节，约束带松紧1指为宜，避免损伤尺桡神经。

(3) 右侧上肢掌面向上，外展不超过90°，远端关节略高于近端关节，约束带松紧1指为宜，避免损伤臂丛神经和尺桡神经。

(4) 肩关节外展或抬高不超过90°，两肩连线与手术床呈90°。

(5) 宽胶布固定患者时注意避开或用棉垫遮挡乳头及会阴部，不可直接将宽胶布粘贴此处，不要粘贴在手术床垫上以防损坏，术后移除宽胶布时注意保护患者皮肤，避免医用粘胶相关性皮肤损伤。

(6) 注意保护患者的心肺功能。

(7) 保护患者骨隆突处，必要时用海绵垫或棉垫保护，防止压力性损伤的发生。

(8) 下肢约束带固定时注意避开膝外侧，在膝上或下5 cm处固定，松紧1指为宜，防止损伤腓总神经。

(9) 安装体位架时不要影响术中透视。

(10) 安置体位后保持患者头、颈、躯干处同一水平位，身体无扭曲。

(11) 术中调节手术床时先告知医师再调节，调节后需密切观察，防止体位移位，导致重要器官受压。

三、俯卧位

(一) 颅脑手术体位安置方法（脑外头架）

1. 用物

脑外头架×1、小海绵垫×3、大海绵垫×1、气圈×1、膝圈×2、约束带×1。

2. 方法

(1) 患者平卧于手术转运床上，肩部与手术床背板上缘平齐。

(2) 撤除手术床头板，安装脑外头架，放置相应体位垫对准患者身体各部位。

(3) 采用轴线翻身法，医护共同将患者翻转置手术床。

(4) 麻醉医师保护头部，医护共同调节体位垫位置。

(5) 双上肢自然伸直并用中单固定在身体两侧。

(6) 检查头面部，根据患者的头型及手术入路调整脑外头架并消毒后用脑外头钉三点式固定患者头部。

(7) 膝上5 cm处约束带固定。

(8) 检查各管路是否在位通畅并妥善固定。

3. 注意事项

(1) 术前检查脑外头架各部件是否齐全，各螺丝是否处于功能位。

(2) 翻身前检查转运床与手术床是否均已固定，防止翻身时发生坠床。

(3) 确保双眼眼睑闭合，避免损伤角膜。

(4) 轴线翻身时至少四名医护人员配合完成，听从巡回护士统一指令，妥善保护患者各管路防止脱管。

(5) 翻身后，麻醉医师保护患者头颈部，外科医师与巡回护士迅速调整体位垫，使胸腹部悬空不影响呼吸，会阴部位于气圈内不受压，膝盖位于膝圈内避免悬空，踝关节自然弯曲，足尖自然下垂不触碰手术床，从头至脚逐一检查各受压部位及各重要器官，并注意分散压力。

(6) 头部安置妥当后应处于中立位，防止颈部过伸或过屈，下颌不可触及胸骨防止压伤，防止舌外伸引起舌损伤。

(7) 双上肢掌侧面贴于身体两侧，防止垂腕。

(8) 骨隆突处注意用棉垫保护，电极片的位置应避开俯卧时的受压部位，防止发生压力性损伤。

(9) 各关节呈功能位，避免损伤神经及血管。

(10) 固定下肢约束带时避开腘窝，松紧 1 指为宜，防止损伤腓总神经。

(二) 颈椎后路手术体位安置方法（石膏床）

1. 用物

石膏床×1、小沙袋×2、气圈×1、膝圈×2、大海绵垫×1、棉垫若干、宽胶布×2、压疮贴×2、护脸贴膜×1、约束带×1。

2. 方法

(1) 患者平卧于手术转运床上，肩部与手术床背板上缘平齐。

(2) 撤除手术床头板，放置相应体位垫对准患者身体各部位。

(3) 患者准备：①贴压疮贴：额部、下颌、两侧颧骨、两侧髂嵴，②贴护脸胶布，③将石膏床放置在患者身上。

(4) 采用轴线翻身法，医护共同将患者及石膏床翻转置手术床。

(5) 麻醉医师保护头部，医护共同调节体位垫及石膏床位置。

(6) 棉垫垫于患者身体两侧。

(7) 沙袋放于石膏床两侧固定石膏床。

(8) 双上肢自然伸直并用中单固定在身体两侧。

(9) 宽胶布拉肩膀并固定。

(10) 膝上 5 cm 处约束带固定。

(11) 检查各管路是否在位通畅并妥善固定。

3. 注意事项

(1) 根据患者体型及头型选择合适的石膏床并用棉垫包裹头部，防止压力性损伤，棉垫厚度以与患者面部接触无空隙为宜，防止石膏床头部过大患者头颈部掉落，防止头部过小造成压力性损伤或失明，防止躯干部过长压迫会阴部，尤其是男性患者。

(2) 翻身前检查转运床与手术床是否均已固定，防止翻身时发生坠床。

(3) 确保双眼眼睑闭合，避免损伤角膜。

(4) 轴线翻身时至少四名医护人员配合完成，听从巡回护士统一指令，妥善保护患者各管路防止脱管。

(5) 翻身后，麻醉医师保护患者头颈部，外科医师与巡回护士迅速调整体位垫及石膏床，使胸腹部悬空不影响呼吸，会阴部位于气圈内不受压，膝盖位于膝圈内避免悬空，踝关节自然弯曲，足尖自然下垂不触碰手术床，从头至脚逐一检查各受压部位及各重要器官，并注意分散压力。

(6) 头部安置妥当后检查两侧眼眶、两侧颧骨、下颌是否受压并进行相应的调整，防止术后压力性损伤或失明等灾难性损伤的发生。

（7）放置沙袋时保持身体呈水平位无倾斜。

（8）垫棉垫时保持棉垫平整无褶皱。

（9）宽胶布拉肩膀时注意向后推肩膀以便更好地消除皮肤褶皱，注意避开各导线防止压力性损伤，不要粘贴在手术床垫上以防损坏，术后移除宽胶布时注意保护患者皮肤，避免医用粘胶相关性皮肤损伤。

（10）双上肢掌侧面贴于身体两侧，防止垂腕。

（11）骨隆突处注意用棉垫保护，电极片的位置应避开俯卧时的受压部位，防止压力性损伤的发生。

（12）各关节呈功能位，避免损伤神经及血管。

（13）固定下肢约束带时避开腘窝，松紧1指为宜，避免损伤腓总神经。

（三）脊柱后路手术体位安置方法（U形垫）

1. 用物

头圈×1、U形垫×2、膝圈×2、大海绵垫×1、可调节托盘高度的输液架×2。

2. 方法

（1）患者平卧于手术转运床上。

（2）放置相应体位垫对准患者身体各部位。

（3）采用轴线翻身法，医护共同将患者翻转置于手术床。

（4）麻醉医师保护头部，医护共同调节体位垫位置。

（5）根据患者肩关节活动度调节输液架托盘高度，将患者双上肢放于输液架托盘上。

（6）膝上5 cm处固定约束带。

3. 注意事项

（1）翻身前检查转运床与手术床是否均已固定，防止翻身时发生坠床。

（2）确保双眼眼睑闭合，避免损伤角膜。

（3）放置体位垫时，注意避免影响术中透视。

（4）轴线翻身时至少四名医护人员配合完成，听从巡回护士统一指令，妥善保护患者各管路防止脱管。

（5）翻身后，麻醉医师保护患者头颈部，外科医师与巡回护士迅速调整体位垫，U形垫上缘与肩平齐，距腋窝1拳，防止损伤臂丛神经及腋神经，使胸腹部悬空不影响呼吸，女性乳房及男性会阴部不受压，膝盖位于膝圈内避免悬空，踝关节自然弯曲，足尖自然下垂不触碰手术床，从头至脚逐一检查各受压部位及各重要器官，并注意分散压力。

（6）头部安置妥当后检查下侧眼眶、颧骨、下颌是否受压并进行相应的调整，防止术后压力性损伤或失明等灾难性损伤的发生。

（7）双上肢沿生理旋转方向，自然向前放于输液架托盘上，使肩关节保持功能位，防止指端下垂，肘关节处垫棉垫，避免损伤神经及血管。

（8）骨隆突处注意用棉垫保护，电极片的位置应避开俯卧时的受压部位，防止压力性损伤的发生。

（9）固定下肢约束带时避开腘窝，松紧1指为宜，避免损伤腓总神经。

四、截石位

1. 用物

头枕×1、小海绵垫×1、搁手板×1、截石位腿架×2、约束带×3、麻醉头架×1。

2. 方法

（1）患者平卧于手术床上，骶尾部略超出手术床背板与腿板折叠处。

（2）头枕垫于枕颈部。

（3）左上肢外展放于搁手板上并用约束带妥善固定。

（4）右上肢自然平放于体侧并用中单固定。

（5）截石位腿架放置在患者的近髋关节平面并固定腿架。

（6）双腿置于截石位腿架上，约束带妥善固定，放下或撤除手术床腿板，必要时臀下垫小海绵垫，以减轻局部压迫，同时抬高臀部，便于手术操作。

（7）放置麻醉头架。

3. 注意事项

（1）左上肢外展不超过90°防止损伤臂丛神经，掌心向上，远端关节略高于近端关节有利于上肢肌肉韧带放松及静脉回流，固定时松紧1指为宜，预防骨筋膜室综合征。

（2）右上肢掌面贴于身体一侧。

（3）截石位腿架托住小腿及膝部，必要时腘窝处垫体位垫，防止损伤腘窝血管、神经及腓肠肌，术中防止重力压迫膝部。

（4）双下肢外展不超过90°，防止损伤大腿内收肌。

（5）"坐姿躺下"原则：身体与大腿呈90°，大腿与小腿呈90°。

（6）"T-K-O"连线原则：患者的足尖、膝关节、对侧的肩在同一直线上。

（7）术中如需头低脚高位，可用肩托固定肩部防止滑动。

（8）术中如进行会阴冲洗时，可在患者臀下垫隔水巾。

（9）腿部约束带松紧1指为宜，防止损伤腓总神经。

（10）手术结束后复位时，双下肢应单独慢慢放下，并通知麻醉医师，防止因回心血量减少，引起低血压。

五、机器人手术体位

（一）仰卧位

1. 用物

头枕×1、肩托×2、大挡板×2、搁手板×1、约束带×3、棉垫若干、麻醉头架×1。

2. 方法

（1）患者平卧于手术床上，骶尾部超出手术床背板与腿板折叠处约5 cm。

（2）头枕垫于枕颈部。

（3）左上肢外展放于搁手板上并用约束带妥善固定。

（4）右上肢自然平放于体侧并用中单固定。

（5）肩托固定两肩部。

（6）大挡板固定身体两侧。

（7）调节腿板使双下肢固定。
（8）2根约束带分别在双膝上约5 cm处固定。
（9）放置麻醉头架。
（10）根据手术需求摇头低脚高位。
（11）将双下肢腿板适当放低。

3. 注意事项

（1）根据患者身高在麻醉前后使患者骶尾部略超出手术床背板与腿板折叠处。
（2）根据手术方式、手术时间、患者体型，在骶尾部垫海绵垫，防止发生皮肤压力性损伤。
（3）术前评估患者视力、眼压、心肺功能、双髋关节活动度和手术史。
（4）手术床头低脚高不宜超过30°，防止眼部水肿、眼压过高、影响呼吸循环功能等。
（5）肩托固定时距离颈侧1指为宜，防止损伤臂丛神经，在肩托与患者皮肤之间垫棉垫，防止发生皮肤压力性损伤。
（6）患者面部垫棉垫，防止机器人镜头臂误伤患者面部。
（7）防止腿板折叠处夹伤患者。
（8）双膝关节处于功能位。
（9）双下肢2根约束带固定时松紧1指为宜，防止损伤腓总神经。
（10）双腿分开不超过90°，以不影响机器人机械臂工作为宜，防止过度牵拉会阴部组织。

（二）侧卧位：经腹腔入路肾部手术体位安置方法

1. 用物

头枕×1、大海绵垫×1、脚圈×2、搁手板×1、可调节搁手架×1、骨盆固定架×1、约束带×3、棉垫若干、宽胶布×2、棉被×1、麻醉头架×1。

2. 方法

（1）患者健侧卧位侧卧于手术床上，肾区对准手术床腰桥部，腹部靠近床沿，背倾60°。
（2）头枕垫于头下。
（3）健侧上肢放于搁手板上并用约束带妥善固定。
（4）患侧上肢放于可调节搁手板上并用约束带妥善固定。
（5）大海绵垫垫于腋下距肩峰10 cm处。
（6）骨盆固定架置于患者背部，一个位于患者肩胛部，一个位于患者骶尾部，骨盆固定架与患者间垫棉垫。
（7）2条宽胶布将患者固定在手术床上。
（8）健侧下肢自然屈曲，患侧下肢伸直，两腿之间垫棉被。
（9）脚圈垫于两足跟处。
（10）膝上或下5 cm处固定约束带。
（11）放置麻醉头架。
（12）将手术床摇成"折刀"位，使肾区充分暴露。

3. 注意事项

（1）头枕高度平健侧肩部，保持颈椎处于水平位，避免健侧耳郭及眼睛受压。
（2）患侧上肢置于健侧上肢上方，自然屈曲呈抱球状，远端关节略低于近端关节，约束带松紧1指为宜，避免损伤尺桡神经。
（3）健侧上肢掌面向上，外展不超过90°，远端关节略高于近端关节，约束带松紧1指为宜,避免损伤臂丛神经和尺桡神经。

(4) 肩关节外展或抬高不超过90°,两肩连线与手术床呈90°。

(5) 宽胶布固定患者时注意避开或用棉垫遮挡乳头及会阴部,不可直接将宽胶布粘贴在这两处,不要粘贴在手术床垫上以防损坏,术后移除宽胶布时注意保护患者皮肤,避免医用粘胶相关性皮肤损伤。

(6) 注意保护患者的心肺功能。

(7) 保护患者骨隆突处,必要时用海绵垫或棉垫保护,防止压力性损伤的发生。

(8) 下肢约束带固定时注意避开膝外侧,在膝上或下5 cm处固定,松紧1指为宜,防止损伤腓总神经。

(9) 摇腰桥体位时,先整体头高脚底再摇低背板,使患者凹陷的肾区逐渐展平。

(10) 安置体位后保持患者头、颈、躯干处同一水平位,身体无扭曲。

(11) 术中调节手术床时先告知医师再调节,调节后需密切观察,防止体位移位,导致重要器官受压。

(孙立春)

第三章 胸外科手术护理配合

第一节 胸外科疾病概述

胸外科即普胸外科,研究胸腔内器官,主要指食管、肺部、纵隔病变的诊断及治疗,随着现代医学诊断技术的不断发展,在 20 世纪,欧洲一直是胸外科发展的摇篮,中国胸外科专科的建立始于 20 世纪 50 年代,随着胸外科在学科发展中专业化程度要求的提高,分化出普通胸外科,主要研究胸腔内器官,指食管、肺部、纵隔病变等的诊断及治疗。1980 年后,随着电视成像系统及内镜下切割缝合器械的技术成熟,胸腔镜手术得到快速发展,掀起了外科新的前瞻性与革命性的概念。自 2003 年后我国胸腔镜技术开始迅猛发展,专家各有独特技术风格。至今,胸腔镜可以完成 80% 以上的胸外科手术。

一、肺

(一) 解剖学基础

肺主要是人体的呼吸器官,也是人体重要的造血器官,位于胸腔内纵隔的两侧,左右各一,覆盖于心之上。肺有分叶,左二右三,共五叶。肺上端钝圆叫肺尖,向上经胸廓上口突入颈根部,底位于膈上面,对向肋和肋间隙的面叫肋面,朝向纵隔的面叫内侧面,该面中央的支气管、血管、淋巴管和神经出入处叫肺门,这些出入肺门的结构,被结缔组织包裹在一起叫肺根。左肺由斜裂分为上、下二个肺叶,右肺除斜裂外,还有一水平裂将其分为上、中、下三个肺叶。肺经脉系(指气管、支气管等)与喉、鼻相连,故称喉为肺之门户,鼻为肺之外窍问。

(二) 常见外科疾病

常见外科疾病包括肺癌(腺癌、鳞癌、小细胞癌等)、肺良性肿物、肺大疱。

二、食管

(一) 解剖学基础

食管又称"食道",是消化管道的一部分。上连咽部,沿脊柱椎体下行,与胃的贲门相连成一条细长管道,穿过膈肌的食管裂孔通入胃,全长约 25 cm。依食管的行程可将其分为颈部、胸部和腹部三段。

(二) 常见外科疾病

常见外科疾病包括食管良性肿物、食管癌。

三、纵隔

(一) 解剖学基础

纵隔是左右纵隔胸膜之间全部器官、结构和结缔组织的总称。由于出生后心向左侧偏移,故纵隔位于胸腔正中偏左,呈上窄下宽,前短后长的矢状位。纵隔前界为胸骨和肋软骨内面,后界为脊柱的胸段，两侧为纵隔胸膜，上为胸骨上口，下为膈肌。纵隔内器官有心脏及出入心脏的大血管、食管、气管、胸腺神经、淋巴组织等，这些组织器官借疏松的结缔组织相连。通常以胸骨角和第四胸椎下缘的假想平面，将纵隔分为上纵隔和下纵隔。而下纵隔又以心包为界，分为前纵隔、中纵隔和后纵隔三个部分。

（二）常见外科疾病

常见外科疾病包括纵隔良性肿物、纵隔恶性肿物等。

第二节 胸外科常用专科器械

胸外科手术器械与普外科手术器械有诸多类似之处，但是由于胸腔位置较腹部深，因而器械相对长度较普外科器械更长，更为精细。

一、胸外科常规器械

（一）手术钳子

1. 胸腔止血钳

主要用于胸部深部手术时，分离组织、夹闭血管，帮助外科医生手术时夹持人体组织或组织内血管作止血用。

2. 可克钳

用于夹持牵引被切除的病变部位，以利于手术进行，钳夹纱布垫与切口边缘的皮下组织，避免切口内组织被污染。

3. 肺叶钳

用于夹提、牵引肺叶，显露手术视野。

4. 直角钳

可游离和绕过主要血管、胆道等组织的后壁，如胃左动脉、胆囊管等。

5. 辛氏阻断钳

血管阻断钳，用于钳夹，阻断血管。

（二）手术撑开器

1. 肋骨合拢器

辅助闭合肋骨。

2. 胸骨撑开器

暴露手术视野，撑开胸骨间隙。

3. 肩胛拉钩

牵拉肩胛，暴露视野。

二、胸外科腔镜器械

①卵圆钳；②弯剪刀；③弯持针器；④直角分离钳；⑤淋巴结活检钳；⑥推结器；⑦蛇头钳。

第三节 肺部手术护理配合

一、常见用物准备

(一) 体位用物

常用体位用物包括头枕×1、腋下垫×1、侧卧位架×1、搁手板×1。

(二) 一次性用物

常规物品：高频电刀笔1个、吸引管1个、35×34 cm抗菌手术薄膜1张、医用真丝编织线(1#、4#、7#、10#各1板)、开胸缝合针（含5×14圆针、7×17圆针、12×20圆针、11×34圆针、9×28角针×2枚)、0#PDS不可吸收缝线、无菌手术刀片20#和11#各1个、石蜡油1包、吸收性明胶海绵、棉球1包、胸腔闭式引流瓶1个、胸引管粗细各备一根、备无菌导尿包1个、一次性使用灭菌橡胶外科手套若干。

(三) 无菌敷料

无菌敷料包括开胸包（开胸孔巾1块、治疗巾10块、显影纱垫10块、显影纱布20块、大盐水碗1个、换药碗2个、弯盘1个、小药杯1个)、无菌手术衣服若干、无菌持物缸1个、无菌擦手小毛巾若干包。

(四) 仪器设备

单极电刀、超声刀使用前检查主机功能状态，调节模式、根据手术需求调节参数，粘贴负极板时应符合要求；充气式加温仪应提前设置好参数，并摆放好位置避免术中滑落，腔镜手术中还应检查摄影系统设备。

二、麻醉方式

麻醉方式选择全身麻醉。

三、手术体位

医生根据病灶部位选择左侧或右侧卧位。

四、器械护士配合

(一) 肺部常见手术方式

常见手术方式包括肺叶切除术、全肺切除术、腔镜肺大疱切除术、腔镜肺叶切除术。

(二) 手术配合步骤

(1) 清点

器械护士提前15~30分钟执行外科洗手，保证有充足的时间进行物品的检查和清点，并与巡回护士共同清点物品，包括手术敷料、手术器械、手术特殊物品、杂项物品等。

(2) 选择切口。

(3) 消毒

①消毒液：参照使用说明选择和使用。常选用0.5%~1%碘伏直接涂擦手术区，消毒至少2遍。

②消毒范围：前后过正中，上肩及上臂上 1/3，下过肋缘，包括同侧腋窝。

(4) 铺单

①器械护士将三块中单对折打开依次递给医生铺于身体两侧及头端，布类治疗巾按"我（纵行 1/4 折边对着自己）、你（纵行 1/4 折边对着外科医生）、你、我"顺序，依次传递给外科医生铺于切口四周，要求铺单后能看到切口标识，之后另递一块治疗巾蘸切口周围未干的消毒液。

②器械护士将抗菌贴膜展开后与医生共同贴于切口上方。

③切口下缘铺一块中单。

④铺开胸孔巾，下垂边缘至手术台缘≥30 cm。

(5) 切开皮肤、皮肤组织。

(6) 不同术式的手术配合。

(7) 冲洗切口，缝合。

第四节 食管手术护理配合

一、手术常见用物准备

(一) 体位垫

体位垫包括大垫子×1、骨盆固定架×2、搁手板×1、侧手架×1。

(二) 一次性用物

1. 常规用物

高频电刀笔 1 个、吸引器 1 个、电刀清洁片、34 cm×35 cm 抗菌手术薄膜 2 张、医用真丝编织线（1#、4#、7#、10#各 2 板）、无菌手术刀片 20#和 11#各 2 个、三切口缝针（含 5×14 圆针、7×17 圆针、12×20 圆针、11×34 圆针、9×28 角针）、石蜡油 1 包、无菌导尿包 1 个、棉球 1 包、胸引管 1 个、胸引瓶 1 个、备一次性使用灭菌橡胶外科手套若干。

2. 特殊用物

开放手术时根据需要使用 0#不可吸收缝线。腔镜手术时，应准备切口保护套、Hem-o-Lok 夹若干、医用缆线无菌隔离护套。

(三) 无菌敷料

无菌敷料包括开胸包（开胸孔巾 1 块、治疗巾 10 块、纱垫 10 块、纱布 20 块、大盐水碗 1 个、换药碗 2 个、弯盘 1 个、小药杯 1 个）、三切口包（三切口单 1 块、治疗巾 12 块、纱垫 10 块、盐水碗 1 个）、无菌手术衣服若干、无菌持物缸 1 个、无菌擦手小毛巾若干包。

(四) 仪器设备

电刀、负压吸引器、超声刀、立格秀平台使用前检查主机功能状态，调节模式、根据手术需求调节参数，腔镜手术中还应检查摄影系统、CO_2 气源等设备。

二、手术麻醉方式

手术麻醉选择全身麻醉。

三、手术体位

食管癌手术体位采用先右侧卧位再平卧位,食管平滑肌瘤手术体位根据肿瘤的位置采用侧卧位。

四、器械护士配合

(一)食管手术方式

食管手术方式包括食管平滑肌瘤切除术、食管癌根治术、胸腔镜食管癌根治术。

(二)手术配合步骤

1. 清点

器械护士提前15~30分钟执行外科洗手,保证有充足的时间进行物品的检查和清单,并与巡回护士共同清点物品,包括手术敷料、手术器械、手术特殊物品、杂项物品等。

2. 选择切口

3. 消毒:

(1)消毒液:参照使用说明选择和使用。常选用0.5%~1%碘伏直接涂擦手术区,消毒2遍。

(2)消毒范围:①胸部:前后过正中线,上肩及上臂1/3,下过肋缘,包括同侧腋窝。②腹部:上至平乳头,下至平大腿上1/3,两侧过正中线。

4. 铺单:

(1)胸部:①递两块布类中单(纵行1/2对折)依次传递给外科医生分别铺于患者身体两侧,再递对折的布类中单覆盖切口上缘包含头架,其余治疗巾按"我(纵行1/4折边对着自己)、你(纵行1/4折边对着外科医生)、你、我"顺序,依次传递给外科医生铺于切口四周,要求铺单后能看到切口标识,之后另递一块治疗巾蘸切口周围未干的消毒液;②器械护士将抗菌贴膜展开后传递;③切口下缘铺一块中单;④铺长方孔巾,下垂边缘至手术台缘≥30 cm。

(2)腹部:①两块中单对折分别铺于患者的两侧,其余治疗巾按"我(纵行1/4折边对着自己)、你(纵行1/4折边对着外科医生)、你、我"顺序,依次传递给外科医生铺于切口四周,要求铺单后能看到切口标识,之后另递一块治疗巾蘸切口周围未干的消毒液;②器械护士将抗菌贴膜展开后传递;③切口下缘铺一块中单;④铺长方孔巾,下垂边缘至手术台缘≥30 cm。

第五节 纵隔手术护理配合

一、常见用物准备

(一)体位用物

常见体位用物包括枕头×1、中单胸骨垫×1,长沙袋×3、挡板×2;侧卧位:大垫子×1、侧卧位架一套(侧手架×1、骨盆固定架×1)、搁手板×1。

（二）一次性用物

1. 常规物品

高频电刀笔1个、电刀清洁片、吸引管1个、35×34 cm抗菌手术薄膜1张、冲洗器1个、医用真丝编织线1#、4#、7#、10#各一板、骨蜡3包、开胸缝合针（含5×14圆针、7×17圆针、12×20圆针、11×34圆针、9×28角针×2枚）、20#无菌手术刀和11#各2片、5#成人钢丝1包、骨蜡3包、吸收性明胶海绵2包、胸引管1个、胸引瓶1个、无菌导尿包1个、灯炳套。

2. 特殊物品

腔镜手术需准备医用缆线无菌隔离护套、Hem-o-Lok夹若干、切口保护套、备止血纱。

（三）无菌敷料

开胸包（开胸孔巾1块、治疗巾10块、纱垫10块、纱布20块、大盐水碗1个、换药碗2个、弯盘1个、小药杯1个）、无菌中单1包、无菌手术衣5件、无菌持物干缸1个、无菌擦手小毛巾1包。

（四）仪器设备

电刀、负压吸引器、超声刀平台使用前检查主机功能状态，调节模式、根据手术需求调节参数，腔镜手术中还应检查摄影系统、CO_2气源等设备。

二、手术麻醉方式

麻醉方式选择全身麻醉。

三、器械护士配合

（一）纵隔手术方式

纵隔手术方式包括纵隔肿物切除术、腔镜下纵隔肿物切除术。

（二）手术配合步骤

（1）清点。器械护士提前15~30分钟执行外科洗手，保证有充足的时间进行物品的检查和清单，并与巡回护士共同清点物品，包括手术敷料、手术器械、手术特殊物品、杂项物品等。

（2）选择切口。

（3）消毒。消毒液：参照使用说明选择和使用。常选用0.5%~1%碘伏直接涂擦手术区，消毒2遍。

（4）铺单。

（5）切开皮肤、皮肤组织。

（6）纵隔手术不同术式的手术配合。

（7）冲洗切口，缝合。

第六节 胸外科手术巡回护士配合规范

胸外科手术具有手术时间长、手术风险大、突发状况多、使用器械及物品多、对器械要求高、手术复杂、配合难度大等特点。目前主要以胸腔镜手术和机器人两种手术方式为主，其优点在于手术切口小，恢复快。目前有些医院已使用无线胸腹腔镜一体机，新设备的更新对于手术室护士来讲也是一种考验。护士需要不断学习，与医疗设备发展共同进步。本节对胸外科巡回护士工作配合重点进行梳理。

一、术前专科化访视

1. 胸腺瘤患者术前评估患者的心脏及肺功能

有无大血管压迫、呼吸困难等症状及是否合并肌无力备相应的急救器械与设备，如气管切开包、氧气枕、呼吸囊等。

2. 肺功能锻炼

嘱患者做上肢扩胸运动、深呼吸及有效咳嗽，指导患者吹气球和吹水泡，反复练习，增强患者的呼吸功能和肺活量。

3. 通常建议戒烟2周

术后肺部感染等相关并发症发生率大大降低，也提高了手术的安全性。

4. 腹式呼吸

吸气时用鼻吸入，尽力挺腹，胸部不动；呼气时用口呼出，同时收缩腹部，胸廓保持最少活动幅度，缓呼深吸，增进肺泡通气量，每分钟呼吸7～8次，如此反复训练，每次10～20分钟，每日2次。

5. 雾化吸入

术前3日开始进行药物雾化吸入，每日2～3次，每次15～20分钟。

二、术中护理配合要点

（一）迎接患者

1. 安全核查

严格执行手术查对制度，正确核对患者基本信息和手术信息。认真核查手术部位及手术标识是否规范，尤其是胸外科肺手术。

2. 转运交接

（1）患者转运：转运患者前，肺部术前做定位的患者应注意保护定位针在位，采用平移或者四人搬运法，不可拖拽患者。如患者有意识障碍或病情不稳定时，需有医护人员全程陪同。

（2）用物交接：胸科手术患者术前检查胸腔闭式引流管和瓶，引流管粗细各备一根。携带必要的X线片、CT片等影像学资料。核对术中用药数量和剂量等，避免遗失。

3. 手术间布局和物品准备

（1）手术间布局：巡回护士在术前检查手术间仪器设备在位备用情况。应充分考虑手术间的布局和设备摆放，避免术中有不必要的床体调整或者患者体位移动现象（腔镜机器放置于患者的头端）。

（2）胸科特殊物品准备：仪器如超声刀、立格秀、带有氩气的ERBE、无线腔镜一套（镜头、冷光源）、腔镜显示设备等应提前准备。

（3）高值耗材准备：胸科巡回护士在手术开始前，按照二级库耗材预约单上的信息逐项领取、使用，做好出入库的登记收费。

（二）安全用药

严格按照医嘱执行术中用药。术前严格执行《抗菌药物使用原则》，把握好给药时机。术前

0.5~2小时内或麻醉开始时首次给药；手术时间超过3小时或失血量大于1500 mL，术中可给予第二剂。

（三）麻醉护理

麻醉前执行第一次安全核查。

（四）体位摆放

胸科手术常规都是90°的侧卧位，腋下垫勿紧贴腋窝（留约一拳的间隙），避免腋神经及血管受压。骶尾部、耻骨联合处注意固定的松紧适宜，避免过紧，男性患者注意会阴部有无压迫。胸外科侧卧位是上腿弯曲，下腿伸直，这样有利于腹部的放松。根据医生习惯看是否需要摆腰桥（顺序：先整体将床头低脚高，然后压低床的头板），这样就可以将胸部抬高，从而充分暴露手术野。做食管手术时，应提前调整手术床位置，以便术中更换体位时医生摆放侧卧位并抬高胸部。

（五）胸科不同手术巡回护士术中配合要点

（1）肺部手术时，肺部有定位针的患者，术中取出定位针应及时查看定位钩的完整性；严格控制全肺手术患者的输液量，液体滴速控制在20~30滴/分，24小时的补液量控制在2000 mL。

（2）各管路管理：胸外科手术管路种类（输液管、深静脉管、胸引管、导尿管）。胸引管作为胸外科开胸手术的常用引流管道，应注意随时观察引流管中液面的波动，术后早期水柱波动范围为3~4 cm。随着胸腔内气体和液体的排出残腔缩小，术后48~72小时水柱波动范围为0.5~1 cm。水柱波动范围小或无波动，考虑引流不畅，应分析原因（挤压或调整胸引管位置）；针对肺段切除或肺裂不全行肺叶切除可造成肺断面漏气，术后患者在清醒期咳嗽、深呼吸时有少量气体是正常的，不需特殊处理后均可自行愈合。

（3）更换体位护理：①特别注意胸引管，勿牵拉；②撤手术单时需轻拿轻放，严格遵守无菌操作原则。

（4）术中保温护理：采取棉被、输液加温系统及暖风机对患者进行保暖。

三、术后护理观察要点

（一）各管路在位通畅

胸科手术常见的管路有外周静脉输液管路、深静脉置管、有创动脉置管、留置尿管、引流管、胸引管等，出室前检查各个管路的在位、标识清晰。

（二）胸腔闭式引流的注意事项

观察胸引瓶是否通畅最简单的方法是观察胸引管能否排出气体和液体，只需让患者深呼吸或者咳嗽，胸引瓶内水柱会随着呼吸上下波动，波动范围一般在4~6 cm。胸引瓶液面应低于引流管胸腔出口平面60 cm，任何情况下不应高于患者胸腔，以免引流液逆流入胸膜腔而造成感染。胸腔闭式引流应妥善固定，保持管道密闭，保持引流管的通畅，勿折叠、勿扭曲、勿受压，定时挤压引流管，30~60分钟1次，防止血凝块堵塞引流管。如过床时引流管脱落，应立即用手捏闭伤口处皮肤，然后协助医生做进一步处理。随时检查引流装置是否密闭及有无脱出，搬动患者或更换引流瓶时应双重夹闭引流管，以防漏气，导致气胸。胸腔闭式引流的有效体位为半坐位。

（孙立春）

第四章 妇产科手术护理配合

第一节 妇产科疾病概述

妇科学是临床医学四大主要学科之一,通常包括妇科学基础、女性生殖器炎症、女性生殖器损伤和发育异常、女性生殖器肿瘤、女性生殖内分泌异常及其他特有疾病,同时也包括诊断及防治,妊娠、分娩的生理和病理变化、高危妊娠及难产的预防和诊治、女性生殖内分泌、计划生育及妇女保健等。随着医疗科技高速发展,在技术上我们从跟随者到参加者,再到领跑者,目前中国的妇科内镜已经迈入了世界先进行列。

一、子宫

(一)解剖学基础

子宫是女性的内生殖器,位于真骨盆内,子宫是孕育胚胎、胎儿和产生月经的器官。子宫呈前后略扁的倒置梨形,重 50~70 g,长 7~8 cm,宽 4~5 cm,厚 2~3 cm,容量约 5 mL。

(二)常见外科疾病

子宫常见外科疾病包括宫颈息肉、子宫内膜息肉、子宫内膜异位症、子宫内膜增生、子宫颈癌、宫颈癌、子宫内膜癌、宫颈上皮内瘤变等。

二、卵巢

(一)解剖学基础

卵巢位于子宫底的后外侧,与盆腔侧壁相接。左右各一,色灰红,质较韧硬,呈扁平的椭圆形。卵巢的大小和形状,也因年龄不同而异。其主要功能是产生和排出卵细胞,分泌性激素,维持并促进女性性征的发育。

(二)常见外科疾病

卵巢常见外科疾病包括巧克力囊肿、出血性囊肿、功能性囊肿、卵巢上皮性肿瘤、卵巢癌等。

三、阴道

(一)解剖学基础

阴道是由黏膜、肌层和外膜组成的肌性管道,富有伸展性,连接子宫和外生殖器,也是排出月经血和娩出胎儿的管道。阴道位于真骨盆中央,前邻膀胱和尿道,后邻直肠,阴道静息状态深 8~10 cm,前壁长 7~9 cm,后壁长 10~12 cm,从底到顶稍向后倾斜。

(二)常见外科疾病

阴道常见外科疾病包括滴虫性阴道炎、霉菌性阴道炎、细菌性阴道炎、萎缩性阴道炎、老年性阴道炎、支原体衣原体感染、淋病耐色球菌感染、生殖器疱疹病毒感染等。

第二节 妇产科常用专科器械

妇产科手术如今也分为腔镜和普通开腹手术。

一、电切镜与宫腔镜

（一）电切镜

电切镜内包含镜头，镜鞘，电切手柄，电切环等。

（二）宫腔镜

宫腔镜用于子宫内检查和治疗的一种纤维光源内窥镜，包括宫腔镜、能源系统、光源系统、灌流系统和成像系统，利用镜体的前部进入宫腔，对所观察的部位具有放大效应，以直观、准确的优点成为妇科出血性疾病和宫内病变的首选检查方案。

（三）举宫器

举宫器用于子宫全切或次全切手术，腹腔镜辅助下经阴道子宫切除术，腹腔镜下全子宫切除术，腹腔镜下输卵管染色通液检查，以及各种腹腔镜手术过程中配合定位子宫。由中央导杆、宫颈固定器、穹窿杯等构成。

二、普通常规器械

（1）人流器械包
（2）窥阴器
（3）取环钳
（4）小儿吸引瓶
（5）胎盘钳
（6）肾盂拉钩
（7）三翼拉钩（翼）
（8）阴道后壁拉钩
（9）阴道侧壁拉钩
（10）单爪、双爪宫颈钳
（11）压肠板

第三节 子宫手术护理配合

一、常见用物准备

（一）体位用物

常见体位用物包括海绵垫×1、搁腿架×2。

(二) 一次性用物

1. 常规物品

吸引管1个、医用真丝编织线（1#、4#、7#各2板）、一次性负压引流球1个、子宫缝合针（含7×17中小圆针、12×20圆针、12×28圆针、9×28角针、9×28大圆针各2枚）、无菌手术刀片20#和11#各2张、0#可吸收缝线、皮肤黏膜消毒液1瓶、一次性使用灭菌橡胶手套若干。

2. 特殊物品

腔镜手术应备穿刺器、医用组织胶水。

(三) 仪器设备

常用仪器设备包括单极电刀、双极电凝、吸引装置等使用前检查功能状态，根据手术需求调节模式及参数，腔镜手术中还应检查摄影系统、CO_2气源等设备。

二、麻醉方式

麻醉方式选择全身麻醉。

三、器械护士护理配合

(一) 手术方式

手术方式包括全子宫切除术、子宫次全切除术、阴式子宫切除、腹腔镜下全子宫切除术、子宫肌瘤剜除术、腹腔镜下子宫肌瘤剜除术。

(二) 手术配合步骤

(1) 清点。

器械护士提前15~30分钟执行外科洗手，保证有充足的时间进行物品的检查和清点，并与巡回护士共同清点物品，包括手术敷料、手术器械、手术特殊物品、杂项物品等。

(2) 选择切口。

(3) 消毒

①消毒液：参照使用说明选择和使用。常选用0.5%~1%碘伏直接涂擦手术区，消毒至少2遍；会阴部、阴道选用皮肤黏膜消毒液消毒至少2遍。

②消毒范围

腹部：自乳头至耻骨联合平面，两侧到腋后线；

会阴部：耻骨联合、肛门周围及臀、大腿上1/3内侧。

(4) 铺单。

(5) 切皮开腹或建立气腹，探查腹腔。

(6) 不同术式的手术配合。

(7) 冲洗切口，缝合。

第四节 卵巢囊肿手术护理配合

一、常见用物准备

(一) 体位用物

包括枕头×1、搁手板×1。

(二) 一次性用物

腔镜手术应备穿刺器、医用组织胶水。

(三) 仪器设备

常用仪器设备包括单极电刀、双极电凝、吸引装置等使用前检查功能状态,根据手术需求调节模式及参数,腔镜手术中还应检查摄影系统、CO_2气源等设备。

二、麻醉方式

麻醉方式选择全身麻醉。

三、器械护士护理配合

(一) 常见手术方式

手术方式包括卵巢囊肿切除术(removal of ovarian cysta)、腹腔镜下卵巢囊肿剔除术(laparoscopic removal of ovarian cysta)等。

(二) 手术配合步骤

1. 清点

器械护士提前15~30分钟执行外科洗手,保证有充足的时间进行物品的检查和清点,并与巡回护士共同清点物品,包括手术敷料、手术器械、手术特殊物品、杂项物品等。

2. 选择切口

3. 消毒

(1) 消毒液:参照使用说明选择和使用。常选用0.5%~1%碘伏直接涂擦手术区,消毒至少2遍。

(2) 消毒范围:自乳头至耻骨联合平面,两侧到腋后线。

4. 铺单

(1) 器械护士将布类治疗巾按"我(纵行1/4折边对着自己)、你(纵行1/4折边对着外科医生)、你、我"顺序,依次传递给外科医生铺于切口四周,要求铺单后能看到切口标识,之后另递一块治疗巾蘸切口周围未干的消毒液。

(2) 抗菌手术薄膜贴与切口处(腔镜手术中用4把巾钳固定)。

(3) 切口上下缘各铺一块对折中单。

(4) 铺长方形孔巾,下垂边缘至手术台缘≥30 cm。

5. 切皮开腹或建立气腹,探查腹腔

6. 不同手术方式在护理配合上的差别

7. 冲洗切口，缝合

第五节　阴道壁肿瘤手术护理配合

一、常见用物准备

（一）体位用物

常见体位用物包括枕头×1、搁手板×1、搁腿架×2。

（二）一次性用物

1. 常规物品

吸引器1个、医用真丝编织线1#1板、无菌手术刀片10#1张、一次性使用无菌注射器10 mL 1个、一次性使用灭菌手套若干、3-0可吸收缝线、LC外科缝合针（含12×20圆针、7×17圆针、7×17角针各1枚）。

2. 特殊物品

穿刺器。

（三）无菌敷料

无菌敷料包括大腿包（手术大单1块、中单2块、治疗巾6块、盐水盆1个、弯盘1个、换药碗1个、小药杯1个、显影纱布20块、显影纱垫10块）、中单1包、无菌手术衣1包、无菌擦手小毛巾1包。

（四）手术器械

常用手术器械包括阴式子宫器械。

（五）仪器设备

常用仪器设备包括吸引装置等使用前检查功能状态，根据手术需求调节模式及参数。

二、麻醉方式

麻醉方式包括局部麻醉或硬膜外麻醉或腰麻等。

三、手术体位

手术体位选择截石位。

四、器械护士护理配合

（一）手术常见方式

阴道壁肿瘤切除术等。

（二）手术配合步骤

1. 清点

外科医生提前15~30分钟执行外科洗手，保证有充足的时间进行物品的检查和清点，并与巡回护士共同清点物品，包括手术敷料、手术器械、手术特殊物品、杂项物品等。

2. 选择切口

选择会阴部（阴道壁上）。

3. 消毒

（1）消毒液：参照使用说明选择和使用。常选用皮肤黏膜消毒液消毒至少2遍。

（2）消毒范围：耻骨联合、肛门周围及臀、大腿上1/3内侧。

4. 铺单

（1）将1块布类中单加1块布类治疗巾垫于臀部，2块治疗巾分别按"我（纵行1/4折边对着自己）、你（纵行1/4折边对着外科医生）"顺序铺于大腿根部，将1块布类治疗巾（纵行四折）铺于耻骨联合之上。

（2）2块中单完全打开分别交叉包裹两条腿；2块中单对折打开分别搭于两腿之上。

（3）将手术大单平铺切口上缘下垂边缘至手术台缘≥30 cm。

5. 导尿

递金属导尿管导尿，排出膀胱内尿液。

6. 暴露切口

递阴式拉钩拉开阴道，充分暴露出阴道肿瘤。递10#刀片在瘤体行梭形切口。

7. 剥离瘤体

递长弯钳和脑膜剪剥离出瘤体。若瘤蒂根部有血管相连，递长弯钳夹闭，递1#丝线结扎或7×17圆针1#丝线缝扎。

8. 闭合瘤腔

清点物品、纱布、纱垫、缝针等，递3-0可吸收缝线间断缝合，闭合瘤腔。若瘤蒂根部或瘤腔易出血，递皮肤黏膜消毒纱布填塞阴道，压迫止血。

第六节　外阴肿物切除手术护理配合

一、常见用物准备

（一）体位用物

常见体位用物包括海绵垫×1、搁手板×1、搁腿架×2。

（二）一次性用物

常见一次性用物包括吸引器1个、医用真丝编织线1#1板、LC外科缝合针（含12×20圆针、7×17圆针、7×17角针各1枚）无菌手术刀片10#1张、一次性使用无菌注射器10 mL1个、一次性使用灭菌手套若干。

（三）无菌敷料

无菌敷料包括大腿包（台布1块、中单2块、治疗巾6块、盐水盆1个、弯盘1个、换药碗1个、小药杯1个、显影纱布20块、显影纱垫10块）、中单1包、无菌手术衣1包、无菌擦手小毛巾1包。

（四）手术器械

手术器械指小肿瘤器械。

（五）仪器设备

仪器设备包括吸引装置等使用前检查功能状态，根据手术需求调节模式及参数。

二、麻醉方式

麻醉方式选择局部麻醉。

三、手术体位

手术体位选择截石位。

四、器械护士护理配合

（一）常见手术方式

常见手术方式包括外阴囊肿切除术、阴有蒂肿瘤切除术等。

（二）手术配合步骤

1. 清点

外科医生提前 15~30 min 执行外科洗手，保证有充足的时间进行物品的检查和清点，并与巡回护士共同清点物品，包括手术敷料、手术器械、手术特殊物品、杂项物品等。

2. 选择切口

在肿物外 0.5 cm 做一切口。

3. 消毒

（1）消毒液：参照使用说明选择和使用，常选用皮肤黏膜消毒液消毒至少 2 遍。

（2）消毒范围：耻骨联合、肛门周围及臀、大腿上 1/3 内侧。

4. 铺单

（1）将 1 块布类中单加 1 块布类治疗巾垫于臀部，2 块治疗巾分别按"我（纵行 1/4 折边对着自己）、你（纵行 1/4 折边对着外科医生）"顺序铺于大腿根部，将 1 块布类治疗巾（纵行四折）铺于耻骨联合之上。

（2）2 块中单完全打开分别交叉包裹两条腿；2 块中单对折打开分别搭于两腿之上。

（3）将手术大单平铺切口上缘下垂边缘至手术台缘≥30 cm。

第七节 剖宫产手术护理配合

一、常见物品准备

（一）体位用物

体位用物包括海绵垫×1。

（二）一次性用物

1. 常规物品

高频电刀笔 1 个、吸引管 1 个、无菌手术刀片 20#2 个、一次性使用无菌注射器 10 mL 1 个、自贴式敷料 1 张、87×74 手术薄膜 1 张、0#可吸收缝线 1 个、1#可吸收缝线 1 个、2-0 可吸收缝线1个、4-0不可吸收缝线1个、医用缝线锁合扣1包、一次性使用灭菌橡胶外科手套若干。

2. 特殊物品

婴儿辐射保暖台。

（三）无菌敷料

无菌敷料包括腹腔包（剖腹单1个、治疗巾9块、显影纱垫14块、显影纱布10块、盐水碗1个、换药碗2个、弯盘1个、小药杯1个）、无菌手术衣8件、无菌持物干缸1个、无菌擦手小毛巾2包。

（四）手术器械

手术器械包括剖宫产器械、小儿吸引瓶、备产钳。

二、麻醉方式

麻醉方式选择腰麻联合硬脊膜外。

三、手术体位

手术体位选择仰卧位，左手外展。

四、器械护士护理配合

（一）常见手术方式

常见手术方式选择剖宫产。

（二）手术配合步骤

1. 清点

器械护士提前15~30分钟执行外科洗手，保证有充足的时间进行物品的检查和清点，并与巡回护士共同清点物品，包括手术敷料、手术器械、手术特殊物品、杂项物品等。

2. 选择切口

自脐下4~5 cm处起，切至耻骨联合上缘，长10~12 cm。

3. 消毒

（1）消毒液：参照使用说明选择和使用。常选用0.5%~1%碘伏直接涂擦手术区，消毒至少2遍。

（2）消毒范围：自乳头至耻骨联合平面，两侧到腋后线。

4. 铺单

（1）器械护士将布类治疗巾按"我（纵行1/4折边对着自己）、你（纵行1/4折边对着外科医生）、你、我"顺序，依次传递给外科医生铺于切口四周，要求铺单后能看到切口标识，之后另递一块治疗巾蘸切口周围未干的消毒液。

（2）器械护士协助与外科医生共同粘贴87 cm×74 cm手术贴膜。

（3）切口上、下缘各铺一块中单（上缘也可铺一件无菌手术衣）。

（4）铺长方孔巾，下垂边缘至手术台缘≥30 cm。

5. 切皮

递显影纱垫2块保护切口，递20#刀片切开皮肤，高频电刀笔切开皮下组织、肌肉，递牛弯钳、甲状腺拉钩辅助，电凝止血。

6. 切开子宫

切开腹壁暴露子宫，在子宫下段避开丰富血管处用新 20# 刀片切开子宫，递中弯钳刺破胎膜，吸引器吸出羊水。

7. 取出胎儿

娩出胎儿是手术的关键步骤，将手伸入宫腔，一手托住胎头，一手按压宫底，帮助胎儿娩出。递两把直钳夹住脐带，递脑膜剪剪断脐带。

8. 取出胎盘

递 2 支缩宫素（1 mL，10 mg）注射于子宫壁肌层，递胎盘钳夹住子宫边缘，剥离胎盘，递显影纱垫擦拭子宫。

9. 清点

检查无出血，清除盆腔内积液、血液后，清点物品、纱布、纱垫、缝针等。

10. 缝合

递 1# 可吸收缝线缝合子宫，再次清点物品、纱布、纱垫、缝针等，递 0# 可吸收缝线缝合腹膜和前鞘，递 2-0 可吸收缝线关腹，再次清点取皮数目，递 4-0 可吸收缝线缝合皮肤，递无菌伤口敷料包扎。

（孙立春）

第五章　医疗质量控制与管理

第一节　医疗质量管理制度

一、质量控制部工作制度

（1）根据医院质量管理规划、质量管理规章制度、质量控制标准，对基础质量、环节质量、终末质量进行全程有效监控，实施全面质量管理。

（2）定期组织质量管理体系审核和管理评审，检查医院质量方针和质量目标的实现情况，保证医院质量管理体系有效运行。

（3）随时协调医院各部门、科室质量管理体系运行，督查科室质量管理小组活动。

（4）参与医院质量行政督导查房，组织全院性医疗、后勤保障质量检查，监督各个质量管理环节具体工作的落实。

（5）定期深入临床、医技、后勤各部门、科室、班组检查环节质量，查阅门诊、住院病历记录，检查检验报告单书写和医疗仪器使用维护记录，以及后勤保障工作程序及工作记录等。

（6）检查医务人员医疗技术操作规范执行情况，规范医疗行为。

（7）针对医院发生的医疗缺陷、后勤保障缺陷和问题，进行跟踪检查分析，制定改进和控制措施，控制医疗风险。

（8）检查完善医院质量评价标准以及配套的实施方案或措施，适时修改医院质量管理标准。

（9）建立各个工作环节的快捷、有效和规范，建立系统的质量评价信息反馈系统通过反馈与各部门科室有效沟通，持续改进医疗质量。

（10）加强医疗质量关键环节、重点部门和重要岗位的监督、管理。定期组织医院质量教育、培训和考核，确保全院人员能够贯彻执行医院质量控制管理制度。

（11）完善医院质量控制管理档案，做好医院质量管理资料的登记、保管、整理、归档工作。

（12）全面质量控制管理工作必须有文字记录，必要时形成文件。定期通报医疗、后勤保障质量管理情况，并按期上报。

二、医疗质量控制管理制度

（1）医院应建立、健全质量控制体系，即建立院、部、科三级质量控制管理组织，配备专职人员，负责医院质量管理工作。

（2）医院医疗质量控制管理必须以规章制度为准则，把医疗质量控制管理纳入到医院的各项医疗工作中，全面落实。

（3）根据技术操作规范和医疗岗位人员的职业资格准入制度，严格技术准入管理、医疗技术人员准入管理。

（4）院、部、科三级质量控制管理组织应根据有关规定、要求和本院医疗工作的实际，制定切实可行的质量控制方案，主要包括医、技、护医疗护理质量控制管理目标、监测指标、工作计划、主要措施、效果评价、信息反馈及考评制度等内容。

（5）全院医务人员必须熟练掌握本专业有关的诊疗护理常规和相关操作规程，严格按照规章制度开展医疗工作，规范医疗行为。

（6）根据医疗质量形成的规律、特点以及影响医疗质量的因素和薄弱环节，采取预防性管理，对患者从入院到出院的整个医疗过程，实行全程质量控制。

（7）采购药品必须校验供货商的有效"药品生产许可证""药品经营许可证""产品合格证"，进口药品须有"进口药品注册证"。

（8）全院医务人员必须参加医疗质量控制管理教育，增强质量意识，树立"质量第一"的观念。

（9）医院质量控制部监督、检查全面医疗质量管理，对基础质量、环节质量、终末质量进行全程有效监控。定期检测，分析各项医疗质量指标，根据效果评价，针对医疗缺陷，制定整改方案，达到持续改进工作。

（10）全面医疗质量控制管理工作应有文字记录，必要时形成文件。定期通报医疗、医技、护理质量管理情况，并由医疗质量管理委员会进行评价，按规定上报。

（11）医疗质量控制管理的检查结果纳入科室、个人工作考核，作为工作人员奖惩管理的一项重要内容。

三、病历质量控制制度

（1）质量控制部定期进行运行病历检查，随机抽查病历或图片及报告单，重点检查病历书写质量规范，病历完成及时性，医技检查报告质量，诊断符合率，用药、检查和治疗的合理性等。

（2）质量控制部设专人（主任或副主任医师），每日负责病历的终末质量检查，重点在病历书写的内容质量，病历首页填写规范、核心制度执行情况、甲级病案率等，将各科室的死亡病历、疑难危重患者病历作为重点监控病历。

（3）科室质控医（护、药、技）师员由主治医师资质以上的人员担任，定期接受培训，熟练掌握病历医疗文书书写的基本要求和质量标准，对本科室病历医疗文书进行全面的质量控制。

（4）病案室收回出院归档病历，负责病历完整性的检查工作，有缺陷的病历要登记在案，并通知责任人及时予以修正。

（5）明确各级医师病案质量负责制，对自己负责的病历进行自查，加大对病案形成过程中各个环节的质量控制力度，发现问题及时解决、纠正。

（6）对病历检查中发现的病历缺陷及问题，及时登记、反馈给有关科室和责任人，重大或多次出现的问题要填写病历质量检查反馈表送达该科室主任。

（7）病历质量检查多次不合格或病历有重大缺陷者，责成接受专家当面指导，并作为重点监控对象，实行追踪监察。

（8）质量控制部对病历质量存在缺陷较多的科室和个人，下达"质量控制整改督办单"，限时纠正，同时与科室质控人员共同检查落实情况。

（9）病历的修改应保持在病历原记录不变的基础上，对有可能进行补充或修改的问题，限时进行修正；修改时应注明修改的原因、时间以及修改人的签名。

（10）质量控制部定期与医教部和护理部等部门沟通，反馈病历质量问题、重大问题，由相关职能部门按医院病历管理有关制度处理。

(11）每月质量控制对本月病历质量检查中所存在的问题进行讲评、分析，汇总后上报医院医疗质量管理委员会，通报医教部、护理部。

（12）医院定期组织病案质量检查，对各科室病案进行抽查和评比，纳入医院对科室的绩效考评中。

四、质量控制分析评价制度

（）按照质量控制标准，实事求是地评价各部门、各科室工作质量。

（2）质量控制部门根据日常检查、抽查、追踪监察资料，及时分析、评价医院各部门、科室、班组工作质量，有记录。

（3）按月收集、登录、汇总各部门、科室的医疗、后勤服务信息报表，并对月度汇总表进行初步评估，对信息报表中反映出的问题及时向部主任报告。

（4）质量控制部主任定期召开质量控制部门全体成员会议，根据检查记录，月、季度报表，评价各医疗科室、后勤班组工作质量，分析存在的工作质量缺陷、隐患，提出整改建议，形成书面材料。

（5）医疗、后勤保障质量分析评价结果按时上报医院质量管理委员会。

（6）质量控制部应做出全年的医疗、后勤保障质量现状的综合分析报告，针对全院存在的问题，提出质量控制对策。

（7）医院质量管理委员会定期召开质量检查例会，分析评价医院工作质量。

（8）对已出现的有争议的医疗、后勤保障问题进行分析和定性。

五、质量控制检查追踪制度

（1）质量控制部门应不定期地对医疗、后勤保障工作中的基础质量、环节质量、终末质量进行全面检查和抽查，发现工作质量缺陷、隐患，随时提出。

（2）逐步建立非惩罚性的医疗缺陷、不良事件报告制度；药物、输血、植入性器械不良反应报告制度，主动发现问题，寻找出现的原因，通过持续改进达到消除隐患，杜绝医疗事故出现。

（3）对医院各科室、班组报告的有明显隐患的信息报表，组织现场调查，分析异常原因，写出调查报告。调查报告应及时向上级报告和向各科室、班组反馈。

（4）各科室、班组质控员按要求参加质量控制部门组织的医疗科室、医技科室、后勤各工种班组的工作质量检查。

（5）加强重点科室、重要岗位的质量控制检查。

（6）对存在重大质量缺陷、隐患的科室、班组、工作环节和多次出现工作缺陷或重大缺陷的个人作为重点监控对象，实行追踪监察，且详细记录。

（7）在检查过程中，发现问题采取边检查边整改的办法，以规范医疗、后勤服务行为，控制医疗风险。

（8）院长通过行政查房对全院医疗、后勤工作质量进行监控。

六、质量控制反馈督办制度

（1）质量控制部门对全院各部门、科室质量达标、制度落实、服务效果等检查情况，每月、每季度进行反馈，重大问题随时反馈。

（2）每季度召开质量控制会议，定期评讲，要求各部门科室主任、质控人员认真参与，提出意见和建议。

(3) 重视患者对医疗、护理、后勤服务质量评价，定期收集、汇总、分析患者意见，把患者不满意的工作作为反馈重点。

(4) 定期向全院公布质量控制检查结果。

(5) 对存在医疗、后勤保障工作缺陷、隐患的科室、班组及时地提出整改措施，追踪监察整改措施落实情况，监督执行。

(6) 对出现问题较多的科室、班组、个人实施重点培训，根据下一次的质量检查情况估评培训的效果。

(7) 各部门科室应认真对待质量问题的督办处理，切实落实整改措施。

七、质量控制交流沟通制度

(1) 质量控制部门成员应利用各种形式向全院各部门、科室、班组、个人，宣传、介绍质量控制标准、要求和质量控制工作方法及措施。

(2) 定期召开医院质量控制座谈会，学习有关质量控制资料，交流各部门、科室质量控制工作情况、经验和存在的问题。

(3) 组织各科室、班组的专题会议，交流沟通在质量控制工作中检查和执行之间不协调处，按照质量控制标准，理顺工作程序，提高工作质量。

(4) 在日常检查中随时和科室、班组工作人员沟通，听取一线人员对质量控制工作的意见，解答疑问，帮助其熟悉质量控制标准，规范工作行为。

(5) 深入科室、班组了解基层质控员在质量控制工作中的困难和需求，认真听取他们的意见和建议，指导和帮助他们分析形势和原因，协商解决问题的办法。

(6) 搞好意见反馈和处理。将科室提出的问题，特别是重大和普遍性问题，及时归纳、分析，提出解答方案，在最短时间内以书面形式予以反馈。

(7) 各科室、班组按月将科室、班组质量管理情况汇总，登记在册，发现问题以书面方式及时汇报质量控制部。

(8) 鼓励医院员工针对质量管理提出意见和建议，促进全员参与质量管理的意识，积极推进质量管理工作。

八、质量控制资料保管制度

(1) 质量控制部门应指定专人负责资料管理工作。

(2) 收集、整理、保管医院质量控制部门的工作资料，包括：上级部门正式文件、医院工作规划、质量控制部门年度计划、工作总结、会议纪要、医疗信息月报表、季度汇总表、医疗质量信息分析评价报告、调查报告等。

(3) 各项资料及时分类登记保存，不得随意丢失、涂改，如有遗失情况，应立即设法补齐。

(4) 医疗质量信息和分析评价情况，未经领导批准，不得擅自对外公布。

(5) 资料不得随意带出医院质量控制部门，如因工作需要，须经主任同意，办理借阅手续。对归还的资料必须逐项检查，若发现丢失或有问题，部门立即追查。

九、单病种质量管理制度

(1) 成立单病种质量控制小组，承担医院单病种质量管理工作。

(2) 指定专人负责单病种资料收集、整理工作。

（3）按季度对单病种质量完成情况进行总结、评价和信息反馈。

（4）按季度对单病种质量运行情况进行检查，对出现缺陷的科室或个人要求限期整改。

（5）定期进行单病种质量控制会议。

（6）按照部、厅相关政策、文件对临床路径进行修订，切实贯彻政策精神，提高单病种质量控制水平。

（7）认真听取医保、新农合部门对医院单病种质量评价，针对提出的问题及时整改。

十、单病种质量考核制度

（1）由单病种质量控制小组定期进行单病种质量考核。

（2）科室定期对个人进行单病种质量考核，内容应包括相关政策、文件知晓情况、单病种质量完成情况等。

（3）不定期走访患者，认真听取患者意见、建议，将患者满意率作为考核的一项重要内容。

（4）单病种质量考核成绩与科室、个人工作绩效挂钩。

十一、单病种质量控制方案

1. 质控目标

通过单病种管理落实疾病诊疗规范，充分履行告知义务，引入时间流程管理，合理利用医疗资源，提高单病种医疗质量，兼顾降低单病种医疗费用，使医院单病种质量达到同级医院先进水平。

2. 监控指标

平均住院日≤12天　治愈好转率≥95%

入院3日手术率≥98%　医院感染率≤6%

甲级切口无菌愈合率≥97%　药品比例≤45%

3. 主要措施

（1）健全管理机构，成立单病种质量管理小组，负责单病种质量管理工作，逐步推行按病种进行质量管理的理念，并有按照本方案实施奖罚的权力。

（2）确定医院现阶段47个单病种临床管理路径。

（3）对单病种的认定、管理等方面进行全程监控、检查，确保单病种管理质量。

4. 信息反馈

按季度由信息管理部对单病种质量指标按病种、科别进行统计，质控部对完成情况进行评价并提出指导意见反馈给临床科室。

5. 考评奖惩

（1）每季度按"单病种质量管理考核方法"对单病种质量完成情况进行考评，将考核成绩纳入绩效考评中。

（2）年终对在单病种质量管理考核中成绩优异者分别给予奖励。

第二节　医疗质量与安全管理

医疗质量与安全是医院管理的核心。为切实加强内涵建设，提高医院法制化、规范化、科学化管理的服务水平，确保医疗质量与医疗安全，特制订本方案，望各科室认真执行。

一、实施依据

（1）医院制订医疗质量与安全管理方案要以国家卫生部《医院管理评价指南》标准为依据。
（2）按上级医政管理部门管理文件要求标准为原则。

二、健全质量管理组织体系，满足质量管理与持续改进需要

（1）健全院科医疗管理组织，实行院科二级负责制。院长、科主任为院、科质量安全管理第一责任人，领导班子要定期专题研究医疗质量与医疗安全工作。健全医疗质量与医疗安全管理体系和质控网络，强化职能处室及医疗质量监管部负责人的管理责任，加大质量控制监管力度，扩大院质量控制办公室职能，设立医院管理评价办公室及专家督导检查组，科室设质控员。

（2）医疗质量管理职能部门组织实施医疗质量与安全管理，负责指导、监督、考核、分析、评价医疗质量及安全工作，定期进行医疗质量与安全指标的检查分析并督导落实。监管检查须有计划、有记录、有分析、有反馈、有整改措施、有实际效果。建立执行部门与监管部门交叉协调管理机制。

（3）健全医疗质量管理组织：医疗质量管理、药事管理、医院感染、病案管理和护理管理委员会等，定期研究医疗质量安全管理问题，有活动记录，重视工作实效。

三、加强全员医疗质量和医疗安全教育

牢固树立质量安全意识，营造质量安全氛围，提高全员质量安全参与能力，质量安全培训纳入全员培训年度计划，定期进行，确保培训效果。

四、强化"三基"训练，开展岗位练兵

职能部门制订并组织实施医、护、药、技等全员培训计划，分类开展临床医疗、护理、病理、影像、检验、药剂、输血、医院感染等岗位专业人员的练兵活动。抓好抓实急症处理、重患抢救、复苏技术、物理诊断、外科操作、临床技能、病历书写等基本功训练，强化依法执业能力、临床思辨能力和医患沟通能力。

五、严格执行医疗质量和医疗安全管理的核心制度

完善并实施各项规章、技术操作规程及各类人员岗位职责。建立健全医疗技术风险防范、控制及追溯机制，完善重大医疗安全事件、医疗事故防范预案和处理程序，完善非医疗因素引起的意外伤害事件的防范措施。按规定报告处理医疗事故、纠纷等不良事件。

六、加强重点部门及重点岗位的管理

各质量安全执行及监管部门高度重视急诊科、ICU病房、新生儿病房、血液净化室、手术科室和麻醉科、手术室、中心供应室、护理管理、病理科、医院感染控制十项工作重点，以及其他重点部门科室（门诊、输血科、感染疾病科、临检、药事、病案管理等）的管理，制订可行的质控、监管计划和措施，重点查找医疗安全隐患和薄弱环节，加强整改，每月有检查、有监控记录。

七、依法加强医疗技术管理

遵守高危、敏感技术准入规定，严格医疗技术和人员资质准入、分级管理和监督评价管理。

建立医疗技术风险预警机制，完善并实施医疗技术损害处置预案，对新开展医疗技术进行安全、质量、疗效等全程追踪管理与评价。

八、重视理论学习

应用临床路径、单病种质量控制标准、循证医学等现代医学理论、科学管理手段，指导制订患者的医疗护理诊疗方案，规范临床医疗工作和医疗行为，合理利用卫生资源，保证并持续改进医疗质量。

九、坚持以病人为中心，强化以人为本的服务理念

增强病患服务意识，不断改进医疗服务，优化就医环境，简化服务流程，提高工作效率，加强沟通随访，改善医患关系，维护患者利益，实现医疗服务规范化、人性化。

十、切实加强临床一线科室的医疗服务质量，确保安全性和有效性

各科室依据医院《医疗质量安全管理与持续改进实施方案》，结合本科室工作实际，制订切实可行的《医疗质量安全管理与持续改进计划》，并在实施过程中不断完善。

十一、主要专业部门医疗质量安全管理与持续改进方案

（一）非手术科室

1. 检查标准1：

实行患者病情评估制度，遵循诊疗规范制订诊疗计划，并进行定期评估，根据患者病情变化和评估结果调整诊疗方案。

考核方法及改进措施：全面推行《患者病情评估及告知制度》，由中级以上资质主管医师填写。普通患者诊疗方案由主治医师以上人员确定，疑难危重患者方案需经副高以上人员确定。诊疗方案随病情变化和评估结果及时调整，检查治疗计划及方案调整、分析在病历中须有记录。

2. 检查标准2：

加强运行病历的监控与管理，落实核心制度和规范要求，提高医疗质量，保障治疗安全、及时、有效、经济。考核方法及改进措施：明确各级医师病历书写职责，严格遵守病历书写规定，病历体现诊断及时、检查合理、治疗恰当，知情同意书完备。由科主任负责对本科室落实、执行十四项核心制度情况进行检查监督，科室设兼职质控员，明晰责任分工。科主任组织质检员及相关人员，及时检查、评价、监督、保障运行病历质量及医疗质量，发现问题及时整改、处理。

3. 检查标准3：

落实三级医师负责制，加强护理管理。

考核方法及改进措施：严格执行《三级医师负责制度》，在临床科室的整个医疗活动中，必须履行科主任领导下的三级负责制，逐级负责，逐级请示。各科室在相关制度制订中要明确规定各级医师查房要求，尽量确定各级医师查房时间，由质控、医务部门不定期参加各科室、各级医师查房，并对终末病历及环节病历进行检查、评价。

4. 检查标准4：

规范治疗，合理用药，严格执行《抗菌药物临床应用指导原则》及其他药物治疗指导原则、指南。考核方法及改进措施：按照《抗菌药物临床应用指导原则》，规范科室抗菌药物的应用，由质检及临床药学制订相应的检查落实方案，有整改通知，有落实及改进的措施及记录。

5. 检查标准5：

有危重病人抢救流程，规范三级医师报告和职责，提高抢救成功率；严格并发症和医院感染事件报告制度，不瞒报和漏报。

考核方法及改进措施：各专业制定本专业的危重病人抢救流程，加强急危重病人抢救理论、技能及操作规程的培训，急危重症抢救成功率须>80%。规范三级医师报告制度和相应职责，规范不良事件报告制度和信息反馈制度。并形成重大、复杂事件科级、院级分级响应机制。

6. 检查标准6：

按手术诊疗管理有创诊疗操作。考核方法及改进措施：各临床科室所开展有创诊疗操作，要在设施、消毒、制度、流程等方面管理上符合手术管理水平，建立定期自查、考核、评价机制。建立健全医疗技术、有创诊疗操作和人员资质的资格准入、分级管理、监督评价和档案管理制度。

7. 检查标准7：

开展重点病种质量监控管理。考核方法及改进措施：分别制订本专业常见病、多发病及并发症少的单发病病种质量控制计划，实行一定时段内所有病例质量考核。结合临床诊疗实际，应用相应临床诊疗路径、指南、单病种质量控制标准，规范医疗工作。要求质量控制病种诊断与鉴别诊断明确，治疗方案恰当，检查处理适宜，用药合理安全，急重症处理及时、有效。急性心肌梗死、心力衰竭、肺炎、缺血性脑卒中、膝髋关节置换、冠状动脉旁路手术，是必须实行单病种质量监控的病种。

(二) 手术科室

1. 检查标准1：

实行患者病情评估制度，遵循诊疗规范制订诊疗计划，并进行定期评估，根据患者病情变化和评估结果调整诊疗方案。

考核方法及改进措施：全面推行《患者病情评估及告知制度》，由中级以上资质主管医师填写。普通患者诊疗方案由主治医师以上人员确定，疑难危重患者方案需经副高以上人员确定。整诊疗方案随病情变化和评估结果及时调整，检查、治疗、手术计划及方案调整、分析在病历中须有记录。

2. 检查标准2：

实行手术资格准入、分级管理制度，重大手术报告、审批制度。

考核方法及改进措施：各手术科室制订本专业的手术分级管理制度，并对临床医师的手术实行分级管理，按手术权限实施手术。按规定实行重大手术报告、审批制度，有原始资料记录。由科室、职能部门检查落实情况，反馈、改进。

3. 检查标准3：

加强围手术期质量控制，重点是术前讨论、手术适应证、风险评估、术前查对、操作规范、术后观察及并发症的预防与处理、医患沟通制度的落实。术前：诊断、手术适应证明确，术式选择合理，患者准备充分，与患者沟通并签署手术和麻醉同意书、输血同意书等，手术前查对无误。术中：手术操作规范，输血规范，意外处理措施果断、合理，术式改变等及时告知家属或委托人。术后：观察及时、严密，早期发现并发症并妥善处理。提高术前诊断与病理诊断相符率。

考核方法及改进措施：各手术科室应建立围手术期质量控制的工作规范，加强术前、术中、术后环节控制力度，建立大中型手术术前讨论、医患沟通（谈话）、重大手术术前医疗技术损害预警告知等制度，要求全面、细致，病历中详细记载，准确记录。

4. 检查标准4：

麻醉工作程序规范，术前麻醉准备充分，麻醉意外处理及时，实施规范的麻醉复苏全程观察。

考核方法及改进措施：麻醉科完善本科室麻醉安全管理制度及工作程序规范，重点术前查房与术后访视，针对不同麻醉要求和病人具体病情进行分类管理，有麻醉意外应急预案，规范复苏及出手术室标准，建立复苏全程观察记录，提高麻醉安全性。

5. 检查标准5：

加强运行病历的监控与管理，落实核心制度和规范要求，提高医疗质量，保障治疗安全、及时、有效、经济。

考核方法及改进措施：明确各级医师病历书写职责，严格遵守病历书写规定，病历体现诊断及时、检查合理、治疗恰当，知情同意书完备。由科主任负责对本科室落实、执行十四项核心制度情况进行检查监督，科室设兼职质控员，明晰其分工。科主任组织质检员及相关人员，及时检查、评价、监督、保障运行中病历质量及医疗质量，发现问题及时整改、处理。

6. 检查标准6：

落实三级医师负责制，加强护理管理。

考核方法及改进措施：严格执行"三级医师负责制度"，在临床科室的整个医疗活动中，必须履行科主任领导下的三级负责制，逐级负责，逐级请示。各科室在相关制度制订中要明确规定各级医师查房要求，尽量能确定各级医师查房时间，由质控、医务部门不定期参加各科室、各级医师查房，并对终末病历及环节病历进行检查、落实。

7. 检查标准7：

规范治疗，合理用药，严格执行《抗菌药物临床应用指导原则》及其他药物治疗指导原则、指南。

考核方法及改进措施：按照《抗菌药物临床应用指导原则》及医院制订的《抗菌药物分级管理实施细则》，规范科室内抗生素应用，由质检及临床药学制订相应的检查落实方案，有整改通知，有落实及改进的措施及记录。

8. 检查标准8：

有危重病人抢救流程，规范三级医师报告和职责，提高抢救成功率；严格并发症和医院感染事件报告制度，不瞒报和漏报。

考核方法及改进措施：各专业制定本专业的危重病人抢救流程，加强急危重病人抢救理论、技能及操作规程的培训，急危重症抢救成功率须>80%。规范三级医师报告和职责，以及不良事件报告制度和信息反馈制度。并形成重大、复杂事件科级、院级分级响应机制。

9. 检查标准9：

采取有效措施，缩短择期手术患者术前平均住院。

考核方法及改进措施：对诊断明确、符合手术指征的部分病人，在收住院之前做好相应术前准备，并预约住院日、手术日。手术科室实行节假日正常排手术制度。规定住院病人3日内由主管医师提出诊断及处理意见，积极备术。

(三) 门诊

1. 检查标准1：

门诊环境布局和诊疗流程合理，服务设施齐全方便，符合医院感染预防与控制要求。

考核方法：以实地查看考核为主。考查主要指标：

(1) 所有门诊挂号、划价、收费、取药等服务窗口病人及家属等待时间<10 min；

(2) 门诊所有检验、心电图、超声及放射影像等常规检验检查项目，自检查始到出具结果时间<30 min；

(3) 生化、凝血、免疫等检验项目自检查开始到出具结果时间<6 h。

改进措施：

(1) 重点做好门诊网络和设备突然出现故障、就诊病人突然增加等紧急情况下的处理预案。

(2) 完善和公示医疗服务收费价目表、挂号收费标准、门/急诊就诊流程图、门诊就诊注意事项等。

(3) 完善门诊就诊路标与指示牌，做到醒目、易懂、准确、规范。

(4) 配合院感染办公室做好院内感染预防和控制工作。

2. 检查标准2：

有分诊、导诊服务，落实首诊负责制和科间会诊制度。

考核方法：

(1) 检查首诊负责制度和科间会诊制度，检查落实情况以抽查门诊病历为主。

(2) 分诊和导诊服务检查以实地查看和提问为主。

改进措施：

(1) 完善和落实便民服务措施，加强门诊导诊人员、分诊人员的素质培训，加强门诊各项咨询服务，做到仪表端庄，用语规范，导诊专业，服务热情。

(2) 门诊接待工作，对门诊病人及家属的投诉和意见做到件件有落实。

3. 检查标准3：

依据工作量及需求，合理配置专业技术人员，落实普通门诊、专科门诊、专家门诊职责，提高门诊确诊能力，保障门诊诊疗质量。

考核方法：

(1) 检查普通门诊、专科门诊、专家门诊职责。

(2) 查看普通门诊、专科门诊、专家门诊排班表。

(3) 普通门诊具有副主任医师以上专业技术职务任职资格的本院医师比例>60%。

改进措施：

(1) 完善和督导门诊各项规章、制度、职责的健全和落实，落实门诊首诊负责制、门诊疑难病会诊制，提高门诊确诊率。

(2) 确保副高以上医生就诊率，正(副)主任医师占门诊医师率>60%。

(3) 完善和公示当日门诊医师一览表，并在各科室张贴病人就诊流程图，以指导病人明明白白就医。

(4) 依据工作量及就医需求，合理安排专业技术人员坐诊，提高门诊确诊能力。

4. 检查标准4：

建立门诊质控组织，落实医疗文书书写规范，有书写质量监控措施。

考核方法：

(1) 查看门诊质控组织。
(2) 查看落实医疗文书书写质量监控措施。
(3) 门诊质控组织的活动记录。

改进措施：
(1) 建立门诊医疗质量安全管理质控组织。
(2) 完善落实医疗文书书写质量监控措施和记录。
(3) 设立门诊管理关键性指标：①门诊量；②病人投诉情况；③门诊患者满意度统计表；④各专业医生日工作量一览表；⑤副主任医师以上承担普通门诊工作一览表；⑥法定传染病报告情况一览表。建立门诊行政查房制度，通过检查、分析、评价、反馈、整改等措施，持续改进门诊医疗服务质量。

5. 检查标准5：

制订突发事件预警机制和处理预案，提高快速反应能力。

考核方法：查看《门诊就诊病人紧急情况处理预案》及调度备案。

改进措施：定期对门诊所有医务人员进行预案的培训和演练，做到人人知晓、人人会做。

6. 检查标准6：

开展多种形式的门诊诊疗服务，满足患者不同就医需要，方便患者就医。

考核方法：

(1) 开设糖尿病、老年病、高血压、营养、疼痛、心理咨询等专病特色门诊，提供人性化服务。
(2) 患者对医师、护士、药房、检验、放射工作人员服务满意度>90%。

改进措施：
(1) 进一步加强疼痛、心理咨询、营养等专病门诊，新开设糖尿病、老年病、高血压专病门诊。
(2) 拓宽门诊服务功能，以疾病为主导转移到以健康为主导，从单个病人转移到群体为中心，以医疗为重点转移到防治并举，以医院为基础转移到医院和社区并重，从医学转移到众多学科和全社会参与。
(3) 加强健康教育工作，使我院门诊、病区、社区健康教育工作形成合力，工作上台阶、上水平。

7. 检查标准7：

严格执行传染病预检分诊制度和报告制度。

考核方法：

(1) 查看传染病预检分诊有关制度。
(2) 法定传染病报告率100%。

改进措施：
(1) 加强传染病防治知识和技能的培训，定期督查和考核科室有关传染病防治的法律法规学习及业务培训情况。
(2) 定期检查传染病疫情报告工作，完善门诊传染病报告制度，充分应用网络直报，做到切实执行，层层落实，做到疫情漏报率为零。

(四) 急诊

1. 检查标准1：

急诊科独立设置，急诊专业队伍稳定，人员相对固定，设备设施完备，布局合理，满足急诊工作需要，符合医院感染控制要求。

考核方法改进措施：

（1）急诊专业设内、外、儿、妇、眼、耳、口、皮肤科专业，满足工作需要。

（2）专业队伍相对固定，确保急诊观察床位大于核定床位的2％，监护床位大于核定床位的1％，固定人员按核定床位的1％设置，副高以上人员大于1/3的标准。

（3）根据急诊工作的要求，不断优化工作流程，不断满足急诊病人的需要。

（4）每月召开质量管理与持续改进工作会议，对存在的问题及时分析、总结、讲评、改进并备案。

2. 检查标准2：

急诊医务人员经过专业培训，能够胜任急诊工作，急诊抢救工作由主治医师以上（含主治医师）主持或指导，不断提高急危重症患者抢救成功率。

考核方法：科室质控小组每月检查急诊医师专业培训记录、资料和急诊抢救工作记录，查看标准执行情况。

改进措施：

（1）坚持岗前培训制度，急诊医师须经过急诊专业培训后上岗；

（2）值班医师胜任急诊抢救工作，急诊抢救工作做到由主治医师以上（含主治医师）主持或指导下进行，加强三级查房制度的落实，加强急危重病人的知情告知制度的落实。

3. 检查标准3：

急救设备、药品处于备用状态，急诊医护人员能够熟练、正确使用各种抢救设备，熟练掌握心肺复苏急救技术。

考核方法：实地查看急救设备是否定位放置；查看急救设备、药品的交接班记录；查看维修保养记录及设备的调配方案；现场查看各种无菌包及治疗盘的使用情况；现场查看救护车车况及随车必备抢救设施、物品情况；查看医护人员技能培训计划和记录；查看质控小组抽查情况记录。

改进措施：

（1）急诊抢救设备每天有专人负责，做到定期检查、保养、维修并记录交接班记录，保障设备性能良好，处于应急状态。按照要求建立各类设备的应急调配预案，以备应急使用。严格执行急救药品的交接班制度。

（2）医用救护车满足需要，处于应急状态，车载设备齐全（车内必备担架、氧气、急救箱、抢救药品等，完好率100％）。

（3）每季度组织医护人员进行急救技能培训和考核，保障正确使用各种抢救设备，熟练掌握心肺复苏急救技术，不断提高急救技能。

4. 检查标准4：

加强急诊质量全程监控与管理，落实核心制度，尤其是首诊负责制、急诊交接班制度和会诊制度的落实，急诊服务及时、安全、便捷、有效，提高急诊分诊能力，建立急诊"绿色通道"，科间紧密协作。建立与医院功能任务相适应的重点病种（创伤、急性心肌梗死、心力衰竭、脑卒中等）急诊服务流程与规范，保障患者获得连贯医疗服务。

考核方法：检查急诊质量全程监控与管理文件；定期抽查急诊抢救 5 分钟内抢救措施到位情况；查看重点病种（创伤、急性心肌梗死、心力衰竭、脑卒中等）急诊服务流程与规范文件的建立情况，查看质控小组抽查情况记录。

改进措施：

（1）按照要求急诊科设置为独立的医疗区域，有专用出入通道，标志醒目，无障碍，通道衔接通畅，设置了急诊导医，不断完善急救工作流程。

（2）加强核心制度落实，尤其是首诊负责制、急诊交接班和会诊制度的落实，任何科室不得拒绝和推诿病人，跨科病人由首诊科室负责或协商解决，科质控小组定期检查执行情况。

（3）急诊科每天必须保证三级医师查房，对于新来的急危重病人，必须及时请上级医师查房，指导诊治，确保急危重病人抢救成功率>80%。

（4）建立创伤、急性心肌梗死、心力衰竭、脑卒中急诊服务流程与规范，保证急诊抢救工作及时，确保完成 5 min 内抢救措施到位、急诊留观时间<72 h、院内急会诊到位时间<10 min 的各项质量指标。

（5）急诊检验、放射、输血、药房、B 超按照要求 24 h 接诊，会诊、留观、手术、住院、转诊等环节职责明确，落实规范。

5. 检查标准 5：

加强急诊留观患者管理，提高需要住院治疗急诊患者的住院率，急诊留观时间平均不超过 72 h。

考核方法：质控小组定期抽查留观病历，对留观登记本定期进行抽查、统计，达到急诊留观时间平均不超过 72 h 的标准，查看质控小组抽查情况记录。

改进措施：

（1）严格按照标准做好留观病历病程记录，首次记录由首诊医师完成，病志中必须记录生命体征及重要阳性体征，记录每 24 h 不少于 2 次，急、危、重症随时记录；24 h 内要有上级医师查房意见；交接班、转科、转院等应有病程记录、有详细的会诊记录和急诊留观医师执行记录；留观 72 h 应有病情小结；病人离开时应记录去向；每月组织死亡病例讨论。

6. 质控标准 6：

急诊抢救医疗文书书写规范、及时、完整。

考核方法：质控小组定期对急诊抢救医疗文书的书写是否规范、及时、完整进行抽查，并记录抽查情况。

改进措施：

（1）经常性开展急诊抢救医疗文书书写的规范性、及时性、完整性的重要性的教育。要求首诊医师对患者要进行全面检查，及时确诊，合理治疗，并按要求书写门（急）诊病历，做到不推不拖；对疑难重症应详细检查，并及时请上级医师会诊；遇有多处复合性创伤时，应由首诊医师和有关科室共同给予急救处理；危重患者首诊医师负责转送急诊科进行抢救，情况危急者，首诊医师负责组织就地抢救；凡应收治的特殊抢救病人，如收入科室确有困难，首诊医师应报告医务科和总值班，该部门人员有权临时吩咐有关科室先行治疗，该科不得拒绝；首诊医师有事离岗时，应将所负责的患者交予其他医师负责。

（2）及时进行充分、有效的医患沟通，履行患者的知情权、选择权，必要时签字。急诊门诊病人的转归要记录到急诊病历上。

（3）急诊门诊处方药严格按照规范书写，姓名、性别、时间、科室、诊断要写清晰，无漏项；每张处方不能多于 5 种药品（包括液体）；处方上不能写化学符号和代码；诊断处严禁写

"取药"。

7. 质控标准7：

落实医患沟通制度，进行医患沟通时，应当使用患者及其家属易于接受的方式和理解的语言，应当保护尊重和维护患者的知情同意权、隐私权、选择权等权利。

考核方法与改进措施：

（1）加强急诊医护人员医患沟通制度的学习和落实，提高沟通质量。

（2）"知情同意"的决定要记入患者病历，注明日期，并要告知患者预期的效果、潜在的不适和风险等信息，有医患双方签字。

（3）在手术、麻醉、使用血制品、特殊检查、特殊治疗、特殊材料及其他高危治疗和操作前，应履行告知义务。

（4）要告知患者他们的情况、治疗计划、治疗效果（潜在的好处）和缺点，恢复期可能产生的问题和不治疗可能的结果。

（五）重症监护病房

1. 检查标准1

重症监护病房布局合理，人员、设备、设施配备与其功能、任务相适应，科间紧密协作，保障诊疗工作需要。

考核方法：查看人事资料和证书，查看落实ICU医护人员准入制度情况。

改进措施：

（1）加强重症监护病房能力建设，做到布局合理，床位设置和人力资源配置专业化、合理化。达到床位与医师之比1∶1，ICU床位>6张，使用率<80%的质量指标，确保临床工作需要。

（2）重症监护设备每天有专人检查，做到定期检查、保养、维修并做好交接班记录，保障设备性能良好，处于应急状态；按照要求建立各类设备的应急调配预案，以备应急使用；严格执行急救药品的交接班制度。

（3）每月召开质量管理与持续改进工作会议，对存在的问题及时分析、总结、讲评、改进并备案。

2. 检查标准2

建立健全重症监护病房质量管理制度，并组织实施。

考核方法与改进措施：

进一步完善科室各项规章制度，（制度目录）组织医护人员学习并严格执行，构建质量保障体系。

3. 检查标准3

医务人员实行岗位准入管理，强化理论和技能培训，提高业务水平。

考核方法与改进措施：

（1）完善重症监护病房的医师、护士准入制度（重症监护医师均通过高级心肺复苏训练及考核，有2年以上住院医师资格；护士均经过重症监护专业培训，并担任临床护理工作2年以上）；ICU总住院应具有主治医师资格。

（2）定期组织医护人员进行重症监护设备的使用培训和考核及高级心肺复苏培训和考核，确保熟练掌握、正确使用，不断提高专职医护人员业务水平。

4. 检查标准 4

严格执行患者入、出重症监护病房标准。

考核方法：看标准、制度文件，查看运行病历，检查执行标准和制度的情况。

改进措施：

（1）制订重症病人入、出重症监护病房标准，按标准收治或转出病人。

（2）加强危重患者管理制度的学习和落实。实行"危重程度评分"评价制度。进一步完善"危重程度评分"的记载。

5. 检查标准 5

加强重症监护病房医院感染管理，严格执行手卫生规范及 MRSA 等特殊感染病人的隔离。对呼吸机相关性肺炎、血管内导管所致血行感染、留置导尿管所致感染实行监控。

考核方法：查看重症监护病房的感染控制制度、预防措施和应急预案。

改进措施：

（1）严格执行《医院感染管理办法》，发挥临床感染监控小组的作用，制定重症监护病房的感染控制制度、措施和应急预案。

（2）严格执行无菌技术操作、消毒隔离工作制度、手卫生规范。

（3）组织医护人员定期参加医院举办的医院感染知识和合理使用抗菌药物培训，严格按卫生部《抗菌药物临床使用原则》，执行医院抗菌药物合理使用管理制度和监控措施。MRSA 消毒隔离措施和步骤打印并上墙。

（4）对呼吸机相关性肺炎、血管内导管所致血行感染、留置导尿管所致感染制定预防控制措施，实行监控。

6. 检查标准 6

加强运行病历监控与管理，落实核心制度和岗位职责，规范全程管理，严密观察、及时处理患者病情变化，提高危重患者抢救成功率。

考核方法：抽查运行病历，重点查看；按时完成病历书写，突出对危重病人处理情况的记录；履行告知义务，患者及其家属有放弃复苏和治疗的权利，并有记录。

改进措施：

（1）加强核心制度和岗位职责的学习，抓好落实，特别是总住院 24 小时值班制，床旁交接班制，三级查房制，岗位责任制及病历书写规范。

（2）加强运行病历监控与管理，科室质控员履行职责，重点质控危重病人处理情况的记录；履行告知义务，患者及其家属有放弃复苏和治疗的权利的记录。

（3）定期举行疑难病例讨论、死亡病例讨论、急救专题讲座，提高危重患者抢救成功率。

（六）感染性疾病科

1. 检查标准 1

感染性疾病科建设符合规定，严格执行门诊患者预检分诊制度。

考核方法与改进措施：

（1）感染性疾病科的布局、设施和工作流程严格遵循卫生部《医院感染管理办法》的要求，并取得卫生行政部门验收合格的文件。

（2）严格执行门诊实行传染病与其他疾病分诊制度，并建立相应的控制措施。

（3）每月召开质量管理与持续改进工作会议，对存在的问题及时分析、总结、讲评、改进并备案。

2. 检查标准 2

严格执行《传染病防治法》及相关法律、法规、规章和规范。建立健全规章制度并组织实施，有效预防和控制传染病的传播和医源性感染。

考核方法：查看相关法律、法规、规章和规范文件；突发医院感染事件应急预案；预防和控制传染病的措施。

改进措施：

（1）建立传染病防治工作组织体系，落实医院感染管理办法及突发医院感染事件应急预案。制订科室管理制度和人员职责。坚决落实《医院感染管理办法》和《中华人民共和国传染病防治法》的各项规章制度，制订传染病防治工作流程与规范。

（2）根据感染性疾病科的特点制订无菌技术操作常规、消毒隔离工作制度和手卫生规范。定期抽查医护人员操作，查看无菌操作常规及消毒隔离制度执行情况。

（3）工作人员须戴帽子、穿隔离衣和工作鞋，检查、治疗、护理时戴口罩。注意加强个人卫生和防护。

（4）检查每一患者后用皮肤消毒剂进行手消毒。做到一诊一消毒。对空气用紫外线灯照射，每日 2 次，每次 30 min。

（5）检查可疑烈性传染病患者后，更换隔离衣和床单。用 2000 mg/L 含氯消毒液浸泡被污染的物品 1 h，可燃性的直接密闭运输焚烧处理。患者的呕吐物、排泄物，可用 2000 mg/L 含氯消毒液浸泡消毒，放置 2 h 后倒入下水道，被其污染的物品原则上焚烧处理。便器、痰盂等用 2000 mg/L 含氯消毒液浸泡 2 h。

（6）室内桌、椅、门把用 2000 mg/L 含氯消毒液擦拭消毒，地面用 2000 mg/L 含氯消毒液拖擦，每日 1 次。用过的器械以 2000 mg/L 含氯消毒液泡 30 分钟后清洗，凡不能浸泡消毒者，用 2000 mg/L 含氯消毒液擦拭消毒。

（7）传染病一旦明确诊断，立即转至专科医院。

（8）严格按照《医疗废物管理条例》的规定，进行分类收集，密闭运送，并做好医疗废物交接登记工作。

（9）凡留观察的肠道烈性传染病患者走后要做好终末消毒处理。诊室用 1 g/m^3 过氧乙酸熏蒸消毒，布类和器械包好压力蒸气灭菌后清洗。

（10）病历、化验单等用紫外线消毒后发出。

3. 检查标准 3

有专门部门或人员负责传染病疫情报告工作，并按照规定进行网络直报。

考核方法与改进措施：

（1）加强《传染病疫情报告制度》和《指南》中"感染性疾病科医疗质量与安全管理和持续改进"的学习，提高医疗质量与安全管理的意识，确保感染性疾病科的质量与安全。

（2）严格执行《传染病疫情报告制度》，科主任、护士长为科室疫情报告负责人，按照医院网络直报系统进行上报和登记，坚决杜绝疫情漏报情况，传染病报告率达到 100%。

4. 检查标准 4

定期对工作人员进行传染病防治知识和技能的培训。

考核方法：查看科室开展传染病防治知识和技能的培训的计划和考核记录。

改进措施：

（1）定期组织学习和掌握《传染病防治法》及相关法律、法规、规章和规范。有效预防和控制传染病的传播和医源性感染。

（2）每季度对科室医护人员进行传染病防治知识、技能的培训和考核，增强预防和控制传染病的意识，提高应急能力。

（七）临床检验

1. 检查标准1

贯彻落实《病原微生物实验室生物安全管理条例》《医疗机构临床实验室管理办法》等有关规定。临床实验室集中设置，统一管理，资源共享。实验室管理统一标准，统一质控，保证质量。

考核方法与改进措施：

（1）加强对科室员工各项规章制度、规定、业务知识的学习，并建立教育及培训档案，工作人员持证上岗。

（2）严格执行《山东省医院检验科建设与管理规范（试行）》，建立生物安全管理制度，并实施记录。

（3）建立生物安全制度，并实施记录。

（4）加强污物、标本、放射用品处理及各种危险品管理，各项操作符合规范。

（5）按照上级要求，临床检验实验室集中设置。

（6）有完善的规章制度及质量保证体系。

（7）新开展的检验项目严格按照准入审批程序，严格执行中华人民共和国卫生部医政司全国临床检验操作规程。

（8）科室生物安全小组、技术督察小组、质量检查小组分工检查，每2周检查1次，做好记录，总结分析形成文字并向科主任汇报；科委会将检查结果反馈至相关实验室，并限期改进；相关实验室制订改进计划及方案，上报科委会批准；相关检查小组负责监督其进展，并在以后的检查报告中随时体现，直至改进到位。

2. 检查标准2

临床实验室布局与流程安全、合理，符合医院感染控制和生物安全要求。

考核方法与改进措施：

（1）实验室布局合理，清洁区、半污染、污染区划分明确。

（2）工作流程安全合理，符合医院感染控制的要求。

（3）不断完善工作室通风设施，做好观察记录，保障温湿度符合工作要求。

（4）相关实验室配备二级以上生物安全柜。

（5）不断完善各工作室非手触式洗手装置，配备个人防护用具、消毒用品及设备。

（6）严格按照要求做好空气、工作台和地面消毒工作并记录。

（7）静脉采血严格执行一人一针一巾一带，质控小组不定期抽查执行情况。

3. 检查标准3

开展检验项目符合卫生行政部门公布的目录，不开展淘汰和未经批准的项目。特殊实验室取得审批许可。

考核方法与改进措施：

（1）严格遵守检查项目的准入制度，保证所有检验项目是经国家批准准入，日常检查项目齐全，满足临床需要。

（2）在取得验收和准入程序下开展HIV、PCR等特殊检查的实验室工作。

(3) 开展新项目要有审批程序和记录。

4. 检查标准 4

临床检验项目满足临床需要，并能提供 24 小时急诊检验服务，实施"危急值报告"制度。

考核方法与改进措施：

(1) 保障日常需要的检查项目齐全，并符合国家批准准入政策。遵守新项目审批程序，不断开展新的检验项目，满足临床需要并提供 24 小时急诊检验服务。

(2) 微生物实验室提供抗菌药物药敏种类与药剂科提供临床常用抗菌药物种类（用量前 20 名）的相对应比率不低于 50%。

(3) 定期向临床提供抗菌药物使用信息。

(4) 加强管理，检验项目外送时要有质量保证和管理规定。

(5) 强化"三基"训练，开展岗位练兵，每季度安排一次业务培训并考试，不断提高药事人员的业务水平。完成急症检验结果报告时间临检不超过 30 min，生化不超过 60 min 的服务质量指标。

(6) 进一步完善危急值报告制度，加强与临床科室的沟通，使危急值报告制度发挥较好的作用。

5. 检查标准 5

落实全面质量管理与改进制度，按照规定开展室内质控、参加室间质评。对床旁检验项目按规定进行严格比对和质量控制。

考核方法与改进措施：

(1) 按照规定参加室内质控，参加室间质评；

(2) 各实验室有失控记录和失控处理程序；

(3) 必须有省临检中心的室间质评合格证明，临床化学室、血液学室、免疫室、细菌室时间质评 PT 评分不少于 80 分；

(4) 进一步完善对床旁检验项目的比对和质量控制的制度、方案、记录；

(5) 杜绝没有质控的临床检验项目或科研项目，不得以创收为目的，不得向临床出具检验报告。

6. 检查标准 6

检验报告及时、准确、规范，严格审核制度。

考核方法与改进措施：

(1) 加强工作人员基本知识和基本技能的培训，熟练掌握检验仪器设备的操作规程，保障实验室所有检验项目的报告时间符合规定要求。

(2) 严格遵守报告审核制度，报告单安排专人、专门途径发放。

7. 检查标准 7

遵守检验项目和检测仪器操作规程，定期校准检测系统，并及时淘汰经检定不合格的设备与试剂。不使用未经批准的设备与试剂。

考核方法与改进措施：

(1) 定期组织工作人员学习检验项目和检测仪器操作规程并严格遵守，并做到随时更新。

(2) 仪器校准、保养要严格按照操作规程做好定期保养、定期校准、定期检查并做好记录。

(3) 严格执行仪器、试剂实行准入制度，未经批准不得使用。

(4) 落实强检报废制度，随时淘汰不合格的设备与试剂并做好记录。

8. 检查标准8

患者、医师与护理人员对检验部门服务满意。

考核方法：查看培训计划及记录，查看科室满意度档案。

改进措施：

(1) 建立收集意见渠道，建立科室满意度调查档案，对投诉有调查结果、有反馈、有考核整改措施。

(2) 各实验室执行抱怨处理制度、程序、记录。

(3) 建立客户满意度调查制度，各实验室要求不得低于90分。

(4) 强化"三基"训练，开展岗位练兵，每季度安排一次业务培训并考试。不断提高临床检验人员的业务水平。

(5) 加强工作人员服务意识的培训，定期组织学习，不断提高窗口人员的服务水平，使患者、医师与护理人员对药事部门的服务满意度不断提高。

(6) 每月召开质量与安全管理和持续改进工作会议，对存在的问题及时分析、总结、讲评、改进并备案。

(7) 每季度召开一次与临床科室的联席工作会议，征求意见，研究整改措施。

(八) 病理

1. 检查标准1

病理部门布局、设施、设备、工作流程和人员结构合理，管理规范，满足临床工作需要。

考核方法与措施：

(1) 依法执业，设备人员准入，各类证书完备。加强梯队建设，促进人员结构合理化。

(2) 进一步完善病理科布局及用房、设施、设备及技术项目符合要求，满足临床诊断、科研及教学工作需要。

(2) 健全各项规章制度、工作职责、工作流程，并落实执行情况，对发现的问题进行分析、总结，及时改进，从制度建设上不断补充、完善。

(3) 加强科室新业务新技术、法律、法规的学习，有培训计划和记录，建立员工培训档案。

2. 检查标准2

建立并执行病理质量管理制度，定期开展质量评价和改进工作，严格执行标本核对制度。

考核方法与改进措施：

(1) 严格执行标本核对制度，两人同时对标本与送检内容是否相符；病史、实验室检查、手术所见等是否填写翔实进行核对，病房手术室标本由手术室护理人员送病理科，然后验收同时签字。

(2) 严格执行标本、切片核对交接制度，交接环节由诊断医师和病理技师同时核对、签收，并填写"病理科日常工作交接记录"。

(3) 严格执行标本保存及销毁制度，制订工作流程。

(4) 加强病理报告发送制度的落实，认真做好签收工作。

(5) 加强病理结果登记制度的落实，做好各项信息核对和准确编写病理号的工作。

(6) 严格执行冰冻快速预约和报告制度。临床医师要提前一天预约，详细填写；病理医师与病人或家属沟通，共同签署检查同意书；检查结果由病人家属签收送手术室。

(7) 科室质控人员定期对各项制度的执行情况进行自查并记录。每月召开质量安全管理和持续改进工作会议，对存在的问题及时分析、总结、讲评、改进并备案。

3. 检查标准3

病理报告及时、准确、规范，严格审核制度。

考核方法：定期抽查常规制片、冷冻切片制作、术中冰冻病历送检结果出具、一般病理检查报告时间。查看高级诊断医师审核诊断、会诊的记录。

改进措施：

（1）严格工作流程，明确职责任务，司职到位，确保常规及疑难诊断报告质量。对疑难病例做好特殊检查记录、会诊记录等。

（2）严格执行病理上级医师复片制、科内疑难病理读片制和会诊制。加强与上级医院病理专业的技术交流，经常性地开展疑难病理上级医院会诊业务，提高医院病理诊断能力。

（3）加强青年技师"三基"训练，开展岗位练兵，每月安排一次业务培训并考试，不断提高工作人员的诊断技术水平。

（4）科室质控人员每日检查标本、切片核对交接纪录和报告审核执行情况；每周总结切片质量，与负责医师及时沟通；每周由科主任检查疑难病理例记录及报告发送记录和病理高级诊断医师按规程审核诊断的准确及规范情况，保障病理报告及时、准确、规范。完成术中冰冻病理自送检到出具结果时间<40 min的质量指标。

4. 检查标准4

提高冰冻切片与石蜡切片的诊断符合率。病理切片、蜡块保存符合规定。

考核方法与改进措施：

（1）不断提高标本取材和标本切片的质量，每月由科室质控员统计冰冻切片与石蜡切片的诊断符合率，科主任检查诊断符合率，分析差错原因，及时改进，并上报医院质控办，确保冰冻切片与石蜡切片诊断符合率>95％的质量指标。

（2）安排专人负责保管病理切片、蜡块并定期察看，落实查询借阅制度。标本、腊块封存时间达标。确保冰冻、石蜡切片优良率>85％的质量指标。

5. 检查标准5

环境保护及人员防护符合规定。

考核方法与改进措施：

（1）遵循程序进行标本的收集、确定、处理、安全转送及销毁。标本处理符合院内感染。安装空调等排风设施、消毒设备，污水处理系统，确保良好工作环境与安全。

（2）严格遵守病理科消毒隔离制度，工作人员戴口罩、帽子、手套。污染区每日按照规定进行消毒，传染性标本更应注意消毒，定期检查标本的执行情况和特殊标本的保存情况，以防污染环境。

6. 检查标准6

患者、医师与护理人员对病理部门服务满意。

考核方法：配合客户服务部，定期、随机对门诊、病房手术病人和手术科室医护人员发放病理质量及服务满意度调查表，并反馈给病理科。

改进措施：

（1）科主任定期从客服部的反馈中查找问题原因，提出解决方案并实施。

（2）定期召开与临床科室的联席工作会议，对存在的问题进行协商并提出解决方案并实施。

(九) 医学影像

1. 检查标准1

贯彻落实《放射性同位素与射线装置安全和防护条例》《放射诊疗管理规定》等相关法律、法规和规章，依法取得《放射诊疗许可证》《大型医用设备配置许可证》等。

考核方法与改进措施：

（1）加强对科室工作人员各项规章制度、法律法规、业务知识的学习，建立员工培训及教育档案。

（2）人员资质符合岗位要求，工作人员持证上岗。

（3）每月召开质量与安全管理和持续改进工作会议，对存在的问题及时分析、总结、讲评、改进并备案。

2. 检查标准2

专业设置、人员配备及其设备、设施符合医院功能任务要求，满足临床需要，能提供24小时急诊检查服务。

考核方法：检查专业设置、设施服务情况以及常规、急诊医学影像专业服务清单。

改进措施：

（1）加强医学影像科能力建设，做到专业设置、人员配备及其设备、设施符合医院功能任务要求，满足临床工作需要。

（2）具备提供24小时急诊检查服务的能力，满足临床急诊需求。

3. 检查标准3

执行技术操作规范，实行质量控制，开展临床随访，定期进行质量评价。

考核方法：查看科室规章制度、岗位职责、质量控制标准文件；质量控制记随访记录；医护人员学习、培训和考核档案。

改进措施：

（1）科室有质量管理组织，有质量管理标准，有图像资料保存使用流程与制有质量失控处理改进措施。

（2）加强专业人员对技术操作规范的学习，建立员工教育和培训档案，定期考做到熟练掌握，正确使用。

（3）执行技术操作规范，实行科学的质量控制标准，开展临床随访，定期进行评价。如：常规X线、CT、MR与手术病理诊断对照分析。

（4）每天科主任直接主持CT、MR、常规X线诊断统一读片。

4. 检查标准4

保证医学影像资料质量，报告及时、准确、规范，严格审核制度。

考核方法与改进措施：

（1）坚持集体阅片制度，对特殊的阳性发现与阴性有上级医师的复核、更正及签字制度；对错误的诊断报告，有上级医师的更正重新报告及签字制度。

（2）定期组织影像专业人员的业务技能的培训和考核。保证医学影像资料的质完成CT检查阳性率、MRI检查阳性率、DSA检查阳性率、大型X光机检查阳性均>70%的质量指标。

（3）科室质控小组定期对诊断报告单书写是否符合规范，表述是否清楚，出否及时进行自查自纠并备案，保证检查项目自检查完成后急诊报告时间<45分钟，急诊<12小时的服务质量指标。

5. 检查标准 5

环境保护、操作人员与患者个人防护达到标准要求。

考核方法与改进措施：

（1）健全卫生、环保部门对环境与设备年度监测报告备案。

（2）环境防护要达到标准，有明显的科室导医、射线有害标识。

（3）加强影像专业人员的防护意识的教育和培训，高度注意射线防护及患者安全。

严格进行定期健康检查，个人防护要达标。

6. 检查标准 6

患者、医师与护理人员对医学影像部门服务满意。

考核方法：查看科室满意度档案。

改进措施：

（1）建立收集意见渠道，建立科室满意度调查档案，对投诉有调查结果、有反馈、有考核整改措施。

（2）加强医学影像专业人员服务意识教育，定期组织学习，不断提高窗口人员的服务水平，使患者、医师与护理人员对部门的服务满意度不断提高。

（3）每半年召开一次与临床科室的联席工作会议，对存在的问题及时分析、总结、讲评、改进并备案。

（十）护理

护理质量是医疗质量的重要组成部分，护理质量直接关系到病人的生命和健康，关系到医院在社会公众中的形象。加强护理质量管理，不断提高护理服务质量，使病人满意是护理管理的中心任务。

1. 检查标准 1

护理理组织：①严格按照《护士条例》规定实施护理管理工作。制定健全的护理工作制度、岗位职责、护理常规、操作规程等，并保证实施。②根据医院的功能任务建立完善的护理管理组织体系。③护理管理部门实行目标管理责任制，职责明确。④护理管理部门结合医院实际情况，制定护理工作制度，并有相应的监督与协调机制。

考核方法：查阅文件及资料，了解护理管理组织体系情况。

改进措施：在前期工作的基础上，进一步完善护理工作制度、岗位职责、护理常规、操作规程，重新修订标准护理计划，制定各工作环节交接流程。同时督促护理人员加强制度的学习，特别是核心制度要做到熟练掌握，如查对制度、差错事故报告制度、分级护理制度、抢救制度、交接班制度、消毒隔离制度等。

2. 检查标准 2

护理人力资源管理：

考核方法：查阅文件及资料，了解护理人力资源管理情况。

改进措施：修订紧急状态下护理人力资源调配制度，以确保等级护理要求和患者安全的需要。力争使病房护理人员与床位比至少达 0.4∶1，重症监护病房护士与床位比至少达（2.5~3）∶1，医院护士总数至少达到卫生技术人员的 50%。临床科室实行弹性排班制，逐步达到科学合理使用人力资源的目标。制定各护理工作岗位任务和目标，逐步实行护理人员分层次使用。护理部制订护理人员分层次培养计划，每月坚持护理讲座 1 次，坚持每月进行 1 项护理技术操作重点辅导和考试，促进护理人员的理论水平和工作能力不断提高。各科室要根据专业特点拟订专业护士培训计划,并严格落实到位。加强年轻护士的"三基"训练,科室要拟订"三基"训练计划,每月进行理论和技能考试。做好聘用护士的轮转工作,继续鼓励护理人员院内进修。

3. 检查标准3

护理质量考核标准:有护理质量考核标准、考核办法和持续改进方案。有基础护理、专科护理质量评价标准,并建立可追溯机制;定期与不定期对护理质量标准进行效果评价;按照《病历书写基本规范》书写护理文件,定期质量评价;有重点护理环节的管理、应急预案与处理程序;护理工作流程符合医院感染控制要求。

考核方法:查阅资料,现场抽查。

改进措施:在以完善各项质量考核标准的基础上,要严格落实查对制度、分级护理制度、安全管理制度、压疮上报制度和病人跌倒、坠床、导管脱落上报制度,学习掌握常见应急预案。加强护理安全教育,增强风险意识,及时发现和处理一切不安全因素,确保病人就医安全。充分发挥护理质量管理委员会的作用,定期进行护理质量监控,每月要进行质量检查1次,并做到及时反馈,要克服敷衍了事的工作作风,切实发现质量问题,促进护理质量不断提高。科室做到日有抽查,周有检查,月有分析和总结,及时纠正护理疏漏,杜绝差错隐患。护理部强化质量意识,抓好安全管理,倡导护士"慎独"精神,严格监督约束机制,对护理质量监控要做到平时督导和定期检查相结合,加强对高风险科室和危重病人的巡查,了解临床护理工作中护士的思想动态和工作中遇到的困难,及时疏导、及时协助解决,指导护理人员和护士长做好临床护理工作,确保临床护理质量不断提高。护理工作实行三级质控,护士长质控组按分工要求每月检查1次,科护士长加强日巡查和督导检查。护理部每季实行护理工作大检查1次。

4. 检查标准4

临床护理管理:①体现人性化服务,落实患者知情同意与隐私保护,提供心理护理服务。②基础护理合格率>90%;危重患者护理合格率>90%。③护士对住院患者的用药、治疗提供规范服务。④对围手术期护理患者有规范的术前访视和术后支持服务制度与程序。⑤提供适宜的康复和健康指导。⑥各项特殊检查护理措施到位。⑦密切观察患者病情变化,根据要求正确记录。

考核方法:查阅记录,现场查看。

改进措施:加强住院病人用药指导、饮食指导、康复指导、检查前后指导等健康教育工作,实现以社会医学、生态环境医学为指导的健康管理。护理人员要加强学习,掌握专科知识、康复知识和预防保健知识。各科室要开通病人咨询热线,以满足病人的需求,确保医院住院病人健康教育工作扎实有效开展。

5. 检查标准5

危重症患者护理管理:①对危重患者有护理常规,措施具体,记录规范完整。②护理管理部门对急诊科、重症监护病房、手术室、血液净化等部门进行重点管理,定期检查、改进。③保障监护仪的有效使用。④保障对危重患者实施安全的护理操作。⑤保障呼吸机使用、管路消毒与灭菌的可靠性。⑥建立与完善护理查房、护理会诊、护理病例讨论制度。

考核方法:查阅记录,现场查看。

改进措施:加强危重病人的管理,制定危重病人上报制度并实施,护理人员掌握危重病人护理常规,护理部加强对危重病人的督导,对重点科室如ICU、心胸外、手术室、神经外、神经内、呼吸科等危重病人较多的科室进行定期和不定期巡视。对特殊病例组织相关人员进行危重病例讨论。临床科室加强急救器械、物品的管理,确保急救器械物品完好率100%,消毒灭菌合格率达100%。

6. 检查标准6

护理差错报告和管理制度：有护理差错报告和管理制度。主动报告护理不良事件；完善专项护理质量管理制度，如各类导管脱落、患者跌倒、压疮等；能够应用对护理不良事件评价的结果，改进相应的运行机制与工作流程、工作制度。

检查方法：查阅资料。

改进措施：采取措施鼓励科室主动报告护理不良事件，加强各类导管脱落、患者跌倒、压疮等上报制度的落实，护理部加强对上报病例的跟踪观察，定期进行护理不良事件讨论会，查找发生时间的原因，制定整改措施，以促进护理质量稳步提高。

7. 检查标准7

手术室与中心供应室的管理：①手术室与中心供应室工作流程合理，符合预防和控制医院感染的要求。②制定并实施相关的工作制度、程序、操作常规。③与临床保持良好的沟通机制，满足临床工作和住院患者的需要。

考核方法：查阅记录，现场查看。

改进措施：进一步完善接、送手术病人等各项流程、各项操作常规，护士长保持与临床科室良好的沟通，注意征求科室及手术医生意见，严格各种工作程序，满足临床工作和住院患者的需要。

第三节 病案质量控制与管理

一、病案的定义

我国地域辽阔，历史悠久，传统医学对患者的诊疗记录称为诊籍、医案或脉案，现代医学则有病案、病历、病史之称呼。我国卫生部曾将诊籍、医案、病历统称为病案。目前，临床对医疗记录最常用病案和病历这两个术语。从表面字义上看，案有案卷之义，历有过程之义。当医疗记录未完成、未归回到病案科时，一般称为病历，如医师书写病程记录称之为写病历。当病案已回收到病案科，经过整理加工，装订成册时，可称为病案。有时，这些称呼混用。严格地说，病案与病历的区别是前者指已完成医疗活动的医疗记录，后者是指在医疗活动过程中的医疗记录。

病案是有关患者健康状况的文件资料，包括患者本人或他人对病情的主观描述和医务人员对患者的客观检查结果及医务人员对病情的分析、诊疗过程和转归情况的记录以及与之相关的具有法律意义的文书、单据。记录患者健康状况的记录可以是文字形式，也可以是图表。图像、录音等其他形式。它们的载体可以是纸张、缩微胶片、磁盘、硬盘、光盘或其他设备。并非所有在医疗过程中所形成的文字都要进入病案，为了避免病历记录冗长，保存有效的信息，一些与医疗无关的过程记录不必保存在病案中，如入院通知书、某些申请书、临床路径的患者表单等都不进入病历，也不能称其为病案的一部分。

目前，病案的称谓已不再仅指医疗记录（medical records），而是指更为广义的健康记录（health records）。这与家庭医师、社区医疗体系的建立关系密切。通过家庭医师或诊所的初步诊疗、健康检查，记录个人健康历史，补充了医院接诊前和医疗后患者的健康信息，形成完整的个人健康档案。病案信息管理也涉及这些资料的收集与管理，这也是医疗记录演绎为健康记录的原因。

一份合格的病案应当能够准确地回答"谁""什么""为什么""什么地方"和"怎么样"

等问题。具体地说就是病案记录的内容要能够明确的表达医疗的对象是谁？开出医嘱的是谁？执行医嘱的是谁？接受医疗的是什么疾病？为什么要这样医疗？医疗操作在什么地方进行的？医疗活动是如何进行的？病案除了能够回答上述问题外，还要强调记录的完整性、及时性、准确性和一致性。对于病历记录的完整性、及时性，卫生部在《病历书写基本规范》中有明确的要求，指出病案应当包括哪些内容，什么记录应当在什么时间内完成。而准确性和一致性属于病历的内涵。一份好的、合格的病案，病程记录应该包涵能够支持医师诊断的内容，同时还应能够证实医师所采取医疗行为的合理性。或者说，病案首页与病程记录应当是高度一致性。一份高质量的病案应当包含对病情的分析，至当前国内外对该疾病的认识和对该疾病检查及医疗的措施等内容。

二、病案管理与病案信息管理的定义

病案管理是指对病案物理性质的管理，即对病案资料的回收、整理、装订、编号、归档和提供等工作程序。病案信息管理除了对病案的物理性质管理外，还包括对病案记录内容的深加工，由病案资料中提炼出有价值的信息，并进行科学的管理，如建立较为完善的索引系统，对病案中的有关资料分类加工、分析统计，对收集资料的质量进行监控，向医务人员、医院管理人员及其他信息的使用人员提供高质量的卫生信息服务。病案信息管理是病案管理高级阶段，是病案管理本质上的飞跃，它需要更高的技能、更好的工具和更复杂的加工方法。

病案管理和病案信息管理这两个术语常常被混用，但病案管理的名称只是习惯用语，它通常所指的是病案信息管理的含义。病案管理学与病案信息学也是两个可以混用的名称，准确的名称是病案信息学，它是研究病案资料发生、发展、信息转化、信息传递、信息系统运行规律的学问。它是一个实用性的边缘学科。除病案管理、疾病分类、手术分类等自身专业外，还涉及基础医学、临床医学、流行病学、心理学、组织管理学、统计学、计算机技术和国家政策及法律法规等相关专业内容。病案信息学的研究对象是病案管理、病案部门组织、信息加工技术、方法和标准。病案信息学的任务是通过理论研究，总结出一套行之有效的技术、方法和标准指导病案实际工作，使病案资料的收集、整理、分类、存储、信息加工、资料或信息的提供、病案管理的质量监控、病案书写质量监控等工作流程更加简便易行，更符合时代的特点、客观实际的需要。病案信息学还应当研究病案教学的规律，通过正规专业教育及继续教育指导人才培养。

三、病案信息管理工作的基本范畴

（一）收集

病案资料的收集是病案信息管理工作的第一步，也是基础工作。在这一过程中要强调掌握收集资料的源头。对于门诊病案，资料源头通常始于医疗就诊卡建卡中心或挂号室，因此，建卡中心和挂号室应作为病案科的一部分，这有利于工作流程的顺畅。

建卡中心是近年来出现的部门，它的职责是为每一位就诊患者建立一张磁卡。磁卡可分为一般磁卡和集成电路（integrated circuit，IC）卡。IC卡又可分为接触式和非接触式。磁卡一般含有患者的ID（identity，ID）信息，可以唯一标识患者。磁卡号一般不是病案号，但应当与病案号建立关联。磁卡可存放也可不存放钱，医院各科室之间的业务可以通过磁卡建立联系，也就是所谓的一卡通。

挂号室与病案工作有密切关系，患者挂号后，患者挂号的科别、病案号信息应立即传送到病案科，以便迅速将病案送到相应的临床科室。预约挂号的信息要提前传送，以便病案科提前作出准备。原则上病案由病案科传送，不应让患者自己去病案科索取病案，在病案管理中形成闭环，一方面是方便患者，体现病案服务。另一方面是保证病案的安全，避免病案丢失。

第二个收集门诊病案信息的环节是在新建病案处。对于每一个需要建立医院保存病案的患者，此时是最佳收集患者最基础的个人资料处所，包括姓名、性别、年龄、职业、籍贯、身份证号、户口地址、现居住地址、工作单位、电话等。这些信息是建立患者姓名索引和病案首页所需要的原始资料。门诊病案的其他资料还包括医师记录及各种检验报告。由于检验报告一般都是后送到病案科室，因此及时准确地将这些资料归入相应患者的病案中极为关键，他们是医师对患者执行医疗计划的依据。

对于住院病案，工作流程应始于住院登记。住院登记工作在住院登记处，由于住院登记处涉及财务收费，所以一般归属财务处，住院登记处是收集患者身份证明等基本信息最佳的处所之一，这些信息将用于建立患者姓名索引，作为病案首页的原始资料，而且其入院诊断等信息也是今后统计比较的资料。从信息管理的原则来说，应当让最关心这些信息的部门来把住信息收集的门户，也就是由病案管理人员来负责信息的登记，其质量将会得到更大的保证。

病房是住院患者治疗信息的采集处，主管医师要注意病历资料的完整性。

无论是门诊还是住院资料的收集，都将涉及病案表格。进入病案的所有医疗表格，都应经过病案表格委员会审核，其最重要的常务工作人员就是病案人员。或者说，所有医疗表格的设计、制定通过表格委员会的认可后，在印刷之前还必须由病案科审核方可印刷，表格设计、审核是病案科工作内容之一。

（二）整理

病案整理是指病案管理人员将收回的纷乱的病案资料进行审核、整理，按一定的顺序排列，将小纸张的记录粘贴，形成卷宗。整理过程也是对病案完整性的审核及检查过程。门诊病案的整理主要将记录按日期的先后顺序排放、粘贴。住院病案的整理则分为三种排列方式，第一种是一体化病案（integrated medical record，IMR），即将病案记录完全按日期先后顺序排放，第二种是按资料来源排列的病案（source-oriented medical record，SOMR）；第三种为按问题排列的病案（problem-oriented medical record，POMR）。第一种方法不利于资料的比较，因而现在不使用。第二种是目前普遍使用的方法。第三种则是应提倡的方法。在我国社区医疗记录中可见这种管理模式。按问题排列的病案有结构化的特征，适用于教学医院，有利于电子病案的记录。

患者在住院期间的病历一般采用上下翻动病案夹，这是为了方便医师书写与阅读。经过病案整理环节后的病案最好采用书本式装订（左装订），应避免上装订方式。

（三）加工

医师记录的内容是原始资料，将病案资料中的重要内容转换为信息称为加工。加工一般是围绕着目标而设计收集的信息内容。手工加工的手段一般是采用索引形式，这种方式对深度信息提炼有一定困难。电子加工的手段通常是采用数据库形式，这种方式对于数据可以进行统计、分析、比较，还可以提示监测的信息等。如，需要对随访病案的信息加工，凡符合条件的疾病就可以通过计算机提示需要进行信息摘录。同样，对需要向患者、医师反馈的信息可以提示反馈的时间等等。

目前我国病案信息管理的加工主要是对病案首页内容的加工，几乎所有的医院都将病案首页信息全部录入计算机。病案首页内容的加工只是对病案基本信息的提炼。对于随访信息、某些专题研究信息的加工只存在于个别医疗机构中，而且加工方法还处于初级阶段。对于病案资料的深度加工有待于电子病案的实现之后才有可能。

加工还应包括将病案资料的载体由纸张转化为缩影胶片、光盘甚至将病案资料录入并存储到计算机硬盘的操作。将纸质病案转为电子的形式存储是病案发展的方向。真正意义的电子病案是指病案的全部内容可以随意确定检索的主题词。我国卫生部则确定电子病案是指具有合法电子签名的电子载体记录。电子病案是信息加工的最好基础，优点主要包括可以降低医疗费用、提高医疗安全、提高工作效率。因此，电子病案成为世界关注和开发的重点。目前，由于计算机的广泛普及，医院越来越多的设备是数码设备，使运行病案电子化提到了议事工程。而历史病案的电子化则主要采用影像扫描方案。由于单纯缩微方法不利于计算机的检索，以及设备的专用性过强，一般医院都不采用，一些已采用缩微保存病案的医院为了使其可以在网络上运行，则将其转为电子方式。而缩微数码方式则由于需要双重维护而一般医院也不采用。

（四）保管

保管是指病案入库的管理。对病案库的环境有一定的要求。如病案库的温度、湿度、防尘、防火、防虫害、防鼠、防光等。

病案的保管一定要有科学的管理方法，如科学的病案排列系统、病案编号系统、病案示踪系统。而且还应当有好的管理制度，如病案借阅规定、防火、防盗制度等。

在病案信息管理方法中，没有最好的病案信息管理体系、系统、流程，合理适用就是最好的。要保障病案的及时回收入库，要能说清病案的去向，要随时保证病案处于可用、可获得的状态。病案的保管应视各医院的条件、环境、病案流通量等诸因素来决定采用某一管理体系。较为理想的保管病案体系如下：

（1）单一编号+尾号排列+颜色编码+条形码+计算机管理。

（2）单一编号可以保证病案的唯一性，可以使医师一次性、不会遗漏地获得患者全部资料。

（3）尾号排列可以加快纸质病案的检索、归档速度，而且可以保证工作面的平均和最大限度减少病案移架的情况。颜色编码可以减少病案归档的错误率，即使发生错误也可以在最短的时间内给予纠正。条形码则可以有效地控制病案的去向。条形码与计算机管理则提高了病案管理的准确性和工作的效率。

（五）质量监控

质量控制是病案科的一项重要工作，它是通过查找质量缺陷，分析造成缺陷原因，最终达到弥补缺陷（提高服务效果、降低成本、增加效益等等），避免缺陷的再发生等目的。

病案质量监控包括病案管理质量与病案内容质量管理两部分。病案管理质量监控是指对病案信息管理工作的各个流程进行质量检查、评估，例如出院病案的回收率、门诊病案的当日回库率、疾病分类编码的准确率等。通常对病案本身记录的缺项检查也包括在管理质量控制范畴，病案内容质量监控主要通过病案书写质量检查进行监控，从格式到医疗的合理性等各方面的监控。监控包括环节质量监控和终末质量监控，它是医疗质量监控的重要手段之一。病案管理质量监控一般由受过病案信息管理专业培训的人员来完成，病案内容质量监控需要有良好医学背景的人员来完成。

在发达国家，早期的医疗质量监控是通过对医师资格的认证、对医师某项医疗准入的授权以及通过同行检查（peer review）方式来实施质量控制。而当今医疗质量监控是通过对设备及工作方法的标准化来获得保障。因此，现在的医疗质量监控方法必须是传统与现代的结合。由于病案可以在一定程度上反映医疗效果及工作流程、工作效率的情况，因此病案成为医疗质量监控的资料来源之一，病案质量监控的方法通常是采用如下步骤：制定标准、执行标准、检查执行情况、反馈。

（六）服务

病案只有使用，才能体现其价值。使用病案的人员除医师外一其他医务人员、医院管理人员、律师、患者及家属、医疗保险部门等等都需要使用。越是近期建立的病案，使用频率越高。越是有价值的病案（特殊疾病、特殊人员、死亡病例），使用频率越高。保管好病案的目的是为了更好地提供利用。因此，病案信息管理人员不得以任何理由来限制病案的合理、合法利用。医疗机构也应当为病案的利用提供人力、物力保障，包括适当的空间和设备。

病案信息作用的体现同样是利用而不是看管。因此，病案信息管理的一个重要环节是服务。服务分为两类，一类是被动性的，是根据用户的需求提供信息或病案。如提供门诊、急诊或住院医疗所需要的病案多。另一类是主动性服务，如主动地向医务人员通报存储的病种信息、管理信息，协助医务人员及医院管理人员设计研究方案，利用专业数据库查询研究数据，摘录数据和处理数据等。

病案资料的社会性利用在近年来有较大的发展，首先是患者流动性大，需要持医疗文件转诊。其次是医保部门的审核，需要患者提供病案复印件。这些使用都获得法律法规允许，病案科应给予提供。

四、病案信息的作用

一份病案可谓集医疗信息之大成，一些病案资料本身就具有信息的特征，例如使用者可以直接从检验报告的数据中获得信息，了解患者的疾病严重程度。病案所具有的信息作用主要是那些能直接供医疗服务的资料，还有一些病案资料需要通过加工才能具有信息作用，属于管理信息类。总之，病案具有备忘、备考、守信、凭证的功能，这些功能在医院中发挥着不同的作用。

（一）医疗作用

病案的医疗作用主要是备忘。没有一个医师可以永久记住一个患者的健康历史，特别是一些细节，哪怕这个患者是他最亲近的家人。

在现代社会中，医疗是一个整体行为，医师、护士和医疗技术人员都直接参与到患者的医疗过程中。医院的设置可以没有某一临床专科，甚至仅有一个专科也可以从事医疗服务，但是没有病案就无法进行正常的医疗活动，它不仅会使每一位参与医疗的医务人员对患者提问相同的问题，而且还可能会对患者采用相同的检查，导致过度医疗、浪费医疗至错误医疗的行为。

病案记录是医务人员对疾病诊断治疗的依据，病案资料可以维系医疗团体内或医疗机构之间的信息传递，成为医务人员工作的桥梁、纽带。病案的备忘功能使医务人员在短时间内便可复习到患者健康史、家族史、既往病史、近期用药史、医疗史、药物过敏史等重要的信息，它对于当前患者病情判断、诊疗计划至关重要。

（二）临床研究与临床流行病学研究作用

临床研究与临床流行病学研究是利用了病案的备考功能，临床研究主要是对案例的研究，即个案或多个案例的研究。临床流行病学的研究则是对案例相关性的研究，对疾病在家族、在人群流行与分布的研究。上述的研究是通过统计分类，比较观察病例之间的特性、关联性以获得对疾病发生、发展规律的解释，找出最佳的治疗方案。如果要充分发挥病案的备考作用，仅病案的本身还不够，必须根据不同的目标建立完善的索引系统作为辅助。

（三）教学作用

利用病案进行临床教学同样是利用病案的备考作用。没有一种疾病的临床表现是完全相同的，不同体质、不同年龄对疾病会有不同的反应。教科书中是典型病例，典型的症状、体征，当然也就只能提供典型的诊疗方案。而病案的多样性使病案被誉为活的教材，病案作为教材的优点在于它的实践性，它记录人们对疾病的认识、辨析、治疗的成功与失败的过程。

（四）医院管理作用

病案在医院管理中的作用也是利用病案的备考作用。病案中包含了大量人、财、病症、手术操作信息，通过对病案资料的统计加工，便可以了解医疗水平、管理水平，从而提高对医院的效率管理和医疗质量管理水平。例如：门诊量的增减、住院病种的变化、住院天数长短、医疗付费的多少、医疗质量的高低都是医院管理者感兴趣的内容。统计、分析这些变化的原因，对医院制定管理目标、评价管理质量有极其重要的意义。

病案对医院管理的作用是近年来才被逐渐认识到的新作用，对其管理信息的挖掘方法及信息的使用方法仍有许多待研究的课题。

（五）医疗付款作用

医疗付款作用是应用病案的凭证功能。随着基本医疗保险制度、商业医疗保险制度在我国的逐步开展，病案在医疗付款中的凭证作用日益显现。病案如果丢失，在医疗付款中失去了凭据，将会遭到拒付。如果医嘱中记录了抢救费，病案记录中必须有抢救记录证实抢救的存在。如果医嘱中收了CT检查费，则病案中必须有CT检查报告，否则视为未执行检查拒付检查费。这对病案记录的完整性提出了严格的要求。

（六）医疗纠纷和医疗法律证据作用

守信是医患之间建立的法律关系。医患关系是特殊的消费者与服务者的关系。患者向医疗机构购买服务，医疗机构为患者提供服务，同时也向患者承诺服务的费用和质量。医患之间也就存在守信的问题。

医疗是一个高危市场，医院是以患者为医疗对象，极容易出现医疗意外、医疗事故、产生医疗纠纷和法律事件。在病案中，有一系列的患者或家属签字文件，如住院须知、手术同意书、危重病情通知书等等。这些患者或家属签字的知情同意书等文件赋予医院某种权利，它具有法律作用。在法院判案时，病案几乎成为唯一的证据。如果病案记录不恰当、不完整、不准确、有不合法的修改等，在法庭上都将是不利的证据，医院提供不出病案其后果则更为严重。除守信功能外，医疗纠纷和法律依据的作用还涉及病案的备考功能，它可以证实医疗活动的真实性。

（七）医疗统计作用

病案在医疗统计中同样是利用病案的备考作用。病案涵盖了患者身份证明和有关医疗活动的信息，是医疗业务活动数量和质量统计分析的原始资料，医院领导制订计划，监督和指导工作所需要的统计数据，国家规定的医疗统计指标都可从病案信息中取得。医疗统计数据可为国家卫生统计部门提供疾病分布、发病率、死亡原因等数据，为研究疾病的防治和监测提供参考。

（八）历史作用

病案的历史作用是利用病案的备忘和备考作用。病案记录了个人的健康历史，也记录人类对疾病的抗争史，同时病案记录也可以反映某一历史时期的特殊历史事件。如现在不少人到医院要求提供出生记录，以作为移民到国外的证件。

五、各类人员与病案信息

病案信息管理工作不仅是病案专业人员的责任，也是全体医院职工的共同责任。每一人对病案都负有一定的责任。病案是医院的财产，要保证病案的正常流通，保护它的完整性。

(一) 医院管理人员

医院管理人员负责选派适当的人员负责病案科工作。病案信息管理是专门学科，不是什么人都可以胜任此项工作，也不是医院内部调整一些人员可替代的。病案科的负责人应当具有专业能力，有一定的实际工作经验和组织能力，具有较强的人际沟通能力。负责人的选择，应避免只注重学历而忽视能力的情况，其他专业人员必须经过若干年的锻炼才能做病案科的负责人。

随着现代科学技术的发展，病案科工作使用计算机越来越普遍，不能掌握计算机的应用，不能掌握一定的医学知识、病案管理知识的人，根本不能任用病案管理工作。

医院管理人员应在人、财、物等方面给予病案科适当的支持，并监督、督促病案信息管理工作，了解病案信息管理工作的内涵，协调病案科与全院的工作关系。

(二) 医务人员

医务人员是病案记录者，他们包括医师、护士和医疗技术人员。

病案价值取决于医务人员的记录，在垃圾数据的面前，病案人员也将束手无策，卫生部对病案记录有一系列的规定，医务人员必须遵守国家和卫生部颁发的法律法规，执行有关病案记录书写的规定，医务人员应当准确、完整、详细记录诊断治疗、检查、护理过程及结果，及时采集有关患者的健康信息及有法律作用的签字文件。在医疗过程中，医务人员是病案资料的主要负责人，要保证病案的安全，病案信息不外泄，当医疗活动结束后，医务人员仍有责任协助病案人员保管好病案。

医务人员借阅病案时，一般要在病案科内参阅，而且要严格地履行借阅制度。在使用病案时要爱护病案，不能涂改，私自隐匿保管。因某种原因外借病案时，要办理借阅手续，留下有效的联系信息，用毕病案后应当立即归还病案科。

(三) 病案信息管理人员

收集、整理、加工、分类、统计、保管病案信息并提供病案信息的服务是病案信息管理人员的职责，病案人员一定要有严谨的工作作风，甘于奉献的服务态度，合理的管理手段和与时俱进的进取精神。要提倡主动的服务理念，对于合理、合法的病案使用者，应尽量满足他们的要求，提供良好、热情的服务。对于不符合要求的病案使用申请者要坚持原则，遵守职业道德，严守患者的隐私，保护医院、患者的利益。

(四) 患者

病案是医院的财产，患者无论何种理由，都不可随意拿走属于医院财产和国家授权保管的病案。由于病案内容是患者专有，因此患者可以根据卫生部关于病案复印的有关条例申请复印。患者应提供真实、可靠的个人信息和病情描述，如果由于个人原因造成错误的，患者本人应承担法律责任及可能的经济责任。

第四节 药品质量管理

一、药剂科工作制度

(1) 在院长及药事管理委员会的领导下，贯彻执行《药品管理法》及相关法律法规，负责全院药品管理工作和药学技术服务，以患者为中心，开展以合理用药为核心的临床药学工作，为患者提供安全、有效、经济、合理的药品，保证医疗需要。

(2) 建立健全药事工作相关的各种工作制度，不断完善技术操作规程。及时调查掌握药品科技发展动态和药品市场信息，向相关单位通报并向药事管理委员会报告。

（3）根据医疗、科研、教学的需要，按照《医院基本药物目录》及《医院常用饮片目录》制订药品采购计划，遵照《药品管理法》的规定，做好药品采购、保管、供应工作，科学地管好各类药品。

（4）根据医院医师处方或医嘱单，认真审核，及时、准确地调配处方或摆发药品，保证所供药品安全、有效。

（5）根据临床和科研的需要，配制中药制剂。

（6）为确保药品和制剂质量，建立健全药品质量检查、检验和监控制度，对本院制剂进行全检，对购入药品质量进行抽检，药品质量检查工作受辖区药监部门的指导监督。

（7）紧密结合临床需要，开展新制剂、新剂型及药物稳定性、药物相互作用、药效学、药代动力学、生物利用度等科研工作，促进本学科的整体发展。

（8）积极开展临床药学工作，要求临床药师深入临床，了解药品应用情况，参与查房会诊，对药品应用与治疗提出改进意见和建议；收集整理情报资料，做好药物咨询工作；开展病历和处方分析工作，开展治疗药物监测工作，协助医师制定个体化给药方案；负责收集药品不良反应，并总结分析，定期向药品监督管理部门汇报；协助医师做好新药的临床试验和药品疗效评介工作。

（9）承担医药院校学生实习及药学人员的进修工作，负责基层医疗单位药剂工作的技术指导及在职人员的继续教育和培训。

二、临床合理用药制度

为加强医院药事管理工作，促进临床合理用药，保障人民群众用药的安全性、经济性、有效性，避免和减少药物不良反应和细菌耐药性的产生，全面提高医疗质量，根据卫生部《抗菌药物临床应用指导原则》等规定特制定《临床合理用药制度》。

1. 组织机构

成立由药剂、医务、医院感染管理、护理、检验、临床专家组成的"临床合理用药监督指导小组"，负责药品动态监控工作。"临床合理用药监督指导小组"在院长的领导下，结合医院制定的临床合理用药监督管理细则，根据医院用药情况提出合理用药的目标和要求，并组织实施。

2. 工作职责

（1）定期开展合理用药评价，对各科室药物使用情况进行分析，对存在的问题及时提出整改措施，对违规行为进行处罚。

（2）定期公布全院及重点科室的常见病原菌及耐药情况，提出临床经验用药方案。

（3）定期组织医务人员进行合理用药知识宣传教育，努力提高医院药品合理使用水平。

3. 监控对象

每月使用金额排名前十位的药品（尤其是抗菌药物，但要排除专科用药的因素）和单品种月使用金额波动幅度大于30％的药品及在评审病案中发现不合理用药情况。

4. 监控方式

（1）严把药品采购关。要严格执行药品集中招标采购规定，规范药品采购行为，制定医院新药引进制度，建立新药引进评审组织。

（2）明确部门工作任务。药剂科要指派专人对药品使用情况进行分析，全面掌握药品流向负责向医院监控小组提供科室和个人使用数量目录。对使用金额排名前 10 位的药品和单品种使用金额波动大于 30% 的药品与上月、上季度、上年度同期进行对比分析，找出不合理或异常使用药品的相关科室或个人，提交监控小组研究处理。检验科负责药敏试验和抗菌药物耐药情况；监督小组定期抽查住院病例和门诊处方，对不合理用药的情况进行通报与处罚。

（3）实行超常预警、公示、通报制。每月定期开展门诊和住院患者合理用药的评价工作。根据各部门提供的用药情况，分析药品使用的合理性，分析用药科室和个人是否按照规定使用中标药品以及有无促销行为等。对非正常增长的药品发出警示，实行限量。停止或终止药品供销合同；对不合理或异常使用药品的科室或个人当月进行公示，要按照有关规定进行处罚、通报。把合理用药作为医生考核的重要指标。

三、处方点评制度

根据《药品管理法》《麻醉药品和精神药品管理条例》《处方管理办法》等有关法律、法规要求，为规范处方管理，加强对不合理处方的有效管理，促进合理用药，保障医疗安全，特制定本制度。

（1）加强医师、药师和护师在药物使用过程中的责任和作用，预防发生与药物相关的问题，促进合理用药，优化药物治疗，保证药物治疗符合现行治疗标准。

（2）由质控部组织医药学专家定期对医院门诊、住院处方进行点评，每月填写处方评价表。

（3）处方评价范围。①处方书写是否规范。②处方药品用量。处方一般不得超过 7 日用量；急诊处方一般不得超过 3 日用量；对于某些慢性病、老年病或特殊情况，处方用量可适当延长，但医师必须注明理由。③特殊药品使用是否符合规定。④抗生素的使用是否符合卫生部指导原则和有关管理规范的规定等。⑤规定必须做皮试的药品，处方医师是否注明过敏试验及结果的判定。⑥处方用药与临床诊断的相符性。⑦选用剂型与给药途径的合理性。⑧是否有重复给药现象。⑨是否有潜在临床意义的药物相互作用和配伍禁忌。⑩其他用药不适宜情况。

（4）根据《处方管理办法》规定，加强对医师处方的监督管理，对存在的问题具体点评并公示。对出现超常处方次数较多且无正当理由的医师，要列入重点监控点评范围，必要时由质控部进行警示谈话，查出问题的，除按照《处方管理办法》规定限制或取消其处方权外，还应结合实施《医师定期考核管理办法》的有关规定，对其做出相应处理。

（5）对医师处方定期通报每季度不得少于 1 次，每年的处方点评要涵盖机构内所有医师。通报内容应在医院醒目位置张贴，接受群众监督。并把处方的合理性纳入医师定期考核和科室目标考核，制定切实可行的评价方法和指标，严格奖罚，提高处方质量。

（6）在处方点评的基础上，对处方实施动态监测及超常预警，定期登记、通报不合理处方，及时干预不合理用药，还要对"短期内某药物销售量突增或集中销售"及"某医师集中使用某药物"的情况进行监测，并将该药物的使用情况上报医院药事管理委员会。

四、麻醉药品和精神药品管理制度

（1）为了加强麻醉药品、精神药品处方开具、使用、保存和管理，保证正常医疗需要，防止流入非法渠道，根据《麻醉药品和精神药品管理条例》《处方管理办法》制定本制度。

（2）开具麻醉药品、精神药品应使用专用处方。

（3）具有处方权的医师为患者首次开局部麻醉药品、第一类精神药品处方要亲自诊视患者，为其建立相应的病历，留存患者身份证明复印件，要求其签署《知情同意书》。

（4）麻醉药品和第一类精神药品使用单位应当设立专库或专柜储存麻醉药品和第一类精神

药品。专库应设有防盗设施并安装报警装置；专柜应当使用保险柜。专库和专柜应当实行双人双锁管理。

（5）麻醉药品和第一类精神药品使用单位应当配备专人负责管理工作，并建立储存麻醉药品和第一类精神药品的专用账册。药品入库双人验收至最小包装（支或片），出库双人复核，做到账物相符。专用账册的保存期限应当自药品有效期满之日起不少于5年。

（6）麻醉药品注射剂仅限于医疗机构内使用，或者由医疗机构派医务人员出诊至患者家中使用。麻醉药品、第一类精神药品注射剂处方为一次用量；其他剂型处方不得超过3日用量；控缓释制剂处方不得超过7日用量。

（7）为癌症疼痛及中、重度慢性疼痛患者开具的麻醉药品、第一类精神药品注射剂处方不得超过3日用量；控缓释制剂，每张处方不得超过15日常用量其他剂型，每张处方不得超过7日常用量。

（8）对需要特别加强管制的麻醉药品，盐酸二氢埃托啡处方为一次用量，药品仅限于二级以上医院内使用；盐酸派替啶处方为一次用量，药品仅限于医疗机构内使用。

（9）麻醉处方至少保存3年，精神药品处方至少保存2年。

五、麻醉药品和精神药品调配及使用管理制度

（1）医疗机构可以根据管理需要在门诊、急诊、住院等药房设置麻醉药品、第一类精神药品周转库（柜），库存不得超过本机构规定的数量。周转库（柜）应当每天结算。

（2）门诊、住院等药房发药窗口麻醉药品、第一类精神药品调配基数不得超过本机构规定的数量。

（3）门诊药房应当固定发药窗口，有明显标识，并由专人负责麻醉药品、第一类精神药品调配。

（4）医疗机构应当按照有关规定，对本机构执业医师和药师进行麻醉药品和精神药品使用知识和规范化管理的培训。执业医师经考核合格后取得麻醉药品和第一类精神药品的处方权，药师经考核合格后取得麻醉药品和第一类精神药品调剂资格。医师取得麻醉药品和第一类精神药品处方权后，方可在本机构开具麻醉药品和第一类精神药品处方，但不得为自己开具该类药品处方。药师取得麻醉药品和第一类精神药品调剂资格后，方可在本机构调剂麻醉药品和第一类精神药品。药师应当对麻醉药品和第一类精神药品处方，按年月日逐日编制顺序号。

（5）开具麻醉药品、精神药品使用专用处方。

（6）医师开具麻醉药品、第一类精神药品处方时，应当在病历中记录。医师不得为他人开具不符合规定的处方或者为自己开具麻醉药品、第一类精神药品处方。

（7）处方的调配人、核对人应当仔细核对麻醉药品、第一类精神药品处方，签名并进行登记；对不符合规定的麻醉药品、第一类精神药品处方，拒绝发药。

（8）医疗机构应当根据麻醉药品和精神药品处方开具情况，按照麻醉药品和精神药品品种规格对其消耗量进行专册登记，登记内容包括发药日期、患者姓名用药数量。专册保存期限为3年。

（9）门（急）诊癌症疼痛患者和中、重度慢性疼痛患者需长期使用麻醉药品和第一类精神药品的，首诊医师应当亲自诊查患者，建立相应的病历，要求其签署《知情同意书》。病历中应当留存下列材料复印件。

①二级以上医院开具的诊断证明。

②患者户籍簿、身份证或者其他相关有效身份证明文件。

③为患者代办人员身份证明文件。

除需长期使用麻醉药品和第一类精神药品的门（急）诊癌症疼痛患者和中、重度慢性疼痛患者外，麻醉药品注射剂仅限于医疗机构内使用。

（10）为门（急）诊患者开具的麻醉药品注射剂，每张处方为一次常用量；控缓释制剂，每张处方不得超过 7 日常用量；其他剂型，每张处方不得超过 3 日常用量。第一类精神药品注射剂，每张处方为一次常用量；控缓释制剂，每张处方不得超过 7 日常用量；其他剂型，每张处方不得超过 3 日常用量。哌醋甲酯用于治疗儿童多动症时，每张处方不得超过 15 日常用量，第二类精神药品一般每张处方不得超过 7 日常用量；对于慢性病或某些特殊情况的患者，处方用量可以适当延长，医师应当注明理由。

（11）为门（急）诊癌症疼痛患者和中、重度慢性疼痛患者开具的麻醉药品、第一类精神药品注射剂，每张处方不得超过 3 日常用量；控缓释制剂，每张处方不得超过 15 日常用量；其他剂型，每张处方不得超过 7 日常用量。

（12）为住院患者开具的麻醉药品和第一类精神药品处方应当逐日开具，每张处方为 1 日常用量。

（13）对于需要特别加强管制的麻醉药品，盐酸二氢埃托啡处方为一次常用量，仅限于二级以上医院内使用；盐酸哌替啶处方为一次常用量，仅限于医疗机构内使用。

（14）医疗机构应当要求长期使用麻醉药品和第一类精神药品的门（急）诊癌症患者和中、重度慢性疼痛患者，每 3 个月复诊或者随诊一次。

（15）处方由调剂处方药品的医疗机构妥善保存。第二类精神药品处方保存期限为 2 年，麻醉药品和第一类精神药品处方保存期限为 3 年。处方保存期满后，经医疗机构主要负责人批准、登记备案，方可销毁。

六、药库管理制度

（1）药库在药剂科主任的领导下负责制订药品采购计划和药品采购、保管发放等工作。

（2）根据医院规模设置普通药品库、阴凉库（20 ℃以下）、冷藏库（2~10 ℃），易燃、易爆、易腐蚀等危险性药品要注意安全，另设仓库单独存放。

（3）对麻醉药品、精神药品、医疗用毒性药品，应按特殊药品管理办法的求进行采购、保管和发放。

（4）药品仓库应有必要的仓储条件，库存药品必须分类定位，设立标签，齐存放，并具备冷藏、避光、防潮、通风、防鼠、防盗等措施。

（5）药品出入库要严格执行验收制度。药品出库要遵循"先进先出，近期先出"的原则。对质量可疑的药品，须经检验合格后方可出入库，并做好记录。

（6）药品入库验收记录的内容应包括药品名称、规格、剂型、生产厂家、批准文号、批号、效期、数量、供货单位，进口药品还应查验加盖供货单位红章白"进口药品检验报告书"，并在验收单上记录检验报告书的编号。验收入库时，验收人必须在验收记录上签字。

（7）药品进出要准确及时登记，定期盘存，做到账、物、卡相符。

（8）加强短效期药品的管理，建立效期药品警示牌。对于有效期在一年以内的药品要及时登记在警示牌上，对于有效期在半年以内的药品，要提出处理意见报药剂科主任。

（9）对库存药品要定期检查，防止变质失效。中药要根据其特点加强保管，对过期失效、霉烂、虫蛀、变质的药品不得使用，报领导批准后核销处理。

（10）药库管理人员要注意仓库的仓储条件，每天早晚登记仓库的温、湿度，并根据天气的变化确定科学的保管措施。

(11) 其他人员非公事不得进入药库。

七、医院药品采购管理制度

(1) 药剂科在药事管理委员会的领导下，负责全院的药品采购、储存和供应工作。

(2) 药剂科应设置药品采购员负责药品的采购工作。药品采购人员必须具有药士以上职称，并具备良好的政治思想素质和专业技术知识。

(3) 采购药品必须向证照齐全的药品生产、经营批发企业采购。要选择药品质量可靠、服务周到、价格合理的供货单位。供货单位由药剂科提名，药事管理委员会集体讨论决定。药剂科必须将供货单位的证照复印件存档备查。

(4) 采购人员根据临床与科研的需要，依照医院基本用药目录科学地制订采购计划，交药剂科主任初审，主管院长审核同意后方能采购。新品种必须由临床科室提出申请，药剂科初审，医院药事管理委员会通过后方可采购。

(5) 采购进口药品时，必须向供货单位索取"进口药品检验报告书"，并加盖供货单位的红章。采购特殊管理药品必须严格执行有关规定。

(6) 采购人员不得采购"食""妆""消""械"等非药保健品及无批准文号、无厂牌、无注册商标的药品供临床使用。

(7) 采购药品必须执行质量验收制度，如发现采购药品有质量问题，要拒绝入库。对于药品质量不稳定的供货单位，要停止从该单位采购药品。

(8) 要强化药品采购中的制约机制，严格实行采购、质量验收、药品付款三分离的管理制度。药剂科必须每年向药事管理委员会汇报本年度采购药品的品种、渠道、金额等情况，接受药事委员会的监督。

八、药品质量管理制度

1. 药品的质量验收、陈列储存、养护制度

(1) 库房发至药房的药品，收货人员应核对药名，清点数量，查对效期，进行外观验收。

(2) 药品应按剂型、类别、性质、贮存条件分别进行摆放，如生物制品，酶制剂存放冰箱（温度维持在 2~8 ℃）不得随意挪动位置。

(3) 每日上午和下午对室内温湿度、冰箱温度进行检查调控，并同时登记。

2. 有效期药品的管理制度

(1) 有效期药品按国家有关规定进行管理，过期失效药品不得发给患者。

(2) 有效期低于半年的药品不得入药房。

(3) 做到每周计划领药，实行少量多次补充。

(4) 另发药品做到"先进先出、易变先出"。

(5) 将近效期药品填入《近效期药品催销表》，对于有效期在半年内的药品，各部门之间调剂使用，或通知临床尽量使用。

(6) 针对有效期在 3 个月内的药品，通知库房联系供货单位，协商予以退货或换货。

(7) 一季一大查，一月一小查，每季度盘存前对药品逐一过目，仔细检查药品的批号、有效期、外观，做到定期登记、杜绝药品过期失效。

3. 不合格药品的管理制度

(1) 验收药品时，发现包装破损、渗漏、瓶口松动、霉变、异物等现象时，应联系库房，予以更换。

(2) 在调配过程中发现药品变色、裂片、沉淀、无标签等现象时，应联系库房，予以更换。

(3) 护理人员载培液过程中，应予仔细检查，若发现有变色、沉淀、异物、瓶口松动、瓶身裂纹等现象时应联系药房，药房予以更换。

(4) 将不合格药品进行登记，及时上报科主任。

4. 退回药品管理制度

(1) 发至护士或患者手中的药品，若因特殊情况需要退回，对退回药品应问明原因，仔细检查外包装、内包装，并核对生产批号、有效期、生产厂家与药房药品是否一致。一致方可办理退回手续，并进行登记；不一致不予退回。

(2) 院内自制制剂、拆零药品、已损坏内外包装的药品不予退回。

(3) 对于退回药品属于质量问题的应通知库房联系更换或者报损，并查明原因进行登记，及时上报科主任，不得使用。

5. 药品拆零管理制度

(1) 拆零药品应集中存放于拆零专柜，保留原包装。

(2) 药品拆零时，其环境及使用的工具、药匙、包装袋必须清洁卫生，拆零器具应定期灭菌消毒。

(3) 调配拆零药品时，必须在药袋上写明药品名称、规格、用法、用量、产品批号及有效期。

(4) 拆零药品必须予以登记，注明拆零日期，并经常检查有效期。

(5) 调配拆零药品时，应仔细检查药品有无变色、裂片、潮解等质量问题，确保药品质量。

6. 卫生管理制度

(1) 药品储存、陈列场所保持通风、整洁、明亮、墙壁不乱钉、乱贴宣传广告标语，禁止悬挂衣物，屋顶、墙壁、门窗、货架无积尘及蜘蛛网。

(2) 每天对药房进行一次清扫，保持调剂柜及药品拆零台干净卫生。做到不随地吐痰，不乱扔杂物。

(3) 药品调配用具保持干净无污染，不得乱扔乱放。

(4) 调剂人员应着装整洁，保持个人卫生，定期进行健康检查。

(5) 设有防鼠、防虫、防潮、防晒、防污染等设施器具，使药品质量得到有效保证。

7. 贵重药品管理制度

(1) 根据临床应用的实际情况，对于价格在20元以上的药品和冰箱存放的药品列为贵重药品管理范围。

(2) 对于贵重药品集中存放区域，每周进行清点，发现账物不符及时查找原因。

(3) 分区域进行管理，责任落实到个人。

(4) 严格处方查对制度，应计价准确，调配无误，错发或多发出的贵重药，均按差错登记处理。

(5) 定期检查有效期限，严防过期失效的药品用于临床。

(6) 如有自然破损，应认真清点破损药品，通过库房联系公司退换。

8. 剂量器具管理制度

（1）调配药品使用的天平应放置平稳，定期进行检验。使用时不得超过其荷重最大限量，防止污染腐蚀。

（2）分装药品使用的药匙、药盘定期进行校对、消毒，以保证剂量准确、无菌。

九、临床药学室工作制度

（1）临床药学室根据医院医疗、教学、科研的需要，负责医院临床药学工作，紧密结合医院临床用药实践，积极开展临床药学研究并配备相应的临床药学技术人员、设备、专业书刊、药政法规等。

（2）临床药学工作应由经过专业培训、有一定实践经验的药师以上专业人员担任。临床药师应主动深入临床科室，密切配合医、护人员合理用药，提高用药水平，确保患者用药安全有效。

（3）临床药师要虚心向临床医师学习临床知识，帮助临床医师拟订用药方案，指导临床合理用药。

（4）临床药师应结合实际，积极开展处方分析、新药疗效评价、老药再评价、药物不良反应以及血药浓度监测等工作。

（5）临床药师要定期参加临床科室查房、疑难病历讨论，指导临床合理用药。根据临床需要，制定个体给药方案，随时为临床解答有关用药问题。条件允许时，可开展个体用药监测，及时为医师提供用药调整方案。

（6）掌握国内外药学发展的动向，负责药学情报资料的收集、编写、分类、整理工作，定期出刊《药讯》，举办药学专题讲座，为临床医师提供咨询。

（7）临床药学室的图书、资料、杂志应专人管理，登记在册，严格借阅制度。

（8）所有仪器、设备要建立档案，专人负责，定期检修、保养，并建立设备使用登记册。

（9）仪器应定期检验，确保仪器的准确、可靠。所用衡器应按计量法规定进行定期检验，确保衡器的准确可靠。

（10）保持室内清洁，物品陈列有序，物品用后应清洁干净，放回原处。有必备的安全措施，下班后应关闭门、窗、水源及电源。

十、药物不良反应报告制度

（1）为了加强药品管理，做好上市后药品的安全监测工作，保证患者用药的有效和安全，在医院建立药物不良反应报告制度。

（2）药品不良反应（ADR）是指药品在正常用法、用量情况下所出现的与治疗目的无关的有害反应。药品不良反应的病例报告内容应保密。

（3）药品不良反应报告范围：原则上新药（上市不超过5年）的所有药品不良反应均需报告；老药除常见药品不良反应不报告外，其他药品不良反应均需报告；鼓励报告其他所有可疑的药品不良反应。

（4）医院建立药品不良反应监测网络，在医院各药品使用相关科室设药品不良反应监测联络员，负责本科室药品不良反应信息掌握，及时认真地填写并上报药品不良反应报告表，保持与药学部临床药学室的密切联系。医院实行不良反应"零报告"制度，即每季度由各科监测将本科室的不良反应报告表交予监测小组联络员，并由药学部临床药学室将每季度的报告情况上报给医院有关部门。

(5) 临床药学室具体承办对临床上报的药品不良反应报告表进行收集整理、分析鉴别，向临床医师提供药品不良反应处理意见，负责汇总医院药品不良反应资料，向上级药品不良反应监测中心报告，另外负责转发上级下发的药品不良反应信息材料。

(6) 临床药学室内设药品不良反应监测分析小组，临床药师接到临床医师填写的药品不良反应报告表后，必须立即到患者床前询问情况、查阅病历，与临床医师一起共同进行因果关系评价，提出对药品不良反应的处理意见。填报的药品不良反应报告表由临床药学室专人负责存档、上报。

(7) 临床药学室负责提供对医院全体医务人员进行药品不良反应监测工作的咨询指导，组织对临床药品不良反应监测工作中的问题进行讨论、解答。对某些药物在使用中可能出现严重药品不良反应的信息及时提供给临床医师以便做好防范措施。

(8) 药品不良反应实行逐级、定期报告制度，严重、罕见和新的不良反应病例，须用有效方式在15个工作日内向市药品不良反应监测中心报告。

(9) 防疫药品、普查普治用药品出现的不良反应群体和个体病例，须立即向市药品不良反应监测中心报告。

十一、药品不良反应发现、报告、评价和控制制度

(1) 药品不良反应实行逐级、定期报告制度，必要时可以越级报告。

(2) 在全院开展有关药品不良反应的宣传、培训，使全院医护人员对药品不良反应工作有一定程度了解，逐步形成自愿上报药品不良反应病例的局面。

(3) 医护人员在临床药物治疗中发现任何可疑药品不良反应，应及时与药剂科临床药学室联系，并填写"药品不良反应/事件报告表"。

(4) 药品不良反应监测点工作人员应及时收集医护人员填写的"药品不良反应/事件报告表"，根据所写内容，到相关临床科室了解情况，对其进行核实，及时与医护人员、患者进行交流、沟通，认真记录所了解的情况，以供药品不良反应评价分析时参考。

(5) 临床药学室将收集到的药品不良反应报告表，每季度集中向药品监督管理局药品不良反应报告中心报告。其中新的或严重的药品不良反应，应于发现之日起15日内报告，死亡病例须及时报告。

(6) 药品不良反应监测领导小组成员定期对一段时间的药品不良反应报告进行核实、初步分析、评价，并得出评价意见。

(7) 药剂科定期在《药讯》上发布本院发生的药品不良反应情况，将一些老药发生新的药品不良反应、初次在医院应用的新药发生的药品不良反应及国家有关法规文件（如药品不良反应信息通报或某药因其药品不良反应而暂停使用）等信息，以提醒医务人员，供其诊疗时参考。对因果关系明确的药品，则及时反馈到临床及医院药事管理委员会，并采取积极措施以减少和预防药品不良反应的重复发生。

十二、药品检验室工作制度

(1) 药品检验室负责全院药品质量的监督检查和自制制剂的检验工作，直属药剂科领导。

(2) 药品检验人员应由经过专业培训，有一定实践经验的药师以上专业人员担任，并配备与其工作相适应的仪器设备。

(3) 严格执行质量标准和检验操作规程。检验记录要完整、清晰，并及时完成；不得任意修改，并妥善保存三年备查。

(4) 自制制剂必须批批全检,并有正式检验报告。检验报告应及时、准确,对不合格制剂应提出处理意见,报药剂科批准后执行。必要时,检品可送药检所复核。

(5) 药检人员定期深入药库、药房检查药品质量,发现质量可疑的品种可进行抽检,必要时可送药检所复核。

(6) 执行留样观察制度,自制制剂留样至该批制剂有效期,定期对留样制剂进行质量考查及质量分析。

(7) 熟悉仪器性能,校正准确,规范操作,用前检查,用后还原,并按规定登记。

(8) 仪器应定期检验,确保仪器的准确、可靠。

(9) 使用易燃、易爆、剧毒等危险试剂、溶液,应严格按操作规程操作,妥善处理废弃物,防止发生意外。

(10) 各种试剂、对照品、标准液应符合法定标准。标准液倒出后,未用完部分不得倒回原容器。

(11) 工作人员要衣帽整齐。各种仪器、用具、试药、对照品、器皿等均应有合理的固定存放位置,排列有序,用后还原或经必要的处理后放回原处。

(12) 其他人员非公事不得进入药品检验室。

十三、药品检验操作规程

药检室对自制制剂、原料、辅料、水质等依法定标准检验,检品分析之前,对检品应做详细的外观检查,如色、嗅、味等,并应尽可能做到对原料的来源、制法、批号、包装等情况做必要的了解,以便准确抽样,选择分析方法,判断结果。

1. 检品的抽样

(1) 检品的抽样必须具有代表性。

(2) 外观色泽有明显不匀或包装、瓶签、批号不同时,应分别抽样。

(3) 固体检品应研细混匀后取样,乳剂或含有沉淀的液体(如混悬液)等制剂,应振摇均匀后取样,如稀溶液取样后浓缩再做,浓缩液则取样后,定量稀释再做。

(4) 软膏可直接取样。

2. 分析步骤

药品分析应按规定进行检验,不得任意减少规定的检验项目。

(1) 鉴别。物理常数的测定,如熔点、比重、pH值、折光率、比旋度等,化学特性试验系根据药品的化学性质所显示的反应来确认药物。

(2) 检查。原料药物主要检查杂质,制剂则须根据不同的剂型作规定项目的检查。

(3) 含量测定。药物经鉴别及检查后,方可进行含量测定。

3. 检验方法

采取快速分析法,必要时可按中国药典、各省市自治区药品标准及其他准确方法进行检验。分析完毕后,应将检验记录、数据等进行校对,同时根据分析所得的结果,对该药品的质量做出结论,写成报告。

十四、临床药师下病房工作制度

(1) 临床药师应当定期去临床科室,了解和观察患者用药情况,掌握于临床所用药物的疗效和不良反应等第一手资料,及时反馈药物质量和临床情况,为临床医护工作人员提供及时可靠的用药指导和帮助。

（2）临床药师应与临床医师保持密切联系，定时参加临床医师查房、疑难危重病例讨论及死亡病例讨论，与临床医师合作进行合理用药的探索和研究，在使用药物治疗前，临床药师应提供详细全面的药物咨询服务，从而避免由于临床医师因不合理用药而引起的对患者的伤害。

（3）对于医师、护士、患者等提出的与临床用药相关的问题，临床药师必须进行详细耐心的解答，并提供相关的药物资料和目前国内外相关药物应用的状况。

（4）在受到临床医师要求提供药物治疗方案的申请后，临床药师应当立即准备有关的药物治疗信息资料，同时向临床科室了解患者的生理、病理状况，及时提供临床医师可以进行的药物治疗方案和替代方案，并积极配合临床药物治疗方案的实施。

（5）积极协助临床医师处理药物中毒急救和危重患者的抢救工作，帮助临床医师选择合理药物治疗方案。

（6）临床药师应积极宣传和开展药品不良反应监察工作，认真执行《中华人民共和药品管理法》《药品不良反应监测管理办法》和医院制定的"药物不良反应报告度"。

（7）临床药师应当以药代动力学为基础，开展血药浓度检测，对于长期使用的治疗数狭窄、个体差异大同时临床医师难以掌握、判断的药物，必须进行血药浓度监测，保证有效的血药浓度；对临床危重、疑难患者加强合理用药监护，随时查看临床用药情况和患者情况。

（8）临床药师必须掌握患者的生理、病理状态、药物药代动力学的蛋白结合率、药物量、血药浓度、效应间影响的所有相关资料，并不断与临床医师进行探讨、研究，从而达到对药物监测结果的解释符合客观实际。

（张　敏）

参考文献

[1] 许文荣,王建中. 临床血液学检验[M]. 北京:人民卫生出版社,2011.
[2] 赵海霞,王云霞,朱国超,等. 实用急危重症学[M]. 上海:上海交通大学出版社,2018.
[3] 夏永泉. 临床实用急诊医学[M]. 武汉:湖北科学技术出版社,2018.
[4] 徐元钊. 肾脏疾病诊断与治疗[M]. 上海:上海科学技术文献出版社,2020.
[5] 邢利. 现代肾内科疾病诊治学[M]. 沈阳:沈阳出版社,2020.
[6] 付向宁. 胸外科疾病诊疗指南[M]. 北京:科学出版社,2013.
[7] 秦亚刚,韩育民. 妇科病的诊疗与保健[M]. 北京:蓝天出版社,2019.
[8] 武荣,封志纯,刘石. 新生儿诊疗技术进展[M]. 北京:人民卫生出版社,2016.
[9] 杨甫德,陈彦方. 精神科急症学[M]. 北京:人民卫生出版社,2014.
[10] 郭莉. 手术室护理实践指南[M]. 北京:人民卫生出版社,2020.